科学出版社"十四五"普通高等教育研究生规划教材

医学生物信息学数据分析与应用

主　编　赵　旻
副主编　金　卉　武军驻
编　委　胡　俊　武汉大学泰康医学院（基础医学院）
　　　　金　卉　华中农业大学动物医学院
　　　　李　枫　武汉大学泰康医学院（基础医学院）
　　　　李　柯　武汉大学泰康医学院（基础医学院）
　　　　刘金芳　武汉大学泰康医学院（基础医学院）
　　　　邵　华　武汉大学人民医院
　　　　石　芳　桂林医学院附属医院
　　　　田卫群　武汉大学泰康医学院（基础医学院）
　　　　涂　欣　华中科技大学生命科学与技术学院
　　　　万　静　武汉大学中南医院
　　　　危文祥　武汉大学泰康医学院（基础医学院）
　　　　魏　蕾　武汉大学泰康医学院（基础医学院）
　　　　武军驻　武汉大学泰康医学院（基础医学院）
　　　　肖创映　湖北省肿瘤医院
　　　　徐战战　北京大学医学部
　　　　杨国华　武汉大学泰康医学院（基础医学院）
　　　　张瑞霖　武汉大学泰康医学院（基础医学院）
　　　　赵　旻　武汉大学泰康医学院（基础医学院）
　　　　赵　熠　武汉大学泰康医学院（基础医学院）
　　　　赵圆圆　华中科技大学同济医学院附属同济医院
　　　　郑　义　中国科学院大学深圳医院
　　　　周　洪　中国科学院武汉文献情报中心

科　学　出　版　社
北　京

内 容 简 介

　　本书聚焦生物信息学的基础知识和分析方法在医学领域的应用。全书共十三章，主要介绍与医学相关的生物信息学研究领域的进展与应用，包括组学技术、高通量测序技术、基因编辑技术、病原微生物基因组和药物基因组学等，并着重介绍各种生物信息资源、软件、数据库、分析平台。本书结合研究案例和实验指导，对涉及的常用分析方法进行了整合与归纳。本书的特色在于以实践应用为指导思想，让读者系统地学习生物信息数据的整合分析和挖掘过程，培养科学的生物数据分析思维。

　　本书适用对象主要为医学及相关专业的研究生和本科生，方便其系统学习生物信息学数据分析，开展相关研究。

图书在版编目（CIP）数据

医学生物信息学数据分析与应用/赵旻主编 . —北京：科学出版社，2023.11

科学出版社"十四五"普通高等教育研究生规划教材

ISBN 978-7-03-074884-3

Ⅰ.①医…　Ⅱ.①赵…　Ⅲ.①医学–生物信息论–研究生–教材　Ⅳ.① R318.04

中国国家版本馆 CIP 数据核字（2023）第 028298 号

责任编辑：钟　慧/责任校对：宁辉彩
责任印制：赵　博/封面设计：陈　敬

科 学 出 版 社 出版

北京东黄城根北街 16 号
邮政编码：100717
http://www.sciencep.com

北京富资园科技发展有限公司印刷
科学出版社发行　各地新华书店经销

*

2023 年 11 月第　一　版　　开本：787×1092　1/16
2024 年 11 月第二次印刷　　印张：22
字数：650 000

定价：118.00 元
（如有印装质量问题，我社负责调换）

前　　言

　　21 世纪是信息科学的时代。生物信息学是综合了生物学、计算机科学和信息技术的交叉学科，主要通过计算机技术、数学原理与统计方法，对生物信息和数据进行收集整理、储存管理、分析挖掘以及显示建模等处理，以解决生物学问题，发现生命活动的基本规律。生物信息学的原理和方法已广泛用于生命科学和医学研究各领域，为其提供了新的研究策略和技术手段。随着高通量测序数据的大量出现，以及各类组学技术的广泛应用，医学研究进入"大数据"时代。医学"大数据"具有数量庞大、种类多样、层次维度复杂、增长迅速的特点，如何科学合理地分析医学大数据，挖掘深层次的规律，是医学研究面临的重大前沿课题，也是生物信息学自身发展的焦点之一。

　　目前，生物信息学和医学大数据的快速发展，对数据分析策略和技术方法提出了新的要求，对医学生物信息学的教学和教材编写也提出了新的要求。对医学数据信息进行大数据分析时，需要建立标准化、结构化的数据管理系统和模式，还应建立开放共享的大数据交流平台和数据库。这样才能将各类分散且多维度的医学数据进行有效管理，为进一步的交汇分析和数据挖掘提供重要的前提条件。另外，依托于生命科学数据分析方式，目前已经开发出较为成熟的组学数据的分析策略和流程，但应用于医学数据的分析时，仍面临着挖掘效能较低，难以与快速增长的数据相适应的问题。而且医学数据的分析和挖掘对于信息统计技术、建模技术和机器学习技术也有较大需求。因此，上述问题的解决，应立足于学习并掌握必要的生物数据分析知识，以及生物信息学教学不断的创新与提高。总之，利用生物信息学的方法进行医学数据的分析，这既是当代医学生掌握先进医学研究策略，进行创新性医学研究的必由之路，也是我国大健康战略规划下，开展精准医疗和个性化治疗研究，对医学教育提出的新要求和挑战。

　　本书的编写以全面贯彻党的二十大报告中关于教育、科技、人才是全面建设社会主义现代化国家的基础性、战略性支撑为指导思想。坚持科技自立自强、人才引领驱动，加快建设教育强国、科技强国、人才强国的理念；坚持为党育人、为国育才，深入实施人才强国战略，以全面提高人才自主培养质量为宗旨。本书旨在助力高素质交叉型、创新型医学人才的培养。本书的编写遵循简便易懂原则，立足于最新的研究成果，着重于实践应用，以方便读者快速掌握基本的生物数据分析原理和方法。

　　本书的编写工作得到了国内多所高校的教师、科研机构的研究人员和临床医生的大力支持，他们长期从事相关学科的教学、科研以及临床医学工作，对生物信息学在医学和生命科学研究中的重要性和应用价值，拥有独到而深刻的认识，为本书的编写提供了强有力的支持。本书的出版得到武汉大学"双一流"建设引导专项经费（武汉大学研究生院研究生教材建设培育项目）和武汉大学医学部研究生通开课程建设经费的支持，在此深表感谢。

　　生物信息学和医学的发展很快，本书虽经多次修改，但由于编者的知识水平和能力所限，书中不足之处在所难免，敬请各位专家和读者批评指正。

编　者

2023 年 8 月

目　　录

第一章 绪 论

导言 生命是一种能储存并加工信息的复杂系统。数量庞杂而且种类繁多的生物信息在细胞与细胞之间、生物个体之间、生物种群之间相互交流并得以保存。大量生物信息的积累和科学的进步已使人类有能力窥探生命（包括人类自身）的秘密。在这种背景下，开发功能强大的数据库、计算算法和分析软件，成为我们掌握这些奥秘的关键。正是在相关学科的有力支持下，拥有巨大发展潜力的生物信息学由此悄然而坚定地发展和成熟起来，也已成为多学科发展的强大推动力。党的二十大报告提出"推进健康中国建设。……把保障人民健康放在优先发展的战略位置，完善人民健康促进政策"，为了贯彻落实党中央关于人民医疗健康高质量全面发展的战略部署，加快智慧医疗产业建设，适应新时期我国大健康战略的要求，我国生物信息学科的发展和医学数据分析平台的建设，也应有更高的要求。本章主要阐述了生物信息学基础与研究范畴、生物信息学与精准医疗研究、生物信息学中的计算机技术与网络、生物与医学类文献检索的方法。生物、医学文献的大量积累，也为生物信息的研究提供了新的极具价值的数据，依托于文献分析的研究也逐步成为生物信息研究的重要分支，掌握文献检索方法和工具正成为当代生物与医学领域相关人员的基本技能。

第一节 生物信息学基础与研究范畴

一、生物信息学基础

生命现象是在信息控制下不同层次上的物质、能量与信息的交换和传递过程。已知核酸、蛋白质、细胞、器官、系统等，拥有海量而复杂的生物信息，对其进行收集、整理、储存、发布、提取、加工、分析和研究，成为生命科学领域研究的重点和难点。随着人类基因组计划的启动，高通量测序技术的应用，人类基因组和蛋白质组的研究不断深入，并积累了海量的生物大分子结构和功能信息，这迫切需要新的理论和方法进行探索研究。得益于计算机技术和互联网技术的发展，生物信息学作为一门交叉学科应运而生。

（一）生物信息学概念

生物信息学（bioinformatics）是一个新兴的交叉学科领域，是在数学、计算机科学和生命科学研究的基础上，使用计算机数据库和计算机算法分析生物大分子结构和功能的学科。随着人类基因组计划的不断深入，各种组学产生的海量序列、结构和功能信息，需要利用生物信息学的数据库和软件工具进行注释分析，从而为生命研究中涵盖的生物大分子的结构和功能、信号通路及其与疾病的关联分析等领域提供新方法、新思路和新理念。

生物信息学作为生物学的一个分支，注重核酸和蛋白质的序列数据中所蕴含信息的采集、存储、显示和分析。作为生命的特征之一，信息的存储、加工和处理，事实上就是信息的流动过程。生物信息学应遵循分子生物学中心法则的规律，即遗传信息储存于 DNA 中，通过转录和翻译过程，完成蛋白质的合成，并最终形成细胞的表型。因此，充分揭示生物信息的流动过程和规律，阐述其中的分子机制，深入探索人类发育、衰老以及疾病等生命现象的机制，是生物信息学建立与应用的主要意义。

（二）生物信息学的建立与发展

1953 年 DNA 双螺旋结构的发现标志着生命科学研究进入了新的时代。随着生物信息数据资源的爆炸式增长，迫切需要新的强有力的工具进行海量数据的储存、加工和分析。同时，计算机技术的迅速发展，也为生物信息学的建立提供了有力支撑。在这种背景下，生物信息学逐步发展建立起来，其历程可大致分为以下 3 个主要阶段：

1. 萌芽阶段（20 世纪 50 年代至 70 年代）　以 DNA 双螺旋结构的发现为起点，标志着生物信息学分析时代的开始；以序列分析为代表的数据分析算法和思路逐步建立起来。

2. 建立阶段（20 世纪 80 年代至 90 年代）　以生物大分子数据库的建立，以及相似性搜索程序的开发和应用为代表。例如，1990 年提出的两序列局部比对算法，即基本局部比对搜索工具（basic local alignment search tool，BLAST），广泛用于蛋白质和核酸序列的分析中。在这一阶段，人类基因组计划（human genome project，HGP）的相关理论、技术和成果的应用，为真正意义上的生物信息大数据时代的来临，做好了必要的铺垫与准备。

3. 高速发展阶段（21 世纪初至今）　随着第二代测序技术的应用，功能基因组、转录组、蛋白质组、表观组的研究不断深入，直接推动了医学多维组学分析的应用。大量非编码 RNA、RNA 的可变剪接位点和新型基因组多态性位点的鉴定，为临床疾病的诊断、治疗和预后分析，提供了新的视野。

二、生物信息学研究范畴

前已述及，生物信息学是随着计算机技术和人类基因组计划的发展而逐步建立起来的，它的诞生与发展主要源于多个交叉领域的工作，特别是现代生物学信息系统框架（包括生物信息管理系统、分析工具和网络）的研究和开发工作。随着实验室技术和数据分析研究方法的不断改进，生物信息学的研究越来越突出数据的高通量性、样本资料的多维度、分析方法的集成性；研究领域不仅涉及核酸序列和结构比对、蛋白质结构预测、基因获取与识别、分子进化、比较基因组学以及药物的设计，还涉及精准医疗的应用等领域，特别是基因组信息学、蛋白质空间结构模拟以及疾病相关基因的多维度分析，构成了生物信息学在医学应用中的重要组成部分和研究方向。

（一）基因组信息的收集、存储、管理与数据挖掘

随着结构基因学和功能基因组学研究的不断深入，研究获取的大量基因组信息的整理和分析，成为生物信息学研究的重要内容。基因组信息的评估与检测系统的建立，专家系统的研发与各专业数据库的完善，以及基因组信息学传输网络的建设等，成为当前研究的重点。

（二）基因识别与注释

基因目前定义为"基因组中的基本遗传单位或转录物"。本书中所涉及的基因识别，主要针对给定基因组序列中正确识别蛋白质编码基因的基因序列和基因组精确定位，同时还需要识别并定位分布于基因组的大量调控元件和非编码基因。生物信息学提出了数十种算法，用于识别蛋白质编码基因，大致可以分为两类：①外在性方法，如利用表达序列标签（expressed sequence tag，EST）对应于基因组研究，或者通过比对亲缘关系相近的物种基因组来进行分析。②内在性方法，主要采用基因组 DNA 的信号和模式搜索外显子和内含子的分布特征进行分析。随着 RNA 测序技术的完善，一些预测真核基因的程序（GENSCAN、FGENESH、JIGSAW 等）用于分析基因结构，如外显子、内含子、可变剪接模式，成为发现并注释新基因的重要手段。

（三）大规模基因功能表达谱分析

目前主要有两种方法用于大规模基因功能表达谱分析，即基因芯片技术和基于第二代测序技术的转录组测序技术（即 RNA-Seq）。这两种技术均注重高通量基因的差异表达情况。大规模基因功能表达谱分析，为揭示基因表达的时空效应、转录物的表达调控问题提供了重要支持。

（四）序列比对

序列比对（alignment）主要是指比较两个或两个以上核酸分子或蛋白质分子序列的相似性问题。序列比对是生物信息学的基础性研究领域。两个序列的比对有确定的分析策略、成熟的动态规划算法，以及在此基础上编写的比对软件——BLAST 和 FASTA 等，而且序列比对为蛋白质的功能研究也提供了有力的分析工具。目前大部分蛋白质家族的结构域（domain）和基序（motif）的表征均由多重序列比对来定义。

（五）基因组非编码区分析

根据人类基因组计划的结果，人类基因组约 98% 的区域为非编码区，这些区域包含大量重复 DNA 片段，包括 20% 的长散在核元件（long interspersed nuclear element，LINE）、13% 的短散在核元件（short interspersed nuclear element，SINE）、8% 长末端重复序列逆转录转座子以及 3% 左右的 DNA 转座子。从生物进化的观点来看，随着生物体功能的完善和复杂化，非编码区序列明显增加的趋势表明其中必然蕴含着重要的生物学功能信息。推测它们的生物学功能应体现在对基因表达的时空调控上。

（六）非编码 RNA 的研究

非编码 RNA 主要包括丰富而典型的转运 RNA（tRNA）、核糖体 RNA（rRNA）、信使 RNA（mRNA）。它们在基因的表达和翻译中发挥着核心作用；而表达量相对较低的其他功能性 RNA，包括核小 RNA（snRNA）、核仁小 RNA（snoRNA）、微 RNA（miRNA）、小干扰 RNA（siRNA）、长链非编码 RNA（lncRNA）、环状 RNA（circRNA）等，在调控基因表达、胚胎发育、疾病病理和分子机制等过程中发挥着多重作用，具有重要的医学意义。

（七）蛋白质结构预测和功能分析

蛋白质结构预测是蛋白质组学的主要目标。对于蛋白质结构的研究，经典的方法包括 X 射线晶体结构分析、核磁共振（NMR）、波谱分析和电子显微镜三维重构等物理方法。蛋白质的空间结构与功能密切相关；蛋白质三维结构不是静态的，在行使功能的过程中其结构会发生相应改变。目前，通过计算机辅助预测的方法已成为重要的蛋白质结构研究策略。蛋白质结构预测主要有 3 种方法：①采用序列比对、同源建模预测具有序列相似性的蛋白质结构；②对于那些非同源但具有同样折叠结构的蛋白质，采用穿线法（threading）预测蛋白质结构；③从头计算（*ab initio* calculation），主要对于那些没有可识别同源性或相似性的蛋白质结构进行预测。

（八）遗传多态性与疾病的关联分析

人类的遗传变异具有多样性，包括以单核苷酸多态性（single nucleotide polymorphism，SNP）为代表的序列变异以及以各类微卫星 DNA（microsatellite DNA，msDNA）多态、插入缺失多态、拷贝数变异（copy number variation，CNV）、长重复片段等为特征的结构变异，影响范围较为广泛。遗传多态性（genetic polymorphism）分析已经广泛用于群体遗传学研究（如生物的起源、进化及迁移等方面）和疾病相关基因的研究，尤其是当前精准医疗模式下，在药物基因组学、疾病的诊断治疗等研究中起重要作用。例如，2005 年国际人类基因组单体型图计划（The International HapMap Project）初步完成，以基因组 SNP 分析为标志，促进了全基因组关联分析（genome wide association study，GWAS）在人类疾病和遗传表型的分析应用，为许多人类重大疾病（如癌症、遗传病、心血管疾病）的分子机制研究提供了新的依据。

（九）分子进化研究

利用核酸、蛋白质序列信息，进行核酸和蛋白质结构的同源对比分析，可以构建分子序列的进化树。进化树体现了序列的系统发育关系，可推断并估算物种进化的分歧时间，最终为物种进化关系提供分子层面的证据，甚至通过直系同源和旁系同源蛋白质，进行分子进化分析，可以为蛋白质的功能研究提供借鉴。近年来，针对细菌等原核生物基因组学的研究越来越受到重视。从1995 年原核生物基因组学正式启动以来，原核生物基因组数据库也呈指数级增长。在第二代测序技术的支持下，宏基因组学和单细胞基因组学得到了进一步发展，为原核生物多样性提供了越来越多的数据，可以明确微生物之间的系统发生关系，通过分析微生物（包括细菌或者病毒）的分子特性，了解微生物之间的生物系统发生关系，划分病原微生物的种群结构，追踪流行毒株的传播路径，探索毒力基因起源，分析进化速率和基因进化对病原微生物致病性的影响，为相关疾病的防治研究提供理论依据。

（十）药物设计

在当前精准医疗模式下，利用各种遗传标记和特定基因表达分析，进行新型药物的设计和研制，实现精准治疗和预后评估等，生物信息学的技术和理论也将发挥重要作用。

第二节　生物信息学与精准医疗研究

一、精准医疗理念的建立与发展

精准医疗（precision medicine）是指依据患者的个体差异，结合自身遗传与环境，制订相应的疾病预防和治疗方案的一种新型医学模式。20 世纪 90 年代启动的人类基因组计划，拉开了精准医疗的序幕。精准医疗是由个性化医疗（personalized medicine）的概念进化而来，是一种为患者量身定制的临床医疗策略。临床常见急 / 重大疾病（包括恶性肿瘤、心脑血管疾病、呼吸系统疾病、代谢性疾病、自身免疫病等）的发生和发展是外界环境、个体生活习惯和个体基因组等因素相互作用的结果。因此，个体化医疗本质上包含多维概念，如疾病、环境因素、遗传因素（基因）、药物治疗、医疗保健和个人信息等。这些因素相互之间存在联系和影响，也构成了精准医疗在疾病发生、发展认知上的个体化时空观。

2016 年 3 月，科技部召开国家首次精准医疗战略专家会议，提出了我国的精准医疗计划，即《科技部关于发布国家重点研发计划精准医学研究等重点专项 2016 年度项目申报指南的通知》，拉开了精准医疗重大专项科研行动的序幕。该指南主要目标包括：构建百万人以上的自然人群国家大型健康队列和重大疾病专病队列；建立生物医学大数据共享平台及大规模研发生物标志物、靶标、制剂的实验和分析技术体系；建设中国人群典型疾病精准医疗临床方案的示范、应用和推广体系；推动一批精准治疗药物和分子检测技术产品进入国家医保目录等。精准医疗的实施将大大提高国民的健康水平、优化国家医疗资源配置、推动相关学科和技术的快速发展，并将带动相关产业的发展。

精准医疗研究已成为各国竞相布局的科技战略制高点，其发展也进入了新的阶段，并取得了丰硕成果。全球精准医疗市场规模及技术分析数据表明，2018 年全球精准医疗市场规模接近 800亿美元，2020 年突破 1000 亿美元，年均增长率约为 15%；中国精准医疗市场规模预计以每年 20%的速度快速增长。不考虑早期预防诊断及后端药物开发，仅肿瘤个性化用药指导的市场空间就将超过 1000 亿元。随着我国精准医疗的快速发展，将使每年超过 1000 万～ 2000 万的肿瘤患者从中受益。

二、生物信息学与精准医疗

精准医疗的基础在于整合大规模组学数据和临床医学信息，包括基因组、转录组、蛋白质组、代谢组、表型组、个体的临床症状 / 体征、实验室检查、环境暴露以及社会因素等相关信息。具体到基础研究方面，精准医疗需要利用高通量测序及各组学生物信息学分析，挖掘出针对重大疾病的易感人群、筛选、预警、早期诊断、预后判断和指导个体化治疗的相关分子标志物 / 谱；而临床医学研究中，精准医疗的基础在于建立重大疾病（主要包括恶性肿瘤、代谢性疾病、心脑血管疾病等）的临床研究队列和生物样本库，做好临床病例评估和预后分析。最终实现以组学数据为依据，根据个体的基因型、表型、环境和生活方式等各方面的特异性，应用生物信息学、遗传学、分子影像学和临床医学等技术方法，制订个性化的精准预防、精准诊断和精准治疗方案。生物信息学在精准医疗中的应用可以分为以下几个方面。

（一）重大疾病关键性基因的鉴定与分子标志物的筛选

当前影响人类健康的重大疾病，主要包括恶性肿瘤、心脑血管疾病、代谢性疾病、遗传病以及各种传染性疾病。病因学研究表明，约6000种的人类疾病与各种机体细胞内的遗传性因素相关，同时与环境因素（包括致病微生物）和人类遗传因素（基因产物）存在相互作用。在精准医疗领域，生物信息学可以构建与疾病相关的人类基因信息数据库，整合临床大数据资源；同时还需要建立并完善有效分析基因分型数据的生物信息学算法，通过基因芯片筛选技术和高通量测序技术，进行基因多态性数据与疾病和致病因素相关性的计算、预测，发现并鉴定一些与特定疾病密切关联的基因或其产物。因此，结合功能基因组学的基因克隆策略和定向生物实验，确认新的关键性基因及其产物，作为特定疾病的治疗和诊断靶标分子，成为当前疾病关联研究的重点。随着对人类基因组认识的不断深入，借助于遗传标记单核苷酸多态性（SNP）和拷贝数变异（CNV）等关联分析的全基因组扫描研究，人类可以完成全部基因在染色体上的定位和表征，发现特定的与疾病关联的遗传变异，从而有力地促进疾病的分子机制研究，也为研发合适的诊断和治疗手段提供了依据。

（二）多组学大数据分析与病因学研究

疾病的发生、发展是多因素作用的结果，基于多组学数据尤其是功能基因组学的研究数据分析，可以发现各种在基因组或蛋白质组层面的改变，包括基因表达、遗传多态性、表观调控、机体内在环境等，这种改变是一个动态变化过程，存在时空效应。随着人类基因组计划（HGP）的完成（2003年），国际上先后开展了基因组、外显子组、转录组、蛋白质组以及代谢、表观基因组、表型组等一系列组学计划，如人类千人基因组计划、人类基因组单体型图计划、DNA元件百科全书（the encyclopedia of DNA element，ENCODE）、人类微生物组计划（Human Microbiome Project）。在组学研究的基础上，生物信息学分析可以计算并预测各生物大分子之间的相互作用、重构各信号通路在细胞内的调控状态、发现潜在的调控因子等，对于疾病的病因学研究、疾病的个体易感性和疾病在群体中的分布研究均具有重要的指导意义。

（三）大规模人群队列研究

推动精准医疗实践应用的前提是掌握群体的特征信息并进行精细分类。特征信息来源于大规模人群队列、临床大样本和大数据分析。在组学技术和生物信息技术的支撑下，可以实现大样本人群与特定疾病类型的生物标志物的分析和鉴定、验证，对疾病不同状态和过程进行精确分类，最终运用到疾病的病因学分析和治疗新的、特异性靶点的确定，提高了疾病诊治与预防的效益。队列研究（cohort study）是流行病学分析性研究方法之一，也称追踪研究（follow-up study）或群组研究。人群队列研究通过对一定人群进行追踪和纵向观察，评估暴露和终点的关系，能比较明确地提出暴露与疾病的时间关系，并通过计算暴露组发病率或死亡率与非暴露组发病率或死亡率之比，计算相对危险度（relative ratio，RR）或危险比（hazard ratio），从而反映病因学关联性。临床队列研究可分为回顾性队列研究、前瞻性队列研究和双向性队列研究。队列研究在疾病的病因分析、预防效果评价、疾病流行史以及指导实验设计等方面具有重要意义，尤其是大型队列研究（主要针对数十万人群），即在数十年内持续对人群健康状况和疾病进行追踪、随访调查和相关的研究，提供了各种疾病（特别是慢性病）的病因、疾病预防控制和疾病预测重要的科学依据。

（四）生物样本库建立

标准化、高质量并且临床资料齐全的人类疾病组织生物样本是极其珍贵的资源，它是基础医学与临床医学研究的源头，是实现转化医学的必要原材料。因此，生物样本库的建设是极为重要的工作，只有拥有标准化、高质量生物样本，结合高通量生物表达谱分析、高通量测序技术的研究，以及精准的大样本验证，才能最终实现临床精准医疗实践。

（五）计算机辅助新药物设计

个体化治疗是精准医疗的主要目的。如何实现精准治疗，发现并确定致病关键性基因，明确生物分子的结构，在细胞的分布和位点等成为关键。进行生物信息学分析，可以发现潜在的分子靶标，模拟和预测特定生物大分子的结构功能，模拟候选药物分子与生物大分子的结合，进而指导药物作用靶位的选定和药物分子的设计。在实现精准用药的基础上，生物信息学分析还可以在控制药物毒性和治疗的耐药性等方面提供有力的支持。

综上所述，精准医疗实质上就是以数据为驱动的数据密集型新型医学模式。随着组学技术、队列研究、信息科技的不断发展，建立以生命组学数据、临床信息和健康数据为核心的多层次大数据中心，搭建临床大数据的分析平台成为关键。目前，我国精准医疗发展迅速，得益于我国医疗资源较为集中，可以快速建立起大医院之间的数据共享网络，从而具备了特定疾病的精准医疗大数据收集、存储、分享、分析的优势。因此，应该不断加强基础研究与临床的结合，尤其是数据分析和临床注释等方面的建设；促进新药的研究与开发，加速我国精准医疗的科研转化和临床应用的进程，为我国的精准医疗深入发展创造条件。

第三节　生物信息学中的计算机技术与网络

生物信息学所处理的生物信息，数量巨大而且增长迅速。核酸数据库的数据每 10 个月左右就要翻一番，而且这些惊人的数据仍在以几何级数增长。因此，研究生物信息问题，必须了解数据库及计算机技术、软件和网络等相关的知识和理论。目前主流生物信息学分析有两种基本的方法：一种是以网络为分析平台，包含各种网络资源和在线工具，尤其是数据库技术，将众多的信息数据储存并进行有效的管理，以实现信息资源的有效利用和共享，掌握并熟练使用数据库资源和在线工具成为开展生物信息学研究的必备条件；另一种是基于命令行的工具，即以各类操作系统、计算机编程语言为基础的各类工具软件。各类编程语言在生物信息学中被广泛使用。以这些语言为基础开发的大量程序包和插件，具有重要的应用价值。

一、数据及数据库

（一）数据

生物信息学的核心是数据。因此，学习生物信息学最基础的就是正确认识数据库内各类数据文件的结构和格式，以及如何压缩、存储等基本信息。

1. 文件压缩　基于生物信息本身的数据特性，数据库中最基础的数据文件格式本质上都是由 ASCⅡ码编写的文档文件。这种形式存储的文件易于编辑和解析，但缺点是占用的存储空间较大。因此，文件压缩已成为生物信息学分析操作的必要步骤。需要明确的是，虽然可以采用压缩处理数据文件，但压缩效果不佳，而且实际的数据处理过程中，还需要对文件进行解压操作，这会造成计算资源消耗。

2. 数据的格式　目前，在生物信息学领域中的各种序列数据，主要是核酸和蛋白质的序列信息、注释数据等，是常见的需要处理的数据信息。由于采用不同的测序方法、分析软件以及相应数据库的储存加工的需要，一些特定格式的生物数据需要输入或者输出。因此，只有对生物数据进行行业标准式的统一规范，才能方便且准确地对其开展分析。目前，常见的数据格式包括FASTA、FASTQ、GFF、Clustal、SRA、SAM/BAM、BED 等。例如，FASTQ 是原始测序数据，而 FASTA 格式用于基因组文件，GFF 格式表示基因注释文件。同时在分析过程中，还会有众多中间文件生成，包括 bed、bed12、sam、bam、wig、bigwig、bedgraph 等。这些文件在生成后，用户通过查看内容可以了解文件每一列的含义，以此来决定需要提取哪些有用信息列来进行下一步分析。

（1）FASTA 格式，1985 年，戴维·利普曼（David Lipman）和威廉·皮尔逊（William Pearson）用 C 语言开发了一个程序——FASTP，其可以快速灵敏地进行蛋白质相似性搜索。1988 年，他们又对 FASTP 程序的算法进行了改进，功能从原来的搜索蛋白质相似性扩展到了所有蛋白质和核苷酸序列相似性搜索，并最终形成了 FASTA 格式文件。FASTA 格式已成为生物信息领域的标准格式之一，众多数据库查询和生物软件均可采用此格式进行数据处理和分析。另外，FASTA 格式也是 BLAST 分析数据的基本格式。

FASTA 格式是一种基于 ASC Ⅱ 码的文本格式，可以存储一个或多个核苷酸序列或蛋白质序列数据，FASTA 格式的文件通常后缀名为 .fasta 或者 .fa。在 FASTA 格式中，每一个序列数据以单行描述开始，后紧跟一行或多行序列数据，如 "＞ AY047581.1 Homo sapiens vascular endothelial growth factor（VEGF）mRNA，complete cds TCGGGCCTCCGAAACCATGAACTTTCTGCTGTCTTGGGTGCATTGGAGCCTTGCCTTGCTGCTCTACCTC"。在上述 FASTA 格式文件中，序列信息由两部分组成：①描述行（description line），以一个大于号 "＞" 开头，内容为身份识别信息，且不能有重复。②序列行（sequence line），一行或多行的核苷酸序列或蛋白质序列，其中碱基对或氨基酸使用单个英文字母代码表示。在 FASTA 格式文件中，内容中间不允许有空行，所有文本单行的长度应小于 80 个字符，序列超过 80 个字符的部分紧跟着换到下一行。FASTA 格式的主要特点在于储存的序列相对而言可信度较高，因此文件中不记录质量值信息，仅记录序列本身和一些简要的序列注释信息，包括数据库登录号、序列来源等基本信息；FASTA 简明的格式降低了序列操纵和分析的难度，可被文本处理工具和 Python、Ruby 和 Perl 等计算机脚本语言识别处理。

（2）FASTQ 格式，FASTQ 是基于文本的、保存核酸序列和其测序质量信息的标准格式，其文件的后缀名通常为 .fastq 或者 .fq。与 FASTA 格式不同的是，FASTQ 除了存储序列信息外，还存储了序列中每个单元所对应的质量分数。所以，FASTQ 格式通常用于高通量测序数据的存储。FASTQ 格式由剑桥大学的桑格研究院（Sanger）机构开发，其序列以及质量信息都是用一个 ASC Ⅱ 字符标识，目的是将 FASTQ 序列与质量数据放到一起，是测序公司提供的原始测序数据的基本格式。目前，FASTQ 已经成为高通量测序结果的事实标准。

FASTQ 文件包含一条序列的测序信息，其一个完整的基本单元分为四行。第一行类似于FASTA 格式的描述行，主要记录序列标识以及相关的描述信息，以 "@" 开头，为了保证后续分析软件能够区分每条序列，单个序列的标识必须具有唯一性；第二行为碱基序列，由 A、G、C、T 和 N 5 种字母构成，是测序读序（read）的序列，其中 N 代表测序时无法识别的碱基；第三行以 "+" 开头，后面是序列标识符、描述信息，或者不标注任何内容；第四行是测序序列的质量信息，主要为碱基质量值（quality score，Q-score），即所谓的 "Q 值"，指每一个碱基的可靠程度，用 ASC Ⅱ 字符集（分数）编码来表示对应碱基的测序质量，长度和第二行的序列相对应。一个标准的 FASTQ 文件格式如下：

@HWI-E4_9_30WAF：1：1：8：308

TCGGGCCTCCGAAACCATGAACTTTCTGC

+HWI-E4_9_30WAF：1：1：8：308

aaaaXaaabaa^aaLaaLLa^a^^VV\aaaaaaaa

在 FASTQ 文件中，每一个序列都有一个质量评分（即上述实例中的第四行），根据评分体系的不同，每个字符的含义表示的数字也不相同。其中 Q 值的计算公式为 $Q=-10\times\lg P$，P 为碱基测错概率。Q 值加上 33 后转换成 ASC Ⅱ 码（需要一个 Q 值符号对应一个碱基；33 以前的 ASC Ⅱ 码无法用键盘字符表示；Illumina 测序 1.8 版本以上加 33，1.8 版本以下加 64）。FASTQ 格式中的 Q 值具有重要的作用，在数据质控、数据过滤、序列拼接、短序列比对和变异检测中都会使用。核酸测序过程是生物化学和物理反应，过程中不可避免地会产生一定错误，如光学信号模糊造成的错误识别。因此，采用 Q 值的意义在于：反应碱基识别出错概率，对检测结果赋予一个可度量的评价。

（3）GFF 格式，即通用特征格式（general feature format, GFF），是一种用于描述基因或者其他序列元素的文件格式。GFF 有几个版本，包括早期的第 2 版（GFF2）和目前的第 3 版（GFF3）。GFF2 也是由 Sanger 机构制定的，而 GFF3 是由序列注释计划（sequence ontology project）制定的。作为一种具有统一的格式来表示基因元件的文件，GFF 格式的文件被广泛使用，特别是在基因组数据的图形化与可视化方面。

GFF2 文件格式中的每一行代表一个序列元件，并由 tab 分隔的 9 个字段（列）组成，如 "Chr1 curated CDS 365647 365963 . + 1 Transcript 'R119.7'"。GFF3 是 GFF 格式文件的新标准，与 GFF2 格式基本一样，也包括以 tab 分隔的 9 列，但是其第 9 列的注释内容和键值略有不同，包括一些较特殊的键值名称，如 parent（上一级属性的 ID）等内容。GFF2 格式每一行的 9 列的含义见表 1-1。另外，GTF 格式借鉴于 GFF2 格式，也被称为 GFF2.5，其大部分字段的定义与 GFF2 相同，只是每行的第 9 列带有如下信息，具体为 gene_id value、transcript_id value 等，这样的设计是为了适应一个基因的多个转录物的情况。

表 1-1　GFF2 文件格式各列名称及注释内容

列序号	中文名称	英文名称	注释内容
第 1 列	参考序列	reference sequence	特征元素所在的染色体（或者 scaffold、contig），即基因组中的坐标
第 2 列	来源	source	该序列注释信息来源
第 3 列	类型 / 特征	type/feature	注释的类型或其他特征
第 4 列	起点	start position	序列的开始位置（坐标），通常是以 1 为起点（而不是 0）
第 5 列	终点	end position	序列的结束位置（坐标）
第 6 列	分值	score	对于一些可以赋值的序列特征，可以设置分值以表示程度的不同，如序列相似性等，如果没有对应的分数可以用 "." 代替
第 7 列	链	strand	该序列特征所在链，"+" 表示正链，"-" 表示负链，"." 表示不确定或者与链无关
第 8 列	相位	phase	对于编码蛋白质的蛋白质编码序列（CDS），本列可以指定下一个密码子的开始位置，即 0、1 或 2，表示编码时阅读框碱基的移动相位
第 9 列	分组 / 属性	group/attribute	对于拥有多个属性的列进行描述，属性之间用 ";" 隔开

（4）Clustal 格式，是生物信息学常用的多序列比对工具，包括 ClustalX（图形化界面版本）和 ClustalW（命令行界面）两种使用版本。在运用 Clustal 时，要求输入文件的格式包括 NBRF/PIR、GCG/MSF、PHYLIP、GDE、NEXUS、FASTA，而输出的文件格式为 Clustal、NBRF/PIR、GCG/MSF、PHYLIP、GDE、NEXUS 和 FASTA。

（5）SRA（sequence read archive，即序列读序档案）格式：随着第二代测序技术以及第二代测序技术的广泛应用，测序数据的增长速度和量是相当惊人的。美国国家生物技术信息中心（National Center for Biotechnology Information，NCBI）是世界范围内较为权威的生物信息储存机构，同时也是国际主要期刊公认的原始数据发布平台。其在数据的上传和下载等方面都面临极大的需求压力，因此传统的通过压缩形式储存测序文件已经不能适应需求。由此，近年来 NCBI 提出了一种新的测序文件归档方案——SRA，用以储存序列数据，特别是通过高通量测序生成的 "short reads"（即短读序，通常是小于 1000 碱基对长度的序列）。在使用时，用户可以直接从

NCBI 网站下载 SRA 数据。但是 SRA 文件仅作为一种归档协议下的格式，并不适合直接进行分析。因此，在进行分析输入前，需要先通过 sratools 软件，对数据格式进行转化，生成 FASTQ 或 bam 文件进行下一步分析。sratools 作为核心工具，不仅有 SRA 文件处理功能，也兼顾了数据质量控制、SRA 搜索等功能。

（6）SAM/BAM 格式：序列比对 / 图形（sequence alignment/map，SAM）格式是用于记录比对分析结果的格式。由于其在记录比对结果的同时，也记录了序列本身，因此也可以作为测序数据的存储格式。SAM 格式是一种未经过压缩的文件格式，因此一般占用的存储空间相对较大。实际工作中，一般不以 SAM 格式作为存储形式，而是采用其压缩格式——BAM 形式。BAM 文件是通过 bgzip 压缩过的 SAM 文件，二者记录的信息本质是一样的。bgzip 对文件的压缩，其实使用的是 gzip 方式，结果是将文件压缩成一系列的"BGZF block"单元，默认情况下，每个单元大小不超过 64k，除了节省存储空间之外，另一个好处就是可以通过建立索引加速查询。在第三代测序技术中，BAM 格式和 FASTQ 格式都是默认的测序数据存储形式。

（7）BED 格式：浏览器扩展（browser extensible data，BED）格式是基因组注释文件的常用格式之一，与前述的 GFF 格式一样，可以用 UCSC 基因组浏览器（genome browser）进行可视化分析比较。BED 和 GFF 格式都是通过规定性的内容来展示注释信息的，主要包括染色体或重叠群（contig）的 ID 或编号、DNA 的正 / 负链信息，以及在染色体上的起始和终止位置数值信息等。而两种文件的区别在于，BED 文件中起始坐标为 0，结束坐标至少是 1，而 GFF 文件中起始坐标是 1，结束坐标至少是 1。处理 BED 格式和 GFF 格式的工具主要有 BedTools 和 TopHat 等。

BED 文件每行至少包括染色体定位（chrom）、染色体起始点（chromStart）和染色体终止点（chromEnd）3 列，其中起始点第一个碱基编号为 0。除了上述固定的 3 列，另外还可以添加其他可选的 9 列，这些列的顺序是固定的，包括定义 BED 行的名称列（name）、分值列（score，在 0 到 1000 之间，这一列在浏览器展示片段的时候提供灰度信息，分数值越大，表示灰色越深）、链（strand，定义为"+"或"-"）、绘制特征的起始位置（thickStart，如起始密码）、绘制特征的结束位置（thickEnd，如终止密码）、配色方式（itemRgb，即 RGB 值）、BED 行中的块数（blockCount，如外显子数）、块大小（blockSizes）和块开始列表数（blockStarts）。根据所选列的不同，形成不同的 BED 格式，如 BED3 表示文件包含格式中的前 3 列；BED6 表示文件包含格式中的前 6 列，这也是最为常见的格式；BED12 表示文件包含格式中的所有列（12 列），含有信息最为全面。需要注意的是，BED*n* 文件特定指前 *n* 列，任选 *n* 列则不能被识别为 BED 文件。

（二）数据库

数据库是将数据按一定的格式进行存储，并开展分析的综合性平台。随着生物研究与计算机技术的不断融合，生物学研究也进入了大数据时代。由于数据库技术和生物信息研究的快速发展和不断累积，数据库的发展呈现出了整合性、专门性的特征。目前，按照数据类型和功能所构建的各类专门型生物信息学数据库已成为数据库的主流。这些数据库还拥有数据库管理软件和网页交互式软件，极大地拓展了数据库的应用。而且此类数据库由专门的科研机构建立和维护，负责收集、组织、管理、发布及定时更新生物分子数据，并提供数据检索和分析平台及工具。数据库为组学研究、生物大分子的相互作用、疾病的关联分析等研究领域提供了丰富的数据资源和分析平台。

二、计算机技术及软件

生物信息学的发展离不开计算机技术和网络技术的支持，尤其在数据库的建设与应用、大规模生物数据的分析、生物资料的图形化可视化方面，均要借助于强大的计算性能和各类生物软件的应用。而且借助于功能强大、使用简便的计算机语言，用户可以根据自身的需要编写程序用于数据分析，如目前常用的编程语言 Python（Biopython）、R 以及 Perl 语言等，可以编写众多的程序脚本，与其他数据库结合，进行数据的分析工作。

（一）Linux/Unix 系统

在生物信息学分析中，Linux 系统比 Windows 操作系统具有更好的适应性和兼容性，能够适用于大多数命令行程序的编写和调用，所以目前大部分生物软件的使用环境均为 Linux/Unix 系统，用户通过建立相应的服务器或者安装虚拟 Linux 环境进行使用。作为当前生物信息学分析领域的主流操作系统，Linux 系统优势在于系统本身不仅是免费的，而且运行稳定，几乎不会出现系统崩溃或死机的情况。同时多数生物信息学分析软件是基于该系统开发的，尤其是大数据分析领域的软件，如序列比对、基因组装配和绘图等。

（二）计算编程语言

计算编程语言主要分成两种，一种是计算机编译器语言，如 C 语言和 C++，编译器语言优点在于其基于计算机硬件特点编写，可以使代码有效高速地运行，特别适合大规模复杂的计算。因此，在进行生物数据大规模运算时，计算机编译器语言 C/C++ 更具有优势。在生物信息领域的 BLAST 程序就是采用此类编译器编写。另一种是脚本语言，在计算和数据处理时会经常用到（如 Python 和 Perl 属于脚本语言），并且现在都有生物学上的扩展，如 Python 有 Biopython、Perl 有 Bioperl 等。另外，Java 程序在生物信息学上的应用也很广泛，包括数据处理、界面程序设计、网页界面的交互等，Java 程序优势明显，在大量生物信息学门户网站中的大分子 3D 结构的显示，都是以 Java 插件的形式展示，但其显著的缺点是运行速度慢、体积大等。

1. Python 语言 由荷兰数学和计算机科学研究学会的吉多·范罗苏姆于 20 世纪 90 年代初设计。Python 是受欢迎的程序设计语言之一。自 2004 年以后，Python 的使用率呈线性增长。新版本的 Python 2 于 2000 年 10 月 16 日发布，稳定版本是 Python 2.7。而 Python 3 于 2008 年 12 月 3 日发布，Python 2 与 Python 3 不能完全兼容。Python 语言的特点在于简洁性、易读性以及可扩展性，因此 Python 语言及其扩展库十分适合工程技术、科研人员处理实验数据、制作图表以及开发科学计算应用程序。

2. R 语言 由新西兰奥克兰大学的罗斯·伊哈卡和罗伯特·杰特曼开发的一种自由软件编程语言与操作环境，主要用于统计、数据挖掘。R 语言是一个开放的代码编写系统，全世界的程序员都可以通过编写安装包来增强其功能。目前，在 R 代码存储库 https://cran.r-project.org/web/packages/ 上有一万五千多个 R 开源数据相关包。著名的生物信息学分析平台 Bioconductor 就是建立在 R 语言环境上，由一系列的 R 扩展包组成，包含大量用于生物信息数据的注释、处理及可视化分析的工具包。R 语言拥有强大的统计学和数字分析功能，而且其绘图功能也十分强大，当前主要是应用在基因芯片数据和第二代测序技术数据分析等领域。基因表达数据库（GEO）的数据处理以及进行分子相互作用分析时常用的可视化分析软件 Cytoscape 的应用等，都采用 R 语言程序包和插件进行分析。

（三）生物信息学分析与软件

生命是数据而非模拟式的表达方式，为深入分析生命的本质以及生物信息的意义提供了研究契机。以生物大分子的序列和结构信息为主导，以及基因和蛋白质的表达及调控为线索，结合当前生物大数据的分析，成为生物信息学研究的主要模式。因此，对于各类数据分析软件的开发和应用，成为开展生物信息研究的关键，是开拓生命科学研究新领域的重要依据。以下将对相关软件的应用及分类做简要介绍。

1. 序列比对分析 分析两条或多条基因或蛋白质及其片段之间是否相似，是数据库序列检索、序列的组装拼接、蛋白质的结构和功能预测、分子进化分析的基础。序列的相似程度主要基于分值进行度量，评分规则还需参考替换矩阵、空位罚分的规则，结合适当的算法以获得最优的比对分析结果。其中，替换矩阵反映了基因或蛋白质中碱基或氨基酸的替换、插入和缺失等突变组合形式，并赋予分值以衡量突变的概率大小。目前对于基因的分析，主要使用 mat50 和 mat70 两种矩阵，对于蛋白质则多采用 PAM 和 BLOSUM 矩阵。而空位罚分主要应用于插入或缺失突变时的统计计算，一般参考起始空位罚分和空位延伸罚分两个参考值。序列比对分析主要分为局部比对和全局比对两种模式。

（1）局部比对：局部序列比对分析最主要的程序是基于局部比对算法的搜索工具 BLAST。BLAST 算法的思想基于真正匹配的序列之间很可能包含一段短且连续的精确匹配区（即分值高的区域），以此为"种子"序列并向两端延伸，尝试寻找较完整的匹配区。BLAST 算法降低了计算的复杂度，但牺牲了一定的准确性。在实际运算过程中，BLAST 算法首先用目标序列构建数据库，再用待查序列在此数据库中搜索，找出待查序列和目标序列间所有的匹配程度超过一定阈值的序列片段对，然后对片段按照相似性阈值进行延伸，得到一定长度的相似性片段，最后给出高分值片段（high-scoring pair，HSP）。BLAST 已开发成数据包，包括 blsatp、blastx、blastn、tblastn 以及 tblastx 等应用程序，通过运用不同的程序模块进行核酸或蛋白质序列比对分析。

（2）全局比对

1）Clustal：是广泛应用于核酸和蛋白质的全局多序列比对分析工具。该程序于 1988 年由欧洲分子生物学实验室（EMBL）和欧洲分子生物信息中心（EBI）共同开发，通过不断改进，目前已推出第三代软件，即 ClustalW（命令界面版本）和 ClustalX（图形化界面版本）。Clustal 算法是一种渐进的比对方法：首先将多个序列两两比对，计算得到包含每对序列分歧程度的距离矩阵（反映序列之间的两两关系）；其次根据距离矩阵计算得到系统发育树，对关系密切的序列进行加权；最后根据系统发育树的分枝顺序，从最紧密的两条序列开始，通过逐级比对（progressive alignment）逐步引入邻近的序列并不断重新构建比对，直到所有序列都被加入，最终获得全部序列的全局比对结果。

2）多重蛋白质序列比对（multiple protein sequence alignment，MUSCLE）：是罗伯特·埃德加于 2004 年发布的一款蛋白质水平多序列比对的开源软件。MUSCLE 在运算速度和精度上都优于 ClustalW，尤其是运算速度上高出 Clustal 几个数量级，在几秒钟内即可完成上百条序列的比对。算法上，MUSCLE 先使用渐进式比对，获得初始的多序列比对，再采用横向精炼（horizontal refinement）迭代分析提高多序列比对结果。

2. 基因及基因组注释

（1）基因注释（gene annotation）：采用生物信息学的方法获得已组装好的基因组中基因的位置、结构等信息，其实质是进行基因预测。基因注释一般包括 3 种策略：从头预测（*de novo* prediction）、同源预测（homology based prediction）以及基于转录组的预测（transcriptome based prediction）或蛋白质组的预测。基因注释是生物信息学研究的基础，目前已经有众多的算法或软件被开发出来用于基因注释领域，最常用的数学算法是隐马尔可夫模型（hidden Markov model，HMM），该模型是双重随机过程，即一个随机过程不能被观察到（隐藏的），但是这个随机过程可以控制另一个随机过程，后者是可以被观察到的。该模型应用于基因预测时，相应的隐藏过程对应着基因的真实结构（如外显子、内含子、受体/供体位点、起始密码子、终止子、启动子等基因元件），而可观察到的过程对应于基因（组）序列。实际上，基因预测的关键在于回答解码问题，即给定模式和观察序列，如何确定最优的序列。具体计算时采用动态规划算法。

目前，基因预测仍不尽如人意，实际运用时会产生大量假阳性、假阴性等问题，而且不能预测可变剪接，不能预测非翻译区（UTR）以及重复序列的干扰等问题。

（2）基因组注释（genome annotation）：即利用生物信息学方法和工具，对基因组所有基因的生物学功能进行高通量注释。基因组注释主要包括基因结构注释、基因功能注释、重复序列分析和非编码 RNA 注释四个方面，是当前功能基因组学研究的热点及重点。

1）基因结构注释：采用从头预测、同源预测和基于 RNA 测序（RNA-Seq）证据的预测相结合的策略方法。基因结构注释主要包括预测基因组中的基因位点、可读框（ORF）、翻译起始位点和终止位点、内含子和外显子区域、启动子和终止子、可变剪接位点以及蛋白质编码序列（CDS）

等。由于真核生物基因结构复杂、元件众多，且存在广泛的可变剪接现象，因此对真核生物进行注释难度较大。

2）基因功能注释：基于各种软件和功能数据库进行蛋白质比对，获取该基因的功能信息。例如，InterProScan 是由 EBI 开发的集成了蛋白质结构域和功能位点的数据库。通过基因功能注释，很多重要的蛋白质数据库的数据得到了统一分析。目前常用的功能注释数据库包括基因本体（gene ontology，GO）、京都基因和基因组数据库（Kyoto Encyclopedia of Genes and Genomes，KEGG）、InterPro annotation 等。其中 GO 和 KEGG 在基因功能和代谢通路研究中占据重要地位。

3）重复序列分析：重复序列广泛存在于真核生物基因组中，这些重复序列或集中成簇，或分散在基因之间。根据分布特征，把重复序列分为散在重复序列（interspersed repeat sequence）和串联重复序列（tadem repeat sequence）。重复序列分析主要通过从头预测和同源预测两种方式进行。从头预测采用 RepeatModeler 鉴定重复元件，然后通过整合获得全基因组的重复序列注释，从头预测能够发现未知的新的转座子元件；同源预测采用 RepeatMasker 通过与 Repbase 数据库进行比对寻找基因组中的重复区域，并对其进行分类。

4）非编码 RNA 注释：非编码 RNA（non-coding RNA，ncRNA）指不翻译成蛋白质的 RNA，包括转运 RNA、核糖体 RNA、核仁 RNA 以及微 RNA 等。无论是编码 RNA 还是非编码 RNA，在遗传信息的传递、加工和蛋白质翻译及调控等方面，均发挥重要作用。因此，大量涉及 RNA 及 RNA 组学研究的数据库和软件得到开发和应用。例如，RFAM 数据库是一个综合性非编码 RNA 数据库，主要用于已知序列的 RNA 家族的鉴定和分类；tRNAscan-SE 软件包综合了多个识别和分析程序，通过分析启动子保守序列模式、tRNA 的二级结构分析、转录调控元件分析等方式，可识别 99% 的 tRNA 基因，适用于进行大规模人类基因组 tRNA 的预测。

3. 基因表达分析　直接或者间接测量生物样本中特定基因的表达情况，通常检测的是其转录产物或蛋白质表达水平。策略上，基因表达数据分析基于时间序列分析和基因表达差异的显著性分析。其中时间序列分析，通过分析基因表达矩阵，探寻基因表达的时间和空间效应，通过聚类和主成分分析等分析手段，寻找共同调控基因和调控机制；而基因表达差异的显著性分析，注重对不同样本中的特定基因进行差异分析，通过统计计算，找出与条件相关的特异性基因，然后进一步分析这些特异性基因的生物学意义。采用生物信息学的方法还可以深入进行基因表达差异分析和数据挖掘，从而发现特定疾病表型线索和潜在生物标志物，进一步促进疾病诊断与治疗相关分子标志物的研究。

4. 蛋白质结构预测　主要依据 X 射线晶体衍射技术和磁共振技术，但对于不易获得晶体的蛋白质则不适用于此类分析。因此，在明确了氨基酸一级结构的基础上，采用生物信息的方法进行结构分析，对蛋白质结构的研究具有极为重要的意义。蛋白质结构预测主要有 3 种策略：①同源（homology）预测；②从头（ab initio）预测；③蛋白质穿线（threading）预测。

目前，蛋白质结构预测仍是极为复杂的问题。一些分析软件得到了开发和应用。例如，SignalIP 主要用于蛋白质信号肽（分泌型）和剪接位点的检测分析。其算法采用神经网络模型，用已知信号序列的原核生物和真核生物的序列作为训练集，输出结果包括 C 值（剪接位点值）、S 值（信号肽概率值）和 Y 值（剪切位点综合值），以及 S 均值（信号肽长度均值）和 D 值多个参数。

5. 分子进化（molecular evolution）分析　分子进化是生物进化过程中生物大分子的演变现象，包括蛋白质分子、核酸分子的演变以及遗传密码的演变，对于研究生物大分子结构和功能及其对生物进化的影响具有极为重要的意义。以系统发育分析为代表，常用的计算方法包括距离法、最大简约法和最大似然法等。另外，分子进化分析仍然基于遗传学中对于非同义突变频率 / 同义突变频率（Ka/Ks）的分析，即两个蛋白质编码基因的 Ka 和 Ks 之间的比例。一般认为，同义突变频率不受自然选择的作用，而非同义突变频率则受到自然选择的作用，因此 Ka/Ks 可以判断是否有选择压力作用于这个蛋白质编码基因。如果 Ka/Ks＞1，则认为有正选择效应，说明基因发生了趋异适应性进化；如果 Ka/Ks=1，则认为存在中性选择；如果 Ka/Ks＜1，则认为有纯化选择作用，说明基因进化极为保守。

系统发育树的建立常用软件有 PHYLIP、MEGA、PamlFGF 等。PHYLIP 软件包包含多个子程序，可以执行不同算法的系统发育树构建，如 protpars 可以进行简约法蛋白质序列建树、dnaml 进行最大似然法核算序列建树等。分子进化遗传学分析（molecular evolutionary genetics analysis，MEGA）是由美国亚利桑那州立大学开发的一款可在 Windows 系统下运行的分子进化分析软件。它采用了图形化界面，操作简便。

（四）生物信息数据分析应用原则

在使用数据库工具或各类生物分析软件进行生物信息学分析和数据的处理时，应该遵循一些基本的规则。

1. 明确想要解决的问题及解决这些问题所需要的技术。因此，明确研究目的是正确开始的关键。例如，你需要明确是进行基因的差异表达分析，还是序列的同源比对分析，或者蛋白质相互作用分析，以构建分子调控网络或者靶基因筛选等。

2. 以问题为导向，通过实验获得原始的实验数据，或通过数据库获取资源。目前多数数据库的数据实现了共享，为开展研究提供了极大的方便。

3. 选择合适的分析工具。各类分析软件非常丰富，尽可能学习并掌握一种编写语言很有必要，这样不仅可以熟练使用各类程序包，而且可以自己编写代码来处理分析数据、解决问题。目前，更多的是使用已有的程序和软件包进行分析。

4. 就本质而言，生物信息学分析是以数理统计为理论基础，以各种数学算法为手段进行科学分析。因此，与一般科学研究一样，生物信息学分析也需要具备科学性、可重复性等科学研究的基本要求，在分析过程中应做好分析记录，整理好各类分析资料，尽可能实现数据分析的共享。必须指明的是，生物信息学分析不是万能的，并不能代替实验实践工作。

第四节　生物与医学类文献检索的方法

文献作为记录、保存和传播已有知识成果的载体，是人类文明和社会进步的基石，也是科研工作者最重要的思想工具。生物与医学领域作为 21 世纪的重点研究领域，文献数据的增长速度十分惊人，如在 Web of Science 数据库中，医学普通内科 2021 年发文量达到 108 243 篇，比 2011 年发文量 50 316 篇增长了 1 倍。30 年前，搜索文献的主要挑战是信息匮乏，而当今从数量庞大、内容繁杂的科学文献海洋中获得所需要的信息正成为一种挑战，掌握文献检索及其工具使用的方法正成为当代生物与医学领域相关人员的基本技能。

一、信息及信息检索概述

信息（information）的内涵丰富，表现形式多样。从广义上来讲，信息是对客观事物存在方式和运动状态的反映，是事物表现的一种普遍形式。从狭义上来讲，信息是指经过搜集、记录、处理和存储的可供检索的文献、数据和事实。它是人类对客观事物认识、实践经验的总结，是检索的对象。

信息检索（information retrieval）通常有广义和狭义之分。广义上，信息检索是将信息按照一定的方式组织和存储，并能根据用户的需要找出其中相关信息，包含信息存储和信息获取两个过程。信息存储指通过对大量无序信息的选择和收集、著录和标引等方法，建成各种各样的信息检索工具或信息检索系统，使之成为有序化信息集合的过程。信息获取是存储的逆过程，其实质是根据特定的需求，通过一定的方法，从已存储的信息中检索出与用户提问相关的文献、数据和事实的过程。狭义上，信息检索仅指信息获取的过程。从信息用户角度来看，他们更加关注如何从存储的信息集合中快速、准确、全面地获取各种需要的信息，因此狭义的信息检索对他们更加重要。

从信息类型来看，信息检索主要包括文献检索、数据检索、事实检索等。文献检索是以特定的文献为检索对象，是一种相关性检索，不直接回答用户所提的技术问题本身，而只是提供有关的文献以供参考。数据检索是以特定的数据为检索对象，是一种确定性检索，能直接回答用户所提问题本身。事实检索是以特定的事实为检索对象，是一种确定性检索。生物与医学领域的信息资源包括图书、期刊、专利、标准、会议资料、学位论文、临床实验报告、病例报告、手术操作规程、临床照片、影像资料等，涉及上述主要信息检索类型。

信息检索系统是实现信息检索服务的工具，是指根据特定的信息需求而建立起来的一种有关信息搜集、加工、存储和检索的程序化系统。常见的信息检索系统包括工具书、百科全书等手工检索系统，以及数据库、搜索引擎等计算机检索系统。其中，数据库一般分为参考数据库和源数据库两种。参考数据库指为用户提供信息线索的数据库，包括书目数据库、文摘数据库、指南数据库；源数据库指能直接提供原始资料或具体数据的数据库，包括全文数据库、术语数据库、数值数据库、图像数据库、多媒体数据库等。一般来说，信息检索系统包括信息的存储（输入）和获取（输出）两部分。输入是针对信息，即依据特定的目标，按照一定的标准和方法对采集到的信息进行组织和管理，以便信息能够易于识别和理解。输出是面向用户，编制检索策略是检索的关键，有助于全面准确获取信息。

信息检索具有重要意义。首先，信息检索是有效利用信息资源，实现其最大价值的科学方法。其次，信息检索是信息分析和科技创新的基础，为利用和开发信息提供了科学可行的方法。再次，信息检索是再学习的工具，是获取知识的有效途径。最后，信息检索能有效地提高科研工作的效率，节省人力、物力及时间。高效的信息检索可以起到事半功倍的效果，使科研人员掌握相关的进展，避免重复研究，更有效地开展创新工作。

二、文献检索原理和方法

此处介绍的文献检索，主要以论文、期刊、专利、标准等常用文献为检索对象，开展相关检索。文献检索作为信息检索的一种，基本原理是对文献资源与文献需求进行比对、匹配和选择，选取两者相符或部分相符的文献予以输出。检索系统对所要存储的文献按照其外部特征和内部特征进行描述，并赋予特征标识，然后存入系统，检索时将所需信息特征标识与所存信息的特征标识进行比较。如果两边标识一致，就将具有这些标识的信息从检索系统中输出。根据基本原理，文献检索的一般流程为：将文献集合中的每一个文献用一个或多个词汇单元予以标引，按照一定的逻辑规则组合构建检索策略，检索系统按照逻辑模型匹配标准显示检中或不检中（图1-1）。

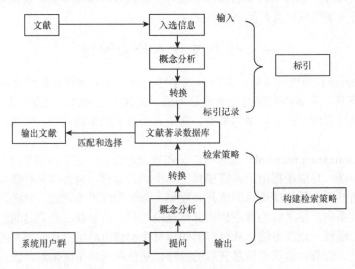

图 1-1　文献检索流程

构建检索策略是检索的核心部分，正确的检索策略会优化检索过程，获得最佳检索效果。检索策略是指在分析检索课题内容实质的基础上，选择检索系统、检索途径，确定检索词及其相互间的逻辑关系等的信息检索方案。首先，要明确检索目的，梳理检索课题内容涉及的主要学科范围和相关概念。其次，要合理选择检索系统，需要了解检索系统的信息类型、时间范围、检索途径和检索方法等内容。再次，要合理确定检索词，构建检索式，选择检索方法。最后，根据检索结果的实际情况，迭代修改完善检索式至满意状态，选择相关文献信息及著录格式，输出检索结果。

检索表达式是检索策略的具体体现，一般由检索语言、逻辑运算符、通配符组成。检索语言是指信息检索过程中涉及的人工语言和自然语言。根据描述文献的特征，检索语言分为描述文献外部特征的检索语言和描述文献内容特征的检索语言。根据结构或原理，检索语言可分为分类语言、主题语言、代码语言和引文语言。按语言的规范程度，检索语言可分为人工语言和自然语言。人工语言包括分类检索语言（体系分类法、组配分类法）、主题检索语言（标题词、单元词、叙词、关键词）等；自然语言是直接取自文献信息本身，不经加工或规范的词语或句子，如关键词语言。逻辑运算符主要有布尔表达式、加权表达式、位置检索表达式、截词检索表达式、限制检索表达式等。其中，布尔表达式最为常见，是指利用布尔运算符，运用逻辑与、逻辑或、逻辑非构造表达式，具有逻辑运算符较少、模式较易构造、概念间的逻辑关系易体现、提问式灵活易修改等优点，但检索结果的输出没有重要性排序，查全率很难控制。根据检索语言类型，生物与医学类常用文献检索表达式构建方法包括主题词检索、分类号检索、关键词检索、限制检索、综合检索等（表1-2）。

表1-2　生物与医学类常用文献检索表达式构建方法

序号	名称	内容	特点
1	主题词检索	根据标引人员按照规范词表标引出的主题词进行检索	满足特性检索要求，专指性强
2	分类号检索	根据按一定规则编排的分类表进行检索	形成按学科、专业集中文献、信息的知识概念系统，从而能够直接满足用户从学科、专业出发检索课题的需要，可以达到较高的查全率
3	关键词检索	根据需要选择的关键词语进行检索	直观性强。关键词法采用轮排方式，多途径检索文献。表达事物、概念直接、准确，不受词表控制，能及时反映新事物、新概念
4	限制检索	限制在标题、摘要、日期等字段中的检索	一条文献记录通常设置包含几十个不同的字段，按字段检索更有针对性
5	综合检索	综合运用主题词、分类号、关键词等进行检索	综合其他检索的优点

检索方法是指具体检索操作方法和手段的总称，包括直接浏览法、常用法、追溯法、综合法。直接浏览法是指不依靠任何检索工具或检索系统，从本专业最新核心期刊或其他文献中直接阅读原文或浏览最新目次而获取文献的方法。常用法是指利用检索系统来查找信息的方法，包括顺查法、倒查法和抽查法，其中抽查法能获得相对集中、具有代表性且能反映该领域发展水平的文献信息，具有检索效率高、效果好的优点，但需要检索人员了解领域发展现状。追溯法是指从已有的文献信息后所列的参考文献入手，逐一追查原文，然后从新查到的原文后面所附的参考文献再逐一追查，不断扩大检索范围。综合法是先利用检索工具查出一定时期内的一批有用文献，然后根据这些文献后所附的参考文献，利用追溯法扩大检索范围，兼有常用法和追溯法的优点，可查到全面而准确的信息。

检索效果评价是运用科学的方法，按照设定的指标体系，评价用户对检索结果的满意程度。检索结果的有效性评价以查全率和查准率为评价标准。查全率指检出的相关文献信息量与检索系统中相关文献信息问题的比例，它反映出信息检索系统检出相关文献信息的能力。查准率指检出的相关文献信息量与检出文献信息总量的比例，它反映出信息检索系统的精确度，说明系统排除干扰、减少噪声的能力。此外,检索效果评价还需要考虑响应时间、检索费用等指标。

查全率和查准率之间存在互逆关系,反映了某一检索结果集合不同方面的特性。从查全率与查准率的定义上很难推出两者的变化关系,但从感性角度方面讲,许多实例证明了两者的互逆关系。一般来说,当选用比较准确和专指的词作为检索词时,所检出的数据信息往往比较符合检索要求,但数量有限,使检索者担心有许多数据被过滤掉。扩大检索范围,选用广义的词作检索词时,检索结果会很庞大,准确率会大幅降低,使检索者不得不进行人工的再次筛选。一般来说,少量的噪声文献是可以接受的。在实际检索中,需要围绕检索目的来综合考虑查全率和查准率,确定最终检索结果。

三、常用生物与医学类文献数据库

当前,主要通过文献数据库这种计算机检索系统进行文献检索,以满足特定的文献需求。全文数据库是收录有原始文献全文的数据库,常用的生物与医学类全文数据库如表 1-3 所示,涉及期刊论文、学位论文、专利、图书等主要文献类型,包括 Elsevier、Springer、Science Online 等综合类全文数据库,也包括 Cell Press、BioOne 等专门针对生物或医学领域的全文数据库。

表 1-3　常用的生物与医学类全文数据库

序号	数据库名称	简介	文献类型
1	Elsevier	收录了 24 个学科领域的 800 万余篇全文,覆盖生命科学、材料科学、医学、工程技术及社会科学等学科	期刊论文
2	Springer	收录 2000 余种学术期刊,涉及数学、医学、物理与天文、行为科学、生物医学和生命科学等学科	期刊论文
3	Nature+NSJ	*Nature* 系列出版物主要包括 *Nature Online*(*Nature* 周刊)、*Nature Research Journals*(研究类期刊)、*Nature Review Journals*(综述类期刊)和代理出版的学术类期刊(*Academic Journals*)	期刊论文
4	Science Online	《科学在线》(*Science Online*)是由美国科学促进会(AAAS)出版、Highwire 提供平台服务的综合性电子出版物,内容包括《科学》周刊、《今日科学》、《科学快讯》、《科学信号》、《科学转化医学》等	期刊论文
5	Annual Reviews	Annual Reviews 系列期刊涉及生物学、医学、物理学和社会科学领域,主要是通过各学科领域权威科学家撰写的综述,回顾本学科最前沿的进展,为科学研究提供方向性指导	期刊论文
6	Cell Press	Cell Press 的期刊是生物工程科学方面权威的学术期刊,全部被 SCI 收录,影响因子一直名列前茅,在生物、医学研究领域享有很高声誉	期刊论文
7	BioOne	BioOne 是由多家著名大学赞助,由各协会、高校和公司联合组成的非营利组织,集成了美国生物科学协会等成员出版的生物科学方面的学术期刊及电子书	期刊论文
8	JSTOR	JSTOR 数据库中目前收录有 16 个全科性主题回溯期刊专辑、14 个专业主题回溯期刊专辑、4 个第一手资源专辑	期刊论文
9	Oxford University Press(OUP)	OUP 出版期刊覆盖的学科范围包括自然科学、生物医药、社会科学、人文科学等	期刊论文
10	美国国家科学院院报(PNAS)	《美国国家科学院报》提供具有高水平的前沿研究报告、学术评论、学科回顾及前瞻、学术论文以及美国国家科学学会学术动态的报道和出版,收录文献涵盖生物、物理和社会科学	期刊论文
11	SAGE Premier 期刊数据库	收录了领先国际的同行评审期刊,涉及社会科学、人文、理工科技、医学、医药等广泛学科领域	期刊论文
12	JoVE 实验视频期刊	全球首个实验视频期刊,于 2006 年 10 月正式创刊,以视频方式展现生物学、医学、化学、物理等学科领域研究过程与成果的期刊	视频期刊

续表

序号	数据库名称	简介	文献类型
13	CNKI 科技类期刊和博硕士学位论文库	包括 6 个专辑：理工 A、理工 B、理工 C、农业、医药卫生、电子技术与信息科学；科技类期刊中收录了 4900 多种期刊、1145 万篇文章，科技类学位论文中收录了 5 万多篇博士学位论文、32 万多篇硕士学位论文	期刊论文；学位论文；会议论文
14	万方数据知识服务云平台	提供期刊、学位论文、会议论文、外文文献、专利、数字化期刊、标准、成果、法规等主题板块，并通过统一平台实现了跨库检索服务	期刊论文；学位论文；会议论文等
15	维普中文科技期刊数据库	内容涉及自然科学、工程技术、医学卫生等学科的 27 个专题	期刊论文
16	中国科学院学位论文知识发现系统	收录了 1983 年以来中国科学院大学（中国科学院研究生院）授予的博士、硕士同等学力等学位论文及部分博士后出站报告，涵盖数学、物理、化学、地球科学、生物科学、农林科学、工程技术、环境科学、管理科学等学科领域	学位论文
17	Incopat 科技创新专利情报分析平台	国内公司自主研发的中文科技创新专利情报分析平台，可以通过中文检索浏览全球 102 个国家 / 地区 1 亿余件专利信息，并可进行可视化分析	专利
18	Elsevier 电子图书	Elsevier 电子图书提供三万五千多部权威书籍，包括参考工具书、手册、专著、系列丛书和教材等	图书
19	Wiley 在线图书	Wiley 在线图书收录了包含化学、计算机科学、工程学、地球与环境科学、生命科学、材料科学、数学与统计学、物理学等 13 个学科领域的共计一万二千五百多部专著、手册、辞典、指南以及系列丛书	图书
20	SpringerLink 电子图书	为 New Springer 出版集团 2007 年推出的电子书项目，涵盖科技、医学和社会科学等学科，每年收录约 3000 种新出版的专业图书	图书
21	Open Access Library	基于开放存取的元数据库的搜索引擎，包括 OALib 期刊、OA 期刊论文检索、OALib Preprints 以及外来预印本和后印本的储存。提供的开源论文超过 400 万篇，涵盖所有学科。所有文章均可免费下载	预印本论文
22	the Public Library of Science	科学公共图书馆（the Public Library of Science，PLoS）成立于 2000 年 10 月，致力于使世界科技和医学文献成为可免费存取的公共信息资源。PLoS 出版了 8 种生命科学与医学领域的期刊，均可免费获取全文	预印本论文
23	arXiv	开放获取文献数据库，没有经过同行评议，包括物理学、数学、生物学等领域 200 余万篇文章	预印本论文
24	中国科学院科技论文预发布平台	面向全国科研人员，建设可靠、规范的自然科学领域的中国科研论文开放仓储库，接收中英文科学论文的预印本存缴和已发表科学论文的开放存档	预印本论文

文摘数据库是由摘要、题名及作者等题录信息所构成的数据库。常用的生物与医学类文摘数据库如表 1-4 所示，涉及期刊论文、专利、图书等主要文献类型，包括 Science Citation Index Expanded（SCIE）、Scopus 等综合类文摘数据库，也包括 PubMed、Medline 等专门针对生物或医学领域的全文数据库。

表 1-4 常用的生物与医学类文摘数据库

序号	数据库名称	简介	文献类型
1	Science Citation Index Expanded（SCIE）	ISI Web of Science 中的 SCIE 数据库《科学引文索引》网络版，收录 5900 余种期刊文摘和引文，内容涉及自然科学、工程技术的各个领域	期刊论文
2	Scopus 数据库	Scopus 数据库收录了全球 5000 家出版社的约 2.3 万种同行评议期刊、13.8 万本图书、超过 770 万份会议论文、涵盖 2800 多万条国际专利信息	期刊论文；会议论文；图书
3	PubMed	包括来自 Medline、生命科学期刊和在线书籍的 3300 多万条生命科学领域的引文和摘要，提供获取该文献全文的链接	期刊论文

续表

序号	数据库名称	简介	文献类型
4	Medline	Medline 是美国国立医学图书馆（NLM）的书目信息数据库，收录从 1950 年至今的生物医学和生命科学、生物工程学、公共健康、临床护理以及植物与动物科学方面的生命科学文献	期刊论文
5	CSA 剑桥科学文摘数据库	科睿唯安公司于 2015 年推出的全球应用极为广泛的二次文献数据库，记录不仅包括题录，还包括原始文献的摘要，涉及航空航天科学、农业科学、水生生物科学、生物学及医学等学科	期刊论文；研究报告
6	Emerging Sources Citation Index	为 Web of Science 核心合集的新成员，主要定位于拥有活力和潜力，且是在学术界已经产生一定影响力的期刊。覆盖期刊 7800 余种，其中包含 OA 期刊超过 2700 种，并可回溯到 2005 年	期刊论文
7	Faculty Opinions（原 F1000 Prime）	是一种生物与医学文献学术评价系统。甄选生物学与医学领域中最重要的论文及动向，通过由同行提名的超过 8000 名基础研究学者与临床专家在论文出版后进行阅读、评级、推荐，来进行同行评审与筛选，帮助科研人员在有限的时间内获得更有价值的文献信息	期刊论文
8	Essential Science Indicators（ESI）	基于 Web of Science TM 核心合集，拥有全面、准确和客观的数据信息，ESI 涵盖全球 12 000 多种期刊的 1200 万余篇文献资源	期刊论文；图书；学术网站
9	Derwent Drug File	即德温特药学文档数据库，涵盖从 1983 年至今几乎所有药学文献，年收录文献约 10 万条，包括期刊论文、会议论文、新药信息等	期刊论文；会议论文；事实
10	CSCD 引文数据库	中国科学引文数据库（CSCD）创建于 1989 年，收录我国数学、物理、化学、天文学、地学、生物学、农林科学、医药卫生等领域出版的中英文科技核心期刊和优秀期刊千余种	期刊论文
11	Conference Proceedings Citation Index	基于 ISI Web Knowledge 平台的会议文献检索工具，汇集了世界上最著名的会议、座谈、研究会和专题讨论会的资料。文献来源包括专著、期刊、报告、学会协会或出版商的系列出版物等，还包括来自 740 多个专题的会议摘要	会议论文
12	Derwent Innovations Index（DII）	全球最知名的专利数据库之一，提供经过专业编辑团队深加工的标题和英文摘要，涵盖 30 种语言、62 处来源，收录全球超过 1 亿份专利文件。独创的化学专利索引（CPI），可以对化学专利数据进行针对性检索	专利
13	Book Citation Index（BKCI）	BKCI 数据库是图书引文索引数据库，收录了 3 万多种由编辑人员遴选的图书，数据最早可回溯到 2005 年，并且每年增加约 1 万种新书。该数据库整合在 Web of Science 平台上，通过引文索引将 SCI、SSCI、AHCI、CPCI 等数据库进行融合和关联	图书
14	Journal Citation Reports（JCR）	即期刊引用报告，是多学科期刊评价工具。网络版 JCR 是唯一提供基于引文数据统计信息的期刊评价资源。通过对参考文献的统计汇编，JCR 在期刊层面衡量某项研究的影响力，显示出引用和被引用期刊之间的相互关系	数值；事实；指标
15	Zoological Record（ZR）	ZR 数据库收录了动物学研究的所有领域（包括生物化学、兽医药、遗传学、地理学和化石记录、寄生虫学、分类和系统学等）的文献资源，数据来源于 100 多个国家的 5000 多种国际性连续出版物以及图书、会议等	记录

　　以诱导多能干细胞（induced pluripotent stem cell，iPS cell）为例，介绍如何在 Web of Science 中的 SCIE 数据库获得相关领域论文。在 Web of Science 中的检索界面，按照图 1-2 所示，开展论文文献检索，得到相关文献。选择基本检索，检索式为主题 = "Induc*Pluripotent Stem Cell*" OR "IPSCELL*" OR "IPS CELL*"。"OR" 为布尔运算符 "或"，表示检索的数据中至少含有 Induc* Pluripotent Stem CELL*、IPSCELL*、IPS CELL* 中的一个。"*" 为通配符，省略零个或多个字符，如 CELL、CELLS 等 CELL 开头的单词都可以被 CELL* 检索到。得到初步检索结果后，可根据引用次数、发表时间、机构、作者、关键词等进一步检索，遴选所需要的文献。

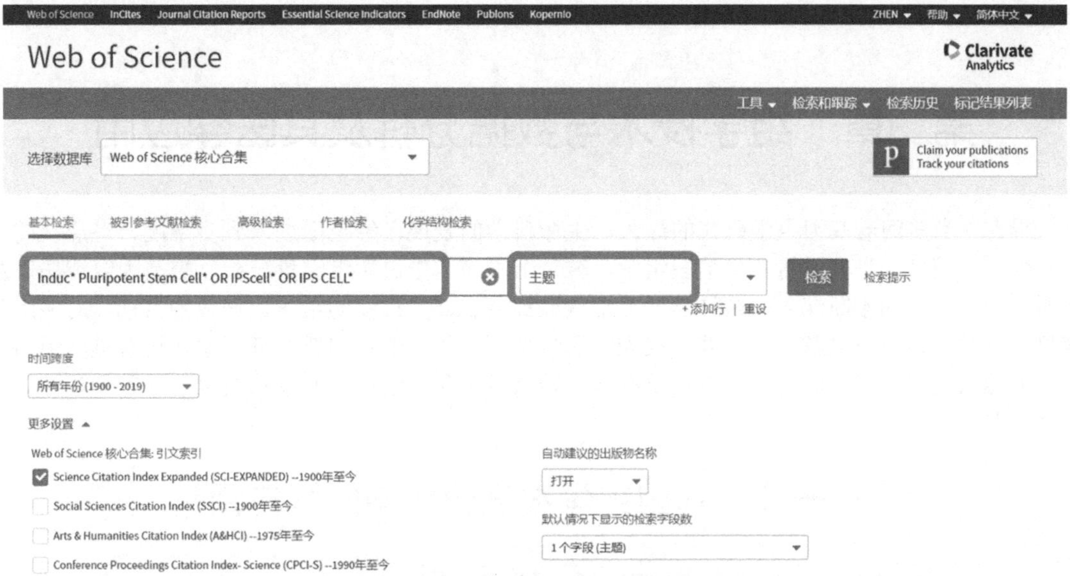

图 1-2　Web of Science 文献检索界面

　　生物信息学是在人类基因组计划的发展之上建立并完善起来的。随着人类基因组研究的深入，各类组学的不断发展，在生物信息数据库、计算机科学和网络技术的支持下，生物信息学在理论和技术方法上取得了空前的成就；反过来，生物信息学的方法和技术为生命科学领域的创新研究提供了强大的动力，尤其是在医学研究领域，生物信息学取得了令人瞩目的成就，日益成为生命前沿课题研究不可或缺的手段。它的建立与发展轨迹也反映出生命科学研究在当前时代的重点与发展趋势。掌握必要的生物信息学分析策略和方法，将是进行以精准医疗为代表的未来医学研究所必须具备的条件。

　　随着国家"十四五"规划的不断推进，国家发展改革委、国家卫生健康委等部门出台了《"十四五"优质高效医疗卫生服务体系建设实施方案》等方案，将建设重大疾病数据库和大数据分析系统，以及建设高水平智慧医院，纳入到建设健康中国的行动纲领中，以促进大健康产业的快速发展。生物信息学的不断创新发展，将为医学大数据分析及重大疾病数据库的构建提供重要的理论和技术上的支撑。

（赵　旻　肖创映　周　洪）

第二章　组学技术与数据分析及其医学应用

导言　当前随着基因组学研究的深入，生命科学的发展已经全面进入到多维度、多层次的组学时代。伴随着多种高通量（如基因组学、转录组测序、蛋白质组定量分析、宏基因组测序以及代谢组学）研究的不断深入，在科学研究中获取高通量、多维度的组学数据成为常规，对多组学信息数据的整合分析以及深度挖掘，成为生命科学研究的新形式和新特征。本章将着重介绍当前主要的四大类组学（基因组学、蛋白质组学、转录组学和代谢组学）及其技术的基础知识和研究进展情况。

第一节　基因组学数据分析与医学应用

一、认 识 基 因

1865 年，奥地利科学家格雷戈尔·约翰·孟德尔（Gregor Johann Mendel）通过豌豆杂交实验发现了分离定律和自由组合定律，指出生物的性状由遗传因子传递，为现代基因概念的产生奠定了基础；1902 年，萨顿（Sutton）和博韦里（Boveri）根据各自的研究提出遗传的染色体学说，认为染色体是遗传因子的载体；1909 年丹麦遗传学家约翰森（Johansen）在《精密遗传学原理》一书中首次提出"基因"概念以替代"遗传因子"；1910 年，美国遗传学家托马斯·亨特·摩尔根（Thomas Hunt Morgan）通过大量的果蝇杂交实验丰富和发展了遗传的染色体学说，并于 1928 年出版了《基因论》专著，对"基因"这一基本遗传学概念做了具体而明确的描述，建立了著名的基因学说。此时，人们仍然不了解基因的化学本质，直到 1944 年，奥斯瓦尔德·埃弗里（Oswald Avery）通过肺炎双球菌转化实验首次明确 DNA 是遗传物质的载体；1952 年，赫尔希和蔡斯利用放射性同位素标记技术，通过噬菌体侵染细菌的实验，进一步证明了遗传物质是 DNA 而不是蛋白质。此后，"DNA 是遗传的物质基础"这一概念推动了科学家对其结构和调控机制的深入研究。1953 年，詹姆斯·沃森（James Watson）和弗朗西斯·克里克（Francis Crick）根据威尔金斯（Wilkins）和富兰克林（Franklin）所做的 DNA X 射线衍射图谱，推断出 DNA 分子的双螺旋结构模型，并因此获得 1962 年诺贝尔生理学或医学奖，开创了分子生物学时代。确定基因的本质后，人们开始关注基因如何传递遗传信息。1967 年，尼伦伯格（Nirenberg）和科拉纳（Khorana）等破译了全部（64 个）遗传密码；1970 年，泰明（Temin）发现逆转录酶，进一步完善了"中心法则"。至此，遗传信息从基因传递到蛋白质的过程得到较为清晰的揭示。

二、人 类 基 因 组 计 划

（一）人类基因组计划发展历程

人类基因组计划由美国科学家罗纳托·杜尔贝科（Renato Dulbecco）在 1985 年率先提出，主要目标是阐明人类基因组 30 亿个碱基对的序列，发现人类所有基因并揭示其在染色体上的位置，破译人类全部遗传信息。1990 年 10 月，经美国国会批准，国际人类基因组计划正式启动，参与国包括美、英、法、德、日、中六国。中国于 1998 年加入人类基因组计划，承担了 3 号染色体短臂上一个约 30Mb 区域的测序任务，该区域约占整个人类基因组的 1%。2000 年 6 月 26 日，人类基因组工作框架图完成；2003 年，国际人类基因组计划组织宣布人类基因组计划完成，并于 2004 年在 *Science* 上公布人类基因组完成图。人类基因组计划与曼哈顿计划原子弹、阿波罗登月计划并称为人类历史上的三大科技工程。

（二）人类基因组计划的分阶段目标

1. 绘制基因图谱　基因图谱又称遗传图谱或遗传连锁图谱，主要是以遗传学距离（在减数分裂事件中两个位点之间进行交换、重组的百分率，1% 的重组率为 1cM）为图距，用具有遗传多态性的遗传标签（在一个遗传位点上具有 1 个以上的等位基因位点，在群体中的出现频率均高于 1%）来确定基因在染色体上的排列。人类基因组遗传图谱于 1994 年 9 月完成，包含 3000 个标签，分辨率为 1cM。

2. 绘制物理图谱　物理图谱通过序列标签位点对构成基因组的 DNA 分子进行测定，从而对特定基因所对应的遗传信息及其在染色体上的相对位置做线性排列。建立物理图谱，实际上是为全基因组测序建立"路标"。人类基因组物理图谱于 1998 年 10 月完成，包含 52 000 个序列标签位点。

3. 序列测定　人类基因组计划一般是指通过测序得到基因组全部序列。2003 年 4 月，人类基因组序列中超过 98% 的基因序列得到测定，且精确度达到 99.99%。

4. 人类基因组序列变异、基因识别和模式生物　至 2003 年 4 月，完成 3 700 000 个单核苷酸多态性位点测定，完成 15 000 个人类全长 cDNA 测序，完成大肠埃希菌、酿酒酵母、秀丽隐杆线虫及黑腹果蝇全基因组测序，完成广杆属线虫、拟暗果蝇、小鼠和大鼠的草图基因组测序。

5. 基因的功能性分析　人类基因组计划在短短几年内产生了海量生物学数据，对这些数据进行注释分析离不开生物信息学的发展。研发出更快、更有效的方法进行 DNA 测序及分析并把这一技术进行产业化，成为这一阶段的主要目标。已获得开发的技术包括高通量寡聚核苷酸的合成、DNA 微阵列、标准化和消减 cDNA 文库、真核（酵母）全基因组敲除技术、大型化双杂交定位等。

（三）人类基因组计划的延伸

1. 模式生物基因组计划　包括对小鼠、果蝇、线虫、斑马鱼、酵母等模式生物的基因组进行测定和研究。

2. 人类元基因组计划　是对人体内共生菌群的总和基因组进行测序，并研究与人体发育和健康相关的基因功能。

3. 国际人类基因组单体型图计划（International HapMap Project，HapMap 计划）　就像世界上没有两片相同的树叶，每个个体（除了孪生子和克隆动物）的基因组都有其独特之处，因此有必要对个体之间的差异在基因组上进行定位。HapMap 计划的目标是构建人类 DNA 序列中多肽位点的常见模式，为研究人员提供关键信息，以确定对人类健康和疾病以及对药物和环境反应有影响的相关基因。

4. 人类基因组多样性研究计划　如国际千人基因组计划、英国的十万人基因组计划。此类计划对不同人种、民族、人群的基因组进行研究和比较，为人类的疾病检测、人类的进化研究和人类学研究提供重要信息。

（四）后基因组时代的研究

人类基因组计划仅对基因组进行了测序，人类约有 3 万个基因及其较为确定的染色体定位，这些基因具有怎样的生物学功能，在生命过程中发挥怎样的调控作用，都需要继续探索。因此，在人类基因组序列草图完成之时，后基因组时代随之到来，研究重心也从揭示生命的所有遗传信息转移到从分子水平研究基因的功能。

基因组研究包括三个方面的内容，即以全基因组测序为目标的结构基因组学、以基因功能鉴定为目标的功能基因组学（又称后基因组研究）和以前两者为基础的比较基因组学。结构基因组学代表基因组分析的早期阶段，以建立生物体基因图谱、物理图谱、序列图谱为主。功能基因组学代表基因分析的新阶段，是利用结构基因组学提供的信息和产物，全面分析基因的功能，包括转录组、蛋白质组、代谢组等。比较基因组学不仅包括普通意义上的 DNA 和蛋白质序列比较，还用于各种生物在任何层次上的比较，如 DNA 和蛋白质的序列、功能和进化等。

三、基因组学研究中的测序技术

随着基因图谱和物理图谱的完成，测序成为基因组计划的重中之重。DNA 序列分析技术是一个包括将 DNA 进行片段化和碱基分析、DNA 信息翻译的多阶段的过程。

（一）第一代测序技术

1. 化学降解法　是由哈佛大学的马克萨姆（Maxam）和吉尔伯特（Gilbert）等于 1977 年创建的，在该方法中，5′ 端磷酸基被放射标记的 DNA 分子经过一系列处理后生成长度不同、含有放射性标记的 DNA 分子片段，通过聚丙烯酰胺凝胶电泳和放射自显影后，可以直接读出 DNA 的碱基序列。

2. 双脱氧链终止法　又称桑格-库森法，是由剑桥大学医学研究中心的桑格（Sanger）及库森（Coulson）等开发的一种酶测序方法。该方法引入双脱氧核苷三磷酸（ddNTP），与单脱氧核苷三磷酸（dNTP）竞争掺入到新生的 DNA 链中，由于没有 3′-OH 而导致 DNA 聚合反应终止，再通过在 dNTP 进行放射性 ^{32}P 标记，在 A、C、G、T 4 种反应体系中，分别加入不同的 ddNTP，其他试剂均相同，经酶促合成反应生成 5′ 端相同而 3′ 端不同的 DNA 片段的混合物，经电泳分离、放射自显影后，最终直接读取所测量 DNA 片段的碱基序列。

3. 荧光自动测序技术　1985 年，劳埃德·史密斯（Lloyd Smith）等提出用荧光标记替代同位素标记的观点，发展了荧光自动测序技术。将 4 种脱氧核苷酸分别以不同颜色的荧光基团标记，便可以在一个反应管中同时进行 4 个末端的终止反应，然后进行电泳分离，通过图像分析即可以得到所测 DNA 片段的序列信息。这种测序方法的速度比常规电泳的速度提高了 9 倍，准确性也大大提高。将毛细管电泳技术与荧光测序技术相结合，在 DNA 测序仪中，不同的碱基被不同的荧光基团标记，产生不同的荧光信号，通过电荷耦合器件（charge-coupled device，CCD）可以直接读取待测 DNA 的序列信息。

4. 杂交测序法　杂交测序法主要利用 DNA 杂交原理，将已知 DNA 序列信息的 DNA 片段固定在基底上，与未知 DNA 靶序列进行杂交，记录下最适的杂交片段，然后组装获得未知片段的 DNA 序列。杂交测序法检测速度快，通过采用标准化的高密度寡核苷酸芯片大幅度降低了检测成本，初步实现了高通量测序。

（二）第二代测序技术

第二代测序技术又称大规模平行测序，核心思想是边合成边测序，即通过聚合酶或连接酶不断地延伸引物而获得模板序列，最后对每一轮反应的结果进行荧光图像采集、分析，获得序列结果。

高通量是第二代测序技术最显著的特点，能够对几百万条 DNA 分子片段序列进行读取，从而对一个物种的整个基因组进行测序。其基本流程是，首先，在待测 DNA 片段两端加上接头，其次，通过扩增方法得到几百万个固定的模板，使得随后进行的引物杂交和酶延伸反应均能大规模平行进行，再次，对每个延伸反应的荧光标记进行成像检测，并获得所要测量碱基的信息，最后，循环进行 DNA 聚合反应和成像检测，最终获取待测 DNA 片段的序列信息。第二代测序技术的代表技术有以焦磷酸测序法为基础的 454 测序技术、以边合成边测序为原理的 Solexa 测序技术以及 SOLiD 测序技术。

（三）第三代测序技术

第三代测序技术主要采用单分子技术，不需要进行额外的 PCR 扩增，主要包括单分子荧光测序（single molecule fluorescence sequencing，SMFS）技术，基于波导的单分子实时测序（single molecule real time sequencing，SMRTS）技术、生物纳米孔单分子技术。

SMFS 技术基于边合成边测序的原理，无须对测序模板进行扩增，而是采用全内反射显微镜技术，实时记录单个碱基添加到模板时产生的荧光信号。SMRTS 芯片基于零模波导（zero-mode waveguide，ZMW）的纳米金属薄膜结构实时检测 DNA 的合成。SMRTS 芯片内的 ZMW 结构中每一个 ZMW 孔的底部都有一个 DNA 聚合酶和一个作为合成模板的待测 DNA 序列，每种 dNTP 的磷酸基团被标记独特的荧光染料，在外部激光激发下发出不同的荧光信号，从而判断碱基的类型。通过聚合酶反应将单个 dNTP 合成到待测的 DNA 模板上，与此同时碱基携带的荧光基团脱离碱基，通过重复不断的实验，就可以得到待测模板的序列信息。生物纳米孔单分子技术基于电信号测序，将 α- 溶血素纳米孔置于脂质双分子层并实时监测给定电压下通过纳米孔的离子电流。双链 DNA 在核酸外切酶的作用下解离成单链并进入纳米孔，在纳米孔上放置的链霉抗生物素蛋白（streptavidin）与单链 DNA 碱基共价结合捕获待测 DNA，从而读取不同碱基的信息。因为碱基会影响通过纳米孔离子的电流强度，因此产生不同的电信号，通过分析不同电信号特征可以区分 4 种碱基。

（四）第四代测序技术

提高测序通量、降低测序成本始终是 DNA 测序技术研发人员的追求，第四代测序技术即固态纳米孔测序技术应运而生。相比于生物纳米孔，固态纳米孔测序在稳定性、电流噪声、工艺集成方面有着显著的优势，被认为是最具前景的 DNA 测序技术。固态纳米孔主要是以氮化硅、二氧化硅以及新型二维石墨烯、二硫化钼等材料为基础，利用电子束、聚焦氦离子束等在薄膜表面制作出纳米尺度的孔，再进一步对孔的大小和形状进行修饰而成。与生物纳米孔测序原理相似，固态纳米孔以电阻脉冲技术为原型，通过在一定电压下检测分析物穿过纳米孔时产生的电流变化判断其结构特性。在一定电压下，DNA 通过纳米孔时，A、T、C、G 4 种碱基化学性质的差异引发不同的电学参数变化，通过收集离子电流信号可以判断不同时刻过孔的碱基的类型，从而推断出该 DNA 分子的序列。

（五）单细胞测序

传统的测序方法研究对象往往是数百万甚至更多细胞的混合 DNA 样本，细胞群体的研究难免会掩盖细胞之间的异质性。因此，单细胞测序（single cell sequencing）技术日益受到关注。在单个细胞水平上对基因组进行测序，基因表达水平的测量会更加精确，还可以检测到微量的基因转录物或者罕见的非编码 RNA，对于研究在复杂生物系统中存在的细胞异质性非常重要。近年来发展起来的各类细胞筛选（如流式细胞分选术）和切割技术为单细胞测序的实现创造了条件。单细胞测序主要是通过分析单个细胞中 DNA 和 RNA 的序列，得出每个细胞基因组和转录组的不同和变化。单细胞测序能够解决组织样本测序或样本量少而无法解决的细胞异质性难题，为从单细胞水平深入研究癌症的发生、发展机制及诊断和治疗提供新的研究思路，并且开辟了新的研究方向。例如，在癌症的诊断方面，单细胞测序能够对基因拷贝数变化进行有效分析，从而实现癌症的早期诊断。此外，单细胞测序还用于组织器官内细胞基因组的异质性研究、干细胞的异质性研究、生殖细胞的遗传重组研究等。

四、基因组检测及数据分析（以肿瘤基因组为例）

肿瘤作为危害全球人类健康的第一号杀手，其发生、发展是一个多基因、多因素的非常复杂的过程。高通量测序技术让人们对肿瘤基因组的认识达到前所未有的精度，通过对肿瘤组织、循环肿瘤 DNA、外周血等样本进行测序，结合准确的临床信息，可以洞察肿瘤发生、发展及细胞异质性形成的分子机制，预测家族性肿瘤患者发病的概率，提高早期诊断的灵敏度和准确度，提高靶向药、化疗药的用药效率，发现新的治疗靶点，开发新的肿瘤抗原，无创监控治疗效果，预测预后等。

（一）肿瘤基因组测序方法的选择

测序技术是肿瘤基因组研究的最主要方法。基因组测序的研究对象是生物体内的 DNA，高通量的 DNA 测序结果可用于分析基因组序列的单核苷酸变异（single nucleotide variation，SNV）、拷贝数变异（copy number variation，CNV）、结构变异（structure variation，SV）、插入缺失（insertion/deletion，InDel）突变及 DNA 甲基化（DNA methylation）等。综上，DNA 测序是一个寻找变异的过程。

根据研究目的可以选择不同的 DNA 测序策略。想要获得完整的个体体细胞 DNA 变异图谱，可以对同一患者的肿瘤组织及癌旁组织内的 DNA 进行全基因组测序。但是，全基因组测序成本高，数据量大，分析复杂，而绝大多数与疾病相关的基因变异位于外显子区域，外显子组的序列只占全基因组的 1%。因此，相较而言，外显子组测序是一种高性价比的选择。外显子组测序是用序列捕获技术将全基因组外显子区域 DNA 捕捉并富集后进行高通量测序的基因组分析方法。想要获得一组目标基因的变异图谱，可以选择扩增测序或者个体化定制捕获探针，对特定区域进行靶向测序。此外，循环肿瘤 DNA（circulating tumor DNA，ctDNA）测序可用于肿瘤的早期诊断及动态监测，甲基化 DNA 免疫沉淀测序（methylated DNA immunoprecipitation sequencing，MeDIP-Seq）、蛋白质染色质免疫沉淀测序（chromatin immunoprecipitation sequencing，ChIP-Seq）等可以从基因组规模探查肿瘤患者表观遗传水平的变化。

（二）肿瘤基因组测序中的检测样本

在肿瘤相关的研究中，外周静脉血、尿液、唾液、新鲜组织、石蜡包埋组织或切片等都可以提供 DNA 样本，可根据不同的研究目的选择获取 DNA 的途径。另外，肿瘤研究中主要有三类样本，即群体样本、家系样本和个体样本。

1. 群体样本 群体是指具有相同癌症类型或者亚型，或接受同一种治疗方案的肿瘤患者等。可以根据要解决的科学问题，制定自己的纳入标准。群体研究的目的是寻找共性之处，寻找适用于肿瘤早期诊断、肿瘤分型、病程发展和预后的基因组分子标记，或者筛选药物靶点。关联分析和机器学习是研究群体样本最重要的手段，样本量、群体分层、个体差异是影响群体研究结论的关键因素。

2. 家系样本 最常见的主要是大家系、核心家系以及受累同胞对。大家系要求至少包括患者及其三代以上具有血缘关系的直系亲属所组成的家系，核心家系是指患者及其父母组成的家系，而患者和患有同种疾病患者的兄弟姐妹其中一人即组成受累同胞对。连锁分析是基于家系特别是大家系研究的一种方法，是单基因遗传病定位克隆方法的核心；传递不平衡检验（transmission disequilibrium test，TDT）是基于家系特别是核心家系进行的关联分析方法。

3. 个体样本 指结合具体患者的临床信息及遗传信息，综合分析并确定个性化治疗方案，合理预测患者预后复发等相关风险的一种检测样本。个体样本的研究结果不具有普适性，研究者可以从候选基因中推测哪些基因对个体癌症患者的病理过程起重要作用，哪些遗传变异影响患者治疗和预后，这些推测都基于充分的群体及家系研究结果。

（三）肿瘤基因组数据的基本分析流程

如前所述，DNA 测序是一个寻找变异的过程，肿瘤基因组研究除了寻找遗传水平上的变异之外，更重要的是寻找区别于遗传变异的肿瘤基因组特有的体细胞变异。通过生物信息学的方法准确鉴定出体细胞变异,是肿瘤基因组数据分析中的重点和难点。肿瘤基因组数据分析的基本流程包括原始数据过滤、与参考基因组比对、数据前处理、体细胞变异识别、变异位点注释等过程,注释后的数据可结合临床数据进行进一步挖掘。目前主流的分析流程是先采用 BWAmem 软件进行参考序列的比对,再采用 GATK 软件包进行数据前处理,利用 MuTect、VarScan、SAMtools 等分析工具识别体细胞变异,鉴定到的变异位点用 ANNOVAR 进行注释。

(四)肿瘤基因组相关数据库

美国政府的癌症基因组图谱(the Cancer Genome Atlas,TCGA)计划建立的数据库,以及由来自不同国家从事肿瘤和基因组研究的科学家共同组成的国际癌症基因组联盟(International Cancer Genome Consortium,ICGC)建立的数据库,是肿瘤基因组最重要的两大数据库。TCGA 数据库的主要贡献在于通过基因组大数据挖掘提供了新的肿瘤分类方法,鉴定了一些新的药物靶点,开发了一系列肿瘤基因组分析软件及标准化分析流程等。TCGA 数据库倾向于将多组学数据相结合进行分析,研究思路大体有以下几种:一是利用多组学数据进行不同癌种的分子分型,如 2014 年 *Cell* 上的一篇文章,通过研究 12 个癌种的 3527 个样本,发现具有相同癌症起源的细胞类型在分子和遗传上更为相似,并提出了一种新的分子分型方法;二是描绘每个癌种全面的分子特征图谱,如 2015 年 *Nature* 上发表的迄今为止最全面的头颈癌基因组测序分析结果,不仅鉴定出一批高频突变基因,还发现了头颈癌抗药性的新线索;三是开发各种相关软件。

第二节 蛋白质组学数据分析与医学应用

一、蛋白质组与蛋白质组学

"蛋白质组"(proteome)一词由蛋白质(protein)的前半部分和基因组(genome)的后半部分拼接而成,这个概念由澳大利亚麦考瑞(Macquarie)大学的马克·威尔金斯(Marc Wilkins)等于 1994 年在意大利的一次科学会议上首次提出,意指一个基因组所表达的全部蛋白质。

广义上讲,蛋白质组是指一个细胞或一个组织基因组所表达的全部蛋白质,对应于一个基因组所有蛋白质构成的整体,而不是局限于一个或几种蛋白质。但是,同一基因组在不同细胞、不同组织中的表达各不相同,即使是同一细胞,在不同发育阶段、不同生理条件甚至不同环境影响下,其蛋白质的存在状态也不尽相同。因此,蛋白质组是一个在空间和时间上动态变化着的群体。而蛋白质组学(proteomics)是指应用各种技术手段来研究蛋白质组的一门新兴学科,其目的是从整体的角度定性或者定量分析细胞内动态变化的蛋白质组成成分、表达水平与修饰状态,了解蛋白质之间的相互作用与联系,揭示蛋白质功能,发现生命活动的规律和重要的生理、病理现象等。

蛋白质组学的研究内容主要包括蛋白质的表达模式和蛋白质的功能模式两个方面。蛋白质表达模式的研究是蛋白质组学研究的基础内容,旨在研究特定条件下某一细胞或者组织中的全部蛋白质,建立蛋白质组图谱和数据库,并在此基础上比较分析条件变化时蛋白质组发生的表达量、翻译后修饰、亚细胞水平定位上的改变等,从而发现具有特定功能的蛋白质。蛋白质功能模式的研究是蛋白质组学研究的重要目标。一方面,蛋白质与蛋白质之间,蛋白质与 DNA 之间相互作用是细胞进行信号转导和代谢活动的基础;另一方面,蛋白质的结构是蛋白质发挥其功能的前提,认识蛋白质结构成为了解新基因功能的一个重要途径。分析一个蛋白质与功能已知的蛋白质间的相互作用,可得到揭示其功能的线索。

二、人类蛋白质组计划

2001 年,在人类基因组草图宣布完成的同时,*Nature* 和 *Science* 分别发表了"And now for the proteome"和"Proteomics in genomeland",人类蛋白质组计划开始酝酿,22 位国际知名科学家在美国西弗吉尼亚州发起并成立国际人类蛋白质组组织（Human Proteome Organization，HUPO）。2002 年，在 HUPO 成立后第一次召开的研讨会上，包括中国在内的与会科学家共同提出了"人类蛋白质组计划"（Human Proteome Project，HPP），是继人类基因组计划之后的又一国际性科技工程。由于蛋白质组研究的复杂性和艰巨性，HPP 按照人体组织、器官和体液分批启动实施。首批实施计划包括美国牵头的"人类血浆蛋白质组计划"和中国牵头的"人类肝脏蛋白质组计划"。随后不同的子计划陆续启动，包括英国牵头的"蛋白质组标准化启动计划"（2003 年）、德国牵头的"人类脑蛋白质组计划"（2003 年）、瑞典牵头的"人类抗体启动计划"（2005 年）、日本牵头的"人类疾病糖组学启动计划""肾和尿液启动计划"（2005 年）、加拿大牵头的"人类疾病小鼠模型启动计划"（2005 年）、美国牵头的"人类心血管病启动计划"（2006 年）、荷兰牵头的"人类干细胞生理蛋白质组启动计划"（2007 年）、美国牵头的"疾病标志物启动计划"（2009 年）、瑞士牵头的"模式生物蛋白质组启动计划"（2010 年）。

人类蛋白质组计划的主要研究目标：①确认注释人类基因组计划所预测的基因；②阐释蛋白质组全局构成与调控，辨析转录组的构成与调控；③构建蛋白质连锁图与相互作用网络；④建立人类生理和病理的蛋白质组基础。

三、蛋白质组学研究中的分离和鉴定技术

（一）蛋白质组高通量分离技术

如何将细胞内成千上万种蛋白质实现高通量分离，是蛋白质组学研究首要解决的问题。理想的蛋白质分离应当具有高分辨率、高灵敏度、重复性好且能与高通量质谱兼容的特点。

1. 双向凝胶电泳　是指利用蛋白质的等电点和相对分子质量大小的差异实现蛋白质群分离的技术。主要技术流程：蛋白质样品制备→干胶条水合→等电聚焦→胶条平衡→ SDS- 聚丙烯酰胺凝胶电泳（SDS-PAGE）→凝胶染色→图像扫描。样品制备是双向凝胶电泳分离技术流程中的关键步骤。取材时应避免因细胞死亡引起的蛋白质降解，尽可能经液氮速冻后于 –80℃下保存备用；研磨时，组织样品应于液氮中充分研磨成细粉，并迅速加入含蛋白酶抑制剂的裂解液并充分混匀；利用超声波处理样品溶液，可将样品中的核酸分子打成小片段，降低蛋白质样品的黏度。胶内蛋白质显示的灵敏度主要取决于蛋白质的染色技术。大多数 SDS-PAGE 胶采用考马斯亮蓝染色（考染）、银染或者荧光染色。考染检测限度约为 10ng 蛋白质，能与蛋白质量呈现两个最高数量级的线性关系；银染检测限度为 1ng 蛋白质，线性范围小于两个最高数量级，二者均可用可见光扫描仪捕获胶图；荧光染色检测限度约为 1ng 蛋白质，与蛋白质量呈三个最高数量级的线性关系，需用荧光扫描仪捕获胶图。

双向凝胶电泳目前仍然存在着技术上的挑战，主要包括以下几个方面：①蛋白质样品制备效率偏低，一些低丰度蛋白质和膜蛋白质较难获得；②极酸或极碱蛋白质难以分离；③极大（> 200kDa）或者极小（< 10kDa）蛋白质难以分离；④整个流程自动化程度低，对技术要求高，费时费力，易产生误差。

2. 高效液相色谱　是目前应用极为广泛的化学分离分析的手段，具有速度快、效率高、灵敏度高、精确度高、重复性好、操作自动化的特点。最初，高效液相色谱法（high performance liquid chromatography，HPLC）作为分离蛋白质或者多肽的一种方法，技术上主要采用了高压输液泵、高效固定相和高灵敏度检测器，分析速度快、分离效率高和检出限低。近年来，高效液相色谱成功应用于蛋白质组学研究中，主要与高通量的质谱联用，构成自动化的液质联机。反相 HPLC（reversed phase HPLC，RP-HPLC）是液相色谱 - 质谱联用仪（liquid chromatograph-mass spectrometer，LC-MS）的核心部分，前接排阻色谱，后连质谱仪，适用于分离非极性和极性较弱的化合物，在现代液相色谱中应用最为广泛。RP-HPLC 的分离原理主要是根据蛋白质的疏水特性来分离不同的蛋白质组分。在高速移动的水相中，蛋白质黏附在 RP-HPLC 柱上，然后用高速移动的有机相进

行洗脱，并自动收集不同馏分。反相色谱适于分离带有不同疏水基团的化合物，还可用于分离带有不同极性基团的化合物，可以通过改变流动相的溶剂及其组成和 pH，以影响溶质分子与溶剂的相互作用，改变它们的滞留行为。

（二）蛋白质组高通量鉴定技术

1. 基质辅助激光解吸电离飞行时间质谱（MALDI-TOF-MS）　是近年来发展起来的一种新型软电离生物质谱，基本原理是将蛋白质酶解后的肽段与基质分子共同结晶，在激光照射下，基质分子吸收激光能量，并将能量转移给多肽分子使其电离。离子化多肽分子在电场的作用下进入飞行管并根据质量进行分离，再经离子检测器和数据处理器得到质谱图。质量轻的多肽离子飞行速度快，先到达检测器；质量重的多肽离子飞行速度慢，晚到达检测器。利用该质谱分析方法可得到蛋白质的肽质量指纹谱（peptide mass fingerprinting，PMF）。

2. 电喷雾离子化质谱　电喷雾离子化的原理是利用高电场使质谱进样端的毛细管柱流出的液滴带电，在氮气流的作用下，液滴溶剂蒸发，表面积缩小，表面电荷密度不断增加，直至液滴爆裂为带电的子液滴。该过程不断重复使最终的液滴非常细小呈喷雾状，这时液滴表面的电场非常强大，使分析物离子化并以带单电荷或多电荷离子的形式进入质量分析器。离子化的多肽分子首先经一级质量分析器进行过滤，选择所需的母离子进入碰撞室，进一步被碰撞诱导裂解成子离子，然后在二级质量分析器中检测子离子质荷比。电喷雾离子化质谱常与高效液相色谱进行联用，多肽混合物首先通过高效液相色谱进行分离，获得较单一的多肽。电喷雾离子化质谱常用的质量分析器有三重四极杆质量分析器、离子阱分析器和四极杆 - 飞行时间质量分析器以及不同分析器的组合形式。

（三）利用肽质量指纹谱鉴定蛋白质

肽质量指纹谱的基本原理是蛋白质经酶解成为肽段，每个肽段在质谱检测中形成一个峰，因此蛋白质的每个肽段分子质量形成一个肽段分子质量图谱，而每种蛋白质均有一个特异的质量图谱，即肽质量指纹谱。蛋白质不同，氨基酸序列也各异，酶解后产生的肽段也各不相同，因此 PMF 也不同。计算机可以模拟蛋白质酶解过程，通过理论计算得到每个蛋白质的理论肽质量指纹图谱，将实验获得的一级质谱 PMF 与数据库中理论蛋白质酶解 PMF 进行匹配，通过打分来评价数据库中的蛋白质与待测蛋白质的吻合程度，得到的匹配结果即为鉴定结果。PMF 鉴定也存在以下局限性：①实验中存在各种噪声的影响，如样品制备过程中可能引入杂质、质谱仪噪声等；②蛋白质存在固定或可变修饰，如乙酰化、磷酸化、糖基化修饰等，可引起多肽离子质量变化；③多肽可离子化程度有限，实验所获得的肽质量信息有限等。

（四）质谱数据采集策略

质谱数据采集策略主要包括：①基于同步母离子选择技术，该技术利用多频切迹选择的波形电压在线性离子阱中能够实现一次同时选择最多 15 个离子，适用于广泛使用的胰蛋白酶（trypsin）酶解样品，更普遍用于常规定量蛋白质组学；②基于质量亏损标记技术，如相对和绝对定量同位素标记（iTRAQ）、串联质谱标签（TMT）等，广泛应用于系统生物学和临床标志物研究等大样本量的定量蛋白质组学；③基于平行反应监测技术，平行监测一个母离子对应的所有离子对，具有分辨率高、可同时定性和定量的优点；④基于数据非依赖性采集（data independent acquisition，DIA），结合了数据依赖性采集（data dependent acquisition，DDA）和靶向蛋白质组检测的特点，将整个扫描范围划分为若干个窗口，每个窗口依次选择、碎裂、采集所有母离子的全部子离子信息，利用谱图库即可实现定性确证和定量离子筛选，可鉴定到更多的蛋白质，包括一些低丰度蛋白质。

四、定量蛋白质组学

定量蛋白质组学是现代生物学研究的一个重要领域，蛋白质定量信息对于蛋白质组生物学的行为具有决定性意义。采用定量蛋白质组研究手段，比较不同生理、病理环境中细胞或组织蛋白质表达的差异，以发现关键的调控分子或疾病相关蛋白质标志物。基于质谱技术的定量蛋白质组学主要有两种策略，一种是基于稳定同位素标记，一种是非标定量。稳定同位素标记主要包括氨基酸细胞培养基稳定同位素标记技术（stable isotope labelling by amino acids in cell culture，SILAC）、相对和绝对定量同位素标记（isobaric tags for relative and absolute quantification，iTRAQ）、串联质谱标签（TMT）、^{18}O 标记技术等。

1. SILAC—— 定量的金标准　SILAC 是一种简单直接地将同位素标签掺入到蛋白质中，用于质谱定量分析的技术。将轻（light）和同位素标记重（heavy）的氨基酸加入到此种氨基酸缺失的培养基中，通过代谢合成掺入到细胞的蛋白质中。SILAC 不需要化学标记或亲和纯化的步骤，适用于多种细胞培养条件，包括原代细胞培养。一般使用含一定数量 ^{13}C 标记的赖氨酸（Lys）和精氨酸（Arg）的培养基，使细胞在培养若干代后被完全标记，等量混合标记蛋白质后进行样品分离和质谱分析。由于 SILAC 是体内标记技术，几乎不影响细胞的功能，因此在蛋白质组学领域中应用较为广泛。但其也有一定的局限性，如只能用于可培养细胞的蛋白质检测、增加了蛋白质样品的复杂性、一次可检测的样本数量较少。

2. iTRAQ 和 TMT 技术　是目前应用最广泛的化学标记定量技术，原理都是利用肽段末端不同的同位素标记来区分样品。二者均由报告基团、平衡基团、反应基团组成，报告基团的质量差被平衡基团所补偿，在一级质谱中具有相同质荷比，表现为一个峰而不能被区分，在进行二级质谱通过高能量碰撞解离（high-energy collisional dissociation，HCD）模式裂解时产生报告离子，肽段丰度比值通过报告离子的二级质谱进行定量，报告离子峰强度代表了相应肽段的丰度。这两种标记技术的优势有以下方面。①通量高：可一次实现多个样品（iTRAQ 八标，TMT 十标）的分离分析。②重复性好且定量准确：所有样品的分离鉴定条件完全一致，保证了实验的重复性，同时增强了定量的准确性。③分辨率高：可与最高分辨率的液谱色相 - 串联质谱法（LC-MS/MS）技术结合，实现对低丰度蛋白质的定量定性。④数据丰富：可以获得检测到的所有蛋白质的定性和定量信息。

3. 定量分析策略

（1）MAXQuant 软件：MAXQuant 软件由德国马克斯·普朗克科学促进协会（简称马普所）的科克斯（Cox）和蛋白质组学领域专家马蒂亚斯·曼（Matthias Mann）合作开发，提供了一个完整的分析平台，支持标记定量和非标记定量，其数据分析流程如下：数据预处理和定量（包括3D 峰和同位素模式检测，比值估计及归一化，计算肽段准确质量和质量误差估计，非线性质量再校正）→搜库鉴定→鉴定和验证（蛋白质组装和 FDR 计算，蛋白质比值和显著性计算等）→输出TXT 结果，定量结果可通过 R、Matlab、Perseus 等进行下游生物信息学分析。

（2）非标定量分析：非标定量分析方法主要有两种，一种基于蛋白质谱图数，另一种基于肽段色谱离子强度。蛋白质谱图数是指在 LC-MS/MS 中酶解肽段离子的二级质谱图数目，肽段丰度越高，被选中进行串联质谱法（MS/MS）分析的概率就越大。基于蛋白质谱图数定量通常按以下步骤进行：使用搜库算法搜索鉴定所有的谱图→计算每个蛋白质相应肽段所有 MS/MS 谱图数目→选择参照样本，对结果进行归一化处理→确定统计显著性。基于肽段色谱离子强度是通过肽段峰面积或峰高度进行定量，具体流程如下：通过搜库算法进行肽段鉴定→提取鉴定肽段的离子色谱图→通过离子色谱图计算不同样本间同一独特肽段（unique peptide）的丰度比值→对肽段比值进行加权平均，计算相应的蛋白质丰度比值→对蛋白质丰度比值进行归一化处理→根据高斯分布确定统计显著性。

五、蛋白质组学在医学研究中的应用（以肝细胞癌为例）

与基因相比，蛋白质是生命活动的执行者，蛋白质的序列、结构、功能和修饰更加复杂多变，其表达和变化水平与疾病的发生、发展直接相关。因此，蛋白质组学为探索疾病分子机制、鉴定疾病早期诊断标志物、分子分型、临床个体化医疗和蛋白质药物筛选提供了强有力的技术平台。肝细胞癌分为原发性肝癌和转移性肝癌，其中原发性肝癌是全球恶性程度极高、预后极差的肿瘤之一，在全球癌症病死率中居第三位。目前对肝细胞癌发生、发展、转移和复发的分子机制尚不完全清楚。应用蛋白质组学的方法，比较正常和病理状态下的组织、血清或尿液中蛋白质在表达水平、定位、修饰状态上的差异，有助于发现与肝细胞癌发生、发展过程相关的蛋白质，揭示其精确分子机制，寻找肝细胞癌早期诊断候选标志物、预测转移和干预治疗的靶分子。

（一）基于蛋白质组学技术发现肝癌早期诊断标志物

甲胎蛋白（AFP）是目前临床上应用广泛的诊断原发性肝癌的主要标志物，主要用于肝细胞癌的普查、诊断及复发检测。但是 AFP 在肝炎、肝硬化患者血清中也升高，导致诊断假阳性。随着分子生物学技术的发展，继 AFP 之后，多种新的标志物［如甲胎蛋白异质体 3（AFP-L3）、高尔基体蛋白 73（GP73）等］被陆续发现，在临床上认可度较高。蛋白质组学能够大规模筛选差异蛋白，在鉴定候选标志物方面有独到的优势，近年来提供了多种可用于肝细胞癌早期诊断的标志物，如磷脂酰肌醇蛋白聚糖 3（GPC3）、热休克蛋白 70（HSP70）、鳞状细胞癌抗原（SCCA）、骨桥蛋白 1（OPN1）等，其临床应用价值有待进一步验证。考虑到临床诊断注重无创、经济和有效，基于血液或者尿液样本直接进行差异蛋白质组检测，鉴定到的候选标志物将更直接、更方便应用到临床。需要注意的是，由于血液中高丰度蛋白质的存在（占总蛋白质的99%），限制了低丰度蛋白质的有效鉴定，因此需首先利用试剂盒等去除血液中的高丰度蛋白质。

（二）基于蛋白质组技术发现肝细胞癌预后判断标志物

目前，临床上缺乏可用于肝细胞癌患者预后评估的生物标志物，因此利用差异蛋白质组技术发现肝细胞癌预后标志物是肝细胞癌的一个重要研究方向。筛选预后标志物与筛选早期诊断标志物原则不同，早期诊断标志物侧重于区分肝细胞癌与癌前病变之间的微弱差异，预后标志物的筛选侧重于解析预后不同的肝细胞癌患者亚群的本质差别。目前，筛选预后标志物的样本主要有不同转移潜能的肝细胞癌细胞系的样本、不同浸润程度的肿瘤组织的样本、来源于不同生存期肝细胞癌患者的样本 3 种。

（三）基于蛋白质组技术发现新的靶向治疗研发策略

蛋白质磷酸化是生物体内最常见也是最重要的一种翻译后修饰，不同肿瘤发生、发展过程中，均有其特异性的磷酸化蛋白质存在，肝细胞癌的转移过程也与许多信号通路的磷酸化修饰改变有关。在美国食品药品监督管理局（FDA）已经批准的抗肿瘤药物靶标中，很多都存在蛋白质的磷酸化，有些磷酸化的蛋白质本身就是催化磷酸化作用发生的激酶，在肿瘤发生信号的驱动和转导中发挥关键作用。以肝细胞癌为例，唯一被国家药品监督管理局（NMPA）批准用于临床的靶向药物只有索拉菲尼，但索拉菲尼对肝细胞癌的客观有效率较低，改善患者生存期有限，仅部分患者受益，因此亟须更多的靶向药物和新的适用人群筛选标志物的出现。通过规模化的磷酸化蛋白质组学检测，能够发现新的失调激酶，有助于直接筛选肝细胞癌的候选药物靶标。

六、蛋白质组学研究中的相关数据库

蛋白质组鉴定数据库（Proteomics Identification Database，PRIDE）是欧洲生物信息研究所建立的主要基于质谱数据的蛋白质组学数据库，PRIDE 为研究者们提供了一个储存、共享和比较彼此之间数据的平台，目的在于通过集合不同来源的蛋白质识别资料，便于研究者搜索已公开发表的蛋白质组学数据。分析蛋白质分子相互作用的数据库主要有 BioGRID、DIP、IntAct Molecular Interaction Database、STRING 等。

第三节　转录组学数据分析与医学应用

一、转录组与转录组学

随着人类及其他物种基因组测序的完成，生物学研究进入后基因组时代，其中转录组学率先发展并得到广泛应用。狭义的转录组通常是指一个细胞中可直接参与蛋白质翻译的所有 mRNA 的总和，广义的转录组是指按基因信息单元转录和加工的包括编码 RNA 和非编码 RNA 在内的功能单元，或是一个特定细胞中所有的转录物。转录组是连接携带遗传信息的基因和行使生物学功能的蛋白质的纽带和桥梁。基因在转录水平的表达调控是生物体内最重要的调控方式，研究生物体中转录组的发生和变化规律的学科称为转录组学。一句话来讲，转录组学是从整体水平研究 RNA 的学科。转录组学研究的内容包括以下几个方面：确定基因的转录结构，对转录产物进行分类，通过分析转录谱推断相应基因功能，揭示特定调节基因的作用机制，辨别细胞类型等。临床上，转录组学可用于疾病诊断及分型，建立转录组差异表达谱，还可用于预测患者预后及对药物的反应。

二、RNA 的分类

近年来，随着新一代测序技术的不断发展，尤其是非编码 RNA（non-coding RNA，ncRNA）领域及功能特征的不断扩展，人们对 RNA 有了更加全面和深入的认识。转录组学的研究内容也随之更加丰富。

RNA 主要分为两大类：编码 RNA 和非编码 RNA。编码 RNA 即指 mRNA，非编码 RNA 指所有不翻译成功能性蛋白质的 RNA。根据功能，非编码 RNA 分为持家非编码 RNA（house-keeping ncRNA）和非编码调控 RNA（regulatory ncRNA）。持家非编码 RNA 包括参与翻译过程的 tRNA 和 rRNA，参与 mRNA 剪接的核小 RNA（small nuclear RNA，snRNA），参与 rRNA 剪接的核仁小 RNA（small nucleolar RNA，snoRNA），参与 RNA 编辑的指导 RNA（guide RNA，gRNA）等。根据长度，非编码调控 RNA 分为非编码小 RNA（small ncRNA）和长链非编码 RNA（long ncRNA，lncRNA）。非编码小 RNA 长度一般在 17 ～ 35 个核苷酸，包括微 RNA（microRNA，miRNA）、小干扰 RNA（siRNA）和 Piwi 蛋白相互作用 RNA（Piwi-interacting RNA，piRNA）。lncRNA 一般指长度大于 200nt 的非编码 RNA，根据其在基因组上的位置，可分为正义链 RNA、反义链 RNA、基因间区 RNA 和内含子区 RNA。这些非编码 RNA 由于参与了机体各种生理、病理过程而一度成为转录组学研究领域的热点。

三、转录组学研究中的技术

（一）基因芯片技术

基因芯片又称为 DNA 芯片、DNA 微阵列，是基于杂交技术的研究方法，将大量已知核酸序列作为探针密集排列于硅片（玻片、塑料片）等固相支持物上，从特定研究对象中提取的 mRNA 经扩增标记荧光后与上述探针进行杂交，通过信号检测对基因表达进行定性和定量分析。根据探针类型，基因芯片可分为 cDNA 芯片和寡核苷酸（oligonucleotide）芯片。cDNA 芯片是通过克隆的方法获得目标序列并将其作为探针，Oligo 芯片则是以预先设计并合成的 25 ～ 60nt 的寡核苷酸作为探针。从实验样本中获得的 DNA 或者 mRNA 需先经过扩增，在扩增过程中将靶分子进行标记。目前常用的是荧光标记，先用荧光色素或者生物素标记 dNTP，通过聚合酶链反应（PCR）扩增使得新生成的 DNA 片段掺入荧光分子；cDNA 则是在逆转录过程中掺入荧光基团。携带荧光标记的分子与芯片特定位置结合，在激光激发下发射荧光。荧光强度代表靶分子与探针的配对程度，且与样品中的靶分子含量具有一定的线性关系。至今，基因芯片技术在基因表达分析、基因诊断、药物筛选、DNA 序列测定等方面仍有广泛的应用，但是也依旧存在着技术成本昂贵、检测灵敏度低、重复性差、假阳性 / 阴性结果较多等缺陷。

（二）测序技术

关于测序技术，本章第一节中已有介绍，在此不再赘述。需要指出的是，mRNA 测序是指应用高通量测序技术对 mRNA 逆转录生成的 cDNA 进行测序从而获得来自不同基因的 mRNA 片段序列，其与基因组测序技术的主要差别在于构建 RNA 测序文库之前需将 mRNA 逆转录成 cDNA，构建 cDNA 文库。除了 mRNA，各种类型的转录物都可以用来测序，统称为 RNA 测序（RNA sequencing，RNA-Seq）。通过 RNA-Seq，研究者可对特定状态生物样品的基因表达有一个全局的了解，掌握不同细胞类型或者不同发育时期基因表达的变化。除此之外，RNA-Seq 还能提供可变剪接、转录后调控、基因融合和突变以及 SNP 位点等信息，并通过挖掘未知和稀有转录物信息，更深入地了解研究对象完整的转录组，这对于人类疾病研究具有十分重要的意义。

四、转录组学数据分析

通过比较转录组，可以鉴定不同细胞、组织或者同一细胞在不同条件下的差异表达基因，从而揭示这些基因的转录调控和在生理、病理条件下发挥的功能。转录组学的主要研究目的包括转录物的鉴定和分类、转录物结构鉴定（5′ 端、3′ 端、剪接模式和转录物修饰）和转录物的表达水平定量。基于 RNA-Seq 的转录组学研究方法，包括转录组学数据质量控制、基因和转录物表达量研究、基因和转录物差异表达分析、基因转录物的可变剪接、融合基因鉴定、非编码 RNA 鉴定和 RNA 编辑鉴定等。转录组数据质量控制通常以数据质量值、GC 含量、核苷酸组成、未知碱基个数、序列长度分布、序列重复水平、占比过高序列、接头序列、定长核苷酸串（K-mer）内容、测序芯片整体质量等来表征，根据这些指标来判断数据质量的高低。根据质量检测结果，需要对原始数据进行过滤，包括去除测序序列中的接头序列、低质量序列、低于 30bp 的较短序列和末尾低质量序列等。除此之外，还需要对数据比对结果进行质量检测和过滤，通常通过检测文库插入程度、基因 / 外显子序列覆盖度、基因组序列覆盖度、基因序列数、表达基因个数、测序饱和度、序列百分比、5′ 端和 3′ 端序列覆盖度等指标，对 RNA-Seq 数据质量进行进一步评价。其中，测序饱和度是评价数据是否可应用于下一步分析的主要依据。对单细胞 RNA-Seq 而言，序列比对后的数据质量控制对后续分析尤为重要。完成数据质控后，将获得的 RNA-Seq 序列比对到参考序列上（基因组或者转录组），得到特定基因组区域或特定转录物的表达信息（读序个数），然后将读序个数进行标准化，以排除文库构建方法、测序平台和核苷酸组成引入的技术偏差。读序个数标准化的主要方法有 RPKM［是指将比对到基因的读序个数除以比对到基因组的所有读序个数（以百万为单位）和 RNA 的长度（以 kb 为单位）］、FPKM［是指将比对到基因的 fragment 数除以比对到基因组的所有 fragment 数（以百万为单位）和 RNA 的长度（以 kb 为单位），fragment 指测序片段，单端测序片段或双端测序片段］以及引入各种标准化因子。基因表达的统计学模型主要有泊松分布和负二项分布，大多数差异表达基因鉴定软件都以这两种模型进行表达量的标准化。获得基因或转录物的表达丰度后，得以研究基因的差异表达。而转录组研究最核心的问题就是揭示不同样本间（不同条件、不同发育时期、生理和病理状态等）的转录物差异。此外，RNA-Seq 数据还可以通过相应的软件鉴定 RNA 可变剪接、融合基因、RNA 编辑等。

五、转录组学在医学研究中的应用

与蛋白质组学在肿瘤研究中的应用类似，转录组学也通常被用于筛选肿瘤分子标志物和肿瘤分子分型、肿瘤预后预测、抗肿瘤药物疗效预测、寻找肿瘤治疗靶点等。不同的是，基于转录组学，非编码 RNA（miRNA、lncRNA）在肿瘤发生和发展、侵袭和转移过程中的作用逐渐被发现。已有研究表明，miR-204、miR-21、miR-185 等与胶质瘤的凋亡抑制、恶性增殖、侵袭和迁移有关。通过分析 lncRNA 的表达模式，可以作为预后标志物，预测肿瘤患者对标准治疗的反应。此外，基于转录组学，已研发出以融合基因作为肿瘤治疗靶点的药物，如甲状腺癌中针对间变性淋巴瘤激酶（ALK）重排的若干 ALK 小分子抑制剂。

在基础医学或者临床应用中，转录组学通常与其他组学数据一起，通过多组学联合分析，对肿瘤样本进行综合解读，从而得到更全面的信息，有助于深入理解肿瘤的分子机制，给临床用药提供更准确可靠的指导。

六、转录组相关数据库

1. GEO　可从 NCBI 网站进入。主要功能包括：①作为功能基因组数据的存储平台；②供研究人员上传数据；③提供下载、分析和查询工具。

2. ENCODE　由美国国家人类基因组研究所（NHGRI）开发，涵盖人类、小鼠、果蝇以及线虫 4 个物种的 35 个组织，分类包括基因、转录区、调控元件以及组织、细胞类型、状态等。

3. UCSC　由加利福尼亚大学圣克鲁兹分校开发，包含参考序列和大量基因组的拼接草图，能直接导航到 ENCODE 数据库。用户可通过“genome browser”查看所有染色体，通过“gene sorter”查看基因表达、同源簇等，通过“genome graphs”上传及查看全基因组数据。

4. lncRNADisease　由北京大学开发，整合了经实验验证的 lncRNA 与蛋白质、RNA、miRNA 等的相互作用及其与疾病的关联。

5. miR2Disease　由哈尔滨工业大学开发，旨在提供一个全面涵盖人类各种疾病的 miRNA 异常表达的数据库。用户可通过搜索疾病名称或者“miRNA ID”了解与特定疾病相关的 miRNA。

第四节　代谢组学数据分析与医学应用

一、代谢组与代谢组学

代谢组（metabolome）是指生物体内源性代谢物质的动态整体。传统代谢的概念包括生物合成和生物分解，因此理论上的代谢物应包括核酸、蛋白质、脂类生物大分子以及其他小分子代谢物质。但是为了区别基因组、转录组和蛋白质组，代谢组目前只关注相对分子质量小于 1000 的小分子代谢物质。根据研究对象和目的不同，科学家将生物体系的代谢产物分析分为四个层次。①代谢物靶标分析：对某一类结构性质相关的化合物或某一代谢途径中的所有中间产物或多条代谢途径的标志性组分进行定性和定量分析；②代谢指纹分析：同时对多个代谢物进行分析，不分离鉴定单一组分；③代谢轮廓分析：限定条件下对生物体特定组织内的代谢产物进行快速定性和半定量分析；④代谢组分析：对生物体或者体内特定组织所包含的所有代谢物的定量分析，并研究该代谢物组在外界干预或病理条件下的动态变化规律。严格来讲，只有最后一个层次是真正意义上的代谢组学研究。

代谢组学是探究生物体内源性代谢物质的整体和变化规律，并通过这种变化规律揭示所发生的生物学事件和过程本质的学科。代谢组学是继基因组、转录组和蛋白质组之后新发展起来的一门学科，是系统生物学的重要组成部分。

二、代谢组学与其他组学的区别

基因组学、转录组学和蛋白质组学分别从 DNA、RNA、蛋白质层面探究生命活动，而实际上细胞内许多生命活动是发生在代谢物层面的，如细胞信号转导、能量传递等，它们都是受代谢物调控的。代谢物的存在反映了生命过程中确切发生的生物化学反应，代谢物的变化反映了生物学事件或过程的改变。在后基因组时代，代谢组学与转录组学、蛋白质组学都是系统生物学的重要组成部分，而代谢组学或许是组学研究的终端。

三、代谢组学的研究方法

正常状态下机体中的代谢物组成处于动态的平衡当中，当机体受到外界刺激时，细胞、组织甚至整体水平会发生代谢变化应答，导致生物体液中的代谢物种类和浓度发生变化。代谢组学就是通过检测代谢物的整体和动态变化，鉴定相关的生物代谢标志物群体，并在此基础上寻找受累的相关代谢途径，确立代谢网络调控机制。代谢组学研究过程主要包括前期的样品制备，中期的代谢产物分离、检测与鉴定，后期的数据分析与模型建立。首先，给研究对象引入一定的外部刺激，可以是基因的改变、转录水平或蛋白质水平的变化，或不导致基因或转录水平发生变化的某种环境因素；其次，采集相关样品，如血液、尿液、组织、细胞或培养液等；最后，利用核磁共振、质谱、色谱等分析手段检测其中代谢物的种类、含量、状态和变化，建立代谢组数据集。

四、代谢组学分析技术

与其他组学一样，代谢组学的发展离不开技术平台的支撑，尤其是高通量和大规模的分析技术。代谢物整体水平的检测分析，依赖于分析化学中的各种谱学技术，其中核磁共振（nuclear magnetic resonance，NMR）技术和质谱技术是当前代谢组学研究的核心技术。质谱技术在本章第二节已有介绍，在此主要介绍 NMR 技术。NMR 原理基于原子核可以吸收强磁场中存在的一定频率的电离辐射。不同的化合物分子中同种核由于其连接的原子或原子团不同，导致所处的化学环境不同，因而会在不同的频率处出现共振吸收。根据不同基团中核的化学位移在各自特定的区域内出现的特点，可以确定化合物分子中官能团种类。邻近基团间的相互作用会导致谱峰有更精细的裂分，利用这种裂分、裂距的大小和形状可进一步确定分子内部相邻基团的连接关系，最后推断出分子的化学结构。NMR 技术在代谢物检测方面具有明显的优势：①对样品中所有物质的灵敏度一样，没有偏倚性，而质谱存在离子化效率问题；②无损伤性，可在不破坏样品的同时探测化合物内部结构，便于活体或原位动态检测；③可设计多种编辑手段，实验方法灵活多样。NMR 氢谱的谱峰与样品中各化合物的氢原子一一对应，图谱中信号的相对强弱反映样品中各组分的相对含量。NMR 的缺点是检测灵敏度较低，很难同时测定待检样品中浓度相差较大的代谢产物，所需硬件的投入费用也较高。

代谢组学遵循整体认识的思想，所强调的代谢特征或代谢整体变化不是简单的某种代谢物或者少数几种代谢物含量和存在方式的变化，而是建立代谢特征或者代谢时空变化规律与生物体特性变化之间的有机联系，这才是代谢组学研究的根本目标。用于代谢组数据分析的化学计量学方法大体包括两类，即非监督性（unsupervised）分析法和监督性（supervised）分析法。最常见的非监督性分析法是主成分分析法（principal component analysis，PCA），最常见的监督性分析法为偏最小二乘法（partial least square method），前者表征对比代谢组之间的区别和相似程度，后者给出导致其区别或相似性的贡献变量及贡献程度。代谢组学研究的对象多样，可以是细胞、组织或者生物机体整体，由于研究对象十分复杂，影响因素较多，且数据挖掘需要使用多变量数据分析方法，因此代谢组学对实验设计要求十分严格。使用多变量数据分析方法，表征代谢组学特征的动态模型，确定相关代谢物变化涉及的代谢途径，进而联系该变化规律，最终从不同层次和水平上阐述生物体对相应刺激的响应。

五、代谢组学在医学中的应用（以肿瘤为例）

20 世纪末以来，人类基因组计划和人类蛋白质组计划相继实施，人们在对生物大分子物质有了深刻认识的同时，也越来越注意到机体内各种小分子化学物质的重要作用，因此代谢组学应运而生。生命体无时无刻不在进行着代谢，而肿瘤的发生、发展会影响机体的代谢，从而导致体液中的代谢物质发生变化。应用代谢组学，可以对肿瘤发生和发展、侵袭和转移过程中的所有代谢物进行定性和定量分析，并且能识别未知的代谢物，建立对整个代谢途径的描述，阐明代谢调控途径的调控机制和关键调控靶点，在揭示肿瘤发病机制、肿瘤诊断和抗肿瘤药物代谢方面提供独特的视角。科学家应用 ^{31}P 和一维核磁共振氢谱（^{1}H-NMR）方法对卵巢癌进行小样本的血浆脂质成分分析，与正常对照组相比，卵巢癌患者血浆中的三酰甘油/磷脂比例升高，伴随磷脂水平的下降。还有科学家应用基于质谱的代谢组学技术鉴定了肝癌干细胞中己糖胺合成通路并验证了己糖胺合成通路对肝癌干细胞干性维持的重要性。代谢组学在肿瘤研究中优势明显，主要体现在：研究对象在接受刺激的几秒甚至更短时间内代谢产物水平就会有所改变，与肿瘤应对环境改变（药物处理、营养物质匮乏等）的响应速度更为一致；代谢产物是体内各种生化反应的终产物，能够给研究者提供最佳的基因 - 环境相互作用或者单方面环境因素影响的信息；基因的转录和蛋白质的表达受到一系列不同中间环节的调节，研究对象较为复杂，相对于多个受体和信号通路来说，代谢通路是最终的共同通路，整合分析起来较为简单。

六、代谢组相关数据库

代谢途径数据库中较为常用也最为知名的是京都基因和基因组数据库（KEGG），由日本京都大学和东京大学联合开发，可用来查询酶（或编码酶的基因）、产物等，也可通过 BLAST 比对查询未知序列的代谢途径信息。代谢组学数据库是收录在代谢通路中的酶、化合物、基因等成分信息的数据库，其中 MetaboLights 为 EMBL 下属的代谢组学数据库，主要包含代谢组学实验数据以及相关联的各种衍生信息，并且不同的模式生物有各自独立的数据库，如 HMDB（人类）、YMDB（酵母）、ECMDB（大肠埃希菌）。研究者可根据自己的研究目的获取相关数据和资源。

本章主要介绍了基因组学、蛋白质组学、转录组学以及代谢组学的分析思路，主要以肿瘤为例，阐明了组学技术在目前包括未来精准医疗中的重要地位。由于生命体的复杂性，疾病的发生与发展往往是由多因素、多层面的机制驱动的，涉及基因组、转录组、蛋白质组、代谢组等不同层次的病理过程。目前，基于单组学的数据分析虽然发现了很多新的潜在标志物，但只能体现出疾病样本在某一个生物学事件层面的变化，通过多组学数据联合分析，可以有效去除单个层面的随机事件，检测到真正的候选标志物在各个层面的不同变化，形成对疾病更加系统的认识，找出最有效的疾病靶点，最终为疾病的早期诊断、个体化治疗和临床指导用药提供更加准确可靠的信息，真正实现疾病的精准医疗。

（刘金芳　武军驻）

第三章 非编码 RNA 功能与基因调控分析

导言 人类基因组中研究最充分的序列是蛋白质编码基因。然而，这些基因的编码外显子仅占基因组的 1.5%，即使算上基因的非翻译区（UTR）也仅仅只占 2%。近年来分子生物学的研究进展表明，基因表达在很大程度上不仅受蛋白质的调控，也受非编码 RNA（non-coding RNA，ncRNA）的调控，基因组的非蛋白质编码部分对生物体的正常发育、生理活动以及疾病发生、发展具有至关重要的功能。在各种类型的 ncRNA 中，miRNA、lncRNA 和 circRNA 的研究较为深入，本章将主要介绍三者的功能和基因调控研究进展。

第一节 miRNA 功能研究与医学应用

微 RNA（microRNA，miRNA）是一类长 20 ～ 24 个核苷酸的非编码单链 RNA 分子，在动物、植物和某些病毒中均有发现。miRNA 由内源产生的茎 - 环结构转录物加工而来，成熟的 miRNA 通过与 mRNA 3′ 非翻译区（3′-UTR）的互补靶位点结合，导致 mRNA 降解或翻译抑制，在细胞分化、增殖和生存中发挥重要调控作用。

1993 年，维克托·安布罗斯（Victor Ambros）实验室在研究秀丽隐杆线虫 *lin-4* 基因时发现了其转录的 miRNA，这是世界上首次发现的 miRNA。在同一时期，加里·鲁坤（Gary Ruvkun）鉴定出第一个 miRNA 的靶基因；他们两人的研究发现，秀丽隐杆线虫的 Lin-4 RNA 可以与线虫发育网络中的另一个基因 *lin-14* 的 mRNA 碱基配对，从而调控 Lin-14 蛋白的表达水平。这个突破性的发现揭示了一个全新的基因转录后调控机制。

人体内的第一个 miRNA let-7 则在时隔 7 年之后的 2000 年被发现，let-7 在包括人类在内的众多物种中保守存在，暗示这种 miRNA 的调控作用是在生物界中广泛存在的。自 2000 年以来，在动物、植物、病毒以及哺乳动物中枢神经系统中已经发现了数千种 miRNA。miRNA 在细胞增殖、分化和凋亡中的作用也被广泛研究。

一、miRNA 的合成

经过一系列的生物合成步骤，miRNA 从转录形成的初始 miRNA（pri-miRNA）最终变成了有活性的 20 ～ 24 个核苷酸长度的成熟 miRNA。成熟的 miRNA 被装载到 RNA 诱导沉默复合物（RNA-induced silencing complex，RISC）中，引导 RISC 与目标 mRNA 靶向结合，进而导致靶基因的翻译抑制和 mRNA 降解。

（一）miRNA 的转录

miRNA 的编码基因遍布整个基因组。大约有 60% 的 miRNA 位于基因间区（intergenic region），这类 miRNA 编码基因与蛋白质编码基因的距离比较远，属于非编码基因，它们可能有自己独立的启动子进行转录，其唯一转录产物是 miRNA。其余 40% 的 miRNA 则位于蛋白质编码基因的内含子或非翻译区中，被称为内含子 miRNA（intronic miRNA）。内含子 miRNA 通常与所在宿主蛋白基因的转录方向是一致的，这类 miRNA 更有可能没有单独的启动子，而是受宿主蛋白基因的启动子调控表达的，因为大多数内含子 miRNA 的表达与宿主蛋白基因 mRNA 的表达相似；但是有些内含子 miRNA 也具有独立的启动子。很多 miRNA 是成簇分布在染色体上的，这样成簇分布的 miRNA 具有相似的表达谱，它们可能是受共同的启动子调控表达。目前的研究表明，

miRNA 的编码基因一般不存在于基因的外显子区域，因为在 pri-miRNA 剪接形成成熟 miRNA 的过程中会切碎编码基因的 mRNA 长链分子，导致编码蛋白质的转录物损失。

与编码蛋白质的基因一样，大部分 miRNA 启动子需要募集 RNA 聚合酶 II 将编码 miRNA 的基因组 DNA 转录成为初级转录物（pri-miRNA），pri-miRNA 也会经历内含子剪接、5′ 端加"帽"（cap）、3′ 端添加多 A 尾［poly(A) tail］等过程，并在之后折叠产生双链 RNA（茎 - 环结构），形成典型的茎 - 环结构。

（二）成熟 miRNA 的形成

茎 - 环结构的 pri-miRNA 需要经过进一步的剪接修饰才能形成成熟的、有活性的 miRNA。pri-miRNA 的第一次剪接修饰是在 miRNA 基因转录过程中或转录完成后由 Drosha 酶执行的。Drosha 酶是一种核糖核酸酶 III（RNase III），它和 RNA 结合蛋白 DGCR8 一起形成 pri-miRNA 加工复合体识别 pri-miRNA 茎 - 环结构，并由 Drosha 酶完成对 pri-miRNA 5′ 端加"帽"结构和 3′ 端多 A 尾的切割，生成长度为 70 ～ 100 个核苷酸发夹形状的 miRNA 前体（pre-miRNA）。由于 pre-miRNA 需要细胞质中的 Dicer 酶进行进一步加工和处理，因此转运 pre-miRNA 出核是其成为成熟 miRNA 过程中的重要步骤。pre-miRNA 由细胞核进入细胞质是通过依赖 RanGTP/exportin-5（Exp5）的转运机制来完成的。exportin-5 可识别 pre-miRNA 3′ 端突出的 2nt，促进 pre-miRNA 从 Drosha 复合体中释放并且与之结合，最终将其转运至细胞质并释放。这一过程受到 RanGTp-1 浓度的调控。细胞核内 RanGTp 的浓度较高，exportin-5 就可以促进 pre-miRNA 从 Drosha 复合体中释放；而细胞质中 RanGTP 的浓度较低，exportin-5 就释放 pre-miRNA，使之与 Dicer 酶结合进行下一步切割。在运输过程中，miRNA 前体的 3′ 端将有利于其进入这一途径。

在动物细胞核中，Drosha 酶的切割产生了成熟 miRNA 的 3′ 端。而 5′ 端的切割则由细胞质中的 Dicer 酶来完成。Dicer 酶也是一类 RNase III，它最早是在小干扰 RNA（siRNA）导致基因沉默的机制研究中被发现的，后来发现它在 miRNA 的成熟过程中也发挥着重要的作用。在果蝇、线虫和哺乳动物中，Dicer 酶是长链 dsRNA 加工生成 siRNA 和 miRNA 前体生成成熟 miRNA 过程中所必需的。

Dicer 酶参与 miRNA 的成熟过程与 RNA 干扰中产生双链 RNA 的过程很相似。Dicer 酶识别细胞质中 pre-miRNA 的双链部分并对两条链都进行切割，去掉环状结构，产生长度为 22nt 的 5′ 端磷酸化、3′ 端有 2nt 突出的双链 RNA，即 miRNA: miRNA*。这条 RNA 双链是由成熟 miRNA 与 miRNA 的互补链组成的，这条互补链通常用"*"表示。Dicer 酶与 RNA 结合蛋白 Argonaute（AGO）和接头蛋白 TRBP 形成 RISC，miRNA: miRNA* 双链中的成熟 miRNA 与 RISC 结合；含有 miRNA 的 RISC 能够识别靶 mRNA 3′-UTR 的互补序列，从而导致靶 mRNA 的翻译抑制或降解；而互补链 miRNA* 则在释放后被降解。由于互补沉默机制，一个 miRNA 可以靶向数百甚至数千个 mRNA，而不同的 miRNA 也可以结合相同的 mRNA，形成一个复杂的 miRNA- 基因调控网络。

二、miRNA 的生物学功能

研究者通过构建 Dicer 和 DGCR8 基因缺陷小鼠模型，证实了正常的 miRNA 表达调控对哺乳动物胚胎发育的重要性，miRNA 生物合成过程中任何一个步骤的缺失都会导致胚胎死亡。其他的科学研究则表明，对 Dicer 和 DGCR8 基因进行组织特异性敲除，也会导致对应组织的发育缺陷。这些研究说明绝大多数组织的正常发育也同样需要 miRNA 的正确表达调控。由于敲除 Dicer 和 DGCR8 基因会广泛影响 miRNA 的生物合成和表达，并不能揭示特定的 miRNA 在生长发育过程中的作用。

单个 miRNA 生物学功能的研究通常是基于构建敲除动物模型和过表达转基因模型来完成的。在线虫中敲除单个 miRNA 通常不会观察到异常表型；而 77% 的哺乳动物则在敲除 miRNA 之后会出现至少一种异常表型。研究还表明，对于 miRNA 家族，由于其家族内 miRNA 序列的冗余性，常常需要敲除多个家族成员才能观察到异常表型。但是对于果蝇来说，仅仅敲除一个保守 miRNA 家族内的一个成员，就会产生非常明显的异常表型。

敲除 miRNA 通常不会产生非常严重的表型。在基因组水平上失活特定的 miRNA 基因会降低其对目标靶基因的表达抑制，不过对大多数靶基因而言，这种表达水平的变化都在生物体的容忍范围之内，但是对某些靶基因来说，即使是程度很低的表达水平上调也会产生非常严重的后果。例如，在小鼠体内敲除 miR-128 的表达会导致非常严重的癫痫，这是由 miR-128 的靶基因、MAPK 信号通路中的某些成员过表达导致的。

总的来说，个体组织的发育并不需要特定的 miRNA，如缺乏心脏特异性 miR-208 的小鼠仍然会发育产生心脏；miRNA 的功能更多地体现在维持组织的内稳态方面，以心脏为例，缺乏 miR-208 的小鼠常常有应激反应缺陷，并表现出心肌肥厚。由于在很多疾病中存在着组织特异性 miRNA 表达减少，有观点认为，miRNA 可能是维持组织分化状态所必需的。

敲除 / 敲低 miRNA 表达用来单独研究某个 miRNA 的功能，而过表达 miRNA 则是研究单个 miRNA 生物学功能的另一种思路。很多疾病发生时通常还有某些 miRNA 表达水平的变化，过表达 miRNA 则可以模拟这种病理状态。通过表达 miRNA，进而研究其调控的靶基因网络，则可以揭示相应的 miRNA 通路在体内特定组织发育和功能中的作用。

（一）miRNA 与细胞通信

有研究表明，分泌性的 miRNA 有助于细胞之间的胞间通信。间隙连接（gap junction，GJ）是所有固体组织质膜上的细胞间通道，用于相邻细胞之间的直接通信，并允许小分子的被动转移。莱姆克（Lemcke）等 2015 年的研究发现，利用共培养系统，成熟的 miRNA 双链可以通过 GJ 通道直接转移，并靶向邻近细胞中的 mRNA。但是 pri-miRNA 和 miRNA- 蛋白质复合物不能通过 GJ 在细胞之间穿梭。目前尚不清楚 miRNA 是通过主动运输还是被动运输经由 GJ 转运到受体细胞的。

miRNA 还能通过其他的方式进入相邻细胞。法布里（Fabbri）等的研究表明，非小细胞肺癌细胞系能分泌含有 miR-21/29a 的细胞外囊泡（extracellular vesicle，EV）至培养基中，这些细胞外囊泡能与肿瘤发生相关的巨噬细胞中的 Toll 样受体 7（toll-like receptor-7，TLR-7）和 Toll 样受体 8（TLR-8）结合，激活转录因子 NF-κB 并分泌促转移的炎症因子——肿瘤坏死因子 α（TNF-α）和白细胞介素 6（IL-6）。莱曼（Lehmann）等的研究发现，let-7——一种分泌到细胞外的高丰度 miRNA，能调控中枢神经系统的基因表达，激活 TLR-7 并诱导神经退化；不过 let-7 和 TLR-7 相互作用的具体机制还尚未明了。此外，巴伊拉克塔尔（Bayraktar）等的研究发现，miRNA 也可以通过高密度脂蛋白（high density lipoprotein，HDL）转运到细胞内。他们的研究发现，miR-223/105/106a 在家族性高胆固醇血症患者的 HDL 颗粒中含量上升。在培养的肝细胞中，HDL 介导 miR-233 转运并与 B 类清道夫受体 1（scavenger receptor class B member 1，SRB1，是 HDL 受体）的 mRNA 靶向结合，从而导致胆固醇摄入量降低。而将内皮细胞与 HDL 共同孵育后，miR-223 可以从 HDL 转移到内皮细胞，并靶向结合细胞间黏附分子 1（inter cellular adhesion molecule 1，ICAM-1）中的 mRNA。以上这些发现都支持 HDL 能介导 miRNA 在细胞间转运。

迈厄（Maia）等提出假说，认为细胞外 miRNA 可以通过外泌体、微囊泡、凋亡小体、脂蛋白和核糖核蛋白从供体细胞运输到受体细胞。然而图尔奇诺维奇（Turchinovich）等的研究表明，大多数细胞外 miRNA 是在细胞凋亡、坏死或分泌活动时被动释放的，不携带任何特定功能。此外，95%～99% 的细胞外 miRNA 并不存在于囊泡之中，而是随着 AGO 家族蛋白进行运送。这些研究的结果显然与 miRNA 在通过细胞外囊泡进行细胞 - 细胞通信中的假设不符，也暗示细胞通过细胞外囊泡或 HDL 将 miRNA 特异性转移到靶细胞的潜能是有限的。囊泡一旦被释放到细胞外环境中，就会随机地寻找它们的目标。由于外泌体的浓度通常都比较低，分泌到细胞外的 miRNA 可能仅能影响其附近的受体细胞，它们并不是远距离细胞通信的最佳"候选人"。

（二）miRNA 与表观遗传

表观遗传学是指在基因序列不发生改变的情况下产生的可遗传表型变化。表观遗传通常与 DNA 甲基化修饰和组蛋白修饰有关。除此之外，miRNA 也被认为与表观遗传有重要关系。目前的研究认为，miRNA 基因不仅是表观遗传修饰（如 DNA 甲基化）的目标，也是表观遗传修饰酶［如 DNA 甲基化酶（DNMT）和组蛋白脱乙酰酶（histone deacetylase，HDAC）］的调节因子。miRNA 的表达主要是在转录水平上被组织特异性的表观遗传修饰所调控，常常与其宿主基因具有一致的表达模式。

以下通过两个例子来阐述 DNA 甲基化对 miRNA 表达的调控。miR-370 在多种肿瘤中通过靶向不同的致癌基因发挥抑癌作用。有研究表明，在 DNA 甲基化抑制剂地西他滨处理的骨肉瘤细胞中，miR-370 表达水平升高，β 联蛋白（β-catenin）的下游靶点水平降低，导致细胞增殖和集落形成能力受到抑制，提示 DNA 去甲基化可以激活肿瘤抑制因子 miRNA 的表达。在神经母细胞瘤中的研究发现，与肾上腺中的表达水平相比，有 4 个与肿瘤抑制相关的 miRNA，即 miR-29a-3p、miR-34b-3p、miR-181c-5p 和 miR-517a-3p，在神经母细胞瘤中的表达明显降低。这些 miRNA 的基因大多位于基因组的高甲基化区域，较高的甲基化水平抑制了这些 miRNA 的表达，导致神经母细胞瘤中这些 miRNA 的肿瘤抑制功能被阻止。经 DNA 甲基化抑制剂处理后，这些 miRNA 均显著提高。

有一类特殊的 miRNA（epi-miRNA）可以直接或间接地靶向结合某些表观遗传调控因子（如 DNMT 和 HDAC）并调控其表达。miR-29 家族的 miRNA 成员能够与 DNMT3a 和 DNMT3b 的 3′-UTR 互补结合，从而诱导激活沉默的肿瘤抑制基因。miR-140 是一个肿瘤抑制因子，在骨肉瘤中呈下调表达。在 HDAC4 的作用下，骨肉瘤细胞系中的 miR-140 表达显著提升，并抑制肿瘤细胞的增殖。此外，miR-124/9 可调节 HDAC5，能抑制神经元原代细胞的伸长；miR-193b-3p 能直接靶向 HDAC3，促进组蛋白 H3 乙酰化，并调节人间充质干细胞软骨形成和人原代软骨细胞的代谢。虽然目前已经报道了不少关于 miRNA 直接调控表观遗传的研究，但 miRNA 基因表达的表观遗传调控机制仍不明确。

（三）miRNA 与疾病

对基因表达谱的研究表明，人类的众多疾病中广泛存在着 miRNA 表达水平的改变。对很多疾病致病机制的研究表明，miRNA 表达的失调与疾病的发生、发展有密切关系。组织特异性 miRNA 通常与特定组织相关的疾病有关。路德维希（Ludwig）等在 2016 年的一项研究中发现，对人体不同器官的组织进行 miRNA 表达谱检测，大约 17% 的 miRNA 和 miRNA 家族主要在某些组织中呈现特异性表达，如肝脏中的 miR-122、大脑中的 miR-9 和 miR-124，垂体中的 miR-7、皮肤中的 miR-205-5p、睾丸中的 miR-514a-3p、结肠中的 miR-192-5p 等。目前已发现多种人类疾病（包括癌症、心脑血管疾病、代谢性疾病和病毒感染）miRNA 的表达模式会发生改变，而且现有研究已经证实，miRNA 表达失调会导致疾病的发生、发展。因此，人们尝试将特定的循环 miRNA 作为多种类型疾病特别是癌症的诊断、预后和预测生物标志物。以下将总结一些与 miRNA 改变有关的疾病。

1. 心血管疾病 已有研究发现，在心血管疾病（如心肌肥厚、纤维化和心肌梗死）的发生、发展过程中有数个 miRNA 发挥关键的调控作用。发生心肌细胞纤维化时，miR-1 的表达显著增加，并导致心肌肥大。miR-143/145 则能靶向结合多个参与血管平滑肌细胞增殖和分化蛋白的 mRNA，在小鼠中下调 miR-143/145 家族的表达则会导致高血压和心力衰竭。慢性心脏应激导致病理性的心肌肥厚和纤维化。miR-29 家族主要通过在成纤维细胞中发挥功能来阻止胶原蛋白在不同器官中的过量表达。体外研究表明，通过使用 miR-29 类似物来增加 miR-29 的活性可诱导原代心肌细胞肥大。在心脏压力过载的小鼠模型中，敲除 miR-29 基因表达可阻止心脏发生心肌肥厚和纤维化，改善心脏功能。

2. 代谢性疾病 现已发现，miRNA 与生物体内的很多代谢途径有关，如胆固醇和脂肪酸的代谢及转运、葡萄糖的代谢等。在前文提到过的肝脏中特异性表达的 miR-122 其实是肝细胞中表达量最高的 miRNA。在特异性敲除 miR-122 的小鼠模型中，血清里的胆固醇和三酰甘油的水平明显降低。miR-133 则与血清中的高密度脂蛋白和三酰甘油的含量相关。虽然还不能明确 miR-133 的调节是在肝细胞中特异性存在，还是在其他细胞中也广泛发挥着同样的作用，miR-133 已被证实能调控生物体内的脂质代谢网络。以上提到的两个 miRNA 目前都被视为潜在的治疗靶标。

还有一些 miRNA 家族与葡萄糖的代谢相关。miR-375 在胰岛细胞中高水平表达，调控着大量与胰岛细胞增殖和功能相关的基因表达。let-7 与葡萄糖代谢相关。在胰腺组织中特异性过表达 let-7 基因的动物中，可以观察到葡萄糖耐受性降低，而过表达 let-7 抑制蛋白 Lin-28 则能提高葡萄糖的摄取量。miR-200 家族调控 2 型糖尿病患者胰腺 B 细胞的存活。

3. 癌症 目前的研究已经证实在许多类型的癌症中都存在着 miRNA 表达的变化。这些在癌症中表达异常的 miRNA 通常被分为癌基因（oncogene）和肿瘤抑制基因（tumor suppressor gene）两类。在肿瘤中致癌性 miRNA（oncogenic miRNA，Onco-miR）表达上调，进而抑制其靶向结合的抑癌基因（如 miR-21 和 miR-17-92 簇等）表达；相反，抑制肿瘤 miRNA（如 let-7 和 miR-34 家族的 miRNA）则通常在恶性肿瘤中表达下调，从而导致其靶向的癌基因过表达；还有一些 miRNA（如 miR-7）既能靶向致癌基因也能靶向肿瘤抑制基因。

作为一种致癌基因，miR-155 在许多侵袭性和治疗耐药性癌症中上调表达。体外研究表明，miR-155 的过表达会抑制转化生长因子 β 受体 2（transforming growth factor-β receptor 2，TGF-βR2）的表达，促进了胃癌细胞的增殖和迁移，而使用 miR-155 抑制剂则会产生相反的效应。miR-17～92 家族作为 Onco-miR 在多种癌症中均上调表达，如该家族成员 miR-17-5p 在胰腺腺癌中上调，并靶向作用于肿瘤抑制因子视网膜母细胞瘤样蛋白 2（retinoblastoma-like protein 2，RBL2）。miR-17～92 基因簇也是一个典型的促进肿瘤发生的 miRNA 家族例子，这个 miRNA 基因簇的 6 个 miRNA 在许多类型的癌症中表达都显著升高，尤其是淋巴瘤和白血病。很多研究也证实，miR-17～92 基因簇常常与致癌基因 *c-myc* 协同作用来促进肿瘤的发生。

miR-34 是一个著名的与肿瘤抑制相关的 miRNA 家族。人体中存在着 3 个 miR-34 家族成员，它们能直接被转录因子 P53 转录激活，与 P21 和 Bcl-2 家族蛋白共同发挥作用，从而导致细胞周期阻滞并诱导肿瘤细胞凋亡。在急性髓细胞性白血病细胞中，miR-34a 作为肿瘤抑制的主要调节因子表达显著下调，导致高速泳动族盒 1（high mobility group box 1，HMGB1）基因的 mRNA 和蛋白的表达均升高；下调 miR-34a 则能显著促进急性髓细胞性白血病细胞的凋亡并抑制自噬。miR-374b——另一个与肿瘤抑制相关的 miRNA，在宫颈癌组织中被下调，使用 miR-374b 类似物处理宫颈癌细胞系细胞，发现它能阻滞 p38/ERK 信号通路，从而显著抑制宫颈癌细胞的增殖、迁移和侵袭。在神经母细胞瘤中的研究则表明，使用一种 Aurora 激酶 B（Aurora kinase B，AURKB）的小分子选择性抑制剂巴拉塞替（Barasertib）处理神经母细胞瘤细胞系，可导致 7 个 miRNA（miR-203/138/18b/363/1/133b/373）上调。AURKB 是恶性肿瘤细胞有丝分裂的关键调控因子，参与染色体分离和细胞质分裂。这些上调的 miRNA 已被证实具有抑制肿瘤发生和转移的功能，与细胞凋亡、细胞周期阻滞、抑制血管生成、抑制肿瘤侵袭和转移有密切关系。

4. miRNA 与病毒 自从 2004 年首次在 EB 病毒中发现 miRNA 以来，迄今为止在病毒中发现的 miRNA 已达数百个，主要存在于疱疹病毒（herpes virus）中，其他还有多瘤病毒（polyomavirus）、腺病毒（adenovirus）和逆转录病毒（retrovirus）。尽管这些病毒编码的 miRNA 似乎不是病毒复制所必需的，但有研究证据表明它们可能影响病毒的发病机制。因此，这些病毒的 miRNA 被认为是一种潜在的治疗策略，因为在人类基因组中没有这些 miRNA 的同源基因。

与广泛接受的 miRNA 沉默机制相反，人类的 miR-122 是通过稳定病毒基因组 RNA 来增强丙型肝炎病毒的基因组复制的。miR-122 在肝细胞中高水平表达，丙型肝炎病毒基因组上的 miR-122 结合位点处发生突变，则丙型肝炎病毒 RNA 的稳定性和病毒的复制能力都会降低。这是因为 miR-122 通常是结合到丙型肝炎病毒 RNA 的 5′ 非翻译区，与 AGO 蛋白复合体一起形成 5′ 端的帽子结构，保护病毒 RNA 不被 XRN1 核酸外切酶降解并促进丙型肝炎病毒 RNA 的累积。此外，miR-122 与丙型肝炎病毒 RNA 的结合会进一步导致"海绵效应"，使细胞内外游离的 miR-122 被隔离在感染部位，导致 miR-122 总体丰度下降，增加发生肝癌的风险。

5. miRNA 与疾病治疗　由于 miRNA 与越来越多的人类疾病有所关联，越来越多的研究开始专注于研究基于 miRNA 的疾病治疗方法。根据 miRNA 的作用机制和治疗目标，miRNA 类似物（miRNA mimic）和 miRNA 的反义抑制剂（miRNA antisense inhibitor）是两类主要的候选研发药物。目前处于临床前研发阶段的癌症治疗方法是通过 miRNA 类似物来补充抑制肿瘤的 miRNA，或使用 miRNA 的反义抑制剂来抑制肿瘤的 miRNA。miRNA 类似物是人工合成的寡核苷酸双链，能模仿人体内自然生成 miRNA 的功能。

在肿瘤治疗领域，目前研发最为深入的 miRNA 肿瘤治疗方法是使用 miR-34-mimic。miR-34a 是一种人体内天然存在的肿瘤抑制因子，能够调控至少 24 个已知的癌基因，这些癌基因的功能主要包括调控细胞周期和细胞增殖、抗凋亡、癌细胞转移、药物抗性、癌细胞自身更新以及癌基因转录等方面。使用 miR-34a-mimic 还可增强 miR-34a 的活性。目前一种包裹于脂质的 miR-34-mimic 药物 MRX34 的临床前期实验显示，在小鼠肺癌模型中，MRX34 能引起癌细胞凋亡，显著抑制肿瘤生长，且没有证据表明该脂质纳米颗粒载药系统介导的免疫刺激会引发不良反应。MRX34 的 Ⅰ 期临床试验显示，MRX34 对包括原发性肝癌、小细胞肺癌和胰腺癌在内的多种实体瘤有抗肿瘤活性。遗憾的是，该药物因在临床试验中发生了免疫相关的负面事件而被终止，后续需进行更深入的临床前研究以揭示其免疫反应机制。

由于 miR-122 与丙型肝炎病毒感染具有密切关系，目前以 miR-122 为靶点的 miRNA 药物研发也比较深入。Miravirsen 是最早进入到临床研究阶段的 miRNA 药物之一，该药物携带了一段 15nt 的反义 RNA 片段，能与 miR-122D 5′ 非翻译区序列发生互补结合，抑制 miR-122 与丙型肝炎病毒基因组 RNA 的结合，从而降低丙型肝炎病毒 RNA 的稳定性和复制能力。RG-101 则是另外一种用于乙型肝炎病毒治疗的 miRNA 类药物，它是一种由 N- 乙酰 -D- 氨基半乳糖修饰的抗 miR-122 核酸片段，已在丙型肝炎病毒感染患者中开展了 Ⅰ 期临床研究，发现所有接受治疗患者的病毒载量均显著降低。

第二节　lncRNA 功能研究与医学应用

长链非编码 RNA（long noncoding RNA，lncRNA）是基因组中产生的最大的非编码 RNA，其长度大于 200 个核苷酸，且基本不具备编码蛋白质的功能。Human GENCODE 数据库的统计数据表明，人类基因组上的 lncRNA 编码基因超过 16 000 个，但也有研究预测人类的 lncRNA 超过 100 000 个。

起初，人们认为 lncRNA 是基因组转录产生的无用物，是 RNA 聚合酶 Ⅱ 转录生成的副产品，不具有生物学功能。1991 年，*Nature* 上发表了关于 *Xist* 调控 X 染色体失活的研究，这是最早关于 lncRNA 功能的报道，但是当时认为这只是一种特殊情况。随着对 lncRNA 研究的逐渐深入，人们发现 lncRNA 能在转录水平、转录后水平和表观遗传水平调控基因的表达，参与转录激活和抑制、基因组印迹、X 染色体沉默等调控过程，在细胞周期、细胞分化、表观遗传调控和疾病发生等众多生命活动中发挥着关键作用。已有研究证实，lncRNA 的异常表达与多种癌症、阿尔茨海默病、亨廷顿病和一些心血管疾病相关。

目前已经从多种生物中鉴定出了数以万计的 lncRNA 基因座，根据 lncRNA 编码基因在基因组上的位置和蛋白质编码基因的相对位置关系，可以将其分为 5 类，分别是：①基因间区 lncRNA（long intergenic noncoding RNA，lincRNA），主要产生于两个编码基因的中间区域；②内含子 lncRNA（intronic lncRNA），主要产生于蛋白质编码基因的内含子区域；③正义 lncRNA（sense lncRNA），主要产生于编码基因的正义链，转录方向与蛋白质编码基因方向相同；④反义 lncRNA（antisense lncRNA），主要产生于编码基因的反义链，转录方向与蛋白质编码基因方向相反；⑤双向 lncRNA（bidirectional lncRNA）：与蛋白质编码基因共享相同的启动子，但转录方向相反。

除了按 lncRNA 在基因组上的位置进行分类，近年来随着对 lncRNA 功能的深入了解，科学家们按照 lncRNA 功能所涉及的分子机制将其分为 4 种类型：①信号原型（signal archetype），主要作为转录活性的分子信号或指示剂；②诱饵原型（decoy archetype），与其他调控 RNA 或蛋白质结合并隔离；③指导原型（guide archetype），指导核糖核蛋白复合物定位到特定目标；④支架原型（scaffold archetype），作为蛋白质或 RNA 等分子元件的组装平台。

一、lncRNA 的转录加工和输出定位

大多数 lncRNA 是由 RNA 聚合酶 Ⅱ 转录而来，其转录和加工过程与 mRNA 相似，生成的 lncRNA 也具有 5′ 端的帽子结构和 3′ 端的 poly(A) 尾，并且也会发生与 mRNA 相似的剪接加工（1a）。转录合成的 lncRNA 有的存在于细胞核内，有的存在于细胞质之中，还有一些 lncRNA 能同时分布于细胞核和细胞质内。与 mRNA 相比，分布于细胞核的 lncRNA 的比例似乎更高，那么是什么导致了 mRNA 和 lncRNA 差异定位呢？对 mRNA 和 lncRNA 普遍特征的分析发现，与蛋白质编码基因相比，lncRNA 基因的进化保守性差，外显子较少，而且 lncRNA 的表达水平通常比较低；另外 lncRNA 在转录、加工、输出等方面与 mRNA 有很大的区别，且这些差异与 lncRNA 的定位、功能和细胞的命运息息相关。

lncRNA 普遍低表达的主要原因是 lncRNA 的启动子的组蛋白乙酰化修饰水平较高，从而对 lncRNA 的表达起到抑制作用。而 lncRNA 不同于 mRNA 的转录模式则可以解释它们核定位的倾向性。

与 mRNA 通常会被高效剪接加工产生成熟 mRNA 不同，有的 lncRNA 会在转录之后经历不完全的剪接和加工，一部分 lncRNA 的内含子被完全剪接，形成的产物在核 RNA 转运因子 1（nuclear RNA export factor 1，NXF1）的作用下由细胞核转运到细胞质之中，而未被剪接的 lncRNA 则滞留在细胞核中。除了不完全剪接加工导致 lncRNA 滞留在细胞核外，还有一些其他机制致使 lncRNA 在细胞核中累积。RNA 聚合酶 Ⅱ 3′ 端的磷酸化状态对应着不同的转录阶段，有很大一部分 lncRNA 是由磷酸化水平失调的 RNA 聚合酶 Ⅱ 转录而来，且其转录终止与 poly(A) 尾信号无关，从而导致这类 lncRNA 在染色质上暂时类似，并随后被 RNA 外泌体迅速降解。还有一些染色质定位的 lncRNA 包含大量的 U1 核小 RNA（U1 small nuclear RNA，U1 snRNA）结合位点，这些位点能募集 U1 核小核糖核蛋白（U1 small nuclear ribonucleoprotein，U1 snRNP），进而参与 RNA 聚合酶 Ⅱ 介导的转录，从而使 lncRNA 被束缚在染色质上。还有一些 lncRNA 序列内部的剪接调节信号较弱，使得内含子剪接效率较低，从而导致 lncRNA 滞留在核内。还有剪接调节因子在不同组织细胞中差异表达，抑制 lncRNA 在细胞核中的累积，从而导致其在核内显著累积。

有观点认为，被输出到细胞质的 lncRNA 可能与 mRNA 具有相同的加工和输出途径。然而近期研究发现，含有较少外显子、长度较长且 A/U 含量高的 lncRNA 转录物更倾向于通过 NXF1 通路从细胞核转运到细胞质中。转运到细胞质的 lncRNA 将通过特定的选择机制被分配到不同的去处：一部分游离在细胞质中并与各种类型的 RNA 结合蛋白（RNA binding protein，RBP）结合，一部分则被进一步转运到其他细胞器（如线粒体、外泌体等）中。

二、lncRNA 的功能

lncRNA 通过与 DNA、RNA 和蛋白质相互作用，能从多个层次调控基因的表达，在细胞发育和代谢中具有多种重要功能，包括基因印记、基因组重排、染色质修饰、细胞周期调控、转录、剪接、mRNA 降解和蛋白质翻译等。目前已发现有数千种 lncRNA 参与哺乳动物基因调控，随着 lncRNA 的多种作用机制被解析，人们对 lncRNA 的认识和理解也逐渐深刻。下面将从表观遗传学调控、转录调控、转录后调控等方面简介 lncRNA 的生物学功能。

（一）lncRNA 与表观遗传学调控

基因印记是一个经典的表观遗传现象，指基因的表达具有亲本选择性，即只有一个亲本来源的等位基因表达，而另一个亲本来源的等位基因不表达或很少表达。生物体内很大一部分非编码 RNA（ncRNA）位于基因组的印记区域，有相当数量的 lncRNA 被确认定位于基因组的印记区域，如 H19、Xist 和 Meg3，均位于基因组印记位点。因印记丧失而导致的基因异常表达是导致癌症的一个关键原因。

H19 是最早发现的具有基因印记现象的 lncRNA，其长度为 2.3kb，通常是母源表达。H19 和它的邻居，同样存在基因印记的胰岛素样生长因子 2（insulin-like growth factor 2，IGF2）都定位于染色体的 11p15.5 区域，两个基因仅仅相隔 90kb。H19 在脊椎动物胚胎发育过程中高度表达，但在出生后不久其表达水平迅速降低。基因印记的建立和维持与 DNA 甲基化密切相关，印记基因等位位点专一性的抑制是由印记控制区（imprinting control region，ICR）所调控，通常是等位位点一方的 ICR 发生甲基化。H9 和 IGF2 基因之间存在着 ICR，当母源等位基因上的 ICR 没有发生甲基化时，它可以与转录因子 CTCF（CCCTC-binding factor）结合，进而导致 H9 基因表达和 IGF2 基因沉默。而父本来源的 ICR 由于发生了甲基化，H9 和 IGF2 基因的表达情况则恰好与母源染色体相反。

（二）lncRNA 与染色质修饰

lncRNA 可以通过形成沉默复合物使染色质重塑（chromatin remodeling），从而精确调控基因转录。lncRNA 介导的基因调控的最主要机制就是招募染色质重塑复合物（chromatin remodeling complex）。众多研究表明，lncRNA（如 HOTAIR、Kcnq1、Air）能与染色质重塑复合物（如 PRC1 和 PRC2）结合，从而分别介导泛素化和组蛋白甲基化。

在 Kcnq1 基因座，lncRNA Kcnq1ot1 能与 PRC1 和 PRC2 复合物的成员结合。在 Igf2r 基因座，Air 与组蛋白甲基转移酶 G9a 结合。在 HOXD 基因座，HOTAIR 招募 PRC2 复合物诱导靶基因沉默。更深入的研究表明，染色质重塑复合物与 lncRNA 的结合对特异性沉默下游靶基因至关重要。

HOTAIR 是一个长度为 2.2kb 的 lncRNA，位于染色体 12q13.13 上的 HOXC 基因座。有研究证实，该 lncRNA 能与 PRC2 和 LSD1/CoREST/REST 复合物相互作用。HOTAIR 的 5′ 端能作为分子支架与 PRC2 结合，由 PRC2 负责组蛋白的甲基化修饰；HOTAIR 的 3′ 端则能与组蛋白去甲基化酶 LSD1 结合，介导组蛋白的去甲基化。HOTAIR 的作用就是招募染色质重塑复合物并使其结合到 2 号染色体上的 HOXD 基因座，使 HOXD 基因座大约 40kb 的区域发生转录沉默。研究表明，过表达 HOTAIR 能诱导 PRC2 在染色体上的结合位点发生变化，导致基因表达和染色质状态的改变，并促进癌症转移。

（三）lncRNA 与转录调控

lncRNA 与其邻近基因之间的相对位置是决定 lncRNA 调控关系的关键因素。由于反义 lncRNA 和双向 lncRNA 转录产物通常具有进化保守性，lncRNA 编码基因在基因组上的非随机分布则代表了该基因在特定环境中调节自身表达的进化适应性。例如，共用蛋白质编码基因的启动子逆转录生成的 lncRNA 通常是该蛋白质编码基因的关键顺式调控因子。

lncRNA 调控基因表达的机制主要有两种：一种是 lncRNA 调控邻近基因的修饰水平，影响基因表达；另一种则是 lncRNA 的转录或剪接行为使染色质的状态改变或产生空间障碍，从而影响邻近基因的表达。两种机制并不相互排斥，有时是同时发生的。

女性细胞内的 X 染色体失活（X-chromosome inactivation）就是由 lncRNA 介导的基因表达抑制造成的。女性有两条 X 染色体，而男性只有一条 X 染色体。在生长发育过程中，为了保持 X 染色体上基因表达水平的平衡，女性体细胞中通常会有一条 X 染色体发生失活，这就是女性体内的 X 染色体失活现象。长度为 17kb 的 lncRNA XIST 在 X 染色体失活中发挥着重要作用。在胚胎发生早期，两条 X 染色体的其中一条会表达 XIST，表达产生的 lncRNA 附着在 X 染色体上，诱导染色体组蛋白发生甲基化，导致这条染色体上的大部分基因沉默失活。在 XIST 基因的 5' 端还编码了一个 1.6kb 的 lncRNA——Repeat A（RepA）。RepA 通过直接与 PRC2 相互作用，进一步激活 XIST 基因表达。

具有顺式调控作用的 lncRNA 可以与靠近其转录位点的染色质直接或间接作用，促进染色质的非活性状态。比如 lncRNA ANRASSF1 形成的 R 环（R loop）能将 PRC 引导至靶基因，调控靶基因的表达。

lncRNA 还能通过影响被调控基因启动子的转录因子招募或与 Pol Ⅱ 结合、改变基因区域的组蛋白修饰、改变染色质构象使转录元件无法结合等形式干扰被调控基因的转录机制，从而抑制该基因的表达。lncRNA Airn，是胰岛素样生长因子 2 受体（Igf2r）基因的一个反义转录物，Arin 的转录会导致 Pol Ⅱ 脱离 Igf2r 启动子，使转录暂停并导致基因沉默。

（四）lncRNA 调节 mRNA 降解

mRNA 的丰度与蛋白质产量有直接关系，影响 mRNA 丰度的主要因素是转录强度和降解速率。mRNA 的转录量主要由转录调控和转录后修饰过程决定，mRNA 有多种降解通路。一些 lncRNA 可以直接与其他 RNA 碱基配对结合，进而招募参与 mRNA 降解的蛋白。Staufen 1（STAU1）介导的 mRNA 降解（SMD）与活性 mRNA 的降解有关。Half-STAU1-binding site RNA（1/2-sbsRNA）上的 Alu 元件可以和 SMD 靶基因 mRNA 3'-UTR 上的 Alu 元件通过碱基配对形成 STAU1 结合位点，从而激活 STAU1，使 STAU 与 mRNA 结合。这一研究揭示了一种 mRNA 降解的新机制，即招募蛋白质与 mRNA 结合并介导 mRNA 降解。

（五）lncRNA 与转录后调控

lncRNA 不仅在转录过程中发挥调控作用，还能在转基因转录后进行调控，这种调控主要是通过其与蛋白质和核酸建立相互作用来实现的。

lncRNA 能形成特定的基序（motif），与参与 pre-mRNA 剪接成熟相关的蛋白质分子结合，形成 lncRNA- 蛋白质复合物（lncRNA-protein complex，lncRNP），使这些蛋白质分子无法与 pre-mRNA 结合，从而影响 mRNA 的剪接成熟，抑制基因表达。不同的 lncRNA 含有不同的基序，从而隔离不同类型的剪接因子与 pre-mRNA 的结合，如含有 UGCAU 和 GCAUG 基序的 lncRNA 能与 RBFOX2 蛋白结合，富含 UG 的序列则通常与 TDP43 蛋白结合，含有 YUCUYY 和 YYUCUY 的基序则一般与 PTBP1 蛋白结合，从而抑制含有同样序列的 pre-mRNA 的剪接。在细胞质中，lncRNA NORAD 在 DNA 损伤后大量表达，隔离 Pumilio 蛋白，从而维持基因组的稳定性。

除了与 mRNA 的基序结合，lncRNA 还可以折叠产生特殊的结构，与重要信号通路中的蛋白质成员相互作用。FAST 是基因组位置保守的 lncRNA，在胚胎干细胞中特异性高表达，是维持胚胎干细胞多能性所必需的；FAST 基因缺失则会影响 WNT 信号通路，导致胚胎干细胞分化。在人胚胎干细胞中的研究表明，FAST 分子能形成 5 个茎 - 环结构，与泛素蛋白质连接酶（E₃）β-TrCP 形成共价结合，阻止 β-TrCP 降解 WNT 的关键信号蛋白——β 联蛋白（β-catenin），从而维持

WNT 信号通路持续激活和干细胞的自我更新。

（六）lncRNA 调控细胞周期和凋亡

已有研究表明，lncRNA 能通过调节细胞周期和凋亡在细胞生长过程中发挥调控作用。lncRNA 生长停滞特异性转录因子 5（lncRNA growth arrest-specific 5，Gas5）在生长受阻的细胞中积累，并通过抑制糖皮质激素应答基因使哺乳动物细胞处于敏感状态而发生凋亡。Gas5 能折叠形成一个类似糖皮质激素 DNA 结合位点的结构，与糖皮质激素受体（glucocorticoid receptor，GR）的 DNA 结合域（DNA binding domain，DBD）相互作用，并通过与靶基因的 DNA 结合位点竞争来抑制糖皮质激素受体诱导的转录活性。

由 P53 激活的基因间区长链非编码 RNA-p21（lincRNA-p21）在 p53 通路中发挥着重要作用——触发细胞凋亡。lincRNA-p21 通过与异质性胞核核糖核蛋白 -K（heterogeneous nuclear ribonucleoprotein-K，hnRNP-K）结合而介导转录抑制。这种结合是将 hnRNP-K 导向到受抑制基因所必需的。

lncRNA *PANDA* 编码基因位于 *CDKN1A* 基因转录起始位点上游约 5kb 处，与 DNA 损伤反应有关。当 DNA 发生损伤后，P53 能激活 *CDKN1A* 基因、lncRNA *PANDA* 和 lincRNA *p21* 的转录。*PANDA* 与转录因子 NF-YA 结合能阻止细胞凋亡。这三个被激活的基因协同作用则能阻止细胞周期进程。

三、lncRNA 与疾病

从细胞分化、生长、对不同胁迫和刺激的反应，到神经、肌肉、心血管、造血系统和免疫系统及其相关病理，lncRNA 的各种基因调控活动影响着生命体生理活动的方方面面。

（一）lncRNA 与神经系统疾病

中枢神经系统的发育是一个十分复杂的过程，需要精确的基因时空调控。哺乳动物的大脑是一个转录高度复杂的器官，大约 40% 的哺乳动物 lncRNA 均在大脑有所表达。在细胞和小鼠模型中的研究表明，lncRNA 参与损伤后的神经元分化和再生。这些 lncRNA 通常与在神经发生中具有特定作用的蛋白质编码基因有关。如 lncRNA *Silc1* 和转录因子 SOX11 在小鼠背根神经节细胞中共表达，并在神经损伤后被共同诱导。在损伤反应中，顺式作用的 *Silc1* 是激活 SOX11 转录和神经再生所必需的。*Silc1* 与 SOX11 基因位点相互作用并促进其激活的机制尚不清楚，但是这种相互作用具有等位基因特异性。根据 lncRNA 在神经元分化中的作用，一些 lncRNA 的调控缺失与帕金森病、亨廷顿病、肌萎缩侧索硬化或阿尔茨海默病相关。例如，*BACE1-AS*，从 β- 位点淀粉样蛋白前体蛋白切割酶 1 基因（β-site amyloid precursor protein cleaving enzyme 1，BACE1，又称 β- 分泌酶 1）的反义链转录产生，能促进 BACE1 mRNA 的稳定性，从而导致阿尔茨海默病患者大脑中神经毒性淀粉样蛋白增加。由于在这些患者的血浆中可以检测到 *BACE1-AS*，可将其作为潜在的疾病分子标记。

（二）lncRNA 与造血系统和免疫系统疾病

lncRNA 在造血细胞分化中的作用已得到了广泛研究，这些结果提示，驱动分化的转录因子与 lncRNA 存在协同作用，lncRNA 在激活或抑制免疫基因表达方面起着决定性作用。关键免疫基因的诱导可能取决于炎症刺激前期调控 lncRNA 的表达，这是训练有素的免疫系统中启动免疫基因的必要步骤。免疫基因启动相关的 lncRNA，UMLILO 在单核细胞中特异性表达，通过拓扑相关结合域顺式作用于几种趋化因子基因的启动子，从而招募 WDR5-MLL1 复合体，引发组蛋白 H3K4me3 60。其他几种免疫调节相关的 lncRNA 也参与染色质调控。在红细胞、巨噬细胞和树突状细胞中表达的 lincRNA-EPS 和在巨噬细胞中表达的 lnc13 则能抑制免疫基因的转录。lnc13 已被证实与炎症性疾病有关，影响其表达的 SNP 会导致 lnc13 调控基因表达上升，更容易患腹腔疾病。

lncRNA 除了参与适应性免疫外，哺乳动物的 lncRNA 还与应答病毒感染的天然免疫控制有关，这种免疫控制主要依赖于干扰素。这类 lncRNA 由病毒［包括严重急性呼吸综合征（SARS）相关的冠状病毒、流感病毒、单纯疱疹病毒 1 和丙型肝炎病毒］感染诱导表达，这些 lncRNA 的一个重要亚群在干扰素的作用下表达上调。干扰素诱导的 lncRNA 干扰素应答负调控因子（negative regulator of interferon response，NRIR）是一些抗病毒基因的负调控因子，已有研究证实 NRIR 有利于乙型肝炎病毒的复制。在肝细胞中，lncRNA 嗜酸性粒细胞颗粒个体发育转录物（eosinophil granule ontogeny transcript，EGOT）能被 α 干扰素、流感病毒、丙型肝炎病毒和森林脑炎病毒（forest encephalitis virus）感染诱导上调表达，抑制一些应答干扰素的基因表达。

总的来说，lncRNA 的功能活动与一系列细胞分化信号和应激信号相关，它能激发相应的基因表达程序，展现出高度特异的调控功能，从而确保细胞分化正确和维持组织稳态。

（三）lncRNA 与癌症

对许多肿瘤组织样本、癌旁正常组织和癌细胞的 RNA 转录组进行分析发现，正常组织中的 lncRNA 与蛋白质编码基因相比具有高度特异性。肿瘤中 lncRNA 的表达与肿瘤类型有关，一项分析了来自癌症基因组图谱（The Cancer Genome Atlas，TCGA）项目中超过 5000 个肿瘤样本 lncRNA 数据的研究表明，尽管在肿瘤中表达异常的蛋白质编码基因和 lncRNA 的数量相当，但是 60% 的 lncRNA 仅对一种肿瘤存在特异性，这就为肿瘤的诊断和靶向治疗提供了可能性。

在癌症组织中存在的体细胞拷贝数改变（somatic copy number alteration，SCNA）通常包含 lncRNA 基因位点。lncRNA FAL1 在多种肿瘤中均有表达，与细胞的致瘤性有密切关系。有研究发现，FAL1 的表达水平和拷贝数与患者的生存具有显著相关性。此外，还有多种 lncRNA 被发现与患者的预后相关。

有一些研究发现，在异位移植肿瘤实验中敲除肿瘤中某些 lncRNA 的表达能抑制肿瘤的生长和转移，但是这样的实验并不能区分是肿瘤发生还是肿瘤生长受到了影响。于是研究者们在肿瘤模型中诱导敲低 lncRNA 的表达来模拟情景，发现在已形成的异位肿瘤中诱导敲低 FAL1 的表达能降低肿瘤的生长速度。另一项研究则表明，在异种肺癌模型和转移性乳腺癌模型中抑制 lncRNA MALAT1 能减缓肿瘤的转移。与正常小鼠相比，MALAT1 敲除小鼠并没有什么明显的表型，暗示在人体中下调 MALAT1 基因表达可能也不会对正常体细胞造成伤害，这使得 MALAT1 基因很有可能成为一个治疗靶标。

有一个特殊的例子是非编码伪基因 BRAFP1，现已证实这个基因在癌症中不是发生突变，就是异常表达，就像它的编码同源基因 BRAF。在小鼠模型中的研究显示，诱导 BRAFP1 的小鼠同源基因 Braf-rs1 过表达会导致类似弥漫大 B 细胞淋巴瘤（diffuse large B cell lymphoma，DLBCL）的肿瘤；当诱导 Braf-rs1 表达时，肿瘤会发生退化。现已证实 Braf-rs1 能充当竞争性内源性 RNA（competing endogenous RNA，ceRNA）来上调 Braf 表达，它还能发挥"海绵"作用，使 miRNA 靶向结合 Braf，进一步上调 Braf 表达。

抑制肿瘤细胞发生的另一个机制是致癌基因诱导的细胞衰老（oncogene induced cell senescence，OIS）。在 OIS 中起主要作用的是 INK4B-ARF-INK4A 基因座。在细胞增殖时，定位于 INK4B-ARF-INK4A 基因座的 lncRNA ANRIL 反义转录后顺式调控该基因座，使其表达沉默。除此之外，位于 INK4B-ARF-INK4A 基因座上游 400kb 处的 MIR31HG 基因也编码一个 lncRNA 调控 INK4A 的表达。还有一个 lncRNA UCA1，能通过隔离 hnRNP-KA1 蛋白来稳定衰老信号通路中相关蛋白质编码基因 mRNA 的稳定。

（四）lncRNA 与心血管疾病

lncRNA 还与心血管疾病有关。在全世界范围内，心血管疾病患者人数巨大且死亡率高，严重威胁着人类的生命健康。在患者和模型小鼠中的研究发现，有一些与心肌梗死密切相关的基因区域编码 lncRNA，如 lncRNA MIAT 和 ANRILA，包括 ANRILA 大部分位点在内的一个 70kb 基因组区域的缺失会导致小鼠死亡率增加，特别是在高脂饮食的情况下。

其他研究发现，小鼠手术诱导心肌梗死后，大量 lncRNA 表达改变。在细胞分化模型中，某些 lncRNA 的缺失能损害心肌细胞形成，这样的 lncRNA 有希望成为活体功能评估的候选者。Myh7 是心脏收缩所需的重要结构蛋白，lncRNA Mhrt 定位于 *Myh7* 基因内，发生心肌梗死时 Mhrt 表达下调。在小鼠心肌梗死模型中异位表达 Mhrt，发现相对于对照组，异位表达 Mhrt 能显著缓解小鼠症状。对心肌梗死患者血浆中的 lncRNA 进行分析，发现一个定位于线粒体的 lincRNA——LIPCAR，它与心血管疾病引起的死亡显著相关，进一步研究发现 LIPCAR 与心脏重塑相关，因此 LIPCAR 可被视为心血管疾病的标志物。

在某些疾病中，lncRNA 已被广泛视为生物标志物和治疗靶点，一个重要的原因是许多 lncRNA 具有极高的特异性表达，使其具有靶向特定细胞群的潜力，而无须像传统治疗那样对患者产生系统性影响。即使 lncRNA 本身不是导致疾病的因子，也可以作为药物靶点，因为其通常是致病基因的辅因子，而致病基因的表达更为广泛。此外，由于 lncRNA 的功能执行通常与其表达量相关，而不是基因程序的开关，以 lncRNA 为治疗靶点的副作用可能更容易控制。

第三节 circRNA 功能研究与医学应用

共价闭合环状 RNA（circRNA）是单链、共价封闭的 RNA 分子，最早于 1976 年被报道为类病毒，是某些植物的病原体，随后在 1979 年人们首次在人宫颈癌细胞 HeLa 细胞中使用电子显微镜观察到了 circRNA。之后人们在越来越多的物种中发现了 circRNA 的存在，包括病毒、原核生物、单细胞真核生物和哺乳动物。随着高通量 RNA 测序和生物信息学工具的发展，科学家们发现 circRNA 是人类转录组的一个普遍特征，且在多细胞生物中也普遍存在。最近，越来越多的研究发现了 circRNA 的多种功能，包括 miRNA 或蛋白质的隔离、转录调控和剪接干扰，甚至翻译产生多肽。

circRNA 独特的环状结构使其比线性 RNA 具有更长的半衰期，且更不容易被 RNase R 降解，这使它们成为疾病诊断生物标志物和治疗靶点的潜在候选。大量研究揭示，circRNA 具有独特的表达特征，在多种疾病（如癌症、心血管疾病、神经系统疾病和自身免疫病）中具有重要的生物学作用。但是 circRNA 异常形态背后的机制以及 circRNA 如何在疾病中发挥作用仍知之甚少。

一、circRNA 的合成、定位与降解

（一）circRNA 的合成

通常 RNA 聚合酶 Ⅱ（Pol Ⅱ）转录生成的 pre-mRNA 含有内含子和外显子，并且具有 5′ 帽和 3′poly(A) 尾。在剪接体的帮助下，pre-mRNA 在典型剪接位点，内含子 5′ 端的 GU 位点（剪接供体）和 3′ 端的 AG 位点（剪接受体）进行剪接，去除内含子序列成为可翻译的成熟 mRNA。最初，circRNA 被认为是剪接错误，包含了所谓"混乱外显子"的产物。

现在研究发现，circRNA 具有多种生成机制。有的 circRNA 曾被认定为植物病毒的 circRNA 基因组，有的 circRNA 能在 rRNA 的加工过程产生，还有 circRNA 是由 mRNA 剪接过程中的内含子套索形成的。但是绝大多数 circRNA 是由 pre-mRNA 通过一种被称为反向剪接（reverse splicing）的非经典剪接方式产生的。在这种剪接机制中，外显子 5′ 上游的 3′ 反向剪接位点（back-splicing site, bss）和外显子 3′ 下游的 5′ 反向剪接位点经 3′, 5′-磷酸二酯键连接，形成 circRNA 分子和一条发生了外显子跳跃的线性 mRNA 变体（图 3-1）。

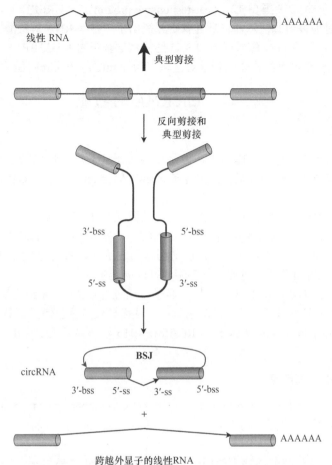

线性 RNA

典型剪接

反向剪接和
典型剪接

3'-bss　　5'-bss

5'-ss　　3'-ss

BSJ

circRNA

3'-bss　5'-ss　3'-ss　　5'-bss

+

AAAAAA

跨越外显子的线性RNA

图 3-1　circRNA 的反向剪接

bss：反向剪接位点（back-splicing site）；ss：剪接位点（splicing site）；BSJ：反向剪接接头（back splicing junction）

（二）circ RNA 的定位

由外显子形成的 circRNA 通常定位于细胞质。它们的出核机制一直不甚明了，直到最近的一项研究发现，UAP56 或 URH49 的缺失会分别导致长链和短链 circRNA 在细胞核中的富集，这表明 circRNA 的出核在一定程度上是具有长度依赖的。另一项研究表明，circNSUN2 的核输出是通过 YTHDC1 招募介导的，这为 N^6-甲基腺嘌呤（m6A）控制 circRNA 易位提供了证据支持。

此外，研究还发现，某些含有内含子的 circRNA 保留在细胞核中，并调节其亲本基因的表达。一些外显子 circRNA 也主要分布在细胞核中，增加了蛋白的核保留或将蛋白招募到染色质中。此外，circRNA 可以通过细胞外囊泡（EV）传递，并可在循环系统和尿液中检测到。这些外泌体 circRNA 的分类似乎受到生产细胞中相关 miRNA 水平的调控，而在不同的环境中，转移到受体细胞的具体生物活性在很大程度上是未知的。

（三）circ RNA 的降解

circRNA 通常很稳定，能在很多类型的细胞中积累，尤其是在神经组织细胞中。有研究报道，在高度增殖的组织中 circRNA 丰度整体降低，这可能是由增殖稀释所致。关于 circRNA 如何维持动态平衡，最近有研究揭示了 circRNA 的降解机制。circRNA 能被 RNase L 整体降解。内源性 circRNA 倾向于形成不完全双链并抑制双链 RNA 活化的蛋白激酶（dsRNA-activated protein kinase，PKR），导致 PKR 异常激活和自身免疫。另一项研究发现，含有 m6A 的 circRNA 能被

YTHD F2 识别，在热应答蛋白 12（heat-responsive protein 12，HRSP12）的桥接下与 RNase P/MRP 相互作用，进而被内源性降解。最近有研究提出了一种有 RNA 解旋酶 /ATP 合成酶活性的移码抑制因子 1（UPF1）和 GTP 酶激活蛋白 SH3 结构域结合蛋白 1（G3BP1）介导的结构依赖机制，UPF1 和 G3BP1 结合到高度结构化的碱基对区域，指导 mRNA 和 circRNA 的降解。

二、circRNA 的功能

（一）转录调控

尽管大多数 circRNA 位于细胞质中，但是由内含子套索加工形成的 circRNA（ciRNA）或由保留内含子的反向剪接形成的外显子 - 内含子 circRNA（exon-intron circRNA，EIciRNA）通常滞留于细胞核里。

核定位的 circRNA 通常与转录调控相关。敲除某些 EIciRNA 会降低其亲本基因的转录。EIciRNA 可以与 U1- 核小核糖核蛋白（U1-snRNP）和 EIciRNA-U1-snRNP 复合物相互作用，并在其亲本基因的启动子处与 Pol Ⅱ 结合，以增强基因表达。阻断这种 RNA-RNA 相互作用会削弱 EIciRNA 与 Pol Ⅱ 的相互作用，进而降低其亲本基因的转录。

circSEP3 起源于 SEPALLATA3 的 6 号外显子，通过与宿主 DNA 结合形成 RNA-DNA 杂交双链或 R-loop，增加 6 号外显子跳跃的转录物丰度，从而导致转录暂停并招募剪接因子。与此类似，circSMARCA5 通过形成 R-loop 导致 SMARCA5 在第 15 号外显子发生终止，导致截短的非功能变体增加。

（二）miRNA "海绵"

大量研究证实，circRNA 以充当竞争性内源 RNA（competing endogenous RNA，ceRNA）或 miRNA "海绵" 的方式发挥生物学功能。单个基因中 ceRNA 丰度的改变可以调节其靶基因上 miRNA 的活性。

circRNA CDR1as 是哺乳动物大脑中一种高度保守的环状单外显子，包含 63 个保守的 miR-7 结合位点。下调 CDR1as 表达将导致含有 miR-7 结合位点的 mRNA 表达，这表明 CDR1as 作为 miR-7 的靶向物竞争参与基因表达网络。在小鼠中，CDR1as 在兴奋性神经元中高度表达。CDR1as 敲除小鼠可存活和繁殖，但表现出与神经精神障碍相关的兴奋性突触传递功能障碍。在 cdr1 基因敲除小鼠中，miR-7 的表达也降低了，这可能是一种不同的机制导致了所观察到的兴奋性突触传递功能障碍。

除了 CDR1as 外，哺乳动物中其他一些 circRNA 也被认为是潜在的 miRNA "海绵"。例如，睾丸特异性 circRNA circSRY（一种由 Sry 基因产生的 circRNA）在小鼠中包含 16 个 miR-138 的靶位点。circHIPK2 可能作为 miR124-2HG 的 "海绵"，通过自噬和内质网应激的合作来调节星形胶质细胞的激活。circBIRC6 被发现通过隔离 miR-34a 和 miR-145 来调节人类胚胎干细胞的多能性和分化。circPan3 能结合并稳定编码白细胞介素 13（IL-13）受体亚基 IL-13Rα1 的 mRNA，维持肠道干细胞的稳定。但是科学家们也注意到，哺乳动物中的大多数 circRNA 都是低表达水平的，而且它们很少包含相同 miRNA 的多个结合位点，因此，许多 circRNA 似乎不太可能发挥 miRNA "海绵" 作用。

（三）circRNA 翻译蛋白质的功能

蛋白质翻译由核糖体完成，包括起始、延伸、终止和核糖体再循环等过程。真核 mRNA 的翻译起始时，43S 起始前复合体（43S preinitiation complex）结合于 5′ 帽并扫描附近的起始密码子，随后是核糖体亚基的连接和翻译相关因子的移位。由于缺少 5′ 帽和 3′poly(A) 尾，circRNA 只能采用与 5′ 帽无关的方式进行翻译。除了 m6A 介导的翻译外，还有内部核糖体进入位点（internal ribosome entry site，IRES）的人工合成 circRNA 和招募核糖体进行翻译的内源性 circRNA。m6A 介导的翻译和 circRNA 介导的翻译可以相互配合。例如，m6A 提高了 IRES 介导的 circZNF609 的翻译效率。此外，具有无限 ORF 的 circRNA 以不依赖 IRES 的方式进行滚动循环扩增，其效率比线性转录物高 100 倍。

circZNF609 被发现在肌肉分化过程中受到调节，并在控制成肌细胞增殖中发挥作用。有证据表明，circZNF609 能编码蛋白质，但目前尚不清楚 circZNF609 产生的多肽是否有助于成肌细胞增殖。circMbl 和 circZNF609 中含有 IRES 元件，可以启动不依赖 5′ 帽的翻译，这是因为与核糖体相关的 circRNA 能使用与其宿主 mRNA 相同的起始密码子。这些现象提供了一种可能性，即 circRNA 翻译生成的多肽与其宿主基因编码的蛋白质可能具有类似的功能，或作为其 mRNA 编码蛋白的显性负竞争对手。除了 IRES 外，m6A 修饰也可以驱动 circRNA 的翻译。有研究表明，m6A 去甲基化酶脂肪组织和肥胖相关蛋白（fat mass and obesity-associated protein，FTOP）会降低 circRNA 的翻译效率，而腺苷甲基转移酶复合物（adenosine methyltransferase complex）METTL3 和（或）METTL14 能促进翻译效率，充分说明 m6A 修饰能促进 circRNA 的翻译。

尽管 circRNA 编码肽的功能尚不清楚，但在应激条件下，细胞中的 circRNA 的翻译会发生改变。例如，细胞饥饿会导致 circMbl 翻译的增强，热休克蛋白能促进含有 m6A 的 circRNA 质粒翻译。这些结果表明，不依赖于 5′ 帽的 circRNA 翻译可能在应激条件下发挥作用。

circRNA（如 circFBXW7-185aa）编码的肽段通常会被截断，通常情况下这些肽段的功能与其宿主基因表达的全长蛋白相似。然而，一些源自 circRNA（如 circFNDC3B-218aa）的蛋白质发挥的功能独立于其宿主基因产物，甚至与之相反。这些 circRNA 拓宽了人类蛋白质组的范围。然而，circRNA 翻译的调控机制以及延伸和终止的过程尚未被完全解析。

（四）circRNA- 蛋白质相互作用

目前一些研究报道，circRNA 通过与蛋白质相互作用发挥功能。circRNA 可以与不同的蛋白质相互作用，形成特定的 circRNP 复合物，进而影响相关蛋白质的作用模式。多功能蛋白质甘露糖结合凝集素（mannose-binding lectin，MBL）可促进同一基因位点编码的 circMbl 的生成，同时 MBL 也被发现与 circMbl 存在相互作用关系。因此有一种推测认为，在 MBL 和 circMbl 的产生之间存在反馈调控：当 MBL 过剩时，会通过促进 circMbl 的生成来减少自身 mRNA 的产生，circMbl 可以通过与 MBL 蛋白结合来清除多余的 MBL 蛋白。有研究发现，在哺乳动物心脏中高表达的 circFoxo3 中也具有这种作用模型，通过增强其与抗衰老蛋白 ID-1 和转录因子 E2F1 以及抗应激蛋白 FAK 和 HIF1a 的相互作用，从而促进心脏衰老。

还有研究发现，有一类 circRNA 能在不同的生理和病理环境中充当蛋白质“诱捕器”、“支架”和“招募者”。一个 circRNA 可以与单个蛋白质特异性结合，也可以在不同情况下与多个蛋白质相互作用。同样一个 RNA 结合蛋白（RNA binding protein，RBP）也可以与一类 circRNA 结合，形成 circRNA- 蛋白质复合物（circRNA-protein complex，circRNP）家族。然而，生物信息学分析表明，与 mRNA 相比，circRNA 与蛋白质的结合强度要弱很多，这意味着许多 circRNA 不能与蛋白质相互作用。

（五）circRNA 调节蛋白质间的相互作用

circRNA 参与调节蛋白质相互作用的模式主要有 3 种：① circRNA 与两种蛋白质结合，并巩固二者的相互作用；② circRNA 与 A 蛋白质结合，在不与 B 蛋白质结合的情况下调节两者的结合或分离；③ circRNA 与原本相互作用的两种蛋白质结合，并解离二者的相互作用。以上 3 种相互作用模式中均有 circRNA-A 蛋白质 /B 蛋白质三元复合物产生，但它们产生的效应各有不同。

在第一种模式中，circRNA 主要是介导 B 蛋白质催化 A 蛋白质的翻译后修饰（泛素化和磷酸化），或者 B 蛋白质介导 A 蛋白质的反式激活，随后发生下游级联反应。circFoxo3 表达沉默可增强细胞活力，而其过表达则能促进细胞凋亡，从而增强肿瘤对化疗药物的敏感性。对 circFoxo3 作用机制的研究发现，circFoxo3 能同时与 P53 蛋白和 MDM2 蛋白结合，促进 MDM2 对 P53 的泛素化修饰和降解；由于不能结合 Foxo3 蛋白，在细胞内反而减少了 Foxo3 蛋白被 MDM2 泛素化修饰的机会，因此导致 Foxo3 蛋白稳定性增强，增加了细胞的凋亡敏感性。circFoxo3 也能通过吸收 miRNA 来增加 Foxo3 的翻译。此外，circFoxo3 与细胞周期相关。circFoxo3-P21/CDK2 三元复合物能加强 CDK2 与 P21 的相互作用，并抑制 CDK2 磷酸化活性；这阻碍了 CDK2/cyclin E 和 CDK2/cyclin A 复合物的形成，从而分别阻断了细胞 G_1/S 过渡和 S 进程，最终导致细胞周期阻滞在 G_1 期。

circNfix 的表达下调能促进心肌细胞增殖和血管生成，抑制心肌梗死后的心肌细胞凋亡。对 circNfix 的研究表明，circNfix 增强了 Y-box 结合蛋白 1（Y-box binding protein 1，YBX1）和 NEDD4 样 E_3 泛素连接酶（NEDD4-like E_3 ubiquitin ligase，Nedd4l）之间的相互作用，诱导 YBX1 泛素化。此外，circNfix 能发挥"海绵"作用富集 miR-214，增加糖原合酶激酶 3β（glycogen synthase kinase 3 beta，GSK3β）的表达，从而抑制 VEGF 的分泌和 β-catenin 的活性。

在反式激活方面，circCTNNB1 通过 DDX3 增强 Yin Yang 1（YY1）的反式激活，从而上调与 β-catenin 激活相关的靶基因，促进癌症发展。circux1 也是同样的工作模式，通过尤因肉瘤断裂区域 1 基因（Ewing sarcoma breakpoint region 1 gene，EWSR1）加强 MYC 相关锌指蛋白（MYC-associated zinc finger protein，MAZ）的反式激活，从而促进有氧糖酵解和神经母细胞瘤的进展。

有研究表明，在营养缺乏的情况下，乙酰辅酶 A 羧化酶 1（acetyl-CoA carboxylase 1，ACC1）的 RNA 从线性转变为 circACC1，circACC1 通过结合 AMP 活化的蛋白激酶（AMP-activated protein kinase，AMPK）中具有调节作用的 β 和 γ 亚基，形成三元复合物，从而起到稳定和促进 AMPK 合酶的酶活性的作用，抑制合成代谢和促进分解代谢，促进细胞中的脂肪酸 β 氧化和糖酵解。AMPK 和 circACC1 形成四聚体；然而，circACC1 并不直接与 α 亚基结合，也不增强与其他两个亚基的相互作用。

第二种模式则可以用 circCcnb1 来举例说明。在野生型 P53 的细胞中，H2A.X 变体（H2AX）能作为桥梁连接 circCcnb1 和 P53，而在 P53 突变细胞中，circCcnb1 则在 H2AX 的桥梁作用下与 Bclaf1 形成复合体。然而，circCcnb1 不能直接与 P53 或 Bclaf1 相互作用。与 Bclaf1 相比，野生型 P53 对 H2AX 的亲和力更高，circCcnb1 能进一步增强野生型 P53 与 H2AX 的相互作用，因此在 circCcnb1/H2AX/P53 三元复合物存在的情况下，Bclaf1 与 Bcl-2 结合，帮助细胞存活。而突变型 P53 无法与 H2AX 结合，circCcnb1 与 H2AX 和 Bclaf1 形成一个复合体，抑制了 Bclaf1 与 Bcl-2 结合，导致细胞死亡。

除了与 H2AX 结合，circCcnb1 还可以同时与 CCNB1 和 CDK1 相互作用，并通过形成三元复合物来解离 CCNB1 和 CDK1 的相互作用，减少了它们定位到细胞核中的比例，从而阻断 CCNB1 功能，阻滞细胞周期。

因此，我们可以看到 circRNA 与两种蛋白质之间关系的多样性，并可以预见当涉及 3 种或更多蛋白质时 circRNA 与蛋白质之间调控关系的复杂性。然而，除了结合位点或序列外，现在对 circRNA 如何改变蛋白质 - 蛋白质相互作用的了解并不深入。有研究推测，circRNA 可能改变蛋白质的空间距离，暴露或覆盖其活性位点，使其构象发生变构，进而影响蛋白质之间的相互作用。

（六）隔离蛋白质

很多时候，circRNA 仅与一种蛋白质结合，从而阻断蛋白质与 DNA、RNA 或其他蛋白质的相互作用，破坏原有功能或产生新的效果。

1. circRNA 隔离蛋白质与 DNA 的结合 在这一类型的调控中，DNA 结合蛋白（如转录因子）是典型代表，与这些蛋白质结合的 circRNA 通常是不转录的。circHuR 能通过隔离 CCHC 型锌指核酸结合蛋白（CCHC-type zinc finger nucleic acid binding protein，CNBP）与人类抗原 R（human antigen R，HuR）基因的启动子结合，下调 HuR 表达，从而抑制胃癌（gastric cancer，GC）的增殖、浸润和转移。类似地，细胞外囊泡（extracellular vesicle，EV）传递的 circSCMH1 可以通过隔离甲基 CpG 结合蛋白 2（methyl-CpG binding protein 2，MeCP2）发挥转录抑制作用，从而改善神经元的可塑性，抑制神经胶质激活和中风后的免疫细胞浸润。

环磷酸鸟苷 - 磷酸腺苷合成酶（cyclic GMP-AMP synthase，cGAS）是一种催化环鸟苷酸 - 腺苷酸（cGAMP）合成的 DNA 传感器，当 cGAS 酶感知到本不应该出现在细胞质的 DNA 时，就会与 DNA 结合催化生成 cGAMP，二聚化的 STING 与 cGAMP 结合，构象发生变化，激活 STING 信号通路，启动 I 型干扰素的表达。这是一种对抗微生物感染的防御机制，由自身 DNA 激活 cGAS 触发自身免疫性反应。在静息状态下，cGAS 的 circRNA 拮抗剂 cia-cGAS 与 cGAS 相互结合，可避免 cGAS 与自身 DNA 结合，抑制 cGAS 酶的活性，从而避免 cGAS 介导 I 型干扰素生成，保护长周期造血干细胞（long-term hematopoietic stem cell，LTHSC）免于衰竭。

2. circRNA 隔离蛋白质与 RNA 的结合　在这一类型的调控中，circRNA 通常是与 RBP 结合，隔离 RBP 与 mRNA 结合，从而调控 mRNA 的剪接、翻译和稳定性，直接参与转录后调控。精氨酸 / 丝氨酸富集剪接因子 1（serine and arginine rich splicing factor 1，SRSF1）能与 SRF3 pre-mRNA 结合，增强 SRSF3 pre-mRNA4 号外显子的跳跃性，产生不含 4 号外显子的 SRSF3 变体。SRSF1 和不含 4 号外显子的 SRSF3 变体均能上调 PTBP1，促进胶质瘤细胞迁移和黏附。circSMARCA5 能隔离 SRSF1 与 SRSF3 pre-mRNA 的结合，从而抑制胶质母细胞瘤（GBM）的细胞迁移。血管内皮生长因子 A（VEGFA）pre-mRNA 也可以被 SRSF1 选择性剪接，其异常剪接导致 GBM 中促血管生成亚型和抗血管生成亚型的比例发生改变。

除了破坏剪接因子网络外，circPABPN1 还隔离了能稳定多腺苷结合蛋白核 1（PABPN1）mRNA 的 HuR，从而降低 PABPN1 水平，抑制海拉（HeLa）细胞增殖。它还阻止 HuR 与自噬相关 16 样 1（autophagy-related 16 like 1，ATG16L1）蛋白 mRNA 结合，并导致随后的自噬缺陷，引发炎性肠病。

circANRIL 似乎能通过其线性对应物 linANRIL 抑制动脉粥样硬化进程。核蛋白 pescadillo 核糖体生物发生因子（pescadillo ribosomal biogenesis factor 1，PES1）与 circANRIL 相互作用强烈。circANRIL 通过占据 PES1 的 C 端富含赖氨酸区域来阻止核酸外切酶介导的 pre-rRNA 成熟，并破坏核糖体的合成和组装，导致核胁迫。其产生的后果就是，P53 被激活并在细胞核中积累，从而诱导动脉粥样硬化斑块的凋亡。

3. circRNA 隔离蛋白质与其他蛋白质结合　circRNA 促进蛋白质之间的解离相似，circRNA 能隔离蛋白质的相互作用，阻断蛋白质之间的接触。例如，circGSK3β 通过降低 GSK3β 对 β-catenin 的磷酸化以及随后的泛素化来促进 ESCC 的迁移和侵袭。CDR1as 可以阻断 P53 与 MDM2 的结合，从而减轻 P53 的泛素化作用，保护细胞不发生 DNA 损伤。

一项关于线粒体基因组编码的 circRNA 的研究发现，脂肪性肝炎相关 circRNA ATP5B 调控因子（steatohepatitis-associated circRNA ATP5B regulator，SCAR）可以与线粒体通透性转换孔（mitochondrial permeability transition pore，mPTP）复合体中的 ATP 合成酶 b 亚基（ATP synthase subunit b，ATP5B）结合，阻断 mPTP 对亲环素 D 的作用，关闭 mPTP 并抑制线粒体 ROS 输出，激活成纤维细胞。然而，脂质超载诱导的内质网应激（模拟从非酒精性脂肪肝炎患者分离的肝成纤维细胞）能抑制 C/EBP 同源蛋白（C/EBP homologous protein，CHOP）介导的过氧化物酶体增殖物激活受体 γ 辅激活因子 1α（peroxisome proliferator-activated receptor γ coactivator 1 alpha，PGC-1α），从而下调 SCAR。

然而，目前的研究大多只是观察到 circRNA 具有隔离蛋白质的作用，很少有研究报道 circRNA 如何影响蛋白质。人们对这种模式下两个蛋白质分子的构象、稳定性、丰度、分布、修饰等方面发生的变化知之甚少，还需更加深入地研究。

（七）为染色质招募蛋白质

一些研究显示 circRNA 能结合顺式元件来控制转录因子或调节基因的表观修饰，从而改变基因表达模式。本部分内容将从 circRNA 招募转录因子、招募 DNA/ 组蛋白修饰酶和招募染色质重塑因子三部分来讨论 circRNA 招募蛋白质发挥的功能。

1. 招募转录因子 我们通过几个例子来阐述 circRNA 是如何招募转录因子发挥生物学功能的。circRNA 将转录激活子招募到启动子区域。敲除 *circRHOT1* 基因可抑制肝癌细胞的增殖、迁移和侵袭。*circRHOT1* 能招募 60kDa 的 Tat 相互作用蛋白（Tat interactive protein 60kDa，TIP60）结合到核受体 2 亚族 F 组第 6 成员（nuclear receptor subfamily 2 group F member 6，NR2F6）基因启动子，启动 NR2F6 转录。circAnks1a 在脊髓神经结扎后的背角神经元中表达上调，可增加中枢敏感化和行为超敏性。细胞质中的 circAnks1a 能增强 transportin-1 介导的 YBX1 的核易位，之后定位于细胞核的 circAnks1a，将 YBX1 招募到血管内皮生长因子 B（VEGFB）启动子上并激活 VEGFB 转录。细胞质定位的 circAnks1a 还能发挥"海绵"作用富集靶向 VEGFB mRNA 的 miR-324-3p，提升 VEGFB 表达，增强神经元的兴奋性和对神经损伤引起的疼痛反应。

2. 招募 DNA/ 组蛋白修饰酶 在表观基因组中，共价修饰酶被招募到染色质上的甲基化 DNA 位点和甲基化 / 乙酰化组蛋白位点，改变染色质构象，开启或关闭基因表达。circFECR1 能招募 10 ～ 11 号染色体易位 1（ten-eleven translocation 1，TET1）蛋白结合到 Friend 白血病病毒整合蛋白 1（Friend leukemia virus integration 1，FLI1）基因启动子上，诱导 DNA 发生去甲基化，激活 FLI1 转录，增强乳腺癌的侵袭能力。circMRPS35 通过将赖氨酸乙酰转移酶 7（lysine acetyltransferase 7，KAT7）招募到 Foxo1/3a 启动子上，引起 H4K5 乙酰化，从而抑制胃癌细胞的增殖和侵袭。相比之下，circAGFG1 和 circLRP6 均能招募 Zeste 同源物 2 增强子（enhancer of Zeste homolog 2，EZH2）靶向结合基因启动子，诱导启动子发生甲基化并抑制启动子转录。

3. 招募染色质重塑因子 circDONSON 能招募核小体重塑因子（nucleosome remodeling factor，NURF）——一种染色质重塑复合物，与 SRY 盒转录因子 4（SRY box transcription factor 4，SOX4）启动子结合并激活其转录，从而促进胃癌细胞的增殖、迁移和侵袭。相反，circKcnt2 通过将核小体重塑脱乙酰化酶（nucleosome remodeling deacetylase，NuRD）复合物招募到 *Batf* 基因的启动子上抑制其转录，从而抑制先天性结肠炎。

细胞如何获得新的身份或如何响应各种环境因素进行重编程已经引起人们的注意。转录因子和基因组三维结构之间的相互作用触发了细胞命运的决定机制。确定 circRNA 如何塑造染色质构象，以及研究 circRNA 和转录组之间的关系具有十分重要的意义。

（八）形成 circRNA- 蛋白质 -mRNA 三元复合物

circRNA- 蛋白质 -mRNA 三元复合物在 circRNA 和蛋白质的相互作用中十分常见，以下将讨论 circRNA- 蛋白质 -mRNA 三元复合物是如何调节 mRNA 稳定性以及如何直接调节 mRNA 翻译的。

1. 调节 mRNA 稳定性 通常 circRNA 能促进 RBP 与 mRNA 的结合，从而稳定 mRNA 并增强翻译水平。circNSUN2 与 IGF2BP2 和高速泳动族 A2（high mobility group A2，HMGA2）mRNA 结合，形成三元复合物，稳定 HMGA2 mRNA，促进 HMGA2 表达；上调的 HMGA2 能诱导上皮 - 间质转化，加剧了结直肠癌对正常组织的侵袭破坏。circPOK 与其对应的编码 Pokemon 蛋白的 mRNA 功能完全相反。circPOK 能与白细胞介素增强因子结合因子 2/3（interleukin enhancer binding factor 2/3，ILF2/3）复合物相互作用，通过 ILF2/3 来支持 IL-6 和 VEGF mRNA 的稳定性。它还能增强 ILF2/3 在 IL-6 启动子上的占用。总的来说，circPOK 可以在转录和转录后水平上调控肿瘤细胞的分泌量。

2. 调节 mRNA 翻译 有研究发现，circRNA 被困在 mRNA 和核糖体之间，扮演着刹车和阻碍翻译的角色。circMALAT1 通过 11 个互补碱基和 IRES 位点分别与肿瘤抑制因子 PAX5(paired box 5）mRNA 和核糖体形成三元复合物，阻断了 PAX5 mRNA 的翻译；circMALAT1 还能通过"海绵"作用吸附 miR-6887-3p 并激活 JAK2/STAT3 信号。这两种途径都促进了肝细胞癌（HCC）干细胞的自我更新。还有研究表明，circRNA 能介入翻译起始机制。circYap 不仅能与其线性对应的 Yap mRNA 结合，还能与 eIF4G 和 PABP 结合，形成四聚体。这个四聚体阻碍了 PABP 和 eIF4G 之间的相互作用，从而阻止了 Yap 翻译的启动。这两项研究都描述了 circRNA 如何控制翻译，前者描述了 circRNA 如何中断延伸过程，后者则解释了 circRNA 如何抑制翻译起始。circRNA 也能促进 mRNA 的翻译。circMYBL2 通过加强 PTBP1 和 FMS 样酪氨酸激酶 3（FMS-like tyrosine kinase 3，FLT3）mRNA 之间的相互作用并促进翻译，促使急性髓细胞性白血病病情加重。

由此可见，circRNA 能在转录水平、表观遗传水平和翻译水平上发挥生物学功能。然而，circRNA- 蛋白质 -mRNA 三元复合物的精确结构以及复合物的组装、连接和拆卸机制尚未被完全解释清楚。

（九）蛋白质易位

最常见的细胞内易位发生在细胞核和细胞质之间。根据 circRNA 的定位和由 circRNA 引导的蛋白质再分配，可将蛋白质细胞内易位情况分为四类：① circRNA 引起蛋白质核滞留；②细胞质或穿梭 circRNA 促进蛋白质入核；③细胞质 circRNA 导致蛋白质在细胞质内滞留；④核定位 circRNA 或穿梭 circRNA 促进蛋白质的核输出。前两者导致核易位，后两者导致蛋白质的细胞质易位。

1. circRNA 促进蛋白质的核易位 *c-myc* 基因是著名的癌基因。核定位的 circAmotl1 能直接与 c-myc 蛋白结合，增加和稳定 c-myc 蛋白在细胞核中的定位，进而增强 c-myc 与下游基因启动子的亲和力，促进乳腺癌细胞的增殖和侵袭，抑制肿瘤细胞凋亡。一项研究表明，circAmotl1 与 STAT3 相互作用，促进其核移位。定位于细胞核的 STAT3 结合 DNMT3a 启动子并激活转录。DNMT3a 可使 miR-17 启动子甲基化，从而上调 miR-17-5p 靶点基因的表达，如纤连蛋白、DNMT3a 和 STAT3。这些因子形成一个正反馈回路，促进成纤维细胞增殖、存活、粘连和迁移，共同加速伤口修复。

2. circRNA 促进蛋白质的细胞质易位 过表达 circFoxo3 能将抗衰老蛋白 DNA 结合抑制剂 1（inhibitor of DNA binding 1，ID-1）和 E2F1 以及抗应激蛋白酪氨酸激酶 2（FAK2）和 HIF1α 保留在细胞质中，诱导心脏衰老和加重阿霉素诱导的心肌病，并破坏 ID-1、E2F1、HIF1α 这些主要在细胞核中发挥作用的转录因子的功能（FAK 主要定位于线粒体中）。瓦尔堡效应（Warburg effect）认为，正常分化的细胞主要依靠线粒体的氧化磷酸化为细胞供能，而大多数肿瘤细胞则依赖有氧糖酵解。在胆囊癌中，circFOXP1 通过增加 PTBP1 的细胞质易位，使 PTBP1 结合到丙酮酸激酶 L/R（pyruvate kinase L/R，PKLR）的 3′-UTR 和 mRNA 编码区，保护 PKLR 免受降解，促进肿瘤的瓦尔堡效应，加剧肿瘤生长。

3. circRNA 与蛋白质的其他亚细胞定位 有研究表明，circRNA 能将蛋白质转运到核仁、细胞膜或线粒体。circERBB2 主要聚集在细胞核内，能促进胆囊癌细胞的增殖。对恶性肿瘤来说，核糖体的合成十分关键，且癌症的特征之一是 Pol Ⅰ 执行的核糖体 DNA（rDNA）异常转录。circERBB2 会增加增殖关联蛋白 2G4（proliferation-associated 2G4，PA2G4）的核定位，促进 PA2G4 与 Pol Ⅰ 转录因子 TIFIA 的相互作用并将 Pol Ⅰ 招募到 rDNA 启动子上。然而，circERBB2 如何移动 PA2G4 以及 circERBB2 是否锚定其他参与 rDNA 转录蛋白的更详细机制尚不清楚。circSKA 能将 Tks5 招募到细胞膜上，在 circSKA3 与肌动蛋白（actin）、Tks5 和整合素 β$_1$ 共定位的地方诱导形成侵袭性伪足，从而增强乳腺癌的侵袭和转移。但是 Tks5 并不直接与整合素 β$_1$ 结合，而是形成了一个由 circSKA3 桥接的三元复合物。

综合目前的研究，蛋白质的再分配通常伴随着活性的增强或减弱，以及对靶点的激活或阻碍，从而增强或抑制蛋白质功能并产生相应的下游变化。然而，关于蛋白质的运输和 circRNA 本身之间的关系还需进一步深入研究。

三、circRNA 与疾病

基于 circRNA 的功能，科学家们研究了 circRNA 在生理和病理中的作用。现有证据表明，circRNA 与自噬、凋亡、细胞周期和增殖有关，表明 circRNA 可能在疾病中发挥作用，有望作为临床诊断标志物和治疗靶点。

有研究发现，circRNA 在哺乳动物大脑中的表达水平比其他组织更高，这促使许多研究人员开始探索 circRNA 在神经系统疾病中的作用。有研究观察到 ciRS-7 和 miR-7 高度共定位，特别是在大脑新皮质和海马神经元中；进一步研究发现 ciRS-7 可以发挥其"海绵"作用来调节 miR-7 水平，而 miR-7 与帕金森病相关，并与多种癌症信号通路有关。研究认为，ciRS-7 是神经元功能的一个关键因素，也是神经障碍和脑瘤发展的一个重要候选因素。这项研究拉开了 circRNA 和神经系统疾病领域研究的序幕。

1. circRNA 和阿尔茨海默病 对阿尔茨海默病（Alzheimer disease，AD）的研究显示，与年龄匹配的健康对照组相比，AD 患者海马 CA1 区的 ciRS-7 水平显著降低。因此，科学家们预测，ciRS-7 缺失可能导致 miR-7 靶点（如 AD 相关的靶点 UBE2A）的选择性表达降低。之后的研究证实了这个猜想，发现 ciRS-7 抑制了 NF-κB 的翻译，并诱导其定位到细胞质中，进而抑制 UCHL1 的表达，促进其在 β 淀粉样蛋白的生成中起作用，以及 β 淀粉样前体蛋白（amyloid-β precursor protein，APP）和 β 分泌酶（β-secretase，BACE1）的降解。基于这些研究结果，人们预测 ciRS-7 可以作为治疗 AD 的有效靶点。

2. circRNA 和其他神经系统疾病 FUS/TLS 蛋白是一个多功能的 DNA/RNA 结合蛋白，主要定位于细胞核，但可以在细胞核与细胞质中穿梭。FUS 蛋白在 RNA 的转录、RNA 的剪接和 miRNA 的加工等过程中发挥着重要作用。FUS 蛋白病是一组致命性、累及多种神经元的神经退行性疾病，包括 FUS 相关的额颞叶脑退行性病变 / 痴呆（frontotemporal lobar degeneration/dementia，FTLD）和运动神经元疾病，如肌萎缩侧索硬化（amyotrophic lateral sclerosis，ALS）等。

有研究使用第二代测序技术分析神经损伤诱导的神经性疼痛（neuropathic pain，NP）大鼠脊髓中差异表达的非编码 RNA，结果显示神经损伤后 14 天，有 188 个 circRNA 显著失调，表明 circRNA 在 NP 发病机制中发挥了关键作用。

在另一项研究中，科学家们对多系统萎缩（multiple system atrophy，MSA）患者的脑组织样本进行 circRNA 测序，发现了 5 个过表达的 circRNA，即 IQCK、MAP4K3、EFCA11、DTNA 和 MCTP1，并发现这些 circRNA 在 MSA 皮质组织的蛋白质中过表达。

一项 circRNA 与脑缺血再灌注损伤关系的研究发现，在缺氧 - 葡萄糖剥夺 / 再氧处理过程中 HT22 细胞有 15 个 circRNA 表达显著改变，并证实其中表达上调的 mmu-circRNA-015947 参与了脑缺血再灌注损伤。对急性缺血性脑卒中患者和小鼠脑卒中模型的研究则发现，circDLGAP4 在血浆中被下调；过表达 circDLGAP4 能发挥"海绵"作用吸附 miR-143，促进 HECD1 表达，改善卒中小鼠模型的梗死区和血脑屏障损伤。该研究提示，circDLGAP4 可能是急性缺血性损伤的一种新的治疗靶点。

关于铅对发育中的神经系统毒性作用的研究发现，circRar1 通过 miR-671 可介导铅毒性反应中的神经元凋亡，这为治疗铅中毒提供了一种新的方法。circRNA 也与药物滥用和神经炎症障碍有关，如在注射了甲基苯丙胺或脂多糖（LPS）的模型中，circHIPK2 表达上调，进而靶向结合 miR-124 和 sigma-1 受体并介导自噬和内质网应激增加，从而增强了星形胶质细胞的激活。

3. circRNA 和心血管疾病 多项研究表明，circRNA 在心血管疾病的发生、发展中发挥着重要作用，如 hsa_circ_0005870 在高血压患者中显著下调，hsa_circ_0002062 和 hsa_circ_0022342 在慢性血栓栓塞性肺动脉高压（CTEPH）患者的血液样本中表达下调。生物信息学分析表明，这些 circRNA 可能对 CTEPH 的发育至关重要。除了高血压，已有越来越多的研究关注 circRNA 在心脏和血管功能中的作用。

（1）circRNA 与心脏疾病：Syr circRNA 是第一个被发现的具有内源性"海绵"作用的 circRNA，包含 16 个 miR-138 结合位点，巧合的是 miR-138 能保护心肌细胞免受缺氧诱导的凋亡，因此有研究者预测 Syr circRNA 可能调控缺氧诱导的心肌细胞凋亡。2016 年首次报道了 circRNA 参与心脏生理和病理调节的确切证据：一种被命名为 HRCR 的 circRNA 可以与 miR-223 结合并隔离 miR-223，去除带有 CARD 结构域（ARC）的凋亡抑制因子的翻译抑制。在 ARC 转基因小鼠中，心肌肥厚症状有所改善，而过表达 HRCR 亦能改善心肌肥厚，两者表型一致，说明 miR-223 通过调控靶基因 ARC 来参与心肌肥厚、心力衰竭的调控，而 circRNA HRCR 可减弱 miR-223 对 ARC 的抑制作用，这与减少其肥厚性反应的作用一致。该研究提示，circRNA HRCR 可能是心肌肥厚和心力衰竭治疗的一个有效靶点。有研究发现，circRNA MFACR/miR-652-3p/MTP18 轴参与了线粒体动力学、心肌细胞凋亡和心肌梗死的调控，提示 circRNA MFACR 可能是心血管疾病潜在的治疗靶点。另一项研究显示，ciRS-7（Cdr1as）能作为 miR-7 的"海绵"增加 SP1 和 PARP 的表达，提示过表达 Cdr1as 能使心肌梗死病情恶化加速。circRNA 参与心脏衰老的研究表明，circ-Foxo3 在人类和小鼠的衰老心脏中表达均有增加。circFoxo3 作为细胞衰老的正调控因子，已发现 circFoxo3 能与 ID-1、E2F1、FAK 和 H1F2α 相互作用并将这些蛋白质保留在细胞质中，限制它们的抗应激和抗衰老作用，从而促进心脏衰老，这也提供了一种新的潜在的心脏病治疗策略。

（2）circRNA 与血管疾病：circRNA 在血管疾病中也发挥着重要作用。有研究证实，缺氧条件能诱导血管内皮细胞中 circRNA cAFF1、cZNF292 和 cDENND4C 的表达上调，同时下调 circRNA cTHSD1 的表达，并证实 cZNF292 具有促血管生成活性。hsa_circ_000595 在缺氧的主动脉平滑肌细胞中异常高表达；在人主动脉平滑肌细胞中敲除 hsa_circ_000595 能通过 miR-19a 介导降低细胞凋亡率。此外，有报道称 hsa_circ_0003575 可抑制氧化型低密度脂蛋白（oxLDL）诱导的血管内皮细胞增殖和血管生成，为动脉粥样硬化诱导的血管内皮细胞损伤提供新的潜在治疗靶点；circWDR77 通过 miR-124-FGF2 轴促进血管平滑肌细胞增殖和迁移，提示 circRNA 可能是糖尿病相关血管病变的一个新的治疗靶点。由于 hsa_circ_0124644 的外周血水平可以作为冠状动脉疾病的诊断性生物标志物，circRNA 也可以作为血管疾病的生物标志物。

4. circRNA 和癌症 许多研究表明，circRNA 与多种肿瘤密切相关。这些研究可以分为两大类：一类是检测 circRNA 的不同表达模式，以识别癌症诊断的潜在生物标志物，另一类是检测 circRNA 在癌症发生、发展中的调控作用。

circRNA 在癌症诊断中的作用十分明显。早期诊断在癌症治疗中非常重要，癌症诊断一直是全球科学家的研究热点。新的癌症诊断方法不断出现，在过去的几年里，由于对 circRNA 的了解不断深入，研究者们认识到 circRNA 在肿瘤诊断中具有潜在作用。作为生物标志物，circRNA 有几个显著的特征。①高丰度：与典型的线性 mRNA 转录物相比，circRNA 的表达水平显著增加。在低增殖性的细胞或器官（如大脑和血液）中，circRNA 的丰度更高。②高稳定性：由于 circRNA 具有共价闭合环结构，缺乏 5′-3′ 极性和 poly(A) 尾，circRNA 更能抵抗 RNase R 或 RNA 外切酶，线性 RNA 具有更高的稳定性。③保守性：大多数 circRNA 在不同物种中的序列具有高度保守性。④特异性：circRNA 的表达具有组织特异性和（或）发育阶段特异性。⑤易检测性：circRNA 不仅可以在肿瘤组织中检测到，还可以在血液和唾液中检测到。所有这些特征使得 circRNA 适合作为癌症诊断的潜在生物标志物，并且已有大量文献研究 circRNA 在各种癌症临床诊断中的作用。

（1）circRNA 与胃癌：胃癌是人类最常见的癌症之一，最近的一系列证据支持 circRNA 参与了胃癌发生和发展的调控。与癌旁组织相比，hsa_circ_0000096 在胃癌组织中表达显著下调；进一步研究发现，hsa_circ_0000096 可以通过抑制 cyclin D1、CDK6、MMP-2 和 MMP-9 的表达来抑制胃癌细胞的增殖和迁移。关于胃癌组织和对应癌旁组织的 circRNA 测序显示，两者之间一些 circRNA 存在差异表达；其中 circPVT1 被发现在胃癌组织中上调表达，并通过"海绵"miR-125 家族成员促进细胞增殖。此外，circ_100269 在胃癌组织中被下调表达，并通过靶向 miR-630 抑制细胞增殖。实验证据也表明，circLARP4 在胃癌组织中下调表达，通过上调 miR-424 靶基因 LATS1，抑制细胞生长和肿瘤侵袭。

（2）circRNA 与结直肠癌：结直肠癌（CRC）是第三大最常见的癌症，具有较高的死亡率。研究发现，hsa_circ_0000069 在 30 个 CRC 组织中相比对应的癌旁组织具有高表达，下调 hsa_circ_0000069 能抑制细胞的增殖、迁移和侵袭，并通过诱导 G_0/G_1 期影响细胞周期。这表明 hsa_circ_0000069 可能是一个有希望的 CRC 治疗靶点。circCCDC66 和 circBANP 也在 CRC 肿瘤组织中过表达，并在 CRC 中发挥类似的作用。相反，hsa_circ_001988 在 CRC 肿瘤组织中表达下调，在分化和神经侵袭中起负向调控作用。hsa_circ_001569 通过 miR-145 靶向 E2F5、BAG4 和 FMNL2，是 CRC 细胞增殖和侵袭的正调控因子。同样，hsa_circ_0020397 通过"海绵"作用吸附 miR-138，促进端粒酶逆转录酶（TERT）和程序性死亡受体配体（PD-L1）的表达，调控 CRC 细胞的生存、凋亡和侵袭。CRC 组织中 cir-ITCH 的下调会抑制 Wnt/β-catenin 信号通路，促进 ITCH 表达，而上调 cir-ITCH 的表达则会减缓细胞增殖。ciRS-7 在许多生物学和疾病过程中发挥作用，上调 ciRS-7 能抑制 miR-7 从而激活癌基因 *EGFR* 和 *RAF1*，这表明 ciRS-7 可能在 CRC 中发挥作用。以上这些结果表明，circRNA 有望成为 CRC 治疗的新靶点。

（3）circRNA 与肝癌：肝癌是第五大最常见的癌症。很多研究表明，circRNA 与肝癌相关。circMTO1（hsa_circRNA_0007874/hsa_circRNA_104135）在肝癌组织中表达显著下调，并通过"海绵"吸收 miR-9、促进 P21 表达来抑制肝癌进展。此外，circMTO1 表达降低的肝癌患者生存率降低，提示 circMTO1 可能是肝癌治疗的一个潜在靶点。研究 ciRS-7 与肝癌之间的关系发现，与癌旁正常组织相比，ciRS-7 在肝癌组织中显著过表达。ciRS-7 还能通过靶向 miR-7 促进 CCNE1 和 PIK3CD 的表达，从而增强肝癌细胞的增殖和侵袭能力。以上研究表明，ciRS-7 可能是一种新的肝癌治疗靶点。circZKSCAN1 在肝癌组织中的表达显著低于其对应癌旁组织，能通过介导几种癌症相关信号通路抑制肝癌细胞的生长、迁移和侵袭；hsa_circ_0004018、circRNA_100338 和 circRNA_000839 也可能在肝细胞癌（HCC）的发展中发挥作用。

（4）circRNA 与消化道癌症：越来越多的证据表明，circRNA 与消化道癌症相关。circRNA_100290 能通过"海绵"作用富集 miR-29b 家族的成员来促进 CDK6 的表达，口腔鳞状细胞癌组织中 circRNA_100290 的表达水平明显高于癌旁组织，暗示其可能是一个潜在的口腔鳞状细胞癌治疗靶标。除了 circRNA_100290 外，circDOCK1 可能是口腔鳞状细胞癌的另一个潜在治疗靶点，因为 circRNA 可作为竞争性内源 RNA，通过 circDOCK1/miR-196a-5p/BIRC3 轴调控 BIRC3 表达，沉默 circDOCK1 或上调 miR-196a-5p 均可减少 BIRC3 形成，促进口腔鳞状细胞癌细胞凋亡。一项包含了 684 例食管鳞状细胞癌及其癌旁组织的研究表明，cir-ITCH 在食管鳞状细胞癌中表达较低。cir-ITCH 可能通过"海绵"吸除 miR-7、miR-17 和 miR-214 来增加 ITCH 水平，从而在食管鳞状细胞癌中发挥抑瘤作用。另一个 circRNA hsa_circ_0067934 在食管鳞状细胞癌组织中也呈现出过表达，可能是食管鳞状细胞癌的治疗靶点。

（5）circRNA 与骨肉瘤：越来越多的证据表明，circRNA 在骨肉瘤的发病机制中发挥了关键作用。例如，hsa_circ_0016347 通过靶向 miR-214 上调 caspase-1 的表达，促进骨肉瘤细胞的增殖、侵袭和转移。circUBAP2 通过增强 miR-143 靶蛋白 Bcl-2 的表达促进骨肉瘤的发展。此外，hsa_circ_0001564 在骨肉瘤组织中表达水平升高，并通过"海绵"吸附 miR-29c-3p 促进致瘤性；hsa_circ_0009910 通过调控 miR-449a 及其下游靶点 IL6R 的表达促进骨肉瘤的癌变。

（6）circRNA 与其他类型肿瘤：circRNA 在其他类型肿瘤的研究中也广受关注。对 cir-ITCH 在肺癌中的作用进行研究，发现 cir-ITCH 能通过发挥"海绵"作用富集具有致癌性的 miR-7 和

mir-214，导致 ITCH 发生过表达，抑制肺癌组织中 Wnt/β-catenin 信号通路激活。hsa_circ_0000064 在肺癌组织中表达上调，可促进细胞增殖和转移；circ_0013958/miR-134/cyclin D1 轴参与肺腺癌的发生和发展。与正常乳腺、皮肤和脂质组织相比，circFoxo3 在小鼠乳腺肿瘤组织中的表达下调，并能促进癌细胞的存活和增殖，抑制肿瘤生长。hsa_circ_0001982 通过靶向 miR-143 可促进乳腺癌细胞的癌变。更多的研究表明，hsa_circ_0006528、circ-ABCD10、hsa_circ_006054、hsa_circ_100219 和 hsa_circ_406697 可能也在乳腺癌中发挥作用。在透明细胞肾细胞癌中，circHIAT1 能发挥转移抑制剂的作用，抑制雄激素受体增强的透明细胞肾细胞癌细胞迁移和侵袭，雄激素受体 circhiat1 介导的 miR-195-5p/29a-3p/29c-3p/CDC42 信号通路参与了这个调控过程。在膀胱癌组织中，过表达 circTCF25 可以下调 miR-103a-3p 和 miR-107，增加 CDK6 的表达，从而促进肿瘤细胞的增殖和迁移。circRNA MYLK/miR-29a-3p/DNMT3B/VEGFA/ITGB1 调控网络则与膀胱癌相关；circHIPK3 也可以通过靶向 miR-558 和肝素酶（heparanase）抑制膀胱癌的生长和转移。在前列腺癌中的研究发现，circ-SMARCA5 通过抑制细胞凋亡和促进细胞周期在前列腺癌中发挥癌基因的作用。hsa_circRNA_100395/miR-141-3p/miR-200a-3p 轴可能参与了甲状腺乳头状癌的发生和调控。此外，还有研究报道 cZNF292 和 circ-TTBK2 分别通过 Wnt/β-catenin 信号通路和 miR-217/HNF1β/Derlin-1 信号通路调控神经胶质瘤；circ-FBXW7I 可能通过编码功能蛋白 FBXW7-185aa 与神经胶质瘤的预后相关。在胰腺癌中的研究发现，circ_100782 通过 IL6-STAT3 通路经"海绵"作用吸除 miR-124，可促进胰腺癌增殖。

5. circRNA 与其他疾病

（1）circRNA 与免疫系统疾病：在复发缓解型多发性硬化患者的外周血单个核细胞中，编码自 *GSDMB* 基因 4 号和 5 号外显子的 ecircRNA 表达水平显著高于对照组的正常人，有可能作为多发性硬化的诊断生物标志物。circRNA 对调节免疫反应也具有重要作用，能保护细胞免受微生物感染。小鼠的 mcircRasGEF1B 以及其在人中的同源基因 hcircRasGEF1B，能调节 ICAM-1 mRNA 的稳定性，诱导巨噬细胞细胞中 LPS 诱导的 ICAM-1 表达；这个调控机制表明，circRasGEF1B 是 TLR4/LPS 通路中 ICAM-1 的正向调控因子。circRNA 也能调节巨噬细胞的分化和极化。巨噬细胞能通过两种不同的途径被激活，即经典激活（M1 极化）和替代激活（M2 极化）。在这两种激活状态下，circRNA 表达模式呈现出明显差异，与 M2 极化的细胞相比，circRNA-003424、circRNA-013630、circRNA-001489 和 circRNA-018127 在 M1 极化细胞中表达显著下调，而 circRNA-00378、circRNA-010056 和 circRNA-010231 在 M1 极化细胞中表达显著上调。

（2）circRNA 与衰老：circRNA 在光老化中的作用也有所研究。RNA 深度测序鉴定出 29 个在紫外线 A（UVA）辐照和未辐照的人皮肤成纤维细胞中显著表达差异的 circRNA，其中 circCOL3A1-859267 在辐照细胞中的表达下调最为显著。后续研究显示，Ⅰ型胶原蛋白在光老化的人真皮成纤维细胞中受 circCOL3A1-859267 调控，提示这个 circRNA 可能是一个新的光老化治疗靶点。一项关于衰老的研究发现，circRNA 在衰老小鼠的大脑中积累，但这种与年龄相关的积累并没有在全身广泛存在，如在衰老的心脏中。这些发现表明，circRNA 可能在与年龄相关的神经功能衰退中发挥生物学作用。另一项衰老研究表明，circPVT1 在衰老的成纤维细胞中下调，并发挥 let-7 "海绵"的作用，降低多种增殖蛋白（如 IGF2BP1、KRAS 和 HMGA2）的表达水平。

（3）circRNA 与糖尿病：糖尿病是世界范围内常见的健康问题之一，全球数亿糖尿病患者中约有一半未被诊断。最近研究发现，外周血 hsa_circ_0054633 水平与糖尿病相关，可能是糖尿病前期和 2 型糖尿病的诊断性生物标志物。在小鼠 B 细胞中，circRNA CDR1as 能在 miR-7 的介导下靶向 Pax6 和 Myrip，促进胰岛素的合成和分泌，这表明该 CDR1as 可能是一种新的糖尿病治疗靶点。糖尿病血管并发症是糖尿病患者致残和高死亡率的主要原因，circHIPK3 可通过"海绵"吸收 miR-30a-3p 来增加 VEGFC、FZD4 和 WNT2 的表达，沉默 circHIPK3 则可缓解视网膜血管疾病，这表明 circHIPK3 的沉默是控制增生型糖尿病视网膜病变的潜在治疗靶点。此外，在糖尿病视网膜病变患者的血浆、玻璃体和纤维血管膜中 circ_0005015 表达上调。circ_0005015

能作为 miR-519d-3p "海绵"增加 MMP-2、XIAP 和 STAT3 的表达，也能促进视网膜内皮血管生成。

　　基于以上概述的 circRNA 与多重疾病的关系，circRNA 可能作为有效的靶点进行治疗药物研发。控制天然 circRNA 在人体特定组织和细胞中的表达，可能比用合成分子（如修饰的化学药物和 RNA 干扰构建物）获得的 circRNA 产生的副作用大大减少，从而增加 circRNA 的价值，这种控制可能是未来基因治疗的一个有意义的方向。circRNA 的一个主要优势是充当 miRNA "海绵"，因此可以通过研究内源性 circRNA "海绵"结构来设计和开发有效的"人工海绵"，最终调控疾病中的 miRNA 功能。"人工海绵"为靶向 miRNA 药物的开发开辟了新的前景。circRNA 治疗的另一个优势是其潜在的低脱靶效应，而 miRNA 和 siRNA 长度较短，其脱靶效应非常高，这是制约小分子 RNA 临床应用的一个重要问题。相反，由于 circRNA 结构的特异性和稳定性，这个问题不会阻碍 circRNA 治疗的进展。

第四节　非编码 RNA 数据库简介

一、miRNA 数据库

（一）miRBase 数据库

　　近年来，随着高通量测序的普及，在众多物种中发现了越来越多的 miRNA，因此建立 miRNA 数据库，整合和使用 miRNA 信息显得尤为重要。目前，miRNA 数据信息主要集中收录在 miRBase 数据库中（www.mirbase.org），这是一个关于 miRNA 全方位数据的重要公共数据库，提供了较为全面的 miRNA 序列注释、预测基因靶标等信息，供科研工作者免费使用。目前，V22.1 版数据库中收录了 38 589 条 miRNA 前体信息，同时还包括了 271 个物种的共 48 885 个成熟的 miRNA 产物信息。在这个数据库中，我们可以检索和查找 miRNA 相关的信息。点击首页工具栏的 "search" 按钮，可以进入搜索页面。在这个页面，可以通过 miRNA 的序列号、名字或关键词的信息进行搜索（图 3-2，图 3-3）。

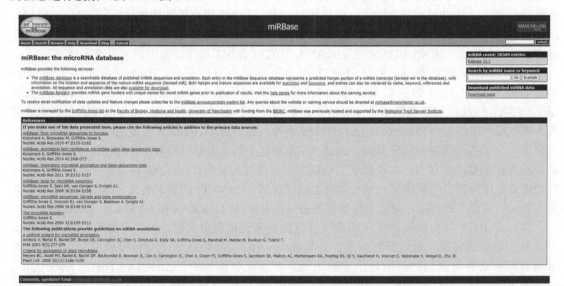

图 3-2　miRBase 数据库首页

miRBase
Search miRBase
By miRNA identifier or keyword
Enter a miRNA accession, name or keyword:
For clusters
Select organism and the desired inter-miRNA distance.
By tissue expression
Select organism and tissue.
By sequence
Search sequences:
Search method:
E-value cutoff:
Maximum no. of hits:
Show results only from specific organisms:

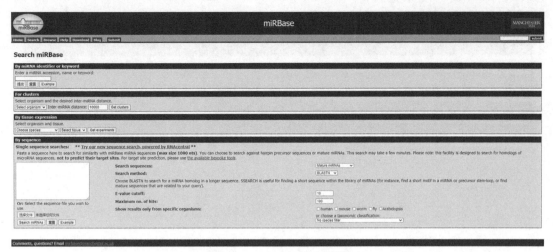

图 3-3 miRBase 搜索页面

（二）miRWalk 数据库

miRWalk 是一个综合性的 miRNA 靶基因数据库，收录了人、鼠、犬、牛等物种的 miRNA 靶基因信息。该数据库不仅记录了基因全长序列上的 miRNA 结合位点，还会将其与其他多个 miRNA 靶标预测程序的预测结合信息进行整合（图 3-4）。

miRWalk
News and Updates:
New version of miRWalk
Search for a single gene or miRNA
species human Gene miRNA search
Target Mining
miRNAs
Genes
Pathways
Diseases
Version of miRWalk

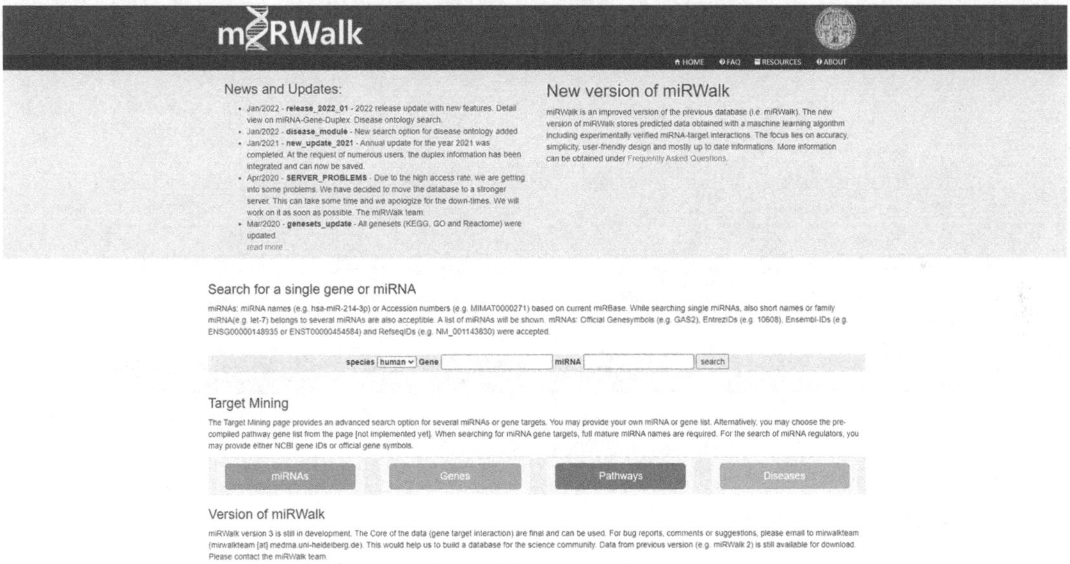

图 3-4 miRWalk 数据库首页

在 miRWalk 数据库，可以输入 miRNA 信息来预测其调控的靶基因。如图 3-5 所示，在 search 区域的 miRNA 栏目输入 miRNA 信息（miRBase 数据库中的 ID、编号、miRNA family 的名字均可），即可获得其潜在的靶基因信息（图 3-6）。

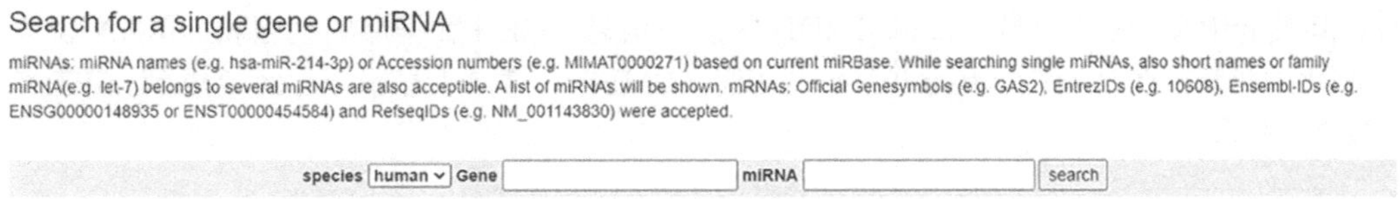

Search for a single gene or miRNA
miRNAs: miRNA names (e.g. hsa-miR-214-3p) or Accession numbers (e.g. MIMAT0000271) based on current miRBase. While searching single miRNAs, also short names or family miRNA(e.g. let-7) belongs to several miRNAs are also acceptible. A list of miRNAs will be shown. mRNAs: Official Genesymbols (e.g. GAS2), EntrezIDs (e.g. 10608), Ensembl-IDs (e.g. ENSG00000148935 or ENST00000454584) and RefseqIDs (e.g. NM_001143830) were accepted.
species human Gene miRNA search

图 3-5 miRWalk 数据库的检索

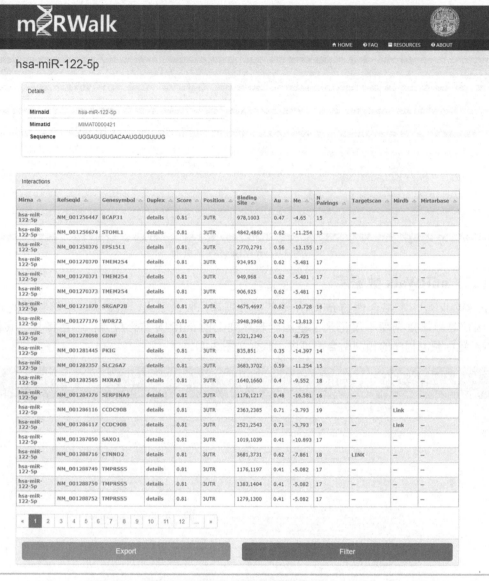

图 3-6　miRWalk 数据库的检索结果

（三）miRTarBase 数据库

miRTarBase 数据库是一个专门收集经实验证据支持的 miRNA-mRNA 靶标相互作用信息的数据库（图 3-7）。自 2011 年第一个版本的 miRTarBase 发布以来，经过实验验证的 miRNA- 靶标相互作用的数量在过去十几年里急剧增加。

miRTarBase 在 PubMed 文献数据库中搜索众多与 miRNA- 靶标相互作用相关的文章，提取有效的 miRNA 靶标相互作用实验证据，同时整合多个生物数据库和独立工具，如 miRBase 中的 miRNA 信息，来自 NCBI Entrez gene 和 RefSeq 的目标基因信息，来自 TransMir、miRSponge 和 SomamiR 的 miRNA 调控信息，来自 HMDD 的疾病信息，GEO 数据库的基因和 miRNA 表达谱，癌症基因组图谱（TCGA）；循环 miRNA 表达谱（CMEP）。表 3-1 显示了已经集成到 miRTarBase 中的数据库列表。

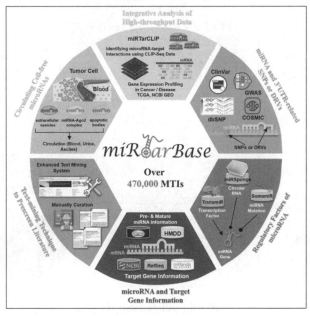

图 3-7 miRTarBase 数据库首页

表 3-1 miRTarBase 整合的数据库

类型	数据库名称
基因和 miRNA 数据库	miRBase、NCBI Entrez gene、NCBI RefSeq
与 SNP 或突变相关的数据库	SomamiR
与疾病相关的 miRNA 数据库	HMDD
与 miRNA 调控相关的数据库	TransMir、miRSponge
miRNA 表达	CMEP、Gene Expression Omnibus（GEO）、the Cancer Genome Atlas（TCGA）

最新的 miRTarBase 数据库从 11 021 篇研究文章中收集了 4312 个 miRNA 和 23 426 个靶基因之间的 479 340 个 miRNA- 靶标相互作用信息，包括来自血液循环的 miRNA 表达谱。此外，该数据库综合构建了 miRNA、调控因子和靶标之间的调控网络，为研究 miRNA 的调控机制提供了一个扩展的平台。图 3-8 显示了 miRTarBase 界面。用户可以通过不同的查询来搜索感兴趣的 miRNA- 靶标相互作用，或者直接浏览基于不同类别的 miRNA 列表：按 miRNA 名称、按目标基因、按途径、按验证方法、按疾病、按文献、按 miRNA 名称、按目标基因、按疾病或按物种。用户也可以探索调控因子，如 circRNA 和转录因子，寻找感兴趣的 miRNA。

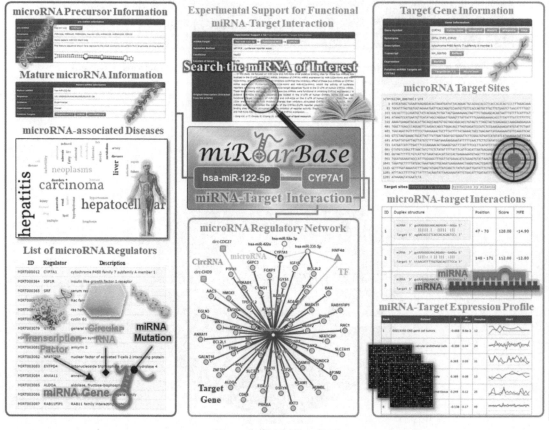

图 3-8　miRTarBase 界面

　　miRTarBase 界面能提供全面的 miRNA 相关信息，如 miRNA 前体、成熟 miRNA 信息、miRNA 相关疾病、miRNA 调控因子、支持证据、miRNA 调控网络显示、靶基因信息、miRNA 靶位点、miRNA 及其靶基因的表达谱。

（四）TarBase 数据库

　　TarBase 数据库是用于检索有实验证据支持的 miRNA 靶基因数据库。在其最近更新的 v8 版本中有超过 100 万个条目，对应约 67 万个独特的 miRNA- 靶标对，数据来源于 600 多种细胞或组织。这个数据库整合了细胞型特异性 miRNA 基因调控的信息，同时报道了数十万个 miRNA 结合位置，可以通过不同的过滤条件（如物种、方法、细胞类型和组织等信息组合）来筛选信息，方便地检索阳性和阴性 miRNA 靶标。

　　图 3-9 展示了 TarBase 数据库的主要功能。在图中标识（1）处，用户可以输入关键词查询 miRNA 和基因相关信息。在图中标识（2）处，用户可以按需求选择筛选标准，如物种、组织 / 细胞类型、方法、类型的验证（直接 / 间接）、数据库来源等；搜索结果会展示在右侧（3）处，并可根据基因和（或）miRNA 名称、实验数量、出版物和支持它们的细胞类型 / 组织、相互作用等按升序或降序排序 [图中标识（4）]。图中标识（5）处，显示了基因和 miRNA 细节，提供了与 Ensembl、miRBase 和 DIANA 疾病标签等信息相关的链接。图中标识（6）处，提供了相关实验的详细信息，如方法、细胞类型 / 组织、实验条件和参考文献链接。绿色和红色分别代表正调控和负调控的有效性（请扫彩图 3-9 二维码）。图中标识（7）处，显示了 miRNA 结合位点的详细信息。图中标识（8）～（10）则分别链接到 DIANA-miRPath 功能分析资源、信息性帮助部分和

单独的数据库统计页面。

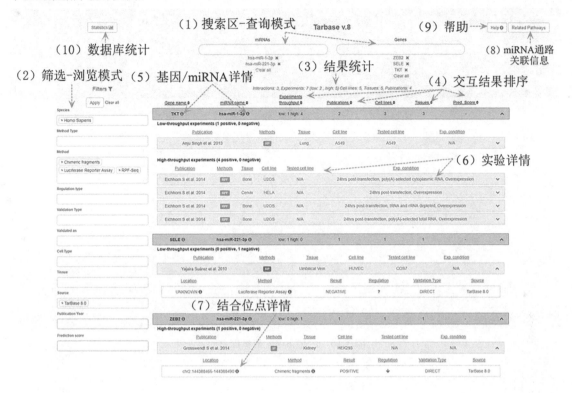

图 3-9 TarBase 数据库的主要功能

彩图 3-9

二、lncRNA 数据库

（一）LNCipedia 数据库

LNCipedia 数据库是一个提供 lncRNA 序列和注释的公共数据库。该数据库整合了 lncRNAdb、Broad Institute、Ensembl、Gencode、RefSeq、NONCODE、FANTOM 等数据库的 lincRNA 数据，建立了统一的 ID 命名系统，能提供 lncRNA 在基因组位置、长度、结构、miRNA 结合信息等中的数据。当前版本数据库包含 127 802 个转录物和 56 946 个基因信息（图 3-10）。

如图 3-11 所示，在首页搜索栏输入关键词，即可获得搜索结果；不仅如此，还可以在这个结果界面进一步选择搜索范围，从而获得更精确的搜索结果。点击"Transcript ID"可以获得该转录物的替代转录名称、替代基因名称、RNA 序列、蛋白质编码潜力、lncRNA 保守性等信息。

（二）LncRNADiease v2.0 数据库

LncRNADiease v2.0 数据库收入了文献报道的与疾病相关的 lncRNA 数据，同时也可对新的 lncRNA 进行与疾病关联预测。在最新版本的数据库中，其提供的 lncRNA 与疾病的关联性更强，能为每个 lncRNA- 疾病关联提供可信度评分，还能提供 lncRNA、mRNA 和 miRNA 之间的转录调控关系。目前该数据库已收录了 19 166 条 lncRNA 信息和 529 种疾病信息（图 3-12）。

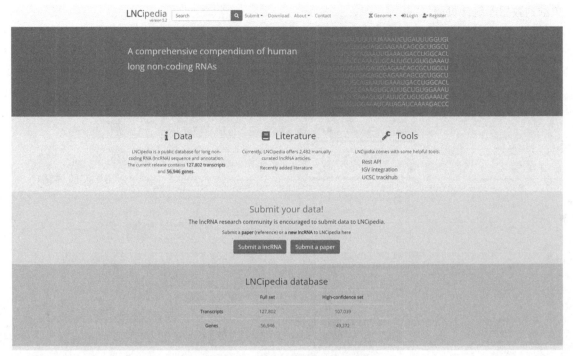

图 3-10　LNCipedia 数据库首页

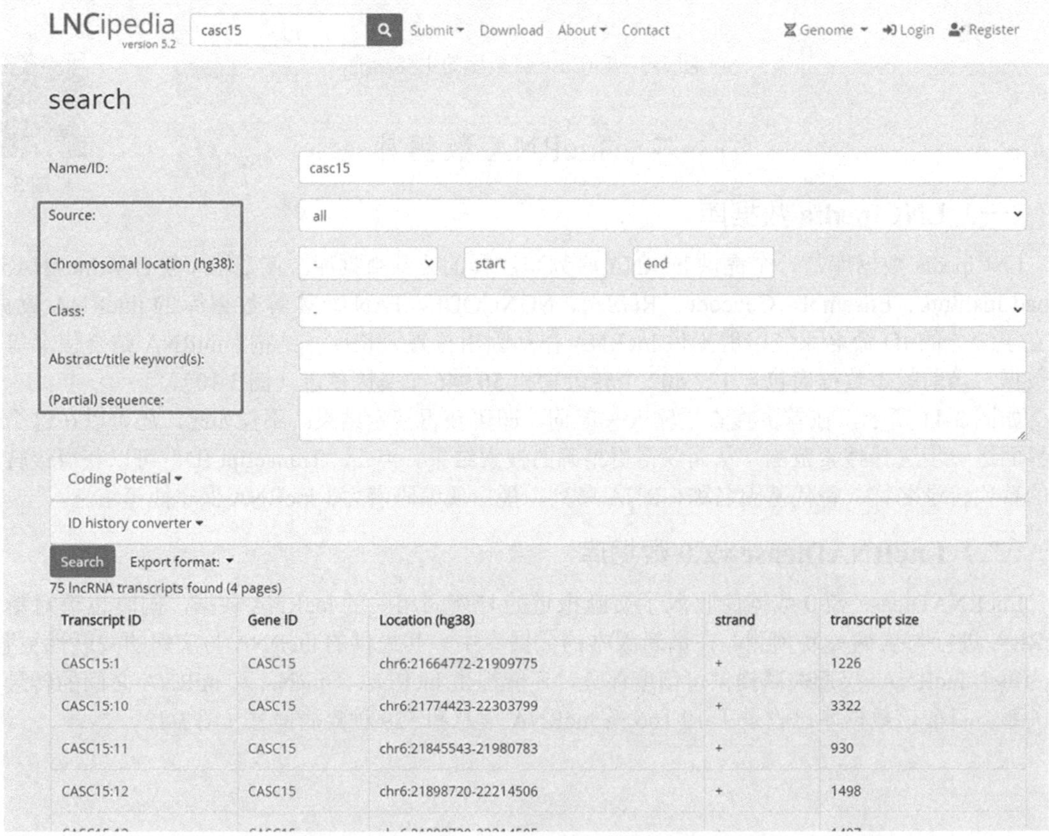

图 3-11　LNCipedia 数据库的使用

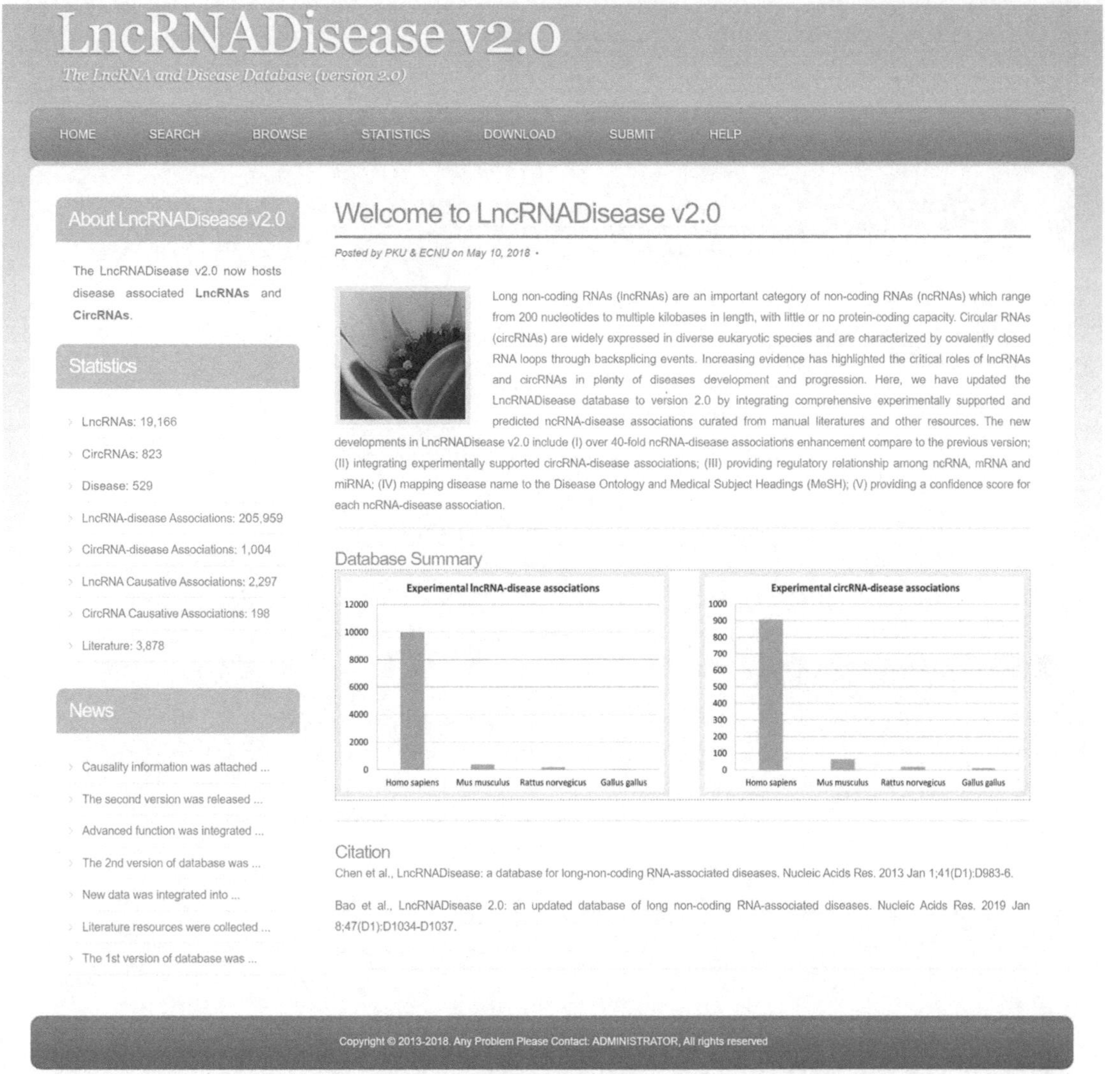

图 3-12　LncRNADiease v2.0 数据库

点击首页的"SEARCH"按钮，即可进入搜索界面。输入关键词和选择过滤条件，即可获得较为精确的搜索结果（图 3-13）。

三、circRNA 数据库

（一）circBase 数据库

circBase 数据库是一个为收集和整合已发布的 circRNA 数据而构建的数据库。目前该数据库收集了来自人、小鼠、秀丽隐杆线虫、黑腹果蝇、矛尾鱼和腔棘鱼共 6 个物种的 circRNA 信息。

如图 3-14 所示，circBase 的查询方式主要有 3 种：①简单搜索；②列表搜索；③ table 浏览器搜索。在主页提供的搜索栏中，可以输入基因名、基因组位置、序列、基因描述等信息进行简单查询。点击主页的"list search"按钮进入列表搜索界面，选择物种信息，然后可以输入多个 circRNA 信息或者上传信息文件进行批量搜索（图 3-15）。

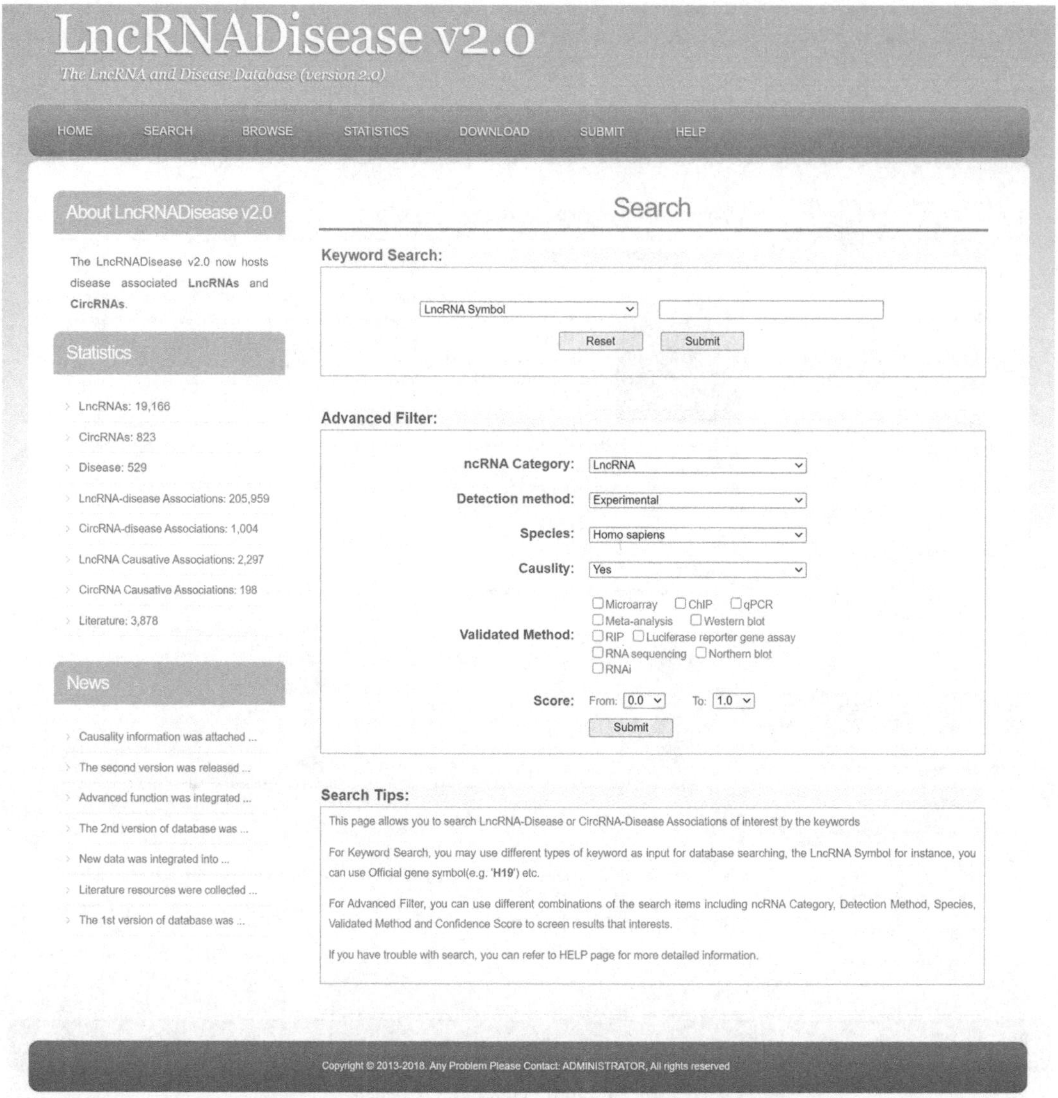

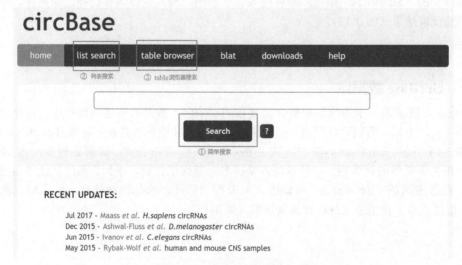

图 3-13　LncRNADiease v2.0 数据库的检索结果

图 3-14　circBase 的查询方式

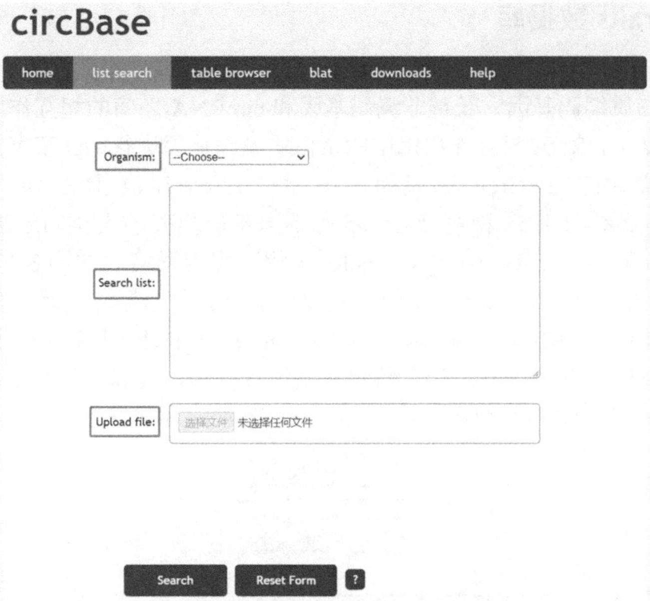

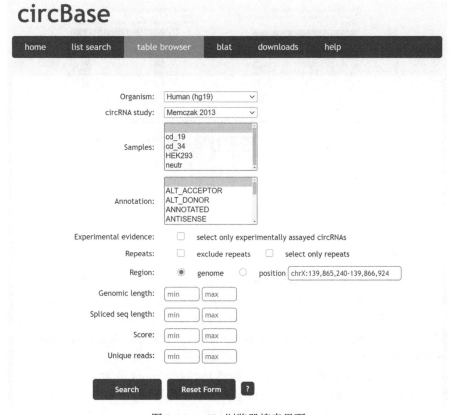

图 3-15　circBase 数据库检索选项

点击主页的"table browser"按钮后进入 table 浏览器搜索界面。table 浏览器可用于条件数据检索（图 3-16）。在选择了感兴趣的生物体和实验之后，可以通过许多选项进一步细化选择，如在特定样本中的存在、基因组或剪接序列长度的范围等。这个界面能够进行较为复杂的信息查询。图 3-16 展示了如何进行 table 浏览器查询。

图 3-16　table 浏览器搜索界面

（二）Circ2Traits 数据库

Circ2Traits 是一个收集与人类疾病或性状有关联的 circRNA 的数据库。该数据库通过预测 miRNA 和人类的蛋白质编码基因、长链非编码基因和 circRNA 之间的相互作用关系，构建相互作用网络，并对 miRNA-circRNA 相互作用组中的蛋白质编码基因进行 GO 富集分析；该数据库还将与疾病相关的 SNP 位点定位到 circRNA 基因座上，并鉴定 circRNA 上的 Ago 相互作用位点。

目前 Circ2Traits 已经对 1951 种可能与 105 种不同疾病相关的人类 circRNA 进行了分类，并构建了这些疾病的 miRNA-circRNA-mRNA-lncRNA 相互作用网络。如图 3-17 所示，用户可以通过多种搜索方式进行信息查询：①从 105 种疾病的目录中进行选择，获得最有可能与该疾病相关的 circRNA 列表。②以 circRNA、miRNA、mRNA、lncRNA 的基因名为关键词进行搜索。③根据 GWAS 相关的 circRNA 进行搜索。根据特定疾病进行搜索，可以显示特定疾病的整个 miRNA-target 网络。通过特定的 circRNA 搜索会显示出该 circRNA 的详细信息。

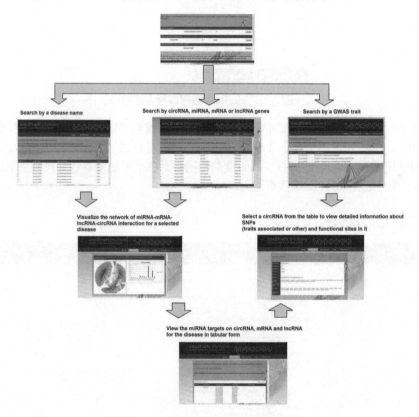

图 3-17　Circ2Traits 数据库检索界面

（三）CircInteractome 数据库

CircInteractome（Circular RNA Interactome）数据库整合了多个 circRNA、miRNA 和 RBP 数据库的信息，提供 circRNA 结合位点的生物信息学分析。除此之外，该数据库还能对序列上的 miRNA 和 RBP 位点进行分析（图 3-18）。使用该数据库，可以达到以下目的：①识别潜在的可作为 RBP"海绵"的 circRNA；②设计跨结合点的引物，用于特异性检测目标 circRNA；③设计用于沉默 circRNA 的 siRNA。

在 CircInteractome 数据库首页左侧有一列选项按钮，可以分别搜索 circRNA 相关信息、circRNA 上的 RBP 信息、miRNA 结合位点信息，还能在线设计 siRNA。点击各功能按钮，输入相关 circRNA 名称、物种等信息，就能获得搜索结果。

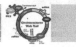

Site updated: 2020-01-30, 16:52 EST

Welcome to Circular RNA Interactome

Hundreds of RNA-binding proteins and miRNAs has been shown to regulate gene expression in mammals. Recently, circular RNAs (circRNAs) have been reported to regulate gene expression by sponging miRNA. Here we have used 109 datasets of RNA-binding proteins (RBPs) and queried circRNAs (Glažar et al. 2014) for RNA-binding sites. CircInteractome predicts the miRNAs which can potentially target the circRNAs using the Targetscan prediction tool (Grimson et al., 2007). This computational tool enables the prediction and mapping of binding sites for RBPs and miRNAs on reported circRNAs.

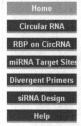

图 3-18　CircInteractome 数据库首页

如图 3-19 所示，点击"Circular RNA"按钮，在搜索界面中输入 circRNA 名称"hsa_circ_0032434"，即可在结果页面获得该 circRNA 的相关信息，包括基因组定位、基因长度、转录物长度以及预测的 RBP 蛋白信息。

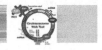

This tool will search for Human circRNA and Interacting RBPs

Step1: Enter your circRNA of interest / Gene of interest or select your cell line/tissue of interest

CircRNA　hsa_circ_0032434　e.g. hsa_circ_0032434
Gene Symbol
Cell line/Tissue

Step2: Click on *"circRNA Search"* button to search

circRNA Search　重置

CircRNA ID	hsa_circ_0032434	Location	chr14:71479716-71479919
Genomic Length	203 bp	Spliced Seq Length	203 bp
Best Transcript	NM_014982 Primers	Gene Symbol	PCNX
Samples	Gm12878, H1hesc	Study	Salzman2013
GenomicSeq	hsa_circ_0032434	Mature Seq	hsa_circ_0032434
RNA-binding protein sites matching to circRNAs			
RNA-binding protein sites matching flanking regions of circRNA			
RNA-binding Protein		**# Tags**	
EIF4A3		6	
FMRP		1	
FUS		2	
IGF2BP3		1	

图 3-19　CircInteractome 数据库使用示范

（四）circBank 数据库

circBank 数据库是人类 circRNA 数据库，它对 circBase 数据库中人类 circRNA 的数据加以整理，建立了 circRNA 的标准命名方法，同时还提供 miRNA 结合位点、circRNA 的保存性、circRNA 的 m6A 修饰性、circrRNA 的突变性和 circRNA 的蛋白质编码潜能共 5 个特征的信息查询（图 3-20）。

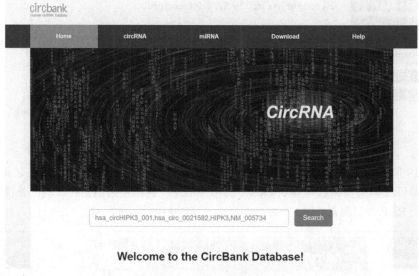

图 3-20　circBank 数据库首页

通过首页的搜索框，可以根据 circBank ID、circBase ID、来源基因名称、RefSeq 转录物等方式进行信息检索。如图 3-21 所示，也可以点击首页的"circRNA"，进入 circRNA 信息搜索界面进行检索。在检索结果栏中，点击下方左侧"circBank Id"栏，可以查看 circRNA 的详细信息。点击中间的"microRNA"栏可以查看相互作用分析结果，利用 miRanda 和 targetscan 两个软件预测 circRNA 和 miRNA 的相互作用。

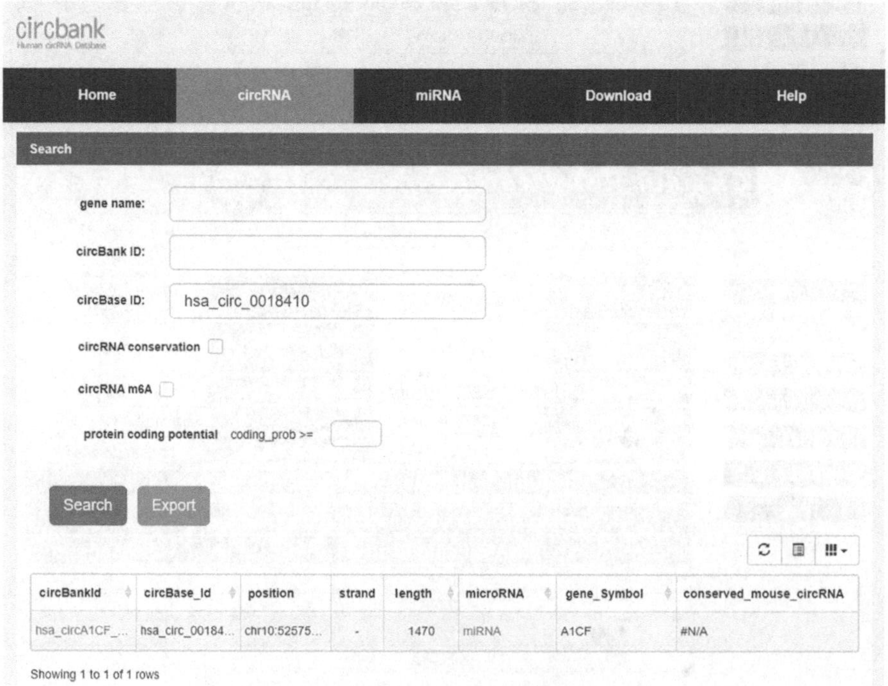

图 3-21　circBank 数据库信息搜索界面

四、其他非编码 RNA 交互数据库

　　starBase2.0 数据库是一个开源平台，该数据库整合了紫外交联免疫沉淀结合高通量测序（CLIP-Seq）、降解物组测序（degradome-Seq）和 RNA-RNA 相互作用的数据，为 miRNA-ncRNA、miRNA-mRNA、ncRNA-RNA、RBP-ncRNA 和 RBP-mRNA 等方向的研究提供相互作用网络信息查询（图 3-22）。

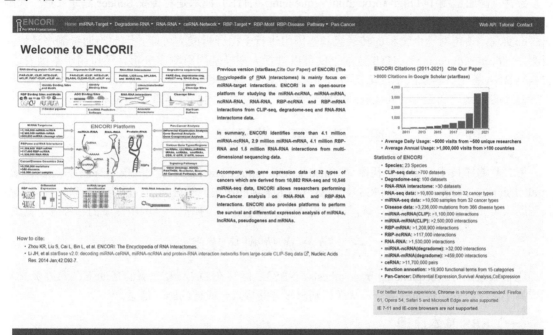

图 3-22　starBase2.0 数据库首页

（胡　俊）

第四章　高通量测序技术与医学应用

导言　高通量测序（high-throughput sequencing，HTS）技术是对传统 Sanger 测序（第一代测序技术）革命性的改变，实现了一次分析可完成几十万到几百万条核酸分子序列的测定。高通量测序的实现，使得对一个物种的转录组和基因组进行全面分析成为可能，因此高通量测序又称深度测序（deep sequencing）。HTS 技术不仅可以进行大规模基因组测序分析，还可用于基因表达、非编码 RNA 鉴定、转录因子及靶基因的筛选、DNA 甲基化和基因多态性分析。在医学研究领域，HTS 技术也得到广泛应用，为疾病的诊断和治疗、病因学研究提供了重要的技术支持。

第一节　第二代测序技术

第二代测序技术又称下一代测序（next-generation sequencing）或大规模平行测序（massively parallel signature sequencing，MPSS），虽然只有十余年的历史，却得到了广泛应用。新一代测序不仅帮助人类加深了对基因组的理解，同时也降低了测序成本，扩宽了基因组测序的物种应用范围。

一、边合成边测序技术

边合成边测序（sequencing by synthesis，SBS），能够在 DNA 聚合酶的帮助下，通过荧光基团或离子浓度的变化转变成信号，从而识别出核苷酸掺入合成链的顺序信息。

（一）SBS 基本原理

大多数的大规模平行测序技术都是基于 SBS，不同的仪器使用相应的检测方法、针对模板合成使用不同的催化酶收集数据资料。主要步骤如下：①测序前，采用物理切割的方式将基因组或其他测序样本（DNA/RNA）切割成小片段；②通过在待测序模板片段的两端连接通用的、平台特异性接头（根据已知序列合成的寡核苷酸片段）生成"测序文库"；③利用文库片段杂交技术进行模板表面扩增，序列互补的寡核苷酸与合成接头通过共价键进行连接。模板提供 3′ 端的羟基自由基（—OH）在酶的催化下与特异性引物结合进行片段扩增，同时由相应的仪器进行数据收集。表面扩增为每个模板建立一个固定的 X-Y 坐标，从而获得特定模板在核苷酸合成步骤的数据。SBS 方法是从 X-Y 坐标上大量的扩增模板分子中检测核苷酸合成信号，而且在合成反应的每一步中，各种类型的背景信号会不断累积，SBS 的序列读序长度最终受到限制，因为不断增加的背景信号会超过序列合成及成像循环。随着时间的推移，通过改进催化酶和核苷酸化学反应或合成反应、提升检测器灵敏度，信噪比得到了极大改善，读序长度也进一步增长。不过，SBS 的读序长度仍然比 Sanger 的读序长度要短一些。这会影响 SBS 数据的分析及处理。

（二）SBS 检测模式

核苷酸合成的识别机制是基于 SBS 大规模平行测序不同设备平台的关键区别。其主要有两种识别方法。

第一种方法为在核苷酸合成反应中进行直接荧光检测或间接检测。直接荧光检测法最接近 Sanger 测序法，每次反应在 3′-OH 端只延伸一个碱基，荧光标记的核苷酸上所带荧光基团通过特定的荧光发射器发射相应波长（如 Illumina 测序技术）；在每个核苷酸加入循环之后，碱基链上的染料和延伸阻断部分被切断，使 3′-OH 端重新活化，进行下一个测序反应，循环往复。每个 X-Y 坐标上的周期性荧光信号即为碱基顺序。这种方法又被称为可逆终止循环检测法（cyclic reversible termination，CRT）。

第二种方法是在每一次循环中只使用某一种类型的未标记核苷酸,在反应结束后检测识别此次循环所结合上去的碱基。这种方法又被称为合成后检测法或单核苷酸添加(single-nucleotide addition,SNA)。反应后检测则由核苷酸合成反应中的化学副产物进行催化。因此,当同一种类型的多个核苷酸在模板中相邻时(如连续的鸟嘌呤),与单个核苷酸掺入量相比,其化学副产物的数量将相应地增加。然而,由于检测器动态范围的局限性,这种用于检测的副产物的可变性并不是无限线性的,使用这种检测方案的仪器对于单核苷酸重复序列的检测准确性往往较低。合成后检测模式包括两种类型:①核苷酸合成过程中释放出的焦磷酸与萤火虫萤光素酶发生反应,产生与掺入核苷酸数量相应的发射光(如 Roche 454),然后通过高灵敏度的电荷耦合器件(CCD)相机进行检测;②在核苷酸掺入过程中释放出的氢离子会引起 pH 变化,用 $X\text{-}Y$ 特异性微型 pH 计(如 Ion Torrent)检测 pH 的变化。

一般来说,无论哪一种类型的检测方法,在测序仪运行完成后,每个平台都会处理位于 $X\text{-}Y$ 坐标上的特定数据,本质上就是将采集到的信号转换为"读数"(如位于每个坐标处片段的核苷酸序列)。这些数据处理步骤由仪器制造商提供,并对数据进行分析后的质量评估,从最终输出中剔除低质量读数,并生成允许用户评估总体数据读序质量的指标。最后,读序的数据文件将采取适用于下游分析步骤的特定格式进行写入。

(三)SBS 数据分析模式

当大规模平行测序平台上生成序列数据之后,为了从生成的数据中获取信息,会衍生出很多的数据分析模式。在桑格测序中,读序(read)通常是一个已转入 DNA 克隆(黏粒、质粒或BAC 细菌人工染色体)的亚克隆片段,在序列相似性的基础上,这些插入片段可以重新组装成完整的读序,以最初的一个或多个"序列"(读序的多个组成部分)为模板。而第二代测序技术所用的读序长度较短,并不适合读取组装的方式,尤其是当第二代测序技术文库来自全基因组,而不是该基因组的克隆片段时。当基因组大于 $1\sim2\text{Mb}$(百万碱基)并且序列信息很复杂(如包含多次重复序列)时,这一点格外准确。与从头读取组装方式相比,短读序方法得到的数据更容易与参考基因组序列进行比对解读。因此,早期第二代测序技术促进了大量读序对齐算法的发展,每一次测序都可以从多种不同算法法则中选取一种最合适的,从而将每个短读序与已有的基因组组合进行匹配。将读序与参考基因组进行比对后,必须对测序样本与参考基因组的核苷酸序列进行比较,以识别出差异序列,然后根据它们对蛋白质编码基因、调控区域和其他序列数据特征的影响来解读这些变化。那些能够检测单核苷酸变异(SNV)或被称为替换或点突变的算法是最直接使用的算法。比较不直接的是插入或缺失突变的检测,与参考基因组相比,它们增加或缺失一个或多个核苷酸。由于带有缺失的序列读序很难与参考基因组序列进行比对,因此这些变异仍然很难检测到,尽管随着时间的推移,它们的检测准确性随着第二代测序技术平台读序长度的增加已经大幅提高。除了读序长度,双末端解读方法的发展也增强了检测结构变体的能力,特别是重复序列的复合体。在双末端测序中,通过使用特异性的寡核苷酸接头与每个文库片段的另一端进行匹配,获得第二组 SBS 读序,进而从每个文库片段的另一端产生一致的 $X\text{-}Y$ 数据。利用预测出的分离信息(基于文库里的插入大小)和读序方向的信息,上述成对的读序序列可被连接到基因组上。表示序列重复或扩增、大面积缺失或结构改变(易位、倒置)的大规模基因组突变对第二代测序技术数据解读的计算方法构成持续性挑战;而由片段插入造成的改变,它们的准确率和误判率随着读序长度和读序对的增长而有所提高。那些被预测的片段分离之外的读序,或与预测得到的方向不一致,或两者都要经过再次分析,或许能够预测出与参考基因组不同的大规模结构差异。典型的分析法具备检测复杂突变的能力,结合多种算法来检查匹配的读序数据,并生成最终检测报告,这份报告是之后用于人工检查,也常是支持或反驳的二次验证。读序序列比对只是众多第二代测序技术分析法的第一步,结果取决于生成测序文库的前期准备。因此,第二代测序技术将实验设计与数据分析紧密联系在一起,共同造就了这一基本工具的广泛应用。

另一种类型的第二代测序技术数据分析方法是将测序仪视为计数仪。在 RNA 测序中，来自不同转录物的序列可以被计数并比较它们的相对数。这需要对既定来源的组织或细胞的转录物进行相对准确的描述。第二代测序技术可以得到大量的读长序列，同时也可以在非常大的动态范围内得到转录物的相对频率。任何能够转化为序列片段计数的生物分析都可以用这种方式进行检测。

（四）焦磷酸测序技术（Roche 454）

焦磷酸测序法，以 Roche 454 测序仪为例，其主要技术原理是酶促级联化学发光反应，通过测量生成的焦磷酸盐分子来获取序列；在 DNA 聚合酶的催化下，dNTP 与 DNA 的 3′ 端结合时释放出一分子焦磷酸，而这个焦磷酸与腺苷 -5′- 磷酸硫酸（APS）结合成 ATP，ATP 促进氧化荧光素合成，氧化荧光素又在萤光素酶的作用下裂解，发出荧光；荧光经过仪器检测由软件转化为相应的信息数据。测序模板制备和测序反应步骤都是在固态芯片上完成的。

改进后的焦磷酸测序技术，可以使用天然核苷酸代替需要复杂修饰的 dNTP，能够实时观察，而不需要电泳；将 DNA 附着到磁珠上，可酶解未结合的 dNTP 以去除冗长的洗涤步骤。这项技术的主要难点是在指定区域找到排列相同的核苷酸数量。尽管荧光激发强度与聚合物的长度相对应，但噪声背景产生的非线性读数超出四五个相似核苷酸。

焦磷酸测序技术后来发展成为第一个成功商业化的"下一代测序"技术。第一台消费者广泛使用的高通量测序仪（HTS），也是初代 454 机器，称为 GS 20，后来被 454 GS FLX 取代。454 测序仪能够进行大规模并行化的测序反应，单次测序的 DNA 数量得到了大幅提升；常用于基因组测序和宏基因组样本测序。该技术的读序长度高达 600 ~ 800nt，检测量可达 2500 万个碱基，在 4h 运行过程中可达到 99% 甚至更高的准确率，十分有利于基因组组装。由于微加工和高分辨率成像技术的进步，使得在微米尺度上进行大规模并行测序反应的方法变为现实，后来这类方法被定义为第二代 DNA 测序法。

（五）Illumina 测序技术

Illumina 测序技术基于单分子簇的 SBS 技术，它采用的是 CRT 法。DNA 文库片段通过互补的寡核苷酸附着到 flowcell（吸附 DNA 小片段的小孔格）的表面，通过固相 PCR 对每一个 flowcell 结合的 DNA 链扩增相应的克隆簇，由于复制链必须拱起以启动邻近表面结合的 DNA 的下一轮聚合，因此这种扩增方式被称为"桥式 PCR"（图 4-1）。Illumina 测序技术的扩增体系添加的是带荧光的可逆终止子 dNTP；每一步 dNTP 结合完成后不能立即结合新的核苷酸，因为所带荧光团占据了 3 个羟基的位置，在继续聚合之前，必须先将荧光基团分离，然后测序就能以检测荧光信号的方式同步进行；而经过修饰的 dNTP 和 DNA 聚合酶则在带有单链的 flowcell 结合簇上循环洗涤。在每个循环中，通过适当的激光激发荧光团，在酶去除阻断的荧光基团并移动到下一个切除点之前，用 CCD 识别插入的核苷酸。

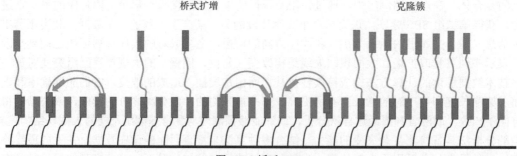

图 4-1　桥氏 PCR

在平面固相 PCR 中，桥式扩增法能够获得大量的克隆 DNA 簇，如 Solexa、Illumina 测序技术。带有终止序列的单链 DNA 与 flowcell 上的两个特异性寡核苷酸接头互补配对而结合到 flowcell 表面，并且在等温 PCR 过程中在一个封闭区域内复制，在邻近的位点上弯曲，经过扩增形成分子簇

Illumina 测序技术在短读序测序行业占据主导地位，很大程度上是因为该技术比较成熟、平台兼容性较高、可用平台范围较广。HiSeq X 测序仪可以进行超高通量测序，每年能够完成约1800 份人类个体基因组的测序，覆盖率达到 30 倍，并将在运行时间、读序结构和读序长度（高达 300bp）等方面进一步实现多样化。由于 Illumina 测序技术依赖于 CRT 法，因此它不易受到SNA 的同聚体误差的影响。目前该平台的总体正确率已经高达 99.5%，但在 AT 富集区和 GC 富集区仍存在读序错误的可能性。经过 Illumina 测序技术鉴定得到的人类单核苷酸多态性（SNP）与基因分型微阵列鉴定得到的 SNP 保持高度的一致性。但又恰恰是因为如此高的灵敏度，该技术存在 2.5% 左右的假阳性率，这使得研究人员常会使用 Sanger 测序对 SNP 位点重新测序，以区分正确位点和假阳性位点。

二、SOLiD 测序技术

SOLiD 测序技术是基于连接测序（sequencing by ligation，SBL）原理。SBL 方法的基本原理是，带有荧光标记的探针片段与 DNA 片段杂交，并与邻近的寡核苷酸相连，进而采集成像，荧光基团所带的荧光表示与探针内特定位置互补的碱基信息。主要包括三个步骤，即杂交、连接探针和锚定 DNA 链。探针包含编码一个或两个已知碱基（单碱基编码探针或双碱基编码探针）或一串促进模板和探针杂交的通用碱基，而锚定片段会编码一段与接头互补的已知序列，从而为连接反应提供位点；连接完成后，通过探针中已知的一个或两个碱基对模板进行采集成像；在完全去除锚 - 探针复合体或切割去除荧光基团，使连接位点再生后，重新开始下一个循环。

SOLiD 平台采用双碱基编码探针，即每个荧光信号代表一个二核苷酸。因此，模板的原始输出与已知发生结合的核苷酸之间没有直接联系。二核苷酸组合有 16 种，但不可能都单独与可分辨光谱的荧光基团关联在一起，于是 SOLiD 使用了 4 种荧光信号，每一种荧光信号代表 4 种二核苷酸组合。由于每个连接信号都可代表几种二核苷酸可能组合中的一种，从而产生了"颜色空间"（而不是"碱基空间"）这个术语，在数据分析时必须进行简化。SOLiD 测序流程由探针 - 锚序列结合、连接、采集成像和解离组成，一步步延长互补链。DNA 测序片段固定在一个固相载体上，通过连接酶进行测序；带荧光标记的双碱基编码探针，在通用碱基的帮助下与 DNA 文库相连；双碱基探针连到一个锚上，然后与接头相连，每个片段的前两个碱基被识别采集信息；未延长的链则被未标记的探针或磷酸酶覆盖；最后，末端简并碱基和荧光基团与探针分离，留下一个 5bp 的延伸片段。以上过程需要重复 10 次，直到每 5 个碱基中有两个被识别出来。接着移除所有已连接的探针，使整个链复位，而探针结合、连接、采集成像和解离过程需要重复 4 次，每一次使用 $n+1$、$n+2$、$n+3$ 或 $n+4$ 依次移动锚序列。在测序过程中，SOLiD 平台引入了"单核苷酸抵消"，以确保模板链中的每个碱基都被检测到。

第二节 第三代测序技术

研究者们对测序速度和读序长度的需求，推进了新测序方法的出现。2008 年 *Science* 上发表了单分子测序（single molecule sequencing，SMS）技术，自此第三代测序技术（third generation sequencing，TGS）的概念正式进入大众视野。目前单分子实时（single-molecule real time，SMRT）测序技术、纳米孔测序技术（oxford nanopore technologies，ONT）是第三代测序技术的主流。

TGS 最大的特点是能够直接针对单个分子进行测序，而不需要像第二代测序技术那样依赖PCR 技术进行 DNA 扩增；该技术可直接针对单个 DNA 分子进行检测，读序进入测序仪即可实时分析序列信息。TGS 策略有三个方面进行了完善：①单次读序长度从数十个碱基增加到数万个碱基；②测序时间从数天缩短到数小时，实时测序甚至缩短到以分钟为单位；③ PCR 扩增引起的测序偏差被降低或消除。表 4-1 列举了 Sanger 测序法和第二代测序技术、第三代测序技术在读序长度、读段数量、GC 偏好、错误率、错误类型、碱基修改检测的差异。

表 4-1　Sanger 测序法和第二代测序技术、第三代测序技术的特性对比

测序法	读序长度	读序个数	GC 偏好	错误率 /%	错误类型	碱基修改检测
Sanger 测序法	< 1kb	96	是	0.1 ～ 1	替换	无
第二代测序技术	50 ～ 500bp	106 ～ 109	是	≤ 0.1	替换	无
第三代测序技术	1 ～ 100kb	105 ～ 106	低 / 无	3 ～ 15	缺失突变	有

一、单分子实时测序技术

目前 PacBio RS Ⅱ 系统的常规通量是每个 SMRT Cell 读序 0.5 ～ 1Gb，平均可读长度约为 10kb。但是 PacBio 系统读序识别的错误率（10% ～ 15%）明显高于第二代测序技术（< 2%），且在片段中呈随机分布；环形一致性测序法（circular consensus sequencing，CCS），即对单个分子模板及其互补链进行多次测序以产生唯一的一致序列，这种方法可以最大程度地降低 PacBio 系统的错误率。

SMRT 技术的步骤分为如下几步。

1. 将测序样本制备成 DNA 读序文库，在 DNA 分子两端连上茎 - 环结构的接头，形成一个称为 SMRT bell 的环状结构。

2. 引物和 DNA 聚合酶与接头组合形成聚合物加入 SMRT cell 的纳米级结构阵列（Zero Mode Waveguides，ZMW）中，随后 SMRT bell 也被加进 ZMW。RS Ⅱ 系统的单个 cell 包含 15 万个 ZMW，其实覆盖于芯片上的金属薄膜上的小孔，最新的 Sequel 系统则高达 100 万个 ZMW。理想情况下，一个 ZMW 仅结合一个 SMRT bell，这样才能最大限度地提高检测通量和读序长度；同时为了保障运行稳定，单个 SMRT cell 每次只使用 1/3 ～ 1/2 的 ZMW。因此，RS Ⅱ 系统的 SMRT cell 通常会发生 55 000 次数据读序，Sequel 系统则发生 365 000 次读序。测序反应只能在 ZMW 内进行，其孔径尺寸为用于光检测范围内最小值，利用光通过直径小于其波长的光阑的特性，使得光呈指数衰减，只照亮孔底。

3. ZMW 内的 DNA 链延伸时，发出荧光信号，摄像机实时记录后进行数据转换。实时信号将被转换成长序列，称为持续性长读序（continuous long read，CLR）、线性读序（linear read）或聚合酶读序（polymerase read）。DNA 分子的环形结构可使短读序被 CLR 多次重复测序，而长读序（≈ 3kb）常只进行一次测序。原始链的每一段可被称为亚读序（subread）。所有来自同一分子的亚读序可以合并成一段高度精确的连续序列，称为循环一致序列（CCS）或插入读序序列（ROI）。同时在实时检测过程中也要记录 DNA 聚合酶通过 DNA 链的速度；两个核苷酸掺入之间的间隔时间称为脉冲间隔时间（interpulse duration，IPD），随着 DNA 上的表观遗传修饰不同而出现差异。由于在测序过程中聚合酶大约与 12 个核苷酸同时结合，单个核苷酸的表观遗传修饰实际上会对周围核苷酸的掺入速率造成影响。这时就会产生"指纹"（fingerprint），目前已被报道的有 6- 甲基腺嘌呤、4- 甲基胞嘧啶、5- 甲基胞嘧啶。

PacBio 系统与短读序测序技术在以下几个方面也存在差异。首先读序长度并不是固定的，而是取决于每个聚合酶的活化时长。其次，由于在文库准备和测序过程中不需要扩增，因此也不存在 GC 偏移之类的错误情况；虽然 PacBio 系统的错误率更高（表 4-1），但是它们是随机分布，于是可通过对同一核苷酸分子进行多次检测或结合同一位点的不同 CLR，从而快速得到高度精确（> 99%）的连续序列。此外，ZMW 的随机加载会对短分子产生偏好性，这可能会给测序带来副作用；这种偏好性可以通过以下方式缓解，如利用磁珠使小于 1kb 的分子不能结合到 ZMW 的底部而去除短分子，或添加聚乙二醇使大分子 DNA 结构更加紧密，甚至有可能通过施加电场迫使带电分子进入 ZMW。

二、纳米孔单分子测序技术

2014 年，牛津大学推出了纳米孔测序技术（ONT），这是一种基于电信号测序的技术。与其

他测序技术相比,最主要的区别是 ONT 不通过 DNA 链的合成反应进行序列检测,而是直接检测单链 DNA 分子的组成;而其他测序技术是通过如荧光、pH 变化之类的二级信号进行检测。在测序过程中,DNA 分子像电流一样穿过蛋白质孔(用 α- 溶血素制成)。当 DNA 在二级马达蛋白作用下开始移动,装置就会启动电压屏障,调节通过小孔的电流。DNA 分子在穿过小孔时会导致电流强度发生改变,每种碱基的电流强度都不一样,这个数值可被定义为 k-mer。k-mer 与碱基一一对应,然而仪器所测的信号并不止 1 ~ 4 种,而是超过 1000 种,DNA 所带的修饰碱基也在检测范围内。纳米孔中的电流强度由传感器每秒测量几千次,并用"曲线图"的形式表示出来。最后利用 minKNOW 软件进行数据处理,对数据进行采集和分析。

ONT 并不能像 SMRT 那样对同一条链进行多次测序,因此它的错误率也更高($\approx$ 15%)。为了提高准确率,ONT 对 DNA 分子的双链都进行检测。第一步是制备测序文库,样本 DNA 片段需要连接一个 leader 和一个茎 - 环结构的接头,DNA 双链与发夹接头两侧相连,然后在 leader 的引导下按照正义链—发夹—反义链的顺序通过小孔;这套系统被称为"二向"(two-directional,2D),可生成 1D 和 2D 数据,1D 数据与 2D 进行组合后得到最终序列。改进后错误率降到了 3% 左右,但是由于测量双链需要增加 1 倍的时间,实际上单次吞吐量降低了。

MK1 MinION 测序仪内置一块专用集成电路(application specific integrated circuit,ASIC)芯片,具有 512 个独立信号通道,能够以每秒约 400bp 的速度测序。PromethION 型号的吞吐量更高,含有 48 个独立的 flowcell,每个 flowcell 有 3000 个蛋白小孔。如果该设备满载运行 48 小时,数据量高达 2 ~ 4Tb,与 Illumina HiSeq X 的检测能力不相上下。GridION X5 的 flowcell 数量更是 MK1 MinION 的 5 倍。目前所有测序仪中体积最小的大约 3cm×10cm×2cm,可以通过 USB 接口在个人计算机上运行;这种优越的便携性,突出了其在快速临床反应和狭小空间的实用性。

第三节　第二代测序技术与医学应用

一、DNA-Seq 技术与医学应用

DNA-Seq 也称基因测序技术,是对特定 DNA 片段的碱基序列进行分析的方法。在过去 40 多年的发展中,DNA-Seq 取得了巨大的进步,颠覆了传统生物学技术,引领着生命科学未来的发展潮流,在生物学、医学、考古学、刑事学等众多领域得到广泛的应用。

(一)全基因组测序和外显子组测序

全基因组测序,即对生物体整个基因组序列进行测序,获得完整的基因组信息,从而揭示基因组所包含的信息。随着第二代测序技术的发展,全基因组测序得到低成本应用,研究肿瘤、遗传疾病、传染性流行病、感染性疾病等疾病,为疾病预防、诊断、治疗提供了理论依据。由于测序结果包含丰富的完整信息,可以得到全外显子组测序或靶向测序不能得到的更多信息,具有其独特的优势,在鉴定单核苷酸多态性(SNP)、插入缺失突变(indel mutation)时更有优势。根据测序方式的不同,全基因组测序包括从头测序(*de novo* sequencing)和重测序(re-sequencing)。从头测序不需要任何参考基因组信息,是利用生物信息学分析方法进行拼接、组装,得到基因组序列图谱。重测序是对有参考基因组物种的不同个体进行的基因组测序。

外显子组测序仅对外显子区域测序。与全基因组测序相比,全外显子组测序覆盖度更深,数据准确性更高,更加简便经济。随着基因组靶向技术的发展,研究者们可以高效、有针对性地对外显子组进行测序,寻找癌症、糖尿病、肥胖症等疾病的致病基因和影响因素。2009 年,研究者首次运用外显子组测序技术,成功从 4 名弗里曼 - 谢尔登综合征患者的 DNA 中准确找出了致病突变基因。许多研究表明,全外显子组测序可用于多重基因突变引起的常见疾病。外显子组测序的基本流程包括外显子区域序列的富集、高通量测序等。外显子区域序列富集的关键是将处理后的

DNA 片段与捕获芯片进行杂交，目前主要通过 NimbleGen 芯片和 Agilent 芯片来实现。

（二）DNA-Seq 数据分析与医学应用

DNA-Seq 数据分析主要步骤包括数据质量控制、片段比对、变异识别、数据可视化等。

测序完成后，需要对原始读序的质量进行评价，包括移除、修剪或校正不满足定义标准的读序，排除测序过程中低质量的读序。一般情况下，质量控制包括碱基质量得分、核苷酸分布的可视化、基于碱基质量得分及序列质量进行读序的修剪及过滤。

在对读序进行数据质量控制预处理后，将数据比对到已经存在的参考基因组上。研究人员已经开发了多种比对程序及软件，如 Bowtie/Bowtie2、BWA、MAQ、rmFAST、Novoalign、SOAP、SSAHA2 等。Bowtie 是常见的快速、较为节省内存的短序列拼接至模板基因组的工具。它适合将小序列比对至大基因组上去，最长能读序 1024 个碱基的片段。

挖掘变异位点是数据分析的重要部分，包括基因型召回、体细胞突变识别、结构变异等。目前，已有多种软件可用于识别变异，识别全基因组范围内的变异工具包括生殖细胞突变召回、体细胞突变召回、拷贝数变异识别、结构变异识别等。通过注释、筛选已识别的变异位点，分析变异以及它们如何影响基因表达。

二、RNA-Seq 技术与医学应用

RNA 测序（RNA sequencing, RNA-Seq）又称转录组测序，是通过高通量测序对细胞转录组进行分析的方法，已成为全转录组差异基因表达和 mRNA 差异剪接分析的不可或缺的工具。RNA-Seq 能够精确定量转录物表达、发现新颖的转录物、识别可变剪接事件、检测基因融合，使全面刻画转录组及详细描述基因表达水平成为可能，并具有通量高、覆盖范围广、灵敏度高等优点。目前，RNA-Seq 用于研究 RNA 相关方面的生物学问题，包括单细胞基因表达、RNA 翻译、RNA 结构、空间转录学、全转录组等，几乎影响了整个生命科学领域，并在干细胞和发育生物学、肿瘤、免疫学等医学领域得到广泛应用。

（一）RNA-Seq 技术简介

最初的转录组研究主要采用基因芯片技术来分析转录物，只能检测已知序列的特征，无法检测极微小的基因表达水平改变，存在背景和交叉杂交的问题。随着第二代测序技术的发展，研究者们开始研究新的 RNA 测序技术。与芯片方法相比，RNA-Seq 提供了更高的转录组覆盖率和分辨率，具有样本量少、检测基因多、适合任何物种、灵敏性高、应用成本较低等众多优点。经过十多年的发展，RNA-Seq 技术已成为分子生物学中无处不在的工具。

RNA-Seq 并不是直接对 RNA 测序，而是对 cDNA 进行测序。一般来说，RNA-Seq 实验流程包括以下步骤：①准备 RNA 样品，从细胞或者组织液中提取 RNA（RNA-Seq 需要的样品量较低，一般 1 ~ 2μg RNA 就可测序），通过样本质量检测评估 RNA 的完整性；②通过超声等方法将提取的 RNA 打碎成 200 ~ 500bp 的片段；③将片段化的 RNA 逆转录生成 cDNA，对 cDNA 片段进行末端修复和接头添加；④进行 PCR 扩增，得到 cDNA 测序文库；⑤对整个文库进行高通量测序，过程与 DNA 测序类似。在步骤④中，为了区分转录物的链信息以便更加准确地获得基因结构，可以建立链特异的 cDNA 文库，常用的构建方法有两种，一种是在 RNA 的 5N 和 3N 端添加不同的接头标记 RNA；另一种是在 cDNA 第二条链合成时添加 dUTP 化学标记，降解被标记的 cDNA 链。

根据读序和流程的不同，测序方式可以分为短读序 cDNA 测序（short-read cDNA-Seq）、长读序 cDNA 测序（long-read cDNA-Seq）、长读序直接 RNA 测序（long-read direct RNA-Seq）。短读序 cDNA 测序是目前最常用的 RNA-Seq 技术，几乎所有已发布的数据和应用都基于短读序 cDNA 测序。短读序 cDNA 测序具有高通量、可用方法和计算流程多等优势，每次运行产生的读序数是长读序平台的 100 ~ 1000 倍，但存在样本准备和计算分析阶段中引入偏好性的问题，会影响特

定生物问题的解释，如研究特别长或特别多变的转录异构体。Iso-Seq 和 Oxford Nanopore 的 ONT cDNA-Seq 是目前常见的长读序 cDNA 测序，在完整的 RNA 分子逆转录为 cDNA 后进行全长转录物测序，消除短读序 cDNA 测序中的组装步骤，可以解决转录异构体的多样性检测等问题，降低许多短读序 cDNA 测序计算中引入的剪接位点检测导致的假阳性率，在转录物分析方面具有一定优势，但存在测序通量低、错误率更高等缺点，并且高度依赖高质量的 RNA 文库。此外，Oxford Nanopore 提出了长读序直接 RNA 测序，不同于短读序 cDNA 测序和长读序 cDNA 测序在测序之前将 mRNA 转化成 cDNA，该技术在建库过程中没有修复、cDNA 合成、PCR 扩增这些过程，降低了偏好性，可以直接检测 RNA 碱基修饰。

目前，RNA-Seq 技术具有广泛的应用，最常见的应用是差异基因表达分析（differential gene expression），研究者们已在玉米、拟南芥、酿酒酵母、鼠、人等物种上开展大量差异基因表达研究。RNA-Seq 作为基因功能研究及结构研究的基础，促进了人们对功能基因组的理解，在选择性剪接识别、复杂疾病中融合基因识别、非编码 RNA 转录物识别、增强子 RNA 调控基因表达机制等方面发挥了重要作用。

（二）RNA-Seq 数据分析

RNA-Seq 得到广泛应用，目前没有统一的分析流程适用于所有情况。本节主要介绍短读序 cDNA 测序数据的分析。目前，序列读序档案（sequence read archive，SRA）数据库中，超过 95% 的 RNA-Seq 数据都是由 Illumina 公司的短读序 cDNA 测序技术所产生的。数据分析主要步骤包括数据质量控制、RNA-Seq 数据比对、转录物表达定量、表达差异分析等。

在对 RNA 测序得到的读序进行数据质量控制预处理后，使用比对软件将其比对到参考基因组或转录组，得到读序的基因组定位信息。RNA-Seq 数据比对常用以下几种策略。①比对到基因组策略，使用带注释的基因组，使用允许间断（gap）的比对工具将读序比对到基因组，可以鉴定新基因或转录物；②比对到带注释的转录组策略，使用无 gap 的比对工具将读序比对到参考转录组；③无参照物组配策略，将读序组装成重叠群（contig）或转录组。在比对过程中，需要考虑的重要参数是 RNA-Seq 文库的链特异性、允许错配数、读序长度和类型、测序片段长度等，适当错配（如 2 个错配）、结构差异（如可变剪接）在比对中通常是可接受的。TopHat 是最受欢迎的 RNA-Seq 比对工具之一，能够快速比对，并且可以发现外显子直接的剪接事件。TopHat 利用 Bowtie 将序段比对到参考基因组上，未剪接读序被比对以定位外显子，然后未比对读序被分开，并单独地比对以识别外显子剪接点。当参考基因组不可用或不完整时，可以使用 SOAPdenovo-Trans、Oases、Trans-ABySS、Trinity 等重新组装成转录组。此外，常用的比对工具还包括以下几种：GSNAP、PALMapper、MapSplice，用于识别 SNP 或 indel；STAR、MapSplice，用于检测非典型剪接点；GEM 用于超快速比对等。

转录物的表达定量：RNA-Seq 最常见应用是估计基因和转录物表达量，主要是比对每个转录物序列的读序数量。受较长的转录物上更容易产生较多的读序、每次测序轨道上产生的读序总数不同、测序偏差等因素的影响，直接比对原始读序计数，在统计学上是不足以比较样品中的转录物表达水平的。因此，需要采用适当的标准化处理方法，以获得更具有意义的表达估计值。每百万读序中来自于某基因每千碱基长度的读序数（read per kilobase per million mapped read，RPKM）、每百万读序中来自于某基因每千碱基长度的片段数（fragment per kilobase per million mapped read，FPKM）、每百万读序中来自于某基因每千碱基长度的转录物数（transcript per million，TPM）是目前最常用的 RNA-Seq 基因表达定量指标。RPKM 用于单端测序，表示每百万读序每千个碱基对中包含的读序数，先计算测序深度系数，即总读序（total read）数除以 106，以消除测序深度的影响，然后计算基因或转录物的长度（单位为 kb），消除基因长度的影响。FPKM 计算方法与 RPKM 基本相同，它是对片段（fragment）而不是读序数量进行标准化，用于双端测序。TPM 的标准化顺序与 RPKM、FPKM 不同，其标准化顺序为先消除基因长度的影响，再消除测序深度的影响。此外，还有 RSEM、eXpress、Sailfish、kallisto、TopHat 等算法，可用于表达定量，允许转录物间存在多比对的读序，并输出经测序偏差校正的样本内归一化值。

RNA-Seq 差异表达分析：是对样本间基因的表达值进行比较。基于 RNA-Seq 数据在不同状态间进行差异表达的识别，RNA-Seq 差异表达分析是研究基础疾病机制和临床应用的主要手段。差异表达分析步骤主要包括：①对统计基因或转录物对应的读序数量。②读序数量标准化处理。③统计学模型拟合，利用统计学检验评估基因的差异表达，得到相应的 P 值和差异倍数（fold change），完成多重检验校正。④根据特定阈值提取显著差异表达的基因。分析大多基于负二项分布、泊松分布等统计假设，对标准化后的读序数量进行拟合，常用的分析方法或工具包括 edgeR、DESeq2、baySeq、EBSeq、NOISeq、SAMSeq、Guffdiff、Guffdiff2、DEGSeq 等。edgeR 通过样本间较为稳定表达的基因子集计算标化因子，DESeq2 利用计数的几何均值对每个样本计算标化因子，这两种方法在排序基因方面表现相似，但在控制伪发现率（FDR）时，edgeR 过于自由，而 DESeq 相对保守。baySeq 和 EBSeq 是基于贝叶斯的方法，用后验概率进行差异表达检验。NOISeq 是 R 语言程序包，基于经验分布，可以识别数据中的误差来源，并可对误差进行标准化处理。SAMSeq 在控制伪发现率方面表现良好，但重复次数相对较高。DEGSeq 基于泊松分布，可能更适合小样本量研究。Cuffdiff 和 Cuffdiff2 采用 Cufflinks 的装配与定量结果，能够对基因的异构体进行差异表达分析。此外，edgeR、limma-voom、DESeq、DESeq2 和 maSigPro 还可以执行多重比较，接受不同的协变量或分析时间序列数据。许多独立研究证实，不同方法会对结果有一定的影响，而且没有哪一种方法能够适用于所有的数据，在开展差异表达分析时，需要综合考虑使用多种工具进行相互验证。

（三）RNA-Seq 研究进展

近年来，研究者们不断发展新的 RNA-Seq 技术，单细胞 RNA 测序（single cell RNA sequencing，scRNA-Seq）、空间转录组（spatial transcriptome）等新方法得到快速发展，并取得突破性的进展。

scRNA-Seq 是在单细胞水平上，利用 RNA-Seq 对特定细胞群体进行基因表达谱定量的高通量实验技术。2009 年，scRNA-Seq 技术被首次提出，同时检测多个细胞中数千基因的转录水平。随后，Quartz-Seq、CEL-Seq、Smart-Seq、Smart-Seq2、MARS-Seq、Drop-Seq 等不同平台的 scRNA-Seq 技术陆续推出，目前已成为生命科学领域最活跃和前沿的技术之一。与传统的 RNA-Seq 相比，scRNA-Seq 技术能够准确测出单个细胞的基因结构和表达状态，从而反映群体的细胞异质性，在早期胚胎发育、干细胞、癌症、免疫等领域中发挥着极为重要的作用。在癌症领域，scRNA-Seq 技术可以绘制细胞亚群图谱，揭示不同细胞亚类的功能，识别关键基因在肿瘤发生中的作用。例如，Wang 等使用 scRNA-Seq 证实了肿瘤内异质性，并识别肿瘤形成过程中的部分关键基因。在免疫学领域，scRNA-Seq 技术可以揭示免疫过程，识别炎症反应微环境的免疫细胞，解析组织细胞成分在疾病发展过程中的变化。scRNA-Seq 技术在其他领域也得到较好应用。例如，Xie 等利用 scRNA-Seq 开展肺纤维化的研究，识别了间充质类型细胞的分化轨迹，为了解纤维细胞的结构和成纤维细胞在纤维化疾病中的作用提供了新的理解。

空间转录组技术可以同时获得细胞的空间位置信息和基因表达数据，开展细胞在组织生理环境下真实的基因表达特征研究。空间转录组技术包括基于原位杂交的空间转录组技术、基于高通量测序的空间转录组技术、基于原位测序的空间转录组技术、基于活细胞标记的空间转录组技术四大类。近年来，空间转录组技术取得较快发展，检测的细胞通量、转录物数量和质量不断提高，空间定位信息更加准确全面。

三、ChIP-Seq 技术与医学应用

染色体免疫沉淀测序（chromatin immunoprecipitation followed by sequencing，ChIP-Seq）是染色质免疫沉淀（chromatin immunoprecipitation，ChIP）与高通量测序的结合技术，是基因组学，

特别是功能基因组学领域的研究热点之一。ChIP-Seq 通过特异性抗体分离蛋白质和 DNA 相互作用的目标蛋白质，使用高通量测序鉴定目标蛋白质结合的 DNA，具有高灵敏度、低假阳性、基因信息覆盖全面等优点。目前，ChIP-Seq 作为分析蛋白质 -DNA 相互作用的首选方法，广泛应用于 RNA 聚合酶、转录因子、组蛋白修饰等在基因组上的精确定位。ChIP-Seq 有助于揭示蛋白质 -DNA 相互作用机制，在肿瘤、毒理学等医学领域得到应用，如推动多种有潜力的癌症疗法的研发。

（一）ChIP-Seq 技术简介

一般来说，ChIP-Seq 实验包括以下步骤：①处理样品（活体细胞），使 DNA 结合蛋白和 DNA 发生交联，形成蛋白质 -DNA 交联复合物；②将细胞裂解并提取蛋白质 -DNA 交联复合物，分离染色体，通过超声或酶处理将染色质随机切割；③添加特异的抗体富集目标蛋白，利用抗原抗体的特异性识别反应，将与目标蛋白相结合的 DNA 片段沉淀下来，并一起分离出来；④通过反交联（reverse crosslinking）释放结合蛋白的 DNA 片段，纯化 DNA 片段，并进行 DNA 片段选择（通常是 150 ～ 300bp）；⑤通过多种技术（定量 PCR、芯片、测序等）获得 DNA 片段的序列。步骤①至④是 ChIP 技术，如果步骤⑤通过第二代测序技术获得 DNA 片段的序列，则整体称为 ChIP-Seq 技术。

根据样品处理方式的不同，ChIP-Seq 可以分为 X-ChIP-Seq 和 N-ChIP-Seq（或 Native-ChIP-Seq）。X-ChIP-Seq 采用甲醛或紫外线处理样品，使蛋白质和 DNA 交联，然后裂解细胞，使用超声打断染色质，常用来研究 DNA 与高结合力蛋白的相互作用，适用于组蛋白及其异构体方面的研究。N-ChIP-Seq 利用微球菌核酸酶 MNase 消化未用甲醛固定的通透细胞或者细胞核，直接对天然状态细胞中的染色质进行切割，常用来研究 DNA 与低结合力蛋白的相互作用，适用于多数非组蛋白。值得注意的是，X-ChIP-Seq 需要进行甲醛交联、基因组超声打断、免疫沉淀、DNA- 蛋白解交联以及文库构建加接头序列等烦琐的实验步骤，可能会造成样品的丢失或损害，而 N-ChIP-Seq 则避免了甲醛交联、超声打断、解交联等部分步骤。

目前，ChIP-Seq 技术被广泛应用于转录、基因调控和表观遗传学领域。在 DNA 序列上转录因子结合位点的识别方面，许多研究者开展了启动子、增强子等各种顺式作用元件的识别研究，如研究者利用 ChIP-Seq 技术对 RNA 结合蛋白结合位点进行分析，发现其主要分布在活性染色质区域，并在活性基因的启动子处有大量富集；有研究者利用 ChIP-Seq 技术在人类胃肠道间质瘤细胞系和前列腺癌细胞系中的转录因子 ETS 易位变体 1 中进行全基因组定位等。在表观遗传学方面，研究者们关注基因组 DNA 甲基化、组蛋白修饰和核小体定位等问题。

（二）ChIP-Seq 数据分析

ChIP-Seq 可以产生数以百万的测序读序，用于刻画转录因子或组蛋白修饰的定位及强度。ChIP-Seq 数据具有高通量、高噪声、高复杂度等特点，如何处理好海量 ChIP-Seq 数据，是开展相关研究的关键，也向生物信息学研究者们提出了新挑战。目前，ChIP-Seq 数据的基本处理包括全基因组比对、富集区域（"峰"）识别、信号可视化等。

ChIP-Seq 产生的读序与参考基因组进行比对。读序是测序直接得到的核酸序列片段，是被测序 DNA 片段 5′ 端开始的一个片段，一般长度是 25 ～ 50nt，对应着测序输出文件中的一个记录。把所有读序定位到参考基因组序列上的过程被称为读序定位，或读序对齐，能够定位的读序称为标签，标签和读序经常代表同一个意思。参考基因组大多是通过第一代测序技术得到的高准确度序列，如人类基因组 hg18。考虑到测序错误、插入缺失、与参考基因组之间的差异，读序比对时允许少量的碱基错配，保留唯一匹配到参考基因组上的读序。读序定位算法包括空位种子片段索引法、伯罗斯 - 惠勒（Burrows-Wheeler）转换法、史密斯·沃特曼（Smith-Waterman）算法三大类，属于短序列比对算法范畴。当前最为常用的是 Burrows-Wheeler 转换法中的 Bowtie 和 BWA，原理是将基因组序列按一定规则压缩并建立索引，再通过查找和回溯来定位读序，其中 Bowtie 在时间效率上较优，多用于分析较大的基因组，而 BWA 更适于分析具有较多插入删除突变的基因组。

读序定位后，开展峰识别及信号定量分析。峰识别即富集区域识别，也叫结合位点的识别，是当前 ChIP-Seq 数据处理领域的一项重要工作。在 ChIP 过程中，染色质被随机打断为一些大片段，目前测序技术测得这些片段 5′ 端的一小段，不能直接得到对应实际结合位点的富集区域。因此，需要读序定位后出现在保护蛋白两侧的标签簇来计算得到真正的结合位点。峰识别的基本思路是从实验中得到的双峰模式中计算出真正的"峰"所在的位置。每种算法都会得到一组候选的"峰"，并用得分（score）和统计显著性指标来描述"峰"并进行排序，设定阈值来选取"峰"输出。得分表示"峰"的信号大小，常用指标包括读序密度、富集倍数等。统计显著性指标表示"峰"的可信度，常用指标包括 P 值、q 值、t 值、最大后验概率等。峰识别算法包括扩展标签法（如 XSET）、滑动窗口法（如 MACS）、高斯核密度函数改进滑动窗口法（如 QuEST）、方向性打分法（如 SISSRS）等。Wilbanks 等在 NRSF、GABP 和 FoxA1 三个数据集上对 MTC、WTD、SISSRS、PeakSeq、MACS、MCPF、Sole-Search、CisGenome、E-RANGE、QuEST 和 HPeak 11 种算法进行了性能评估，发现各类算法在敏感度和特异度两项指标上差异不大，但是在分辨率方面差异较大。

识别"峰"后，开展后续分析，统计"峰"在基因组上的分布特征。后续分析可以找到"峰"与基因组中不同种类的区域关联，并统计其偏好性。"峰"与邻近基因关联后，可以对所有关联基因做 GO 注释、Pathway 分析、基因表达分析、功能分析、组蛋白富集区域识别等，进一步揭示生物体基因的表达调控和细胞的各种生命活动规律。

可视化分析有助于对高度复杂的基因组数据产生最直观的认识，是 ChIP-Seq 分析的一个重要手段。典型的基因组可视化工具为基因组浏览器，其中 UCSC Genome Browser 是较有影响力的可视化工具之一，可以通过在线访问多种注释资源，也可以通过建立本地镜像使用，支持 SAM、BAM、BED 等数据格式，与多种统计分析工具（如 Galaxy）无缝连接，且支持多种数据格式。此外，还有一种基因组浏览工具 IGV，它是交互式的大型综合基因组数据集成可视化工具，可用于基因组注释及可视化。

随着 ChIP-Seq 技术的不断发展和广泛应用，目前出现了一系列 ChIP-Seq 数据分析工具，可开展数据预处理、比对、峰识别、功能刻画等集成分析。比较有代表性的分析工具包括 GisGenome、ChIPseeqer、ChIPpeakAnno 等。其中，ChIPpeakAnno 是一个基于 Bioconductor 的 R 包，提供完整的"峰"后续分析功能，包括查找与"峰"区域最相邻的基因、相邻基因的 GO 富集分析、提取"峰"及其周围区域的序列、通路注释、基因注释、motif 分析等。

（三）ChIP-Seq 研究进展

近年来，研究者们不断改进 ChIP-Seq，提出研究 DNA- 蛋白质相互作用的新技术，开发对目标蛋白的化学和生物修饰新方法。其中，比较有代表性的是 2015 年被提出用于稀有细胞群的基于微球菌核酸酶非交联免疫沉淀测序（ultra-low-input micrococcal nuclease-based native ChIP，ULI-NChIP）技术，2017 年提出的靶向切割和核酸酶释放（cleavage under target and release using nuclease，CUT & RUN）技术，2019 年提出的靶向切割和标记（cleavage under target and tagmentation，CUT & Tag）技术，以及 ChIP 和单细胞测序结合的技术。

ChIP-Seq 需要大量的细胞（百万数量级）以产生高质量的数据集，这限制了其对稀有细胞群的应用。ULI-NChIP 是一种基于微型核酸酶的原生 ChIP 和测序方法，可以从少量细胞中产生具有高分辨率的全基因组蛋白标记谱，将所需细胞数量从百万级降到千级（10^3）。研究者使用 ULI-NChIP-Seq 方法研究得出，从 $10^3 \sim 10^5$ 个小鼠胚胎干细胞产生的 H3K9me3 和 H3K27me3 NChIP-Seq 文库结果，与之前的 10^6 个 ESCs 产生的结果相当，证明可以从 $10^3 \sim 10^6$ 个胚胎干细胞中产生高质量的共价组蛋白标记图。研究者还在特定基因启动子上发现 H3K27me3 富集的性别差异，表明该方法可有效从稀有细胞群中产生高质量且复杂的文库。

CUT & RUN 是革新了 DNA- 蛋白质相互作用的研究模式，不依赖免疫沉淀研究方法，有望作为 ChIP-Seq 的替代技术被广泛应用。CUT & RUN 采用染色质分析策略，不需要免疫沉淀步骤，直接利用抗体把具有切割核小体间区能力的 MNase 酶靶向到原位，实现对蛋白质结合区域的核小体进行切割。与 ChIP 不同，CUT & RUN 是在原位进行的，允许定量高分辨率染色质图谱和探测本地染色质环境。研究者将该方法应用于酵母和人类细胞时，产生了精确的转录因子图谱，同时避免了交联和溶解问题。该技术使用了一种名为 Protein A-MNase 的融合蛋白。Protein A 是一种金黄色葡萄球菌细胞壁蛋白质，能特异地与人和哺乳动物抗体的 Fc 区（重链固定区）结合，将 MNase 靶向到抗原周边。与 X-ChIP-Seq 相比，该技术需要的细胞量大大减少，仅 100 个细胞就能定位组蛋白修饰位点；与 N-ChIP-Seq 相比，该技术在低测序深度的情况下，就能得到高信噪比的数据。

在 CUT & RUN 技术中，MNase 切割出的 DNA 需要纯化和建库，会导致 DNA 损失。CUT & Tag 对 CUT & RUN 进行了优化，在靶向切割 DNA 的同时也标记了 DNA，切割产物可以直接进行文库扩增，从而避免了 DNA 损失。在 CUT & Tag 技术中，Tn5 转座酶替代了 pA-MNase 融合蛋白中的 MNase 进行基因组的切割。Tn5 转座酶可以催化双链进行重组交换，在打断 DNA 的同时，在 DNA 片段两侧加入外源的扩增接头序列，有效地生成了具有高分辨率和极低背景的片段库。与 ChIP-Seq 相比，CUT & Tag 同样具有更高的信噪比；而跟 CUT & RUN 相比，它所需的细胞量更少。

随着 10×Genomics、Drop-Seq、inDrop 等单细胞转录组测序技术的日渐成熟，单细胞多组学技术将成为未来研究的重点。目前，单细胞水平上对 DNA-蛋白质相互作用的研究已经获得了初步的成果。2015 年面世的 Drop-ChIP 技术，将液滴微流控技术和 ChIP-Seq 结合，首次实现在单细胞水平上进行 ChIP-Seq，并通过对小鼠胚胎干细胞（ES）、胚胎成纤维细胞（MEF）、造血祖细胞（EML）中 H3K4me3 和 H3K4me2 组蛋白修饰的定位分析，证实了 Drop-ChIP 技术可用于区分单个细胞的异质性。在 Drop-ChIP 中，MNase 代替超声打断，在染色体免疫沉淀前对单细胞染色体进行标记。CUT & RUN 技术、CUT & Tag 技术也可以直接对单细胞水平进行检测。研究者基于 CUT & Tag 原理提出了 CoBATCH 技术，将染色质片段化和 PCR 接头添加融合在一步完成，同时通过组合标记的物理标记方式实现了对单细胞进行高通量的标记，实现一次数百个单细胞的检测，可用于细胞种群异质性和亚型分析。

尽管 ChIP-Seq 技术已经取得长足发展，但仍存在着一些挑战。目前，针对目标 DNA-蛋白质相互作用区域缺少合适的抗体，已成为阻碍技术进一步发展和应用的关键。许多商用抗体质量不太稳定，而定制抗体生产周期长、成功率低，急需解决抗体问题的科学方案。

第四节　高通量测序策略在无创遗传筛查中的应用

出生缺陷是导致婴儿死亡和先天残疾的主要原因，在严重危害儿童的生存和生活质量的同时，也影响了家庭的幸福与和谐。而染色体异常、基因突变是导致出生缺陷的重要原因。高通量测序技术的快速发展，为产前筛查、精准诊断提供了新思路，从而进一步实现了优生优育。

一、高通量测序技术产前筛查范围与策略

（一）扩展遗传病携带者筛查

针对所有已知的人群常见和重要的隐性遗传病进行一次性筛查，称为扩展遗传病携带者筛查，又称普适遗传病携带者筛查。通常在设计扩展遗传病携带者筛查基因包时，纳入选择的遗传病携带者频率在人群中足够高、具有明确的表型、会对生活质量造成影响或在生命早期发病等。

这种筛查策略主要针对常染色体和 X 连锁隐性遗传病的孕前筛查。

（二）染色体异常筛查

染色体异常是指染色体数目异常和结构畸变，从而导致的基因表达异常、机体发育异常。目前尚无有效治疗方法，只能通过有效的产前筛查及诊断，进行早期干预或终止妊娠来降低出生缺陷发病率。无创产前检测（non-invasive prenatal testing，NIPT），又称无创 DNA 产前检测、无创胎儿染色体非整倍体检测等，是产前筛查及诊断中应用最广泛的技术。与侵入性产前诊断相比，无创产前检测具有无创伤性的特点，能避免侵入性诊断带来的流产、感染风险，大多应用场景中可作为侵入性产前诊断的有效替代，但无法完全替代。与超声产前诊断检查、血清学筛查相比，无创产前检测具有高准确性、低假阳性率等优势。

NIPT 的关键是通过大规模平行测序检测出游离 DNA 的序列，然后利用生物信息学分析技术将这些碱基序列定位到人类基因组参考图谱上，通过计算游离 DNA 片段的数量改变，在全基因组范围内筛查到游离 DNA 来源的染色体片段拷贝数变异，从而对染色体异常进行统计诊断。NIPT 技术最早由香港中文大学卢煜明教授于 1997 年提出，他发现孕妇外周血浆中存在游离的胎儿 DNA 且该 DNA 可作为非创伤性产前诊断的理想材料，证明了使用胎儿游离 DNA 来诊断遗传病的可行性和实际性。

成本低、速度快的高通量测序技术对 NIPT 技术的发展和推广产生了变革性的影响。早期多应用 PCR 技术来检测孕妇外周血胎儿游离 DNA 的含量，这种方法检测 DNA 含量的能力有限。高通量测序技术逐渐应用于临床 NIPT，不仅实现了对三对常见染色体（21、18、13）非整倍体的高敏感度、特异度筛查，还可以对其他染色体的非整倍体及微缺失 / 重复做出判断，并实现了在妊娠早期对单基因疾病进行明确的无创产前诊断，提高了胎儿染色体病的异常检出率。

目前，用于 NIPT 的高通量测试技术已经成熟，代表性平台包括 Illumina、IonTorrent、BGI 等。Illumina 采用边合成边测序的方法，使用桥式 PCR 和可逆性末端终结作为其核心技术，具有文库构建较为简单、测序通量大、错误率低、无须 PCR 环节等优点，但测序读长较短。IonTorrent 是没有光学感应的测序平台，基于半导体测序原理，使用布满小孔的高密度半导体芯片把化学信号直接转化为数字信号进行测试，具有测序速度快、实验周期短等优点，但存在单个碱基重复问题。BGI 采用 DNA 纳米球以及联合探针锚定聚合测序技术进行测序，具有准确性高、测序通量大等优点。

2016 年国家卫生计生委办公厅发布《孕妇外周血胎儿游离 DNA 产前筛查与诊断技术规范》，该规范规定了开展孕妇外周血胎儿游离 DNA 产前筛查与诊断技术的基本要求、适用范围、临床服务流程、检测技术流程及质量控制指标等内容。检测技术流程方面，包括标本的接收、信息记录要求、血浆 DNA 的提取、文库构建、DNA 序列分析、数据分析与结果判断、检测结果的出具、检测数据的存储与安全等内容。在质量控制指标方面，要求唐氏综合征检出率不低于 95%，18 三体综合征检出率不低于 85%，13 三体综合征检出率不低于 70%；唐氏综合征、18 三体综合征、13 三体综合征的复合假阳性率不高于 0.5%；唐氏综合征、18 三体综合征、13 三体综合征的复合阳性预测值不低于 50%。凝血、溶血、DNA 质量控制不合格等标本原因造成的检测失败率不超过 5%。

（三）单基因病产前检测

传统的单基因病产前诊断方法是通过绒毛穿刺、羊膜腔穿刺、脐带血穿刺来获取胎儿遗传物质的，但是这些创伤性的取样方式会增加流产及感染风险，从而增大孕妇及其家属的心理负担。而基于母体血浆胎儿游离 DNA 的高通量测序技术，则从源头上减轻了孕妇的顾虑。

目前基于第二代测序技术的单基因病产前筛查主要有两种方式，即直接检测致病突变和致病单倍型分析。直接检测致病突变需要精确定量血浆中随机片段化的游离 DNA 分子，然后进行靶向等位基因捕获和测序。致病单倍型分析则需要先分析双亲的 SNP 获得致病突变与遗传标记的连锁关系，进而利用母体血浆 cfDNA 中的父源 SNP 信息获知胎儿遗传自父亲的染色体组型，再通过 RHDO 法对 SNP 逐个进行分析获知胎儿遗传自母亲的染色体组型，从而对胎儿是否发生遗传致病突变进行推断。理论上可以对针对任何致病基因明确的单基因病开展筛查，也可以利用全基因组大规模测序实现全染色体组的胎儿单倍型构建。已有文献报道单基因病产前筛查在 β 地中海贫血和常染色体隐性非综合征性耳聋方面得到广泛应用。

二、应用实例介绍

本节以唐氏综合征为例，介绍高通量测试技术如何应用于无创产前检测。无创产前检测包括静脉血采集、血浆分离、血浆 DNA 提取、建立文库、测序、数据分析等流程。

1. 静脉血采集　采集孕妇静脉血 10ml 置于含有乙二胺四乙酸以及其盐的采血管（EDTA 抗凝管）中，并按照规定的温度、时限等保存和运输，如果出现抗凝剂使用不正确、容器使用不正确、严重溶血或有血凝块、采血管破裂或开盖、标本标识不清等情况，应拒收标本。

2. 血浆分离

3. 血浆 DNA 提取　此步需在标本制备区进行，各项操作应当符合标准操作流程和说明书要求。血浆 DNA 提取方法一般有 TRizol 方法、离心柱法、磁珠法，目前较多采用磁珠法，适合机器自动化提取。磁珠为核壳结构，中心为氧化铁内核，中层包裹封闭基质，外层为修饰的官能团，在微观界面上与核酸分子特异性地识别和高效结合。磁珠法一般步骤包括裂解、结合、洗涤、干燥、洗脱等。采用核酸提取仪可实现自动化、高通量操作。

4. 建立文库　通过 PCR 扩增技术，引入带有特定序列标签的 DNA 片段，并对各阶段产物进行纯化。文库检测浓度及文库片段分布范围应当符合试剂说明书的要求。

5. 测序

6. 数据分析　观察指标，对 21 号染色体三体型进行分析，其正常参考值为 $-3.0 \sim 3.0$，大于等于 3.0 或小于等于 -3.0 为可疑阳性。

NIPT 技术虽然得到较好的临床应用，但目前依然不能用作诊断，并存在一些技术局限性。① NIPT 仍存在较低的假阳性率及假阴性（漏检）率，原因包括检测的遗传物质是来源于胎盘而非胎儿本身、受到母体外周血液中胎儿组分浓度的影响、双胎之一胎死宫内、单亲二倍体等；② NIPT 多用于 21、18、13 号等常见染色体非整倍体的检测，而其他染色体非整倍体检测的敏感度及特异度仍然较低；③染色体微缺失 / 微重复等染色体拷贝数变异导致的综合征，NIPT 技术应用仍然有限。如何解决这些技术的局限性，是 NIPT 技术进一步发展的关键。同时，目前 NIPT 检测对象是母体外周血中的游离 DNA，并不是完全非入侵性的，而是低入侵性，人体尿液等体液中同样存在胎儿遗传信息的"隐藏"信息，可能是未来值得研究的方向。

（赵　熠）

第五章　模式动物与基因编辑技术

导言　模式生物是可用于研究与揭示生命体普遍规律和生物现象的一类生物，拥有丰富的生物信息和数据。通常模式生物的生命活动及生理特征具有代表性，而且世代短、子代多、易于在实验室内饲养繁殖、遗传背景清楚，容易进行实验操作，特别是遗传操作以及表型分析，从而有助于解答生命科学和医学研究中的各类特定问题。模式生物包括大肠埃希菌、拟南芥、线虫、果蝇、斑马鱼、小鼠、大鼠等，已经在医学、遗传学、生态学、行为学中，从生命机体到蛋白质的微小尺度等各领域，以及基因编辑技术的发展应用等方面，得到广泛应用。当研究人员寻找一种生物体用于他们的研究时，通常需要关注包括生物体的大小、世代时间、可获得性、操作难易程度、遗传学特征、稳定性和经济效益等方面。本章将着重介绍常见的几种模式生物的主要性质及特点，并对其在医学研究中的应用策略进行介绍。

第一节　模式动物与常用数据库

一、模式动物简介

模式生物（model organism）是人们为研究生命活动的普遍规律（或某大类生命体的普遍规律）而选用的生物对象，包括模式微生物、模式植物、模式动物。模式生物的生命结构相对简单，易于研究，其研究成果可以解释或推演到相关一类生物的生命活动现象。虽然模式生物的概念在20世纪后期才开始被广泛使用（图5-1），但通过对活体动物的解剖来了解生命奥秘的研究可以回溯到公元前的古希腊时期。

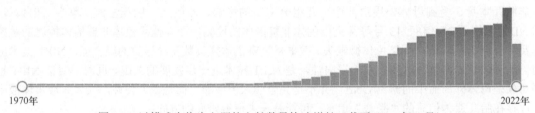

1970年　　　　　　　　　　　　　　　　　　　　　　　　　　　　　2022年

图 5-1　以模式生物为主题的文献数量快速增长（截至 2022 年 6 月）

（一）模式动物的特点

理想的模式动物（model animal）需要具备以下一些特点：①有利于回答和解决关注的问题，具有代表性；②取材方便，繁殖容易，最好一年四季都可以产卵；③生活周期短，便于重复观察研究；④易于手术操作或便于观察；⑤遗传背景清楚，可进行遗传操作，基因组已测序；⑥饲养管理简单，维持费用低。目前生物学及生物医学研究里常用的模式动物包括线虫、果蝇、海胆、斑马鱼、爪蟾、蝾螈、鸡、小鼠、大鼠、猪、犬、猴子等。作为模式动物，上述物种各有其优缺点，需要根据研究目的和研究内容选用合适的模式动物，或者同时使用多种模式动物互为补充。

（二）常用模式动物

1. 秀丽隐杆线虫（*Caenorhabditis elegans*）　属于线形动物门、线虫纲、小杆线虫目、小杆总科、广杆线虫属。尽管在 1900 年已经被发现，秀丽隐杆线虫成为模式生物始于布雷内（Brenner）

于 1963 年对线虫进行的发育生物学和神经科学的研究。秀丽隐杆线虫成体长度仅为 1mm，通身透明，平均寿命为 2～3 周，而一个世代周期（从受精到性成熟）很短，仅约为 3.5 天。绝大多数个体是雌雄同体，少数为雄性（约 0.2%），可自体受精，产生约 300 个后代，但若与雄虫交配，可产生多达 1400 个以上的后代。研究者可以方便地创建具有纯合基因型的品系，并在需要时通过杂交引入其他基因型。对秀丽隐杆线虫的遗传操作十分简便，可以方便地实现基因导入或 RNA 干扰（RNA interference）。同时，秀丽隐杆线虫也是世界上第一种完成全基因测序的多细胞生物（1998 年发表）。目前秀丽隐杆线虫被应用于生物科学多个方面的研究，包括细胞凋亡机制、细胞的基本活动、神经系统发育、人类基因功能与疾病、衰老等方面。

2. 黑腹果蝇（*Drosophila melanogaster*）　属于节肢动物门、昆虫纲、双翅目、果蝇科、果蝇属。1910 年摩尔根（Morgan）发现第一个突变体白眼果蝇，建立了遗传的染色体理论，奠定经典遗传学的基础并开创利用果蝇作为模式生物的先河。果蝇成虫体积小，体长仅为 3mm，身体黄褐色，头部有一对红色复眼，雄虫腹部有一黑斑。成虫果蝇在低于 25℃环境一般存活 37 天，性成熟期短，世代周期为 11 天，易于繁殖，产卵力强，一次可以产下约 400 个卵。果蝇的遗传物质结构简单，易于遗传操作，在长期的遗传学研究中积累了大量遗传突变品系。自从作为模式动物以来，果蝇在遗传学、发育生物学、分子生物学等领域都占据着不可替代的位置。随着果蝇全基因组测序工作于 2000 年完成，它在胚胎发育、基因表达调控、疾病发病机制等方面的研究中正在发挥更大的作用。

3. 斑马鱼（*Danio rerio*）　属于脊索动物门、辐鳍鱼纲、鲤形目、鲤科、鱼丹属。虽然 1938 年首次报道了斑马鱼发育形态学研究，但是 1972 年才由美国俄勒冈大学斯特雷辛奇（Streisinge）开始系统的发育生物学研究和模式动物建立工作。斑马鱼是小型热带淡水鱼，原产于印度和巴基斯坦等南亚国家，因全身布满多条深蓝色和银色的纵纹似斑马而得名。斑马鱼体积小易于饲养，成鱼体长为 4～6cm，寿命可达 2 年以上，约 3 个月达到性成熟。成熟后可常年产卵，繁殖周期仅 7 天左右，产卵力强，每次可达 300～1000 粒。斑马鱼体外快速发育，早期身体透明，为科学家们研究器官发育提供了极大的便利。斑马鱼易于遗传操作，已建立多种遗传学手段。斑马鱼全基因组测序于 2002 年完成。2003 年，美国国立卫生研究院将斑马鱼列为继小鼠和大鼠后第三大脊椎模式生物，在发育生物学、遗传学、药理学、毒理学、药物研发以及生态环境评价等领域得到了广泛应用。

4. 小鼠（*Mus musculus*）　属于脊索动物门、哺乳纲、啮齿目、鼠科、鼠属。早在 17 世纪小鼠就被用于解剖学实验，1902 年哈佛大学卡斯尔（Castle）开始小鼠的遗传学研究，从此逐渐建立了小鼠作为目前最广泛使用的模式动物的地位。小鼠体形小易于饲养，成年体长不超过 15cm，成年雄性体重 20～40g。小鼠寿命一般为 1.5～3 年，性成熟早（世代周期约为 2 个月），排卵周期短（4～5 天），全年可有性活动，每窝产仔数目多。自从 1909 年里托尔（Little）培育了第一个近交系小鼠 DBA 以来，经过多年的人工品系构建及筛选，小鼠已拥有丰富的近交品系、杂交品系和突变品系。20 世纪 80 年代以来，小鼠基因工程方法发展到了一个新的高度，转基因小鼠技术、基因敲除技术、克隆鼠技术相继建立，2002 年小鼠基因组测序也初步完成。除了研究胚胎发育以外，在涉及哺乳动物的免疫、内分泌、神经、心血管、骨骼等复杂的生理系统功能及行为学研究时，小鼠还可以作为更优的动物模型。

二、模式动物的应用

在生物科学的发展历程中，模式动物发挥了重要的作用，遗传学、发育生物学、分子生物学等学科的发展离不开对模式动物的深入研究。另外，疾病对人类的健康和生存构成了重大威胁，而人类疾病发展过程十分复杂，很难以人类本身直接作为实验对象，以模式动物作为疾病动物模型极大地促进了对疾病发生机制和治疗手段的研究。

（一）模式动物研究促进生物科学发展

1. 利用秀丽隐杆线虫研究细胞凋亡　细胞凋亡（apoptosis）是指为维持内环境稳定，由基因控制的细胞自主、有序地死亡，其保证了胚胎的正常发育和成年机体的健康。细胞凋亡现象及其机制，最早是在秀丽隐杆线虫中被揭示的。线虫所有的细胞谱系清楚，雌雄同体的线虫在发育过程中总共会产生 1090 个体细胞，但在成虫前有 131 个细胞经历凋亡而消失。在秀丽隐杆线虫的突变体中发现并验证了一系列凋亡因子和凋亡抑制因子，并在哺乳动物中找到了对应基因。布伦纳（Brenner）、霍维茨（Horvitz）和苏尔斯顿（Sulston）因发现器官发育和细胞程序性死亡的遗传调控机制而被授予 2002 年的诺贝尔生理学或医学奖。秀丽隐杆线虫细胞程序性死亡调控机制的研究结果，与哺乳动物凋亡的生化和细胞机制的研究成果相互印证、相互促进，极大地促进了人们对细胞凋亡这一重要生命现象的认识。

2. 利用果蝇研究遗传和早期发育图式　在整个遗传学发展过程中，果蝇与遗传学相互融合、发展、进步，对遗传学的发展做出了不可磨灭的贡献。摩尔根（Morgan）对白眼果蝇突变体进行研究，发现了遗传中染色体所起的作用，并提出基因的连锁和交换定律，获得了 1933 年的诺贝尔生理学或医学奖。穆勒（Muller）证明了 X 线能使果蝇的突变率提高 150 倍，同时辐射也会引起染色体畸变，被称为"果蝇的突变大师"，获得了 1946 年的诺贝尔生理学或医学奖。纽斯林 - 沃尔哈德（Nüsslein-Volhard）和威斯乔斯（Wieschaus）利用果蝇完备的遗传研究工具来探讨动物早期胚胎发育的遗传调控机制，他们开展了大规模的正向遗传学筛选，得到了大量影响果蝇早期胚胎发育图式的突变体，后续证明这些基因及其功能在哺乳动物中也是保守的。二人分享了 1995 年的诺贝尔生理学或医学奖。

3. 利用斑马鱼研究器官发育和再生　斑马鱼体外受精，体外发育迅速，受精后 24 小时多种器官的原基已经形成；而且胚胎透明，结合各种荧光报告品系，可以在体观察器官组织的实时变化，极大地推动了器官发育研究。斑马鱼是肢体再生能力较强的动物之一，它的鳍、皮肤、侧线毛细胞、肝脏、视网膜，甚至心脏及脊柱都可以再生，对斑马鱼肢体再生机制的研究，将有助于应用到人类再生医学上。以心脏为例，尽管斑马鱼与人的成体心脏结构迥异，但它们的早期发育过程非常相似，利用斑马鱼模型研究者已经阐明了多个基因在心脏早期发育过程中的调控作用。自从 2002 年首次报道心尖切除的斑马鱼成体心脏能够完全再生以来，斑马鱼心脏再生研究如火如荼，揭示了多个关键基因和信号通路在心脏再生中的调控作用，鉴定出了再生增强子等调控元件可促进哺乳动物心脏的修复，未来还将继续为治疗人类心肌梗死与心力衰竭提供新的思路与靶标。

（二）应用模式动物研究人类疾病发病机制

人类疾病动物模型（animal model of human disease）是指医学研究中建立的具有人类疾病模拟表现的动物实验对象和相关材料。人类疾病发展过程十分复杂，以人类本身作为实验对象探讨疾病发生机制，存在时间和空间上的局限性，伦理和方法上也受到严格限制。研究人员利用各种动物的生物特性和疾病特点与人类疾病进行比较研究，可以更方便、更有效地认识人类疾病发生和发展的规律，寻找预防和治疗措施。长期以来，生物医学研究的进展常常依赖于使用动物模型作为实验假说和临床假说的基础。

人类疾病的动物模型能在一定程度上再现人类疾病病理、病理生理或分子机制，其优势及意义在于：①避免人体接受实验的风险；②便于实验材料的获取与比较；③简化实验操作和样品收集；④提供发病率较低的疾病材料；⑤有助于更全面地认识某些疾病的性质。小鼠体形小，繁殖力强，饲养管理方便，有明确的质量控制标准，拥有大量的近交系、突变系和封闭群，可用于模拟多种人类疾病，是国际上研究最详尽、用量最大、用途最广的实验动物。

1. 代谢性疾病模型　代谢性疾病主要是指机体的物质代谢或能量代谢异常而表现出代谢性紊乱的疾病，通常是全身多系统异常的一类疾病。虽然有些代谢性疾病是由遗传因素引起的，但随着现代社会生活习惯的改变，营养过剩导致的代谢性疾病愈发严重。

（1）糖尿病动物模型：遗传性肥胖症 *ob/ob* 小鼠（瘦素突变），属于 2 型糖尿病动物模型，纯合体动物表现为肥胖、高血糖及高胰岛素血症。而 *db/db* 小鼠（瘦素受体突变）同属 2 型糖尿病模型，动物在 1 个月时开始贪食及发胖，继而产生高血糖、高血胰岛素，胰高血糖素也升高。除了上述自发性糖尿病动物模型，还可以用药物处理建立诱发性糖尿病模型。链脲佐菌素（streptozotocin，STZ）是目前使用最广泛的糖尿病动物模型化学诱导剂，能对特定动物的胰岛 B 细胞有选择地破坏，造成胰岛素合成减少。四氧嘧啶（alloxan）同样能选择性损伤多种动物的胰岛 B 细胞，导致胰岛素缺乏，引起 1 型糖尿病。

（2）动脉粥样硬化动物模型：在动物饲料中加入过量的胆固醇和脂肪，饲养一段时间后，其主动脉及冠状动脉内逐渐形成粥样硬化斑块。兔对喂饲胆固醇非常敏感，在短期内便能出现明显的病变。小型猪是比较理想的模型，形成动脉粥样硬化病变特点及分布都与人类近似。小鼠缺乏胆固醇酯转移蛋白，对饮食中的胆固醇不敏感，一般需要使用基因修饰动物模型。例如，对脂代谢中的两个重要基因载脂蛋白 E（ApoE）和低密度脂蛋白受体（low density lipoprotein receptor，LDL receptor）进行敲除，会引起血浆中低密度脂蛋白积累和血管重构，进而导致基因敲除小鼠主动脉发生动脉粥样硬化病变。

2. 肿瘤模型　20 世纪后期以来肿瘤的发病率一直呈上升趋势，恶性肿瘤的死亡率也持续上升。恶性肿瘤严重威胁着人类生命健康。肿瘤种类多，异质性高，肿瘤机制研究利用了众多的动物模型。

（1）自发性肿瘤动物模型：指实验动物未经任何有意识的人工处置，在自然情况下发生肿瘤所形成的模型。如 C3H 系小鼠乳腺癌发病率为 97%，雌鼠乳汁中含有乳腺癌致病因子；C58 系小鼠高发白血病，淋巴性白血病发病率 95%；129 小鼠多发生殖细胞肿瘤；BALB/c 系小鼠多发肺癌，发病率在 30% 左右。

（2）诱发性肿瘤动物模型：指使用致癌因素在实验条件下诱发动物发生肿瘤的动物模型。例如，使用甲基苄基亚硝胺（MBNA）诱发小鼠食管癌，二甲基肼（DMH）诱发结肠癌，二乙基亚硝胺（DEN）诱发肝癌等。

（3）移植性肿瘤动物模型：指将动物或人体肿瘤移植同种或异种动物连续传代而培养出的模型。移植的方法可分为原位移植和异位移植。皮下移植在异位移植中应用最为广泛，原位移植的部位包括肺、肝、肾等。移植方式包括肿瘤细胞悬液接种、肿瘤组织块移植、匀浆法等。

三、模式动物数据库

（一）常见模式动物数据库

随着模式动物的广泛应用，如何整合快速增长的数据和信息以服务更多的研究者一直是困扰各个研究群体的一个瓶颈问题。早在 20 世纪 20 年代，摩尔根实验室的果蝇研究人员就面临着在不断扩大的全球研究群体中分发果蝇数据和标本的困难。小鼠研究群体于 1922 年创建了一个小鼠俱乐部，其中包含相关的时事通信以分享与小鼠研究相关的信息。随着人类基因组计划的实施，各种模式动物的基因组测序也相继完成，海量的基因组数据使得对数据库的需求日益迫切。因此，各模式动物的专属数据库始建于 20 世纪 90 年代末，其直接目标是以规范化的方式储存和传播基因组数据。而其长期目标则包括：①合并和整合相关模式动物生物学的任何可用数据，包括生理学、新陈代谢及形态学数据；②允许并促进与其他物种数据库的合作，以便最终的数据集可用于跨物种比较；③收集从事相关模式动物研究的实验室以及相关的实验方案、材料和仪器的信息，从而为社区建设提供平台。这些数据库对于模式生物数据的收集、排序和检索，以及这些数据在一系列研究中的利用都至关重要。常见的模式动物数据库见表 5-1。

表 5-1　常见的模式动物数据库

物种	数据库名称	网址
秀丽隐杆线虫	WormBase	http://www.wormbase.org
黑腹果蝇	FlyBase	http://flybase.org/
斑马鱼	ZFIN	http://zfin.org/
爪蟾	Xenbase	http://www.xenbase.org
小鼠	MGI	http://www.informatics.jax.org
大鼠	RGD	http://rgd.mcw.edu/

基因组资源联盟（Alliance of Genome Resources）于 2016 年启动，包括 6 个主要的模式生物数据库（小鼠、大鼠、斑马鱼、果蝇、线虫、酵母）和基因本体（gene ontology）数据库，其目标是通过提供一个高度集成和全面的平台，使研究人员能够充分利用这些模式生物中的遗传和基因组研究成果，促进对人类和其他模式生物中相关基因的探索。联盟中的所有数据类型（如基因组数据和表型描述）都有共同的数据模型和工作流程进行管理，各模式生物数据库按照同样的标准对各自的数据进行管理和解读并提交给联盟。联盟项目的长期计划包括覆盖其他模式生物以及纳入新的数据类型，为非专门从事模式生物研究的人员提供数据和工具，以加强对人类健康和疾病的探索。

Nucleic Acids Research（《核酸研究》）是分子生物学研究的权威期刊。从 1994 年起，在其每年的第一期杂志中都会介绍一些重要数据库的更新情况，提供可访问的各类数据库网址，以及这些数据库的建库目的与主要内容等信息，为研究者查找与使用特定类型的数据资源提供便利。2004 年起《核酸研究》每年年初出版一期增刊，命名为数据库专辑（Database Issue），收集了 15 个大类的各类公共数据库，其中包括了多种模式生物数据库，包含的数据库数量也在逐年增加并根据实际运行情况动态调整。2022 年，数据库专辑收录的主要分子生物学数据库为 1645 个，更新 317 个，新增 89 个，移除 80 个。而 *Development*（《发育》）也在其官网的在线资源中提供了众多模式生物数据库的链接，包括无脊椎动物的涡虫、蚕、蜜蜂、海胆和脊椎动物的蝾螈、鸡、牛、犬、猴等。

（二）小鼠数据库

小鼠基因组信息中心（Mouse Genome Informatics，MGI）是模式动物小鼠的综合知识库，是与小鼠基因、基因功能、表型和人类疾病小鼠模型相关的生物学参考数据的权威来源。MGI 由多个子数据库组成，包括小鼠基因组数据库（mouse genome database，MGD）、基因表达数据库（gene expression database，GXD）、癌症小鼠模型数据库（mouse models of human cancer database，MMHC）、基因本体计划（gene ontology project）、国际小鼠品系资源库（international mouse strain resource，IMSR）、Cre 重组酶表达小鼠资源库（CrePortal database）等。MGI 涵盖了以下关键数据集：小鼠基因和基因组特征的完整数据、小鼠和脊椎动物基因的同源性比较数据、小鼠基因功能的权威基因本体注释集、小鼠突变体基因型及表型数据，以及人类疾病小鼠模型数据。

图 5-2 展示了 MGI 的主页（http://www.informatics.jax.org/）。主页顶部的深蓝色导航栏包括了数据库内容目录，出现在每个网页上，允许用户快速跳转到 MGI 中感兴趣的区域。"Search""Download" 和 "More Resources" 项都是下拉菜单，可提供额外的选择。在网页左侧特定主题的方框中，顶部为 "Quick Search" 搜索框，中部则显示了数据内容的主要领域。每个特定主题框都是一个链接，指向描述该主题内容的子页面，子页面上包含指向该主题的特定搜索页面的链接、常见问题解答以及指向文档和合作者的链接。主题索引下方是专门为新用户提供的"入

门"部分。主页的右侧包括指向"About US"（关于）页面和"MGI Publications"（MGI 发表论文）的链接，一个图像新闻框，一个"MGI 更新"部分，提供有关最新软件和网络变化的信息，以及 MGI 对数据内容的统计。

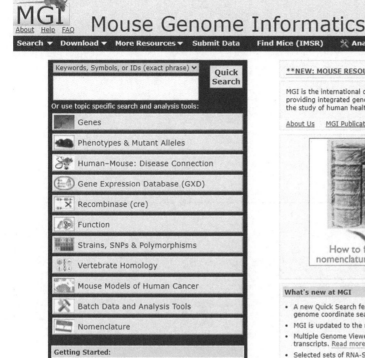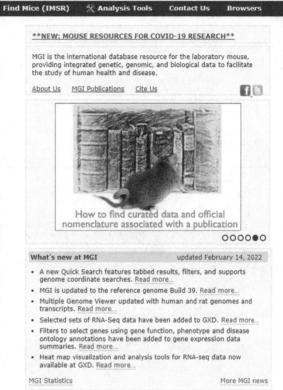

图 5-2　MGI 主页

MGI 的基因报告页面包括了十四部分内容，我们以 *Notch1* 基因为例简单介绍（图 5-3）。最开始是 *Notch1* 基因的一个概况，然后是其在基因组的位置（可以链接到各个基因组图谱站点）、不同品系的比较（比如 SNP 信息）、与人及其他物种的同源信息。接下来是功能信息，包括涉及的人类疾病、突变体和表型信息、基因本体信息、表达谱信息、与其他基因及蛋白的相互作用等。下一部分是序列信息，包括核酸序列、蛋白序列、涉及的各种分子试剂（如 cDNA 和引物等）、其他序列号。最后是发表过的文献列表。

（三）斑马鱼数据库

斑马鱼信息网络（Zebrafish Information Networks，ZFIN）是模式动物斑马鱼的综合数据库，建于 1994 年，其中包括有关基因、突变、表型、基因型、基因表达以及核苷酸和蛋白质序列的数据。ZFIN 从三个主要来源收集数据：①对科学文献的分析注释；②与主要资源中心的合作，如 Sanger Institute、Ensembl、NCBI 和 UniProt 等；③研究人员个人提交的数据。ZFIN 提供了丰富的搜索模式，可以根据名称、索引号等检索特定基因，可以通过基因名、基因型、发育时期、表达部位等信息检索基因的表达信息。此外，ZFIN 还收集整理斑马鱼研究的会议信息和实验室 / 个人信息等，以及通往其他斑马鱼相关网站、数据库、研究计划的链接。

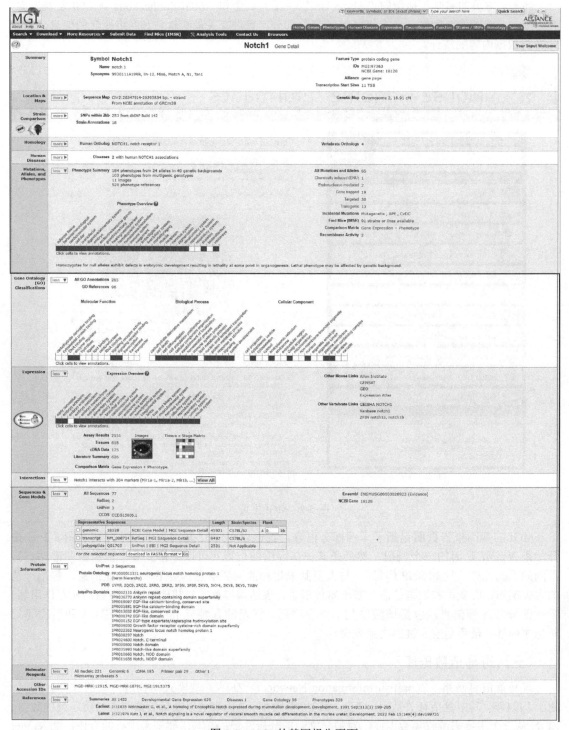

图 5-3　MGI 的基因报告页面

　　图 5-4 展示了 ZFIN 的主页（https://zfin.org/）。主页上方的水平导航栏包括"Research""Genomics""Resources""Community"和"Support"等项。该菜单栏会保持在 ZFIN 所有网页的上方，以方便用户快速跳转到目标网页。每个菜单都包含可下拉的二级菜单，如"Research"下拉菜单中包

括"数据挖掘",可供用户下载数据挖掘中所需要的各种资料文件。"Genomics"可供用户从不同网站中获取斑马鱼和其他物种的基因组数据,或对基因组数据进行分析。"Resources"提供了斑马鱼研究所需的各种资源,如相关实验操作指南等,还有国际斑马鱼资源中心(http://zebrafish.org)、中国斑马鱼资源中心(http://www.zfish.cn)和欧洲斑马鱼资源中心(http://www.ezrc.kit.edu)的网站链接。位于 ZFIN 主页中心位置的是一个搜索框,用户可以通过下拉菜单对整个网站或分门别类地进行搜索。搜索框下面是应用较多的功能模块,包括几个重要的搜索条目,如搜索斑马鱼基因、表达谱、突变和转基因品系、抗体,序列比对和文献搜索等。此外还包括关于 ZFIN 的介绍、ZFIN 近期的更新信息、斑马鱼研究相关的会议和新闻、招聘信息及其他教学和学习资料等。

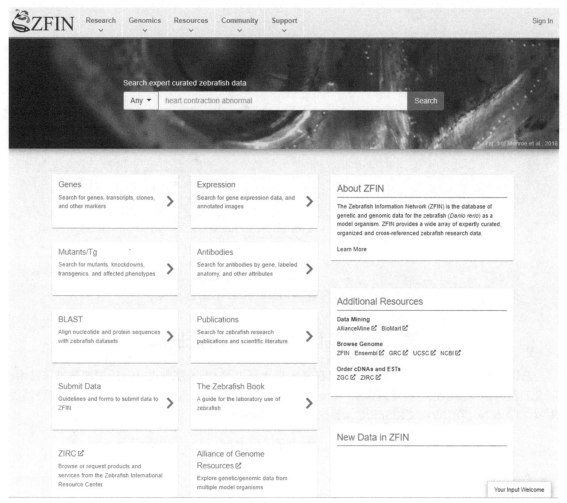

图 5-4　ZFIN 主页

　　ZFIN 的基因报告页面同样整合了该基因几乎所有的相关信息,我们以 *notch1b* 基因为例进行说明(图 5-5)。基因报告页面的主体部分包含了 16 部分内容,可以利用页面左侧的垂直导航栏快速选择。位于最上方的是关于 *notch1b* 基因的概况,第二部分是基因表达谱,接下来是表型、突变体、人类疾病、基因本体分析等功能信息,还有蛋白结构域、转录物、参与的通路、抗体、质粒、序列和同源基因等信息,最后也是发表的文献。

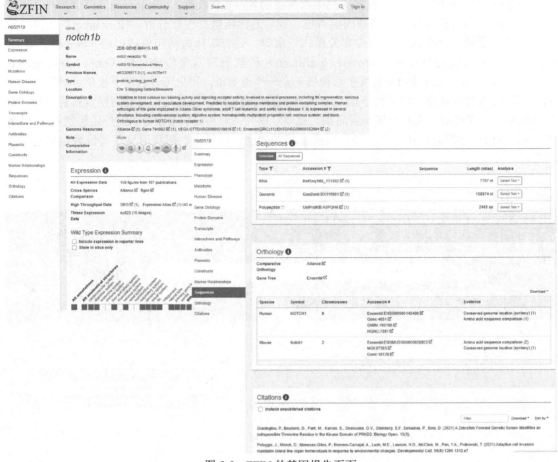

图 5-5　ZFIN 的基因报告页面

第二节　基因编辑与常用数据库

基因编辑（gene editing）是一种可以在基因组水平上对 DNA 序列进行改造的遗传操作技术。广义的基因编辑技术包括转基因作用（transgenesis）、基因靶向（gene targeting）以及核酸酶基因编辑，即 ZFN、TALEN、CRISPR/Cas 等狭义上的基因编辑技术。

一、基因靶向技术

（一）传统基因靶向技术

基因靶向（gene targeting）是一种定向改变细胞或生物个体遗传信息的实验手段，利用特定的基因转移方法将外源基因导入细胞，然后通过同源重组将外源基因定点整合到靶细胞的基因组上，并进而培育基因敲除 / 敲入（gene knockout/knockin）动物。它的产生和发展建立在胚胎干细胞技术和同源重组技术的基础之上，并促进了相关技术的进一步发展。卡佩基（Capecchi）、埃文斯（Evans）和史密斯（Smithies）对小鼠基因靶向技术的创建做出了重要的贡献，获得了 2007 年的诺贝尔生理学或医学奖。

基因敲除小鼠的创制流程一般包括以下几个步骤：①靶向载体的构建。在靶向位点两侧分别设计同源臂用于同源重组，为了避免远高于同源重组的随机插入事件发生，载体上需要加入正负筛选标记。②胚胎干细胞基因打靶和中靶克隆的筛选。将靶向载体线性化之后用转染或电转等方式导入胚胎干细胞，发生符合要求同源重组的克隆才能在筛选培养基上存活，可以用 PCR 或 DNA 印迹进行确认。③囊胚注射和基因敲除小鼠的培育。将筛选得到的中靶克隆注射到小鼠囊胚中，再将生成的嵌合体胚胎移植到假孕受体小鼠子宫内，发育成嵌合体小鼠。嵌合体与野生型小鼠杂交的后代经过数代自交，获得纯合可遗传的基因敲除小鼠。

基因靶向技术在生物和医学研究中具有广泛而重要的应用：①可用来构建各种类型的基因敲除/敲入小鼠；②可用来建立人类疾病的动物模型，深入研究疾病发生、发展的分子机制；③既可以移除患者组织中多余的不需要的基因，也可以将正常基因引入病变组织，是一种理想的基因治疗手段；④可用来改造生物种类，既可为临床提供异种器官移植的供体，也可培育新的物种，或挽救某些濒危物种。

（二）条件性敲除及诱导表达技术

传统的基因靶向使敲除基因在所有组织中都失活，对于一些在发育早期起重要作用的基因，全身敲除会导致胚胎致死，无法研究该基因在出生后的功能。条件性基因靶向（conditional gene targeting）将传统的基因靶向与重组酶介导的位点特异性重组技术相结合，并利用调控系统将某个基因的修饰改造限制于某些特定类型的细胞或发育的某一特定阶段，从而使靶向过程具有时空可控性。

噬菌体的 Cre/LoxP 系统和 Gin/Gix 系统、酵母细胞的 FLP/FRT 系统和 R/RS 系统是现阶段常用的四种定位重组系统，其中 Cre/LoxP 系统在条件性基因打靶技术中得到广泛应用。Cre 是来源于 P1 噬菌体的一个位点特异性重组酶，能专一识别并介导两个 34bp 的 loxP 位点之间的特异性重组。重组的结果取决于两个 loxP 位点的位置和方向：①如果两个 loxP 位点位于同一条 DNA 链上且方向相同，Cre 重组酶介导 loxP 间的序列切除；②如果两个 loxP 位点位于同一条 DNA 链上且方向相反，Cre 重组酶介导 loxP 间的序列反转；③如果两个 loxP 位点位于不同的 DNA 链上，Cre 重组酶介导两条 DNA 链发生交换。

Cre 重组酶介导的条件基因打靶通常需要两种小鼠：一种是在靶基因待敲除片段两侧插入平行 loxP 位点的条件打靶小鼠，一种是在特定发育阶段特定细胞组织中表达 Cre 重组酶的转基因小鼠。后者除了使用组织特异性启动子调控之外，还可以使用四环素（tetracycline，Tet）系统和他莫昔芬（tamoxifen）激活系统进行调控。四环素系统利用了大肠埃希菌的四环素阻遏蛋白 TetR 与四环素应答元件 TRE 的相互作用，分为在四环素存在时抑制目的基因表达的 Tet-off 系统和在四环素存在时促进目的基因表达的 Tet-on 系统。由于四环素类似物多西环素（Doxycycline）的诱导效果更好，目前通常使用多西环素代替四环素开展实验。而他莫昔芬激活系统则是将 Cre 重组酶和雌激素受体（ER）的配体结合域融合在一起。在没有雌激素时，Cre 重组酶被绑定在细胞质内，无法进入细胞核发挥作用。当存在雌激素时，Cre 重组酶和雌激素受体的结合体蛋白便可进入细胞核，Cre 重组酶指导 loxP 位点重组。为了排除内源雌激素的影响，雌激素受体被进行了改造，不再结合体内的雌激素，只对他莫昔芬这种外源药物有亲和力，只有存在他莫昔芬时，Cre 重组酶才能入核发挥作用。

（三）敲除小鼠计划

2002 年小鼠基因组测序的完成，为系统地敲除所有的编码基因和基因调控序列提供了条件，2003 年欧美科学家就提出了大规模小鼠基因敲除计划。2007 年成立了国际基因敲除小鼠联盟（International Knockout Mouse Consortium，IKMC），目标旨在建立一个全面的公共资源，构建涵盖小鼠基因组中每个基因的无效突变的小鼠胚胎干细胞库，进而创制基因敲除小鼠。联盟包括四个主要的高通量基因靶向诱变计划，包括美国由国立健康研究院支持的 knockout mouse program（KOMP）和得克萨斯州资助的得克萨斯州基因组医学研究所（Texas Institute for Genomic Medicine，TIGM）、加拿大北美洲条件性小鼠突变（North American conditional mouse mutagenesis，NorCOMM）计划和欧洲条件性小鼠突变（European conditional mouse mutagenesis，EUCOMM）计划。

随后国际小鼠表型分析联盟（International Mouse Phenotyping Consortium，IMPC）于 2011 年成立，旨在鉴定由 IKMC 构建的 20 000 个基因敲除小鼠品系的表型。IMPC 由遍布四大洲的超过 15 个研究机构组成，其中包括中国的南京模式动物研究所。该计划预计用 10 年时间系统分析 IKMC 在 C57BL/6N 背景上产生的纯合突变小鼠的表型，全面测量每个突变品系的胚胎发育、神经肌肉、感知、心血管、代谢、呼吸、血液学和神经学参数，为揭示人类疾病的发生、发展提供参考。用于评估这些表型的方案已在 IMPC 合作伙伴中标准化，所有表型数据将上传公开的免费数据库（www.mousephenotype.org）。

二、基因编辑技术

由于传统的基因靶向技术依赖于 DNA 随机双链断裂引发的同源重组，双链断裂的概率决定了同源重组的效率。随着技术的进步，研究者开始寻求主动制造双链断裂的方式并控制其位置，以求对基因组进行更精确的编辑。

（一）核酸酶基因编辑技术

1. 锌指核酸酶（zinc finger nuclease，ZFN） 是最早被广泛使用的基因组定点修饰技术。ZFN 是人工改造的限制性核酸酶，每个单体含有一个 DNA 识别域和一个 DNA 剪切域。DNA 识别域由 3 ～ 4 个锌指结构串联而成，每个锌指结构约含 30 个氨基酸，可特异性识别并结合一个三联体碱基，对氨基酸序列的改造可以获得新的 DNA 结合特异性。DNA 剪切域由非特异性核酸内切酶 *Fok*I 的羧基端组成，只在二聚体状态时才有酶切活性。两个 ZFN 单体的锌指模块分别识别结合靶位点两端的特异 DNA 序列，两个 *Fok*I 切割域则相互作用形成二聚体，当两个识别位点相距合适距离时（常为 6 ～ 8bp），*Fok*I 即可在切割位点处形成双链断裂。之后细胞会借助同源重组（HR）或者非同源末端连接（NHEJ）机制对断裂的 DNA 进行修复，前者可以显著提高同源重组介导的基因定点整合效率，而后者最终导致断裂 DNA 的缺失或插入突变，实现基因编辑。ZFN 技术将基因打靶效率由原来的 10^{-7} ～ 10^{-6} 提高至 10^{-2} ～ 10^{-1}，应用范围也更加广泛，不再局限于胚胎干细胞，在线虫、果蝇、斑马鱼、小鼠及人等物种的细胞里实现了基因编辑。

现已公布的从自然界筛选的和人工突变的具有高特异性的锌指蛋白可以识别所有的 GNN 和 ANN 以及部分 CNN 和 TNN 三联体，部分三联体尚无有效的对应锌指模块，任意靶点自由组装受限，需大量时间及成本进行筛选和优化。而且 ZFN 技术受到专利保护，费用较高，一定程度上限制了其广泛使用。另外，研究者发现 ZFN 剪切的准确性并没有预期的强，因为二聚化的过程是独立于 DNA 剪切的，除了异二聚体的形成，两种单体能各自形成同源二聚体，具有较低特异性的同源二聚体形式的 ZFN 会切割基因组中的假回文序列。

2. 转录激活因子样效应物核酸酶（transcription activator-like effector nuclease，TALEN） 与 ZFN 工作原理相似，也是由两个不同单体构成，每个单体由一个包含核定位信号的 N 端结构域、一个包含可识别特定 DNA 序列的转录激活因子样效应物（TALE）序列的中央结构域，以及一个具有 *Fok*I 核酸内切酶功能的 C 端结构域组成。TALE 由 12 ～ 38 个含 34 个氨基酸残基的高度重复模块串联而成，模块第 12、13 位氨基酸残基（或称重复可变双残基 RVD）特异识别并结合靶标 DNA 碱基。二联氨基酸与 A、G、C、T 这 4 个核苷酸碱基有一一对应的关系：腺嘌呤（A）由 NI 识别、胸腺嘧啶（T）由 NG 识别、鸟嘌呤（G）由 NN 识别，而胞嘧啶（C）则由 HD 识别。与锌指蛋白单个模块识别 3 个碱基不同，TALE 的每个模块只对应地识别单个碱基，这意味着在识别相同基因序列的前提下，TALE 需要 3 倍锌指蛋白模块数，但同时这也使得 TALE 在特异性识别目的基因序列的过程中更加灵活。当两个 TALEN 单体分别识别结合靶位点两端的 DNA 序列时，两个 *Fok*I 切割域二聚化切割双链 DNA，后续同样通过非同源末端连接实现基因编辑。

TALEN 的构建需要经过多步的分子克隆进行组装，十分烦琐，目前已有单基、二联及三联等类型的模块文库，可极大地缩短实验的周期。自 2010 年正式发明 TALEN 技术以来，研究者利用体外培养细胞、酵母、拟南芥、水稻、果蝇及斑马鱼等动植物体系验证了 TALEN 的特异性切割活性，例如，在斑马鱼上 TALEN 敲除效率较 ZFN 平均效率（10%～20%）高约 1 倍。同时研究表明 TALEN 的脱靶效应以及细胞毒性要低于 ZFN。

3. 成簇规律间隔短回文重复序列（clustered regulatory interspaced short palindromic repeat，CRISPR）**及关联蛋白**（CRISPR associated protein，Cas）**系统**　原本是广泛存在于细菌和古细菌体内为抵御外源性病毒或质粒的入侵而在进化过程中产生的获得性免疫防御机制。CRISPR/Cas9 系统依赖于外源 DNA 片段在 CRISPR 位点整合，其经过转录及剪切后产生短的 crRNA（CRISPR RNA），与 tracrRNA（trans-activating crRNA）退火结合形成指导 RNA（guide RNA），引导 Cas9 蛋白介导序列特异性的外源 DNA 降解。gRNA 可特异性识别长度为 20bp 的 DNA 片段，末端紧邻 PAM 序列（Cas9 识别的 PAM 序列为 NGG）。Cas9 自带核酸酶活性，不用偶联 *Fok*I 酶，含有两个切割结构域，精确切割在 PAM 之前 3bp 处形成双链断裂。随后研究将 crRNA 和 tracrRNA 融合为一体作为 sgRNA（single guide RNA），进一步简化了实验流程。沙尔庞捷（Charpentier）和道德纳（Doudna）因 CRISPR/Cas 技术获得了 2020 年诺贝尔化学奖，张锋（Feng Zhang）和丘奇（Church）也为 CRISPR/Cas 技术的发展做出了重要贡献。同 ZFN 及 TALEN 相比，CRISPR/Cas9 系统因其更简单的操作，被认为具有更加广阔的应用前景，目前已经成为基因编辑领域使用最为广泛的技术。

（二）基因编辑技术比较

ZFN、TALEN 和 CRISPR/Cas9 技术都是通过人为定点引入 DNA 双链断裂，然后进行修复来实现靶位点的基因编辑，效率比起天然的双链断裂提高很多。细胞可以借助保真性强的同源重组修复方式实现外源模板的定点整合，或者采用保真性较差的非同源末端连接方式导致断裂 DNA 的缺失或插入突变。ZFN 和 TALEN 都需要两个蛋白单体上的基序分别识别靶点两端的 DNA 序列，依赖 *Fok*I 核酸酶的二聚化切割 DNA。而 CRISPR/Cas9 通过 RNA-DNA 的碱基配对识别靶点，由单一的 Cas9 酶切割 DNA，但需要靶点附近存在 PAM 序列。利用 RNA 来识别 DNA，相比蛋白质识别 DNA 更为准确高效，通过改造 gRNA 来获得序列特异性，也比改造 ZFN 和 TALEN 方便得多（ZFN 中 10 个氨基酸识别 1 个碱基，TALEN 中 34 个氨基酸识别 1 个碱基），因此 CRISPR/Cas9 的实验流程更加简便快捷。TALEN 和 CRISPR/Cas9 相比于 ZFN 毒性较小，但三者都存在一定的脱靶作用。3 种基因编辑技术比较见表 5-2。

表 5-2　基因编辑技术比较

基因编辑技术	原理	效率	实验设计	靶点碱基识别	靶点 DNA 大小	DNA 剪切	目的序列特异性	生物毒性	脱靶作用
ZFN	引入双链断裂，修复	高效	复杂	锌指结构域（9bp 或 12bp）×2		*Fok*I	无法识别任意目标序列，且识别序列常受上下游序列影响	较高	有
TALEN	引入双链断裂，修复	高效	简易	重复可变双（8～31bp）×2 残基		*Fok*I	可特异性针对任何序列，且特异性高	低	有
CRISPR/Cas9	引入双链断裂，修复	非常高效	非常简单	gRNA	20bp+NGG	Cas9	只需要核心的 14 个碱基，特异性待进一步证明，需要有 PAM 序列	低	有

（三）CRISPR/Cas 的扩展及应用

目前 CRISPR/Cas 已经成为基因编辑领域使用最为广泛的技术，也因此涌现出了不少扩展的技术及应用。

随着 Cas9 核酸酶的催化机制被揭示，通过特定位点氨基酸的突变获得了只保留一个剪切结构域活性而靶向剪切 DNA 单链的 Cas9 nickase（Cas9n），以及两个剪切结构域全失活而不能剪切 DNA 的 dead Cas9（dCas9），这些不同的 Cas9 核酸酶衍生出了适用范围更为广泛的基因编辑系统。例如，利用两个 Cas9n/sgRNA 复合物同时靶向一个位点，分别切割其中一条 DNA 链实现双链断裂，可使基因编辑的脱靶效率最高降低近 4 个数量级。刘如谦（David R. Liu）将源自大鼠的胞嘧啶脱氨酶（APOBEC1）与 dCas9 融合，可以定点将 C 转变为 U，实现 C—G 碱基对到 T—A 的转变，后续又对大肠埃希菌的 tRNA 腺苷脱氨酶（TadA）进行改造，能高效介导 A—T 碱基对到 G—C 的转变，实现定点的单碱基突变。另外，Cas9n 和 dCas9 能与其他效应蛋白融合（如 GFP、转录因子、组蛋白修饰等），进行基因调控、基因组成像、染色质或 DNA 修饰以及染色质免疫沉淀等研究。

通常使用的 SpCas9 来自酿脓链球菌，识别 NGG 的 PAM 序列，不同物种来源的 Cas9 核酸酶识别的 PAM 序列不同，如从金黄色葡萄球菌中分离得到 SaCas9 核酸酶，识别 NNGRRT 的 PAM 序列。PAM 序列的更多变意味着可用于基因编辑的位点数目增加。虽然 SaCas9 更长的 PAM 序列在基因组中出现的可能性变小，但增加了识别的特异性，有助于防止脱靶效应。另外，SaCas9 比 SpCas9 小约 1kb，这使其能够更有效地包装进较小容量的腺病毒（AAV）中，使得将 Cas9 与 gRNA 构建到一个载体上成为可能。

与识别富含 G 的 PAM 序列的 SpCas9 相比，新发现的核酸酶 Cpf1/Cas12a 识别富含 T 的 PAM 序列 TTN，显著扩大了基因组靶标的广度，尤其是对富含 A/T 的非基因编码区域。Cpf1 切割位于 PAM 位点下游 18 ~ 23bp 的 DNA，断裂的双链 DNA 修复后识别序列不中断。因此，Cpf1 能够进行多轮 DNA 切割，增加了产生基因编辑的机会，而 Cas9 在 PAM 位点上游 3bp 处切割，NHEJ 修复双链 DNA 后识别序列会被破坏。另外，Cpf1 的 gRNA 仅有 42nt，比起 Cas9（约 100nt）的 gRNA 大小减少了一半以上，使得 Cpf1 成为复合基因编辑的最佳选择，即可将多个 gRNA 插入同一载体进行同步基因编辑。

与其他 Cas 不同，C2c1/Cas13a 被发现可以靶向切割单链 RNA，可在哺乳动物细胞中靶向降低 RNA 的水平。后续又发现了 Cas13b、Cas13c、Cas13d 同样具有 RNA 靶向和编辑功能。RNA 编辑技术的建立，进一步拓展了 CRISPR/Cas 基因编辑技术的应用范围，可对 RNA 进行编辑、敲除、检测、追踪及成像等。Cas13-crRNA 复合物在识别靶序列后对其他单链 RNA 进行无差别切割的能力被研究者广泛用于包括寨卡病毒感染、登革热等疾病的诊断；Cas13 的这种特性还可以被改造用于抗病毒药物的研发，这对病毒感染的治疗有重要意义。

三、CRISPR/Cas 数据库及实验流程

（一）CRISPR/Cas 靶点设计数据库

同 ZFN 及 TALEN 的缺陷一样，CRISPR/Cas9 系统也存在脱靶效应。有研究显示，部分 gRNA 在 1 个、2 个甚至多达 5 个错配的情况下仍能引导 Cas9 靶向原始靶点。基因编辑后的大规模基因组测序也显示部分 gRNA 在原始靶点以外的区域发生编辑。到目前为止，科研工作者除了持续改进核酸酶之外，也通过生物信息学工具筛选靶点，预测其是否存在脱靶的潜在位点，从而在 gRNA 设计过程中避开这些容易产生脱靶的位点。

根据 PAM 序列预测，在一个基因的基因组序列上存在许多潜在的靶点。不同的生物信息学工具通常根据预测的切割效率（最大化目标活性）和特异性（最小化脱靶活性）对可能的 gRNA 进行评分。实验观察到不同的 gRNA 活性具有差异，因此研究者通过进行大规模筛选实验尝试确定 gRNA 的序列特征与 Cas 核酸酶切割效率之间的关系。通过高通量方法分析不同基因座上数百或数千个 gRNA 的活性，研究者总结了用于设计高活性 gRNA 和预测模型的规则并整合入设计工具中。这些模型在权衡特定特征方面有所不同，如每个位置首选的核苷酸、二级结构的热力学特征，相同核苷酸串的出现或 GC 含量等占有不同的权重。而用于识别脱靶位点的生物信息学分析可分

为两个步骤。第一步是基于与目标序列的同源性扫描目标基因组以寻找潜在位点，由于需要寻找多达 6 个错配碱基的序列，通常会产生数十到数百个潜在的脱靶切割位点。第二步则是对在第一步中检测到的潜在脱靶位点根据与靶序列的同源性程度或 Cas 核酸酶的预期切割活性进行评分和（或）排序。

由于所有这些工具都是根据不同的数据集开发的，而且它们对特定因素的评分方式不同，建议实验前比较一下不同算法产生的结果。而某些工具整合了不止一种预测算法，允许用户选择最合适的方法。这些工具通常接受不同的输入方式，包括粘贴的序列、基因组区域、基因标识符等，并提供一系列选项以供选择，包括不同的基因组、不同的核酸酶、不同的实验目的等。常用的一些 gRNA 设计工具及其网址总结于表 5-3。

表 5-3　常用 gRNA 设计工具及其网址

工具	网址
CHOPCHOP	https://chopchop.cbu.uib.no/
CRISPRscan	https://www.crisprscan.org/
CRISPOR	http://crispor.tefor.net/
E-CRISP	http://www.e-crisp.org/E-CRISP/
CasFinder	https://arep.med.harvard.edu/CasFinder/
CRISPR-GE	http://skl.scau.edu.cn/

（二）CRISPR/Cas 实验流程

以创制基因敲除斑马鱼为例简单介绍一下 CRISPR/Cas9 基因编辑技术的实验流程，包括基因组靶点的选择、sgRNA 的体外合成、显微注射及靶点验证、突变类型筛选及传代等步骤。

1. 靶点的选择　　Cas9 靶点长度为 20 个碱基，紧邻靶点 3′ 端 3 个碱基构成 PAM 区，要求序列为 NGG（N 为任意碱基），可在正义链或反义链上选择靶点。使用 CRISPRscan 网站（https://www.crisprscan.org/）来预测 Cas9 靶位点。打开网站，依次选择参数（图 5-6 上方方框），物种基因组选斑马鱼（Zebrafish-Danio rerio），核酸酶选 Cas9-NGG，启动子选 T7 启动子（因为后续所用的 sgRNA 体外转录载体使用 T7 启动子，要求转录起始位点的前两位为 GG，如果采用其他的启动子可以随之更改），搜索脱靶位点允许 4 个碱基的错配。在 "Gene" 框填入正确的基因名或 ENS 号，我们以 *notch1b* 基因（ENSDARG00000052094）为例。点击 "Get sgRNAs"，得到如图 5-6 的结果，中间为该基因多个转录物的基因结构示意图，显示靶点所在位置。下方为预测的靶点信息，左侧绿色竖条颜色越深或评分越高表示靶点越优。选择一个靶点点击，右侧将显示对应的 sgRNA 序列及可能的脱靶位点。sgRNA 序列包括：T7 序列 + 靶点序列（不包括 PAM）+15bp tracrRNA 5′ 序列，如本例为 taatacgactcactataGGCAC GGGGGATTGGAAGCAAgttttagagctagaa，即可作为 sgRNA 正向引物。检查基因功能域，在保证能破坏目标蛋白重要结构域的情况下尽量偏后位置设计靶点。一般一次选择 2 ~ 3 个靶点合成 sgRNA，后续验证其编辑效率。

2. sgRNA 的体外合成　　以上述 sgRNA 序列为正向引物，以 tracrRNA 通用引物 AAAAAAAGCACCGACTCGGTGCCAC 为反向引物，以 pT7-sgRNA 骨架质粒为模板，使用高保真酶 PCR 扩增体外转录模板 DNA，长度约为 100bp。将 PCR 产物纯化回收后，使用对应的体外转录试剂盒进行 sgRNA 体外转录，所得 sgRNA 用专门的小分子 RNA 纯化试剂盒进行纯化，浓度一般为 800 ~ 1200ng/μl，分装后保存于 –80℃。

3. 显微注射及靶点验证　　将 Cas9 蛋白（约 40pmol/μl）和 sgRNA（30 ~ 150ng/μl，浓度太高会导致胚胎发育畸形）混合注射到斑马鱼一细胞期胚胎动物极中。显微注射后 2 ~ 5 天随机挑选 30 ~ 60 枚胚胎 / 仔鱼分成两管，使用蛋白酶 K 消化提取基因组 DNA，PCR 产物送测序检测该靶点编辑效率。如果对照组基因组测序结果正常，而 sgRNA 注射组靶点序列处出现套峰，则表示有基因编辑事件发生，套峰的高低程度可以反映靶点的突变效率。选取突变效率较高、发育较正常的同批次注射的 F0 胚胎养至 F0 成鱼，用于筛选突变体。

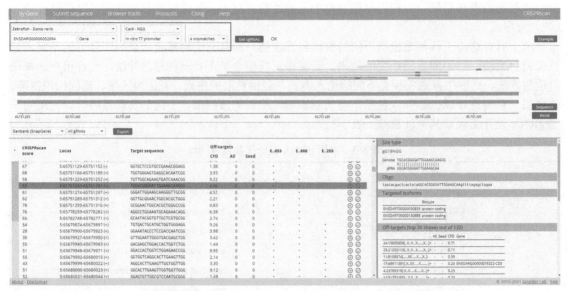

图 5-6　CRISPRscan 网站 gRNA 靶点设计页面

4. 突变类型筛选及传代　F0 养殖到性成熟后可挑选出 6 ～ 10 尾雄鱼，编号后分别与野生型雌鱼交配，按照编号收集鱼卵，提取基因组 DNA、扩增、测序，靶点出现套峰的其亲本雄鱼为有效 F0，将其后代养至 F1 成鱼。F1 养殖到性成熟后分别剪尾鳍，提取基因组 DNA、扩增、测序，靶点出现套峰的 F1 为带有突变的个体。但此时 F1 常为多种突变体的混合群体，突变类型的确定可将测序结果导入网站 http://yosttools.genetics.utah.edu/PolyPeakParser/，对有规则的套峰进行检测。3 倍数的插入 / 缺失突变造成个别氨基酸残基的改变，而非 3 倍数的突变则引起移码突变，通常会造成蛋白的提前终止。选取相同的非 3 倍数突变类型斑马鱼进行交配，胚胎直接养殖到 F2 成鱼，剪尾鉴定出突变纯合子。

（张瑞霖）

第六章　病原微生物基因组与分子进化

导言　近年来病原微生物的基因组研究取得了飞速的进展。通过对微生物的全基因进行测序，可以了解不同病原微生物的全基因结构，进而深入研究潜在致病基因的功能和基因间的相互作用。在医学上，微生物基因组与分子进化研究早已应用于药物、疫苗产品的开发和相关疾病的防治，并取得了巨大的社会经济效益。目前公共数据库获得的细菌、病毒和真菌基因组序列出现爆炸式增长。超高通量测序的出现允许我们对许多重要病原微生物进行详细的系统发育分析，揭示疫病在全球和局部传播的模式，以及研究病原应对治疗和人类免疫系统压力的演变。党的二十大报告提出，要健全公共卫生体系，加强重大疫情防控救治体系和应急能力建设，有效遏制重大传染性疾病传播。因此，微生物宏基因组以及微生物的分子进化研究，所获取的各类组学维度的信息数据，有助于重大传染性疾病临床病因诊断、治疗措施的确定、药物疫苗的开发以及公共卫生应急预案的制定。

第一节　微生物基因组与分子进化

原核生物基因组学于 1995 年正式启动，在接下来的时间里，原核生物基因组数据库呈指数级增长，并没有饱和的迹象。早期基因组测序仅限于研究可培养的微生物，而现在连同下一代测序方法，宏基因组学和单细胞基因组学的进步已经解除了这一限制，为全球原核生物多样性提供了越来越多的数据。在后基因组研究阶段，从分子进化的角度对微生物基因组进行研究，有助于明确微生物之间的系统发生关系，探索基因的起源及进化过程，并在诊断、监测和控制流行病中发挥越来越重要的作用。

一、微生物宏基因组

第二代测序技术的快速应用彻底改变了微生物科学的实践，而宏基因组学是微生物科学中发展最快的领域之一。第二代测序技术使我们能够研究复杂的微生物生态系统，如人类胃肠道微生物群，它由主要来自革兰氏阳性菌的超过 300 万个基因组成，同时比较不同细菌属和物种的基因组有助于揭示基因的功能、表达机制和系统发育进化关系等。

（一）微生物宏基因组的概念及发展沿革

微生物宏基因组（metagenome）是在微生物基因组概念上的进一步延伸，是指一个环境中的微生物群落所构成的基因库，这个基因库中既包含标记微生物身份的系统发育标记基因（如 *16S rRNA* 基因），也包含各种功能代谢基因，它们统称为宏基因组，因而也被称为"环境基因组""群落基因组""生态基因组"和"元基因组"。传统的基于培养的微生物研究方法虽然在基础研究中很有效，但由于微生物群落栖息环境的特殊性和群落成分的复杂性，在标准培养基上生长的微生物并不能代表自然条件下的群落。为了解决这一难题，微生物学家开始运用非培养的分子生物学方法。1986 年奥尔森（Olsen）与帕斯（Pace）等首次提出了从环境中克隆核糖体小亚基 DNA（SSU rDNA）的方法，开启了以非培养方法研究微生物多样性的先河。1996 年，施坦（Stein）构建了第一个海洋宏基因组 DNA 文库并鉴定了新型的细菌，1998 年被称作宏基因组学元年，汉德尔斯曼（Handelsman）等在专著中将宏基因组学定义为对从环境样本中直接回收的总微生物遗传物质进行分析，其特点是可以无须分离培养单个微生物，即可分析丰富的微生物物种的基因组。

同年，环境基因组计划（environmental genome project，EGP）启动，该计划的主要目标是开展针对有重要功能意义的环境基因的多态性研究。2006 年，人类宏基因组计划正式启动，该计划目标是测序出所有人体共生菌群的基因组序列，被称为"人类第二基因组计划"，其工作量相当于 10 个人类基因组计划工作量的总和。宏基因组学方法常用以研究环境中微生物的成分、进化关系、调控及互作机制。

（二）微生物基因组学与宏基因组学研究方法、原理

1. 宏基因组学测序的原理和特点　宏基因组学通过高通量测序，一次性将多个物种 DNA 混合测序，这相对于对分离培养物测序而言，构建基因文库以及拼装测序结果的步骤变得更加复杂。宏基因组学研究方法可以概括如下：①从环境样品（如粪便）中直接提取 DNA。②构建 DNA 文库。首先将 DNA 克隆到合适的载体中，随后将载体转化到宿主内建立基因组文库，最后对文库进行分析和筛选。③对构建的文库进行高通量测序。④对测序结果进行组装拼接。⑤基因预测和功能注释。

在构建 DNA 文库时，可以根据研究的条件，选择克隆大片段序列构建插入文库，或是将小片段序列克隆到高通量测序载体中，构建高通量测序文库。后者在测序结果的拼接阶段会更加复杂。因为测序结果得到的是不同物种的基因组片段，对于某些单一的物种，因为基因突变和重组的存在，其种内的基因也存在异质性。因此，小片段建库得到的拼接结果的可信度要小于大片段建库的拼接结果。但伴随着第三代测序技术的普及，高通量、长度长的测序技术为大片段建库提供了便利。在得到了测序结果之后，常规的宏基因分析包括基因比对、序列装配、基因预测、种群鉴定、统计分析等。

2. *16S rDNA* 测序原理　*16S rDNA*（16S ribosomal RNA gene）是指编码核糖体上 16S rRNA 亚基的基因。16S rRNA 是构成细菌核糖体的组分之一。rRNA 在生物的生命周期中担负着重要的作用，因此在漫长的进化过程中具有一定的保守性，有着微生物"化石"之称。细菌 rRNA（核糖体 RNA）按沉降系数分为 3 种，分别为 5S rRNA、16S rRNA 和 23S rRNA，其大小分别约为 120bp、1540bp、2904bp。其中，5S rRNA 基因序列较短，虽易于测定但缺乏足够的遗传信息；23S rRNA 基因序列较长，测定和分析较困难；16S rRNA 基因序列长短适中，其结构中既包含保守区域，又存在高度可变性区域，因而成为细菌的系统分类研究中最常用的分子钟。

16S rDNA 测序全称为 16S DNA 扩增子测序（16S ribosome DNA amplicon sequencing），在构建基因文库的过程中，通常利用保守区设计通用引物进行 PCR 扩增，然后对高变区进行测序分析和菌种鉴定。由于 16S rRNA 的保守性，一般认为在测序中得到一条序列，就可以代表一个物种。*16S rDNA* 测序的结果，可以用于微生物群落的物种多样性分析、群落结构分析以及系统发育分析。

3. 宏转录组测序原理及特点　宏转录组（metatranscriptomics）是指微生物群落在自然环境下基因的完整表达。宏基因组学和宏转录组学之间的主要区别在于研究的生物分子类型。宏基因组学研究 DNA 及其在生物体中的结构功能，而宏转录组学以 DNA 转录产物，主要是 mRNA 序列为研究对象（转录物），通过群落功能、代谢通路比较，宏转录组可以反映微生物群落的基因表达情况，研究活跃菌种的组成情况，分析样本之间的表达差异，揭示不同环境因子影响下菌种的适应性，以及基因表达调控机制。宏转录组分析解决了宏基因组无法进行表达和定量分析的难题。

宏转录组的研究方法可以归纳为五个步骤：①样品收集。②群体 RNA 的提取。③ cDNA 的合成。④随机测序。⑤数据分析。

宏转录组的建库方法具有两个特点：① mRNA 的含量较少，仅仅占有总 RNA 含量的 1%～5%，因此需要在提取群体 RNA 之后进行 mRNA 的富集。②相对于 DNA，RNA 稳定性更差，极容易降解，因此需要采取有效措施防止 RNA 的降解。其中 mRNA 的富集是建库过程中最棘手的部分之一，目前采用的方法有通过核糖体 RNA 捕获法去除丰度过高的 rRNA，以及使用核酸外切酶降解 tRNA 等。

4. 宏基因组研究工具与数据库　组学的发展使得学界步入了信息爆炸的时代。许多数据库应运而生，以下介绍两个代表性的数据库。

全球微生物组计划又称全球微生物分类和功能多样性计划（earth microbiome project，EMP）。该计划于2010年8月启动，其目标是构建一个全球未培养微生物多样性目录。该联合研究计划涉及20多个国家，有超过500名的科学家参与其中。截至2022年，该数据库已经收录了超过200 000个样本的 *16S rDNA*、宏基因组以及代谢组学的分析结果。该数据库为研究人员提供了标准化处理流程，以便对不同环境的微生物组成和多样性进行比较，该数据库开放了个人访问网页（http://qiita.microbio.me/emp）和机构访问网页（ftp://ftp.microbio.me/emp/releasel/）。人类微生物组计划（human microbiome project，HMP）成立于2008年。HMP的总体任务是推动、搜集研究资源以促进人类微生物宏基因组的表征研究。该项目的初始阶段对来自300名健康人体的微生物群落进行了研究，分离样本来自人体的不同部位，即鼻腔、口腔、皮肤、胃肠道和泌尿生殖道。通过进行 *16S rRNA* 测序以表征每个身体部位微生物群落的复杂性，并寻找核心健康微生物组。在项目的第一阶段，总共生成了超过32Tb的数据，该数据库开放的访问地址为 https://portal.hmpdacc.org。

二、病原微生物分子进化

病原微生物分子进化研究的目的在于通过分析微生物的一些分子特性，了解微生物之间的生物系统发生关系、划分病原微生物的种群结构、追踪流行毒株的传播路径，以及从基因进化的角度研究基因序列与功能的关系、探索毒力基因起源、分析进化速率和基因进化对病原微生物致病性的影响。

（一）分子进化基础

1. 分子进化的动力　生物在分子水平上的进化首先通过突变和重组产生可遗传的变异，其次遗传变异受到自然选择、随机遗传漂变和基因流动的影响，产生有差别的世代传递，从而在生物的分子水平上推动进化的发生。因此，突变、自然选择、随机遗传漂变和基因流动是影响生物分子进化的主要因素。

（1）突变（mutation）：基因水平上的突变包括替换、缺失、插入和倒位，染色体水平的突变包括重复、断裂、异位、倒位以及异染色质增加等。突变和随机漂变是分子进化的决定性因素。

（2）自然选择（natural selection）：自然选择的概念由达尔文和华莱士分别提出，他们认为自然选择通过制造遗传变异的繁殖差异驱动进化的发生。一般情况下，自然选择是在个体水平上通过影响差别繁殖和生存发挥作用，但有时也可以直接作用于基因水平。

（3）随机遗传漂变（random genetic drift）：简称遗传漂变或漂变，指群体的不同世代间基因频率的随机波动现象，是影响进化的因素中唯一的随机因素。

（4）基因流动（gene flow）：又称基因移徙，是基因从一个种群到另一个种群的转移。基因流动是一个可以用来在不同种群中传递基因多样性重要的机制。种群个体的迁出或迁入都可能导致基因频率的变化，改变种群内的基因多样性。

2. 分子进化理论——分子钟和中性突变学说　楚克坎德尔（Zuckerkandl）和鲍林（Pauling）于1962年提出分子钟（molecular clock）假说，认为DNA或蛋白质序列的进化速率随时间或进化谱系保持恒定。然而后续研究中观察到多种实际进化情况与该学说结论不符，因而目前关于此学说的修正观点认为：①分子钟应当被看作是氨基酸或核苷酸突变的随机性所导致的随机钟，以随机间隔跳动发生；②分子钟假说允许不同生物大分子的进化速率不同，或者说是不同生物大分子有其自身固有的、以不同速率跳动的分子钟；③分子钟假说中的速率恒定性未必适用于所有物种，可能只适用于某些或某一类群的分子进化。

分子钟被认为是分子进化中性突变学说（neutral-mutation theory）的有力证据，此学说由日本遗传学家木村资生于 1968 年提出。他认为分子水平上的大多数突变是中性或近中性的，自然选择在此过程中并不发挥作用，这些突变依赖一代又一代的随机漂变而被保存或趋于消失，从而形成分子水平上的进化性变化或种内变异。如果在某一类群中生物分子功能保持不变且突变速率相似，那么中性学说所预测的进化速率将是恒定的，而生物分子间的进化速率差异可以被解释为由于生物分子间不同的功能限制而导致中性突变的比例不同。

（二）分子进化分析策略

自 20 世纪 60 年代以来，分子遗传学资料迅速积累，分子进化研究方法和研究方向也不断发展，使得对于分子进化的研究发展成为生物信息学等新兴学科的重要组成部分。分子进化分析着重于探索不同操作分类单元（operation taxonomic unit，OTU）之间的系统发生关系。系统发生树（phylogenetic tree）又称系统发育树、进化树（evolutionary tree），是描述基因、个体、物种或族群间谱系关系的树状图。

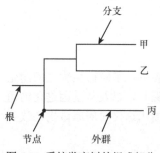

图 6-1　系统发育树的组成部分

系统发育树的构成要素包括分支（branch）和节点（node），树内的分支点称为内部节点（internal node），根部的现存分类单元（一般是外群）与内群之间的节点称为根（root）（图 6-1）。每个分支代表一个遗传谱系随时间的持久性，每个节点代表一个新谱系的诞生。

1. 系统发育树的分类　进化树可分为：①分支图（branch diagram），仅显示进化树的拓扑结构，图 6-2 中各分支的长短并无特殊意义。②系统发生图（phylogram），带有对应分支长度的比例尺，即分支长度可表示物种的进化时间或物种之间的差异程度。③带有物种多样性、地理分布或生态特征的图，这类图常用于呈现以化石数据和其他信息为依据而构建的大规模的进化树，以概述一个谱系的历史。

系统发育树根据树根的有、无可分为具有指明根的有根树和未知或未指明根的无根树。对于非常近缘的物种，若在所有时间内进化速率恒定，即假定存在分子钟，可利用距离矩阵法和最大似然法确定树根产生有根树，是为分子钟置根（molecular-clock rooting）。然而大多数重建树只能产生无根树，对此，一种常用的生成树根的方法是外群置根法（outgroup rooting），即在树的重建过程中加入远缘物种（称为外类群，outgroup），将树根置于连接外类群的枝，使得内类群（ingroup）的子树有根（图 6-3）。

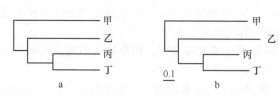

图 6-2　系统发育树的分类
a. 分支图；b. 系统发生图

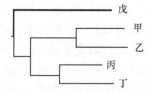

图 6-3　外群置根
在甲、乙、丙和丁形成的无根树中加入外类群（戊），
估算甲、乙、丙和丁构成的内类群子树的根

2. 系统发育树的重建　构建系统发育树的过程包括多序列比对、选择置换模型以及建树方法、建立系统发育树以及对系统发育树进行评估。

多序列比对（multiple sequence alignment）是两个以上的核酸或蛋白质序列的比对。在生物系统进化分析中，多序列比对可以用来发现多个序列中的保守和非保守区段，并根据序列的替换、插入和缺失等信息推断序列变化的进化趋势。

置换模型及建树方法的选择是构建系统发育树的核心内容。两条序列间的距离被定义为平均每个位点核苷酸置换的期望数。为了估计置换数目，常用连续时间马尔可夫链作为描述核苷酸之间变化的概率模型：将 4 个核苷酸作为链状态，假定序列中的核苷酸位点彼此独立进化，任意位点上的置换都可用一个马尔可夫链来描述，且核苷酸的置换遵循马尔可夫性质（Markovian property），即链上核苷酸置换的概率依赖于当前的状态，而与当前状态从何而来无关。继而对核苷酸之间的置换率加以约束，由此产生不同的核苷酸置换模型。

（1）核苷酸置换模型：常用的核苷酸置换模型包括 JC69 模型、K80 模型以及 HKY85 模型。

1）JC69 模型：假定每个核苷酸变为其他任一核苷酸的速率是相同的。

2）K80 模型：两个嘧啶或两个嘌呤间的置换称为转换，而嘧啶与嘌呤间的置换称为颠换。K80 模型是设置不同的转换率和颠换率的双参数模型。

3）HKY85 模型：DNA 序列中的不同位点通常以不同的速率进化，在距离计算中 HKY85 模型改变局部突变率和选择性约束来适应这种速率变化。

（2）系统发育树构建的基本方法：根据系统发育树的性质可以将其构建方法分为基于距离的方法和基于性状的方法。基于距离的方法是通过序列成对比较计算出距离，将形成的距离矩阵用于后续分析。这类方法中常用的是最小二乘法和邻接法。基于性状的方法是用所有物种在每个位点所观测的性状（核苷酸或氨基酸）与树相配合。常用的有最大简约法、最大似然法和贝叶斯推断法。

1）最小二乘（least squares，LS）法：将成对距离矩阵作为给定数据，通过给定的和预测的距离差平方和的最小值来估计相应枝长。具有最小距离差平方和的树称为 LS 树，它是真实系统发育关系的 LS 估计。

2）邻接（neighbor-joining，NJ）法：距离法中对树进行比较所用的一个标准是以树的枝长总和来度量进化总量。枝长总和最小的树称为最小进化树（minimum evolution tree）。NJ 法是基于最小进化标准的一种分划聚类算法。NJ 法从一个星状树开始，通过重复选择每次新加节点后分枝长度总和最小的拓扑结构，从而解析出完整的进化树。

3）最大简约（maximum parsimony，MP）法：在一个位点上性状变化的最小数目被称作性状长度（character length）或位点长度（site length）。序列上所有位点的性状长度之和是对整个序列所需变化的最小数值，称为树长（tree length）、树分值（tree score）或简约分值（parsimony score）。具有最小树分值的树称为最大简约树。常用加权简约法（weighted parsimony）或动态规划法（dynamic-programming algorithm）计算最小树分值，进行最简约重建。

4）最大似然（maximum likehood，ML）法：用于系统发育树构建时，是在选择适合给定数据集进化模型的基础上，对既定的序列数据进行分析，基于进化模型计算每一个拓扑结构的似然值，选择似然值最大的树作为最优树。

5）贝叶斯推断（Bayesian inference，BI）法：是一种通过贝叶斯定理对参数的概率分布进行统计推断的方法。BI 法将进行多序列比对后的序列作为先验概率（prior probability），用以推断系统发育树的后验概率（posterior probability），且具有最大后验概率的系统发育树被认为是对真实系统发育树的最优估计。

3. 系统发育树的评估　用距离法、简约法或似然法构建的系统发育树可看作是一个点估计，一般需要对其进行可靠性检测以增加其可信度。有多种方法可以评估系统发育树的可靠性，包括自展（bootstrap）法、内枝长度检验（test of internal branch length）和基于似然率的检验（K-H 检验）。

自展法是最常用的评估系统发育树不确定性的方法。该方法通过对原始数据集中的位点重新抽样组成与原始数据集具有相同位点数的自展样本（bootstrap sample），每个自展数据集都采用与原始数据集相同的方法构建系统发育树。将原始进化树中各个分支的自展树的比例，作为该分支的自展支持（bootstrap support）或自展比例（bootstrap proportion），反映该分支的可靠性。自展法可以与任意类型的系统发育树构建方法联合使用，但一般贝叶斯推断法中通过后验概率可以直观反映出各分支的可信度。

内枝长度检验通过比较系统发育树上不同内部节点的分支长度，来评估系统发育树的拓扑结构是否合理。内枝长度检验比较常用的是菲奇 - 马戈利亚什（Fitch-Margoliash）法和最小二乘法。其中，菲奇 - 马戈利亚什法方法假设节点之间的进化距离服从正态分布，通过最小化观测值和预测值之间的平方差来计算节点之间的进化距离；最小二乘法则假设节点之间的进化距离不服从正态分布，通过最小化观测值和预测值之间的绝对值之和来计算节点之间的进化距离。

基于似然率的检验通过比较不同模型的似然比值来评估系统发育树的准确性和合理性。基于似然率的检验首先基于最大似然方法对系统发育树进行构建和参数估计，得到初始的似然值，然后对系统发育树的每个节点进行约束后构建出新的系统发育树并计算新的似然值，通过两个似然比值来评估约束是否显著地影响了系统发育树的准确性和合理性。

（三）细菌的分子进化方式

分子进化（molecular evolution）是指生物进化过程中生物大分子的演变现象，研究分子进化的目的是从物种的一些分子特性出发，去了解物种之间的生物系统发生的关系。分子进化主要包括核酸分子的演变、蛋白质分子的演变以及遗传密码的演变。其中核酸是生物体遗传信息的携带者，生物体所有的形态与生理性状最终都是由核酸携带的遗传信息所控制，因此核酸分子的演变在生物进化过程中尤为重要。细菌在核酸水平上的分子进化机制主要分为以下几种。

1. 点突变（point mutation） 指的是由于细菌基因组中一个核苷酸被另一个所取代，或者单个核苷酸的插入或缺失而造成的 DNA 序列的变异。点突变可以发生在某个基因的功能域或者由多个基因组成的功能系统中，引起基因修饰、失活、转录表达的差异调控等。

2. 染色体重排（chromosome rearrangement） 是指染色体中 DNA 区段排列结构的变异，可造成所载基因的位置、功能及相互关系发生变化。染色体重排主要有倒位、易位、缺失和重复 4 种类型。

3. 同源重组（homologous recombination） 指含有同源序列的 DNA 分子之间或分子内部的重新组合。它是细菌分子进化的一个重要机制，对维持细菌种群的遗传多样性具有重要意义。

4. 水平基因转移（horizontal gene transfer，HGT） 是细菌分子进化的另一种重要机制，水平基因转移又称横向基因转移，它能跨越物种间隔离，在亲缘关系或远或近的生物有机体间进行遗传信息的转移。水平基因转移是不同细菌之间遗传物质交换的主要策略，细菌通过水平基因转移获得外源基因，在自然选择压力下，对细菌适应性进化有利的转移事件最终在种群中稳定保持下来，带来新的生物学性状，直接表现在种间种内分化、环境适应、耐药性产生蔓延、毒力进化等细菌表型进化结果上。通过转移进入细菌的基因可分为两大类，一是供体基因与受体菌中相应基因是同源的；二是供体基因对于受体菌来说是全新的，这类转移事件的发生可以给受体菌带来全新的生物学性状，促进受体菌的快速适应性进化，代表事件是细菌耐药性的产生与传播。

通过上述几种途径，当细菌基因上的变化累积到产生性状上的变化时，在自然选择压力下，对细菌有利的基因型最终被保留下来并稳定遗传给后代，从而使细菌作为一个整体达到了进化的目的。

（四）细菌的系统发育分析方法

在系统发育分析中，一般会要求序列长度不宜太长，否则在比对过程中会出现大量的 gap，并且过长的序列计算对服务器的配置要求较高。细菌基因组全长在 100kb 至 15 000kb 不等，显然一般系统发育树的构建不适用于细菌基因组全长的进化分析。因而学者们提出了基因分析类型，如基因含量、基因排列顺序、结构域、骨架片段，以期望能有助于细菌的系统发育分析，但基于上述类型的基因进化分析存在计算模型的选择、比对方法等方面的缺陷，因而这些方法目前使用得并不多。在这里，主要介绍应用比较广泛的单基因序列和多基因序列分析。

1. 基于单个基因序列的系统发育分析

（1）基于 16S rRNA 序列的系统发育分析：在测序技术大规模发展之前，细菌的系统发育学内容更偏向于分类学，即通过表型实验、分子实验技术来区分不同菌种。16S rRNA 是所有原核生物蛋白质合成必需的一种核糖体 RNA，具有高度的保守性，因而 16S rRNA 被广泛用于细菌分类。16S rRNA 基因内部结构由可变区和保守区组成。在测序技术还处于高成本阶段时，细菌分类的方法是利用 PCR 扩增 16S rRNA，通过变性梯度凝胶电泳（DGGE）和温度梯度凝胶电泳（TGGE）区分不同的菌株。随着测序成本的降低以及第二代测序技术的普及，利用 16S rRNA 对细菌进行分类也由分子实验技术阶段进入基于测序结果的数据分析阶段。为了对细菌进行更进一步的精细分类，科学家们开发了多种统计模型，以对测序后的序列进行分析，用以探究细菌间的进化关系，也就是系统发育树。

1985 年，16S rRNA 基因序列首次用于系统发育分析。由于细菌的 16S rRNA 基因具有良好的进化保守性，适宜分析的长度（约为 1500bp），以及与进化距离相匹配的良好变异性，所以它成为细菌分子鉴定的标准标识序列。16S rDNA 的序列包含 9 个或 10 个可变区（variable region）和 11 个恒定区（constant region）。可变区序列能体现物种间的差异，具有属或种的特异性。这也决定了通过 16S rRNA 进行系统发育分析的缺陷，即通过构建基于 16S rRNA 序列的系统发育树，能较好区分物种间的种属关系，但对于近源或种内的生物，其分辨率会降低。尽管如此，由于高度的保守性以及广泛的分布性，对于未知菌株的鉴定 16S rRNA 依然是首选。

（2）基于具有特定功能序列的系统发育分析：对细菌的系统发育学方面的研究，除了通过 16S rRNA 对细菌本身进行分类之外，也可以对细菌中具有某个特定功能的基因进行系统发育分析。针对细菌功能基因构建的系统发育树可能会与通过 16S rRNA 基因构建的系统发育树的树形不同，以此可以比较该基因进化历程与其菌株对应的种属谱系是否一致，从而探究该基因进化与细菌本身进化之间的关系，了解细菌获得该基因的方式。目前用于细菌系统发育分析的功能基因类型主要有 3 种：①与细菌维持生理活动相关的基因，如结构基因和代谢相关基因；②与毒力相关的基因；③与细菌耐药性相关的基因。对毒力基因和耐药基因的系统发育分析是当前的研究热点。对毒力因子的系统发育分析，可以解析该毒力基因进化上的保守位点，对研究病原菌致病机制以及毒力因子的起源具有重要意义；对耐药基因的系统发育分析，可用以监测细菌耐药性的变化，确定地区耐药性现状，指导临床用药规范。

2. 基于多个基因序列的系统发育分析

（1）基于多位点序列分型（multilocus sequence typing，MLST）的系统发育分析：多位点序列分型最初于 1998 年被提出。基于 MLST 的系统发育分析是一种应用广泛的系统发育方法，临床上常用于分析描述病原体的种群结构、疫苗研究、追踪流行毒株的传播以及鉴定与疾病相关的物种。MLST 通常使用 7 个管家基因的内部片段序列来表征细菌物种，使用每个基因的长度为 450～500bp，在当前应用广泛的第二代测序技术中可以被准确测序。随着全基因组测序（WGS）变得越来越普遍，使用 SRST2 等工具直接从 WGS 数据集中提取 MLST 配置文件变得相对简单，MLST 概念也已扩展到具有数百甚至数千个基因座全基因组多基因座序列分型（wgMLST）以及核心基因组多基因座序列分型（cgMLST），在这里只对 MLST 做简要介绍。

MLST 通常检查 7 个管家基因的内部片段序列中的核苷酸变异，即那些编码基本代谢功能的基因。对于每个基因，物种内存在的不同序列被指定为不同的等位基因，对于每个分离株，7 个基因的每个基因座的等位基因定义为等位基因谱或序列类型（sequence type，ST）。大多数细菌物种在管家基因内具有足够的变异，可为每个基因座提供许多等位基因，从而仅使用 7 个基因座就可以区分数十亿种不同的等位基因图谱，因此可以定义不同细菌的分类结构和进化历史，并用于探索影响物种形成的种群参数。当前许多生物体的 MLST 数据库可以在 http://www.pubmlst.org 上找到。MLST 的不足在于基因重组率、替代率等会因物种而异，所以没有一套通用的管家基因可以适用于所有病原体。另外，并非所有病原体都适用于 MLST。一些病原体（如结核分枝杆菌和鼠疫杆菌）在整个基因组中表现出非常小的变异，即没有积累足够的遗传变异可以用于区分菌株。对这些病原体进行分型，需要通过进化更快的基因座（如插入序列或抗生素抗性决定簇）或其他标记（全基因组 SNP）来进行分析。

（2）基于泛基因组（pan-genome）的系统发育分析：在过去的 20 年中，测序技术和组装工具的进步促进了各种物种基因组序列的快速获取。第二代测序技术的出现为在短时间内以最低成本对特定物种或整个种群进行系统发育分析铺平了道路。在这场技术革命之后，基因组的概念从单一参考基因组转变为泛基因组。2005 年，泰特林等首次提出了泛基因组的概念。泛基因组指某一物种全部基因的总称，根据基因在该物种中的分布，将其分为以下 3 种类型：①核心基因组，存在于该物种的所有个体中；②非必需基因组，该类基因存在于 2 个或 2 个以上的菌株中；③菌株特有基因，即仅在某一个菌株中存在的基因。其中，非必须基因组的大小随着样本数量的增加而扩大，而核心基因组的大小则随着测序样本数量的增加而缩小。存在于核心基因组中的基因参与细胞的基本代谢功能，通常被视为一个保守的基因组单元，用以推断不同细菌菌株之间的进化关系；非必需基因经常经历基因获得 / 损失事件，并且经常通过水平基因转移以促进细菌在新生态位中的适应。因此，泛基因组学具有深远的意义，尤其是在细菌研究方面，目前已被应用于物种进化、致病和耐药机制的研究以及疫苗开发等领域。

与经典基因组学相反，泛基因组技术需要多个基因组或至少两个致病菌的基因组。对于某些物种，如大肠埃希菌、肺炎链球菌、金黄色葡萄球菌、结核分枝杆菌、肠沙门菌、单核细胞增生李斯特菌、蜡状芽孢杆菌和铜绿假单胞菌，有大量的临床分离株，通过测序可获得从几十到几百个基因组数据，满足泛基因组分析中比对的要求。同时，泛基因组学的优点还在于，借助对菌株的大量测序，能发现新的基因。根据物种的泛基因组大小与菌株数目的关系，可将物种的泛基因组分为开放型泛基因组和闭合型泛基因组（closed pan-genome）。开放型泛基因组随着测序的基因组数目的增加，物种的泛基因组大小也不断增加。闭合型泛基因组随着测序基因组数目的增加，物种的泛基因组大小增加到一定的程度后收敛于某一值。例如，大肠埃希菌的泛基因组为开放型，其泛基因组随着新菌株的发现而进一步扩充；炭疽芽孢杆菌在经过对四株菌株进行基因组测序后其泛基因组变得完全饱和，属于典型的闭合型泛基因组。大多数细菌物种属于开放的泛基因组，需要大量的基因组测序数据来进一步扩展物种的泛基因组。

（五）病毒基因组与分子进化

1. 病毒的进化方式　病毒的进化方式可以分为抗原漂变（antigenic drift）与抗原转变（antigenic shift）两种形式。其中抗原漂变主要是 DNA 或 RNA 病毒上单个碱基的突变，而抗原转变是病毒基因组发生较重大的变化，如发生了基因重组（gene recombination）或基因重配（reassortment）等。

（1）病毒的抗原漂变：抗原漂变是病毒突变的一类形式，主要是通过持续的突变产生的小幅度、连续变异，并且通过一段时间的量变可能会导致新亚型的出现与流行。

（2）病毒的抗原转变（antigenic shift）：抗原转变指的是某种病毒不同毒株之间或不同病毒之间互相融合形成新的病毒亚型的过程，会导致大片段的改变，变异幅度大，并可能导致新的亚型出现。其中，抗原转变主要包括基因重配和基因重组两种模式。

1）基因重配：是指物种的遗传信息进行混合，在物种的不同个体中形成新的组合的现象，包括染色体重组、染色体互换等。

2）基因重组：在遗传学上是指 DNA 片段断裂并且转移位置的过程，会导致基因间或基因内新的连锁关系形成。通过对以往的病毒分析汇总可知，病毒重组可以产生具有新毒力特征的新型病毒，例如，H1N1 流感病毒 1919 年发生大流行，造成 2000 万人死亡。同样的病毒在 1934 年和 1947 年也发生了大流行，但是 1958 年后彻底消失，并在 1977 年再次出现。通过重组分析发现，1977 年出现的毒株是由两种变体毒株重组而来，这反映出了重组在病毒获取新毒力及跨物种传播中的重要作用。

2. 病毒分子进化分析原理及步骤

（1）系统发育树与系统发育网络概述

1）系统发育树概述：系统生物学（systematic biology）是研究一个生物系统内所有组成成分的构成，以及在特定条件下这些成分相互关系的学科。早在 1965 年，Zuckerkandl 和 Pauling 认为，生命的历史可以记录在核苷酸和蛋白质的序列之中，这为微生物分类学革命打下了基础。其中，第一个系统发育树于 1967 年提出，并且使用细胞色素 c 和铁氧还原蛋白的氨基酸序列进行构建。随后在 1978 年，施瓦茨（Schwartz）和戴霍夫（Dayhoff）使用它们构建原核生物和真核生物的种系发生关系，从而强化了"真核生物的细胞器、线粒体和质体来源于细菌"这一观点。

近 20 年来，随着高通量测序技术的发展以及科学家们对建树算法的革新，建树的原材料在数量和质量上在不断提高，并且建树软件及流程也在不断发展与传播。目前建树方法主要分为两类：①基于距离的方法（distance based）。②基于性状的方法（character based）。鉴于基于距离的方法在远缘物种中效果较差，此处主要讨论基于性状的建树方法。基于性状的方法主要包括最大简约法、最大似然法和贝叶斯推断法。最大简约法通过使用启发式树搜索法计算，效率较高，但是基础假设不符合实际进化过程，所以准确度较低。而最大似然法和贝叶斯推断法更加符合实际进化情况，缺点是计算时间较长。由于病毒的基因组相对于真核生物和原核生物的基因组较小，整体计算时间相对于这两类生物较短，因此在病毒的进化分析中更多地使用最大似然法和贝叶斯推断法。

2）系统发育网络概述：由于系统发育树不能考虑杂交、水平基因转移、重组、基因重复和缺失这类网状进化的情况，因此科学家们通过混合节点替代单一的树节点构建系统发育网络。系统发育网络是一种用于可视化核苷酸序列、基因、染色体、基因组或物种之间的进化关系的图表。系统发育树是系统发育网络的一部分，其中的网状结构可以理解为可以向多方向进行压缩的方格。如图 6-4 所示，在系统发育网络中，A、B、C 三个物种位于同一个网状结构上，如果按照①的方向压缩网状结构就会得到相应的系统发育树，这种结构的出现往往伴随着重组事件等大段序列的改变而发生。目前有多种软件用来构建系统发育网络，如 SplitsTree、phangorn 和 Dendroscope 等。

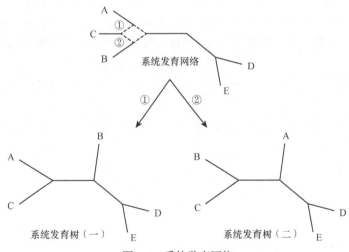

图 6-4　系统发育网络

（2）病毒重组分析：当两种不同的病毒共同感染同一宿主细胞后，在病毒复制期间会产生具有这两种病毒基因组的重组病毒。一般情况下，重组通常发生在相同类型的病毒之间（如两个流感病毒之间）。目前已知的病毒重组机制分为两类，即自由组合（independent assortment）和不完全性连锁遗传（incomplete linkage）。

在这里介绍一种常用的重组检验软件——RDP，它最初是由开普敦大学在 1999 年开发用于检测基因组重组的软件，目前已经更新至第五版——RDP5。RDP5 提供多种检测重组信号的算法，如 RDP、GENECONV、3Seq、Chimaera、SiScan、MaxChi 和 LARD 等。因为算法的基础假设不同，可能会造成不同程度上假阳性的产生，因此在实际操作中会选用多种算法进行混合评估，并且选用多种算法共同识别出的重组事件作为最终结果。目前 RDP 可以在 Windows 7/Vista/8/10 操作系统上运行。

（3）Beast1 相关分析：Beast 是使用 MCMC 算法对分子序列进行贝叶斯推断的跨平台程序。它进行的是使用严格或宽松分子钟假设，对包含时间等背景信息的序列进行有根树的推断。目前主要可以进行的是最大可信分枝树的推断、种群数量变化的检测以及系统发生生物地理学的研究等。Beast 包含了多种功能的子软件，如参数设置（BEAUti）、数据运行（BEAST）、收敛诊断（Tracer）、合并树（TreeAnnotator）、树的展示与美化（Figtree）以及传播途径的构建（SpreaD3）等。在本小节中，我们主要讨论 Beast1 的相关分析，Beast2 部分可以参考 http://www.beast2.org/ 中的详细说明。

1）最大可信分枝树的构建：最大可信分枝（maximum clade credibility，MCC）树是基于先验模型、物种出现时间（在病毒中使用采样时间替代）及序列信息，通过贝叶斯推断及马尔可夫链蒙特卡罗算法估计得到的后验树。在计算中会不断生成具有不同分数的后验树，最后选取分数最高的后验树或者将生成的所有后验树合并作为 MCC 树。与常规的系统发育树相比，MCC 树包含了时间信息以及分子钟和种群数量的模型假定，所以在结果上，MCC 树可以用来统计展示物种进化的速度以及祖先出现的时间。与此同时，MCC 树是定根树，所以 MCC 树在亚种划分以及物种分类上发挥着重要作用。

对于 MCC 树的基础分析流程与注意事项，主要包含序列导入、模型选择、后验树计算以及合并后验树四部分。详细流程请参阅 https://beast.community/。

在序列导入部分，输入的序列可以为 NEXUS 格式、XML 格式或 FASTA 格式，并且需要准备与序列信息对应的物种出现时间。在模型选择部分，需要对 3 种模型进行选择。首先是替代模型，对于替代模型的选择，目前有很多软件可以进行计算，如 ModelFinder、jModelTest 及 ModelTest 等，并且主要的筛选标准是 AIC、AICc 及 BIC 3 种。在这里主要讨论 Beast 内部相关参数的选择。对于 Beast 内部相关参数，软件提供了"广义的垫脚石采样检验"法对参数进行评估，用户可以选用多种搭配同时进行计算，并选用具有最大采样似然值的组合作为最佳模型搭配（图 6-5）。

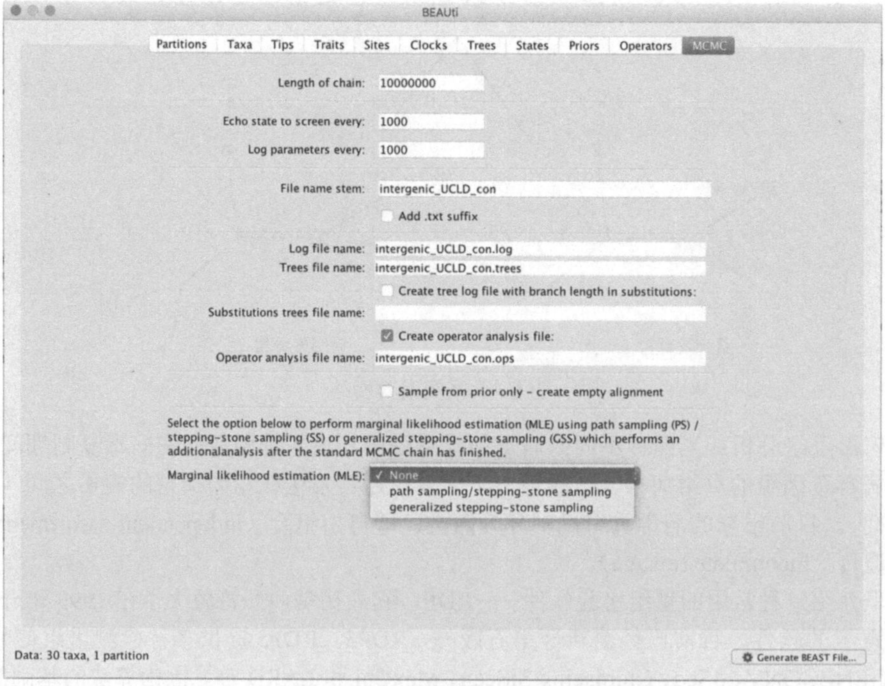

图 6-5　选择"垫脚石采样"模型进行参数检验

当模型设置完成后，选取合适的 MCMC 链长以及相对应的采样频率（后验树的数量 =MCMC 链长 / 采样频率）。之后将 BEAUti 设置好的参数保存后在 BEAST 程序中进行计算。当计算完成后，用户需要将所生成的日志（log）文件导入 Tracer 中，评估各参数的收敛情况（图 6-6），从而评估是否可以对树结果进行汇总。当所有参数完成收敛后（ESS ≥ 200），可以将所有生成的后验树文件通过 TreeAnnotator 进行合并，生成最终的 MCC 树。对于未收敛参数，可以增加链长或者采样频率进行重新计算。

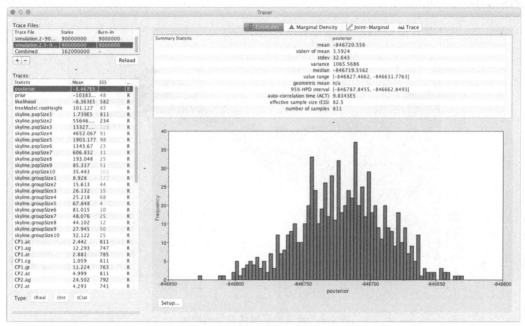

图 6-6　参数收敛情况的评估
未收敛参数（ESS ＜ 100）；即将收敛参数（100 ≤ ESS ＜ 200）；收敛参数（ESS ≥ 200）

2）有效种群数量：是基于带有时间信息的分子序列数据通过贝叶斯模型进行推断的。目前可使用的模型包括传统天际线（classic skyline）模型、贝叶斯天际线（Bayesian skyline plot）模型、滑翔伞（skyride）模型及天网（skygrid）模型。有效种群数量的推断基于有效种群数量会在树的各个节点处发生变化，带有时间信息的系统发育树可以通过分子钟模型和种群数量模型估计随时间变化的有效种群数量。

目前使用较多的是天网模型，它不仅可以如天网模型一样使用高斯 - 马尔可夫随机场对先验参数进行平滑处理，同时允许用户自定义节点的种群变化，从而引入非遗传因素的影响。对于天网模型，用户需要设定树的先验参数：参数的数量（number of parameters）和最后的转换点时间（time at last transition point）。最后的转换点时间代表用户假定的种群数量最后发生变化的时间（与最近物种出现时间相比），而参数的数量代表允许种群一共发生变化的次数（种群变化的频率 = 最后的转换点时间 / 参数的数量）。其余输入数据及参数的选择同上文中 MCC 树的构建方式，最终结果可使用 Tracer 中 Sky Grid Analysis 程序进行可视化（图 6-7）。

3）历史传播路径重构：系统发生生物地理学（phylogeography）是用种群或物种的地理分布来预测生物的系统发生并进行比较研究的一门交叉学科，研究内容包括种内遗传系谱、近缘种系地理分布格局和规律以及影响其地理分布的机制。其中，对历史传播路径的重建在疾病预防及控制方面发挥着重要的作用。以下主要讨论基于 Beast1 重构的离散型地理传播路径与连续型地理传播路径。

离散型地理传播路径是通过连续时间马尔可夫链来模拟病毒谱系在一组离散位置之间运动后的结果。与 MCC 树的重构相比，需要用户提交序列的位置信息（离散型如北京、上海等），并且在参数设置方面，用户可以指定离散性状替代模型（对称或非对称），用以假定病毒谱系在离散位置之间的传播速率是否可逆。同时用户可以选用贝叶斯随机搜索变量选择（BSSVS）程序，这个程序会选择并计算与系统发育传播相关的传播速率，以加快模型的计算。最后通过 SpreaD3 计算贝叶斯因子评估路径可信度并可视化最终结果。与连续型地理传播路径相比，离散型地理传播路径对序列地理位置的精度要求较高，并需要进行均匀采样。但其拥有可估计传播速率、传播路径可信度等优点，在疾病防控方面发挥着重要的作用（详细流程请参阅：https://beast.community/workshop_discrete_diffusion）。

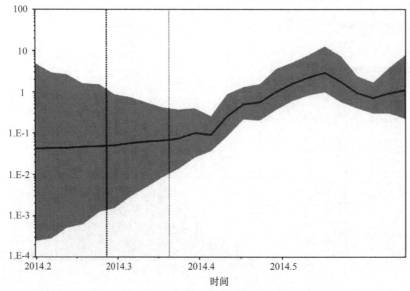

图 6-7　有效种群数量结果的展示

连续型地理传播路径是利用二维松弛随机游走（RRW）算法在空间对病毒传播历史进行重建的结果。连续型地理传播路径需要用户输入序列位置的具体坐标，在过去的研究中认为采样的分布只会影响离散型地理传播路径的重建，但最近的研究表示，在连续型地理传播路径的重构中也会受到采样分布的影响。在参数设置方面，多种随机游走模型可以进行选择，同时 Beast 允许用户设置坐标的抖动窗口大小（jitter window size），主动引入噪声提高了随机游走模型的性能。对于抖动窗口大小的设定，用户需要参考输入的位置信息与真实采样点可能出现的偏差范围，较大的抖动窗口可能会导致最终结果跨度较广，降低了结果的特异性与真实性。与离散型地理传播路径相比，连续型地理传播路径无法评估其中单一路径的传播速率与可信度。但是由于抖动窗口的引入，对采样位置精度大大降低，并且提高了用户分析的灵活性。因此连续型地理传播路径在研究病毒传播历史与扩散范围方面发挥着重要的作用（详细流程请参阅：https://beast.community/workshop_continuous_diffusion_yfv）。

（4）选择压力位点分析：首先，假定一个蛋白质上所有氨基酸位点都处于相同的选择压力之下（具有相同的非同义 / 同义突变率比例 ω），这基本是不现实的。大多数蛋白质位点处于高度保守或者近中性进化（ω 接近 1）的状态，因此检测受显著正选择压力的位点与受显著负选择压力的位点就显得尤为重要。在这里介绍两种用于筛选选择压力位点的软件（Paml 与 HyPhy）以及其中的部分重要算法（FEL、FUBAR、MEME、SALC）。

系统发育最大似然法分析（phylogenetic analysis by maximum likelihood，Paml）是杨子恒教授开发的基于最大似然法对 DNA 或者蛋白质进行进化生物学分析的软件，其中 Codeml 程序可以用来筛选正选择压力位点。该程序通过设计不同的模型进行假设检验来检验参数的合理性，并且通过朴素经验贝叶斯（naïve empirical Bayes，NEB）与贝叶斯经验贝叶斯（Bayes empirical Bayes，

BEB）法对正选择压力位点进行估计。

系统发育假设性检验（hypothesis testing using phylogenies，HyPhy）是使用系统发育理论、分子演化和机器学习的技术分析遗传序列的开源软件包。除筛选选择压力位点外，其还可以对祖先序列进行重建、选择重组断点等，并且可以将运行结果放入配套网站 datamonkey（https://datamonkey.org）中进行可视化。而对于选择压力位点分析，以下主要介绍常用的 4 种方法以及其基本假设。①定效似然法（fixed effect likelihood，FEL）是基于最大似然法在已知比对序列以及其系统发育树的基础上对非同义替代率（dN）和同义替代率（dS）进行估计。该方法假定每个位点的选择压力始终恒定，并以此进行假设检验——确定 dN 是否显著大于 dS。②快速无约束贝叶斯近似（fast，unconstrained Bayesian app roximation，FUBAR）是基于贝叶斯法对每个位点非同义替代率（dN）和同义替代率（dS）进行估计。方法假定每个位点的选择压力始终恒定，与 FEL 相比，该方法对正选择压力位点的选择倾向更强烈，并且具有更高的计算效率。③进化混合模型（mixed effect model of evolution，MEME）采用混合效应最大似然法来检验每个位点是否进行正向选择。MEME 的基础假设和前两个阶段的分析与 FEL 相同。不同的是 MEME 定义了两个随机分布的函数 $\omega-$ 和 $\omega+$，并以此对同义 / 同义突变率比例 ω 进行建模，从而筛选正选择压力位点。④单一祖先计数法（single-likelihood ancestor counting，SLAC）是通过最大似然法重建每个节点处最可能的祖先序列，并且使用 Suzuki-Gojobori 法对同义替换和非同义替换进行计数，最后使用二项分布对每个位点的选择压力情况进行统计检验，依据显著性筛选正选择压力位点与负选择压力位点。与 FEL 一样，该方法假设每个位点的选择压力在整个系统发育过程中是恒定的。

三、利用微生物基因组开发抗感染性疾病的方法和策略

利用生物信息学手段和技术在分析微生物基因组时得到了大量科学数据，同时结合日益复杂和高分辨率的流行病学数据，汇集产生了大量的数据库和文献。这些生物信息学工具和资源在开发抗感染性疾病的方法和策略方面，为医学微生物学科学家和医生提供了可用的常用资源和数据库，可用于诊断和监测传染病，并阐述相关疾病的分子机制。

（一）利用微生物基因组建立生物信息学资源

基于第二代测序技术数据的生物信息学工具和技术越来越多地用于传染病的诊断和监测，回顾生物信息学工具、常用数据库和第二代测序技术数据在临床微生物学中的应用，可以发现这些资源主要被用于未知疾病相关病原体临床标本的分子鉴定、基因型分型、抗生素耐药性分析等。

1. 病原体鉴定的生物信息学工具　近年来，全基因组测序（whole genome sequencing，WGS）和核糖体（ribosome）基因测序数据通过生物信息学工具分析后，被越来越多地应用于细菌和真菌病原体的鉴定。在微生物基因组研究中，利用生物信息学工具解决第二代测序技术中 rRNA 测序数据中嵌合体（chimera）的问题（UCHIME 和 UCHIME2，http://drive5.com/usearch/manual/uchime_algo.html）非常重要。嵌合体是源自多个转录物或亲本序列的单个 DNA 序列，去除嵌合体是微生物组分析中必不可少的步骤。如果无法识别嵌合体为异常数值，序列会被错误地判定为新生物。

此外，目前已经开发了多个综合参考数据库用于细菌病原体鉴定。比如核糖体数据库项目（RDP，http://rdp.cme.msu.edu/）收集了 3 356 809 条细菌 16S rRNA 和 125 525 条真菌 28S rRNA 的序列信息。它包含一个新的真菌 28S 校准器和更新的细菌和古细菌 16S 校准器。它还为高通量测序数据的扩展处理和分析提供了一个管道，包括单链和双端读取。此外，mothur（Version 1.46.1，https://mothur.org/）是目前用于分析 16S rRNA 基因序列的最高引用的生物信息学工具。Mothur 能够处理由不同测序技术生成的数据，如 Sanger、PacBio、IonTorrent、454 和 Illumina（MiSeq/HiSeq）。Greengenes 数据库（https://greengenes.secondgenome.com/）包含 1 049 116 条对齐的 16S rDNA 记

录。SILVA 包含 6 300 000 条可用的细菌、古细菌和真核生物的大核糖体亚基和小核糖体亚基序列（https://www.arb-silva.de/）。人类口腔微生物组数据库（the human oral microbiome database，HOMD）（http://www.homd.org）包含人类口腔中大约 700 种原核生物的综合信息。HOMD 包括静态和动态更新的注释以及生物信息学分析工具，适用于所有人类口腔微生物的基因组序列和已处理的 16S rRNA 基因参考序列。MG-RAST 服务器（http://metagenomics.anl.gov）是元基因组的自动化分析平台，可通过定量分析将测序数据鉴定为微生物种群。该服务器提供了上传、质量控制、自动注释和比较分析的选项，可用于鸟枪法和宏转录组样本。此外，使用 ezVIR 处理高通量测序数据，可用于鉴定所有已知人类病毒。该工具从 NGS 产生的病原体和人类序列混合池中去除宿主序列。这个过滤步骤非常重要，因为结果池中的病毒测序量通常小于 1%。同样的，快速识别非人类序列（rapid identification of non-human sequences，RINS）（http://khavarilab.stanford.edu/tools-1#tools）也能够从所用数据集中的非人类基因组中精确识别并读数。VirusSeq 是使用 PERL 平台开发的（https://odin.mdacc.tmc.edu/~xsu1/VirusSeq.html），可以将序列分类为病毒或非病毒。PathSeq（http://www.broadinstitute.org/software/pathseq）被开发用于识别 NGS 数据中的已知和未知微生物。

2. 病原体分型的生物信息学工具 对病原体进行分型在临床微生物学、群体遗传学和控制感染中非常重要。最常用的技术包括多位点序列分型（MLST）、单基因座序列分型（SLST）、串联的多位可变数目重复分析（MLVA）和基于成簇规则散布回文重复序列（CRISPR）。用于 MLST 数据分析、MLVA 分型和 SLST 数据分析的免费数据库见表 6-1。

表 6-1　用于 MLST 数据分析、MLVA 分型和 SLST 数据分析的免费数据库

	工具名称	网址	信息
用于 MLST 数据分析的数据库	pubMLST	http://www.pubmlst.org	分子分型和微生物基因组多样性的公共数据库
	Institut Pasteur MLST	http://www.pasteur.fr/mlst/	拥有 MLST 和基于全基因组的分型方案的数据库，用于细菌分离株的基因分型。提供微生物菌株的参考命名法，主要用于对公共卫生具有重要意义的病原体的分子流行病学、毒力和抗微生物药物耐药性基因的检测以及种群生物学研究
用于 MLVA 分型的数据库	MLVAbank	http://mlva.u-psud.fr/mlvav4/genotyping/	用于鲍曼不动杆菌、炭疽杆菌、布鲁氏菌、伯尼氏杆菌、嗜肺军团菌、结核分枝杆菌、铜绿假单胞菌、金黄色葡萄球菌和鼠疫耶尔森菌的基因分型
	MLVA-NET	https://research.pasteur.fr/en/publication/mlva-net-a-standardised-web-database-for-bacterial-genotyping-and-surveillance/	使用 MLVA、MLST、SNP 和基于成簇规则散布回文重复序列（CRISPR）的 spoligotyping 分析，促进了用于流行病学目的的微生物基因分型
用于 SLST 数据分析的数据库	Ridom SpaServer	http://spaserver.ridom.de/	它用于监测耐甲氧西林金黄色葡萄球菌（MRSA）。金黄色葡萄球菌 A 蛋白（SPA）基因重复区域的单基因座 DNA 测序，用于 MRSA 的稳定、精确和鉴别分型
	CRISPRs web server	http://crispr.i2bc.paris-saclay.fr/	CRISPRcompar 比较成簇的规则间隔短回文重复序列

3. 病原菌致病性和毒力因子预测的生物信息学工具 PathogenFinder 1.1（https://opencbench.bsc.es/tool/pathogenfinder）是测试新发现的细菌病原体致病性的一个重要生物信息学工具。

PathogenFinder 是一个网络服务器，可利用蛋白质组学、基因组或原始读数预测细菌致病性。由于细菌致病性取决于已知与致病性有关的蛋白质组，该工具使用了一系列没有注释功能或已知参与致病性的蛋白质，它能够以 88.6% 的准确率预测所有细菌分类群的致病性，且不偏向于已知的致病性，因此该程序可用于发现新的致病菌。

还有一种预测致病性的方法是基于机器学习的细菌基因组致病性预测（pathogenicity prediction for bacterial genomes，PaPrBaG）（https://github.com/crarlus/paprbag）。PaPrBaG 通过与非致病菌相比，对大量已建立的致病菌进行训练来预测致病性，适用于基因组覆盖率非常低的 NGS 数据，有助于预测新的未知致病菌。

此外，通过 NGS 技术产生的病原体基因组重叠群（contigs）可使用 NCBI 提供的原核基因组自动注释工具（PGAAP）进行注释。还可以使用细菌生物信息学数据库和分析资源（PATRIC）基因注释服务（https：//www.patricbrc.org/app/Annotation）对致病性和毒力因子进行注释。

4. 用于识别抗菌素耐药性的生物信息学工具　PGAAP 和 PATRIC 基因注释服务主要研究基因组重叠群是否存在抗生素抗性基因座。此外，可以使用专门的搜索工具来研究新分离的细菌病原体是否存在抗生素抗性基因座，比如抗生素抗性基因搜索（antibiotic resistance gene search）（https://www.patricbrc.org/）、抗生素抗性基因数据库（antibiotic resistance genes database，ARDB）（https://ardb.cbcb.umd.edu/）、抗生素耐药性综合数据库（the comprehensive antibiotic resistance database，CARD）（https://card.mcmaster.ca/）。另外，抗菌杀菌剂和金属抗性基因也可以使用 PGAAP、PATRIC 基因注释服务、PATRIC 特征搜索工具和抗菌与抗金属基因数据库（antibacterial biocide and metal resistance genes database，BacMet）（http://bacmet.biomedicine.gu.se/）进行识别。

（二）临床宏基因组学

临床宏基因组学（clinical metagenomics，CMg）是对临床样本提取核酸并进行测序以获得临床相关信息的过程，可以鉴定微生物和监测微生物耐药性。宏基因组学是一种新的传染病诊断方法，目前正在开发中，但无疑是未来几年最有前途的方法之一。临床报告和病例逐渐证实，CMg 在单次监测中可以识别出比传统方法更多的微生物，并在数小时内获得结果，有助于定制患者的抗菌治疗方案。然而，CMg 的成本效益及其对患者实际临床治疗的影响有待于进一步评估。

1. CMg 在细菌学中的主要应用

（1）CMg 可用于检测未知或对培养条件挑剔的病原菌：CMg 主要应用于中枢神经系统（central nervous system，CNS）感染的临床诊断中。据统计，约 50% 的患者无法获得脑炎的病因诊断。而且据估计，自身免疫性脑炎可能与传染性脑炎的患病率相当，因此需要新的诊断工具来检测 / 排除由罕见或新出现的微生物引起的感染，并相应地停止使用不适用的抗感染药物或治疗。CMg 诊断出神经钩端螺旋体病的开创性研究为其应用于 CNS 感染的临床医学诊断调查铺平了道路。进一步的数据表明，CMg 对 CNS 临床诊断的敏感性为 73% ～ 92%，特异性为 96% ～ 99%，具体取决于脑脊液（CSF）中检测到的病原体种类。

（2）CMg 通过减少检测时间来发挥治疗作用：细菌感染的患者中，尤其是在重症监护中的患者，是否能及时进行有效的抗生素治疗与最后是否能被救治息息相关。基于经典的细菌培养的方法采样后需要 24 ～ 72 小时产生结果，而使用纳米孔技术（Oxford nanopore technologies，Oxford，UK）可将检测时间缩短到 10 小时以内。

（3）CMg 有助于识别导致败血症的微生物：CMg 能更快获得结果也有助于针对败血症的治疗。然而，血流感染（blood stream infection，BSI）的血液样本中存在的少量细菌细胞对 CMg 来说是一个重大挑战。检测到常见的污染物（主要是痤疮丙酸杆菌、棒状杆菌属和葡萄球菌属等），会导致难以确认哪种微生物是真正的病原体。在一项研究中，对 101 例免疫抑制患者的血液样本进行测序，与传统体外培养方法相比，CMg 在这些患者中检测出更高比例的细菌（主要是假单胞菌属）。在 350 例疑似 BSI 患者的队列中，基于无细胞 DNA 测序（cell-free DNA sequencing）的

CMg 与血培养检测的一致性为 93.7%。然而，该方法也在 38/167（22.8%）无症状志愿者中检测到微生物，因而还需要进一步开发无细胞 DNA 测序技术以减少假阳性结果。

（4）CMg 可通过快速调整抗菌疗法发挥治疗作用：通过 CMg 数据检测抗性标记需要较高的测序深度，尤其是在无法去除宿主 DNA 的情况下。研究者于 2019 年通过使用基于皂苷的宿主 DNA 消耗技术对大量呼吸道样本进行宏基因组测序，并在数据中搜索抗生素抗性基因（antibiotic resistance gene，ARG）。在检测到的 187 个 ARG（41 个样本）中，24 个与培养中观察到的耐药性表型匹配，14 个被归类为相关，但药物有效性未经临床测试。其中许多 ARG（98/187）被怀疑源自共生细菌（通常在近端呼吸道样本中发现），给宏基因组数据的分析带来困难。因为除非在 DNA 提取步骤中进行关联，否则无法将 ARG 与其宿主联系起来。至于病原体和共生体（如葡萄球菌中的 mecA）共有的 ARG，实现正确的表型推断仍然很困难。此外，由于病原体的基因组覆盖不足，可能有些 ARG 未被检测到。因而 CMg 通过检测抗性标记来调整临床抗菌疗法还有待进一步研究与开发。

2. CMg 在病毒学中的主要应用

（1）CMg 用于检测未知病毒：目前，诊断病毒感染的最常用技术是针对一种或有限数量的病毒进行传统方法（如 PCR、多重 PCR 或血清学）检测，但无法发现新出现的病毒、导致特定病理的意外病毒或特定地理区域不常见的病毒。与可以靶向检测 16S rRNA 基因的细菌不同，所有病毒都没有共同的基因，只有鸟枪法测序才能对所有病毒基因组进行检测。从理论上讲，使用 CMg 可以在临床样本中发现未知或意外的病毒。在实践中，许多临床病例表明该技术在诊断不同类型感染中的病毒方面取得了成功，包括脑炎、肺炎、发热和败血症的相关病例。

（2）CMg 帮助定制抗病毒治疗：能进行有效抗病毒治疗的方案非常有限（除了 HIV 和病毒性肝炎），然而，一些病例报告表明，通过 CMg 诊断病毒有助于定制特定治疗方案。例如，Murkey 等报道了在肺移植受者中通过 CMg 诊断出的戊型肝炎病毒导致相关脑膜脑炎，并通过利巴韦林成功治疗。CMg 还诊断出了意外的带状疱疹喉炎，这促使临床医生开始应用阿昔洛韦治疗并停止使用芬戈莫德。还报道了一例 CMg 诊断出星状病毒相关的脑膜脑炎，该患者使用利巴韦林和干扰素成功被治疗。另一例星状病毒脑炎也同样用利巴韦林治疗，但没有成功。尽管存在治疗失败，但这些病毒感染的诊断对于停止不必要的抗病毒治疗和尽早制定治疗方案仍然至关重要。

CMg 的一个指示作用是检测抗病毒药物抗性的突变位点。只要病毒载量足够高，CMg 就有可能获得病毒的全长基因组，从而可以识别导致抗病毒治疗失败的 HIV 或肝炎病毒的耐药相关替代突变（resistance-associated substitutions，RAS）。这种检测也适用于巨细胞病毒、单纯疱疹病毒或流感病毒。识别靶向基因中与耐药性相关的突变对于相应地调整治疗方案非常有意义。

（3）CMg 将治疗转向非抗菌药物：在感染病例中通过 CMg 诊断病原体可以避免患者接受不必要的检查、侵入性操作和经验性抗生素治疗。如果 CMg 证明没有病原体感染，也有助于提示临床医生启动免疫抑制疗法以治疗可能的自身免疫性疾病。然而，需要注意的是，CMg 可能不如用于特定病原体的靶向检测技术敏感，所以目前不建议用 CMg 取代传统方法。

（4）CMg 有助于描述遗传多样性：CMg 可用于研究病毒遗传的多样性，尤其是 RNA 病毒，以及较小的 DNA 病毒，它们会迅速适应其环境（免疫压力和抗病毒治疗）。在 SARS-CoV-2 大流行中，CMg 在深入研究突变菌株的全长基因组方面非常有用，这使研究人员能够研究病毒特定突变的选择引起的宿主免疫反应的变化，也可以表征病毒的不同基因型。

（5）CMg 监控疫病暴发：通过 CMg 构建的分类学和系统发育分析可用于流行病学调查。CMg 已成功用于研究世界多个地区的寨卡病毒和埃博拉病毒的流行病学特征，这对于监测新出现的病毒和快速实施大规模公共卫生措施至关重要。

（三）利用反向疫苗学方法开发疫苗

经典的反向疫苗学（reversed vaccinology，RV）方法通过使用基因组数据和预设的生物信息学技术进行筛选、鉴定病原体的表面保护抗原，随后将这些基因重组表达并对动物进行免疫，以确定候选抗原疫苗的保护水平。这种"经典"的反向疫苗学方法开发了 B 型脑膜炎球菌的疫苗。RV 具有成本效益，并可减少在传统药物设计方法中花费的时间。它减少了要研究的蛋白质的数量，并能够识别少量仅在生物体生命周期的某些阶段才会表达的抗原；它加快了抗原的选择过程，并允许研究无法在体外培养的病原体。

例如，无乳链球菌（*Streptococcus agalactiae*，GBS）的传播主要发生在分娩过程中，由母亲传给新生儿，在新生儿出生后的第一个月引起败血症、肺炎和脑膜炎。GBS 还会在老年人、孕妇和患有基础疾病的患者中引起严重的侵袭性感染。根据荚膜多糖的特异性，GBS 有 9 种血清型。新生儿感染的风险与母体对荚膜多糖的特异性抗体量成反比。荚膜多糖结合疫苗在临床试验中是安全的和具有免疫原性的。然而，有许多不可分型的 GBS 分离株不受这些疫苗的保护，所以需要开发保守的抗原疫苗。基于 GBS 菌株之间的高度多样性，反向疫苗学被应用于几个基因组，以使得在该物种的总基因库或"泛基因组"中筛选出候选疫苗。从 8 个 GBS 基因组分析中揭示了存在于所有菌株中的核心基因组包含 1806 个基因，以及一个或多个菌株中不存在的非必需基因组包含 907 个基因。同时，计算机筛选确定了 589 个预测的表面暴露蛋白，其中 396 个是核心基因，193 个是非必需基因。随后，312 个在大肠埃希菌中成功表达，并评估了它们在小鼠母体免疫 - 新生幼仔挑战模型中的保护力，有 4 种蛋白质具有保护作用，它们是核心基因组中的 GBS322、GBS67、GBS80 和 GBS104，并被证明对各型菌株都具有保护作用。

第二节　（典型）细菌分子进化的生物学（医学）意义

本节分别以大肠埃希菌和铜绿假单胞菌为例介绍细菌的系统发育分析在追溯病原体进化、筛选疫苗靶点基因以及在分析病原菌病理适应性突变方面的应用。

一、大肠埃希菌系统发育分析的应用

（一）追溯致病性大肠埃希菌的进化路线

肠侵袭性大肠埃希菌（enteroinvasive *Escherichia coli*，EIEC）是引起成人和儿童腹泻的重要病原菌。2012 年在英国出现了 EIEC 的大规模暴发，随后在 2014 年，EIEC 在意大利又一次大规模的暴发，对其进行病原体鉴定发现引起感染的元凶是一种新型高毒力 EIEC，血清型为 O96：H19。2015 年，研究者对该新型 EIEC 的初步分析发现：O96：H19 菌株的核区基因中只有部分已知的毒力基因，并无致病性的突变；在运动能力和生化反应方面，O96：H19 菌株的表型更接近于非致病性大肠埃希菌。同时他们发现 O96：H19 菌株携带有侵袭大质粒（invasion plasmid）pINV，该质粒上通常包含与病原侵袭宿主机制有关的大多数基因，测序结果显示 O96：H19 菌株拥有 pINV 中的所有毒力基因。基于以上结果，他们推测赋予 O96：H19 菌株致病性的主要是 pINV。

2020 年，有学者对 O96：H19 菌株中的 pINV 序列进一步分析，发现所有 O96：H19 菌株的 pINV 序列中都含有 EIEC 和志贺菌中均不存在的介导细菌接合转移的功能区域（conjugation region）。学者们在意大利分离株 EF432 中发现了完整的接合转移系统的基因序列，但对所有 O96：H19 菌株中 pINV 的序列分析结果显示该基因序列在多数的 O96：H19 菌株中并不完整。随后，他们在接合转移系统的基因序列两端分别发现转座元件 IS600 的序列，并在英国分离株 152261 中发现 IS600 的残留序列（图 6-8）。该结果提示了部分 O96：H19 菌株中 pINV 序列的接合转移系统基因不完整的原因可能与由 IS600 介导的同源重组有关。

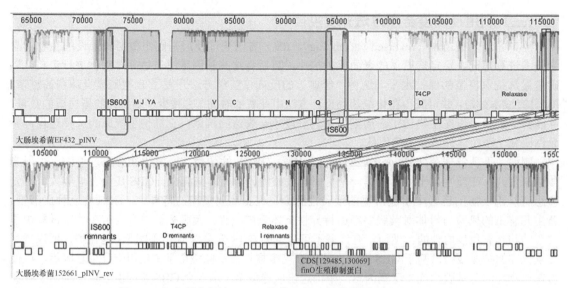

图6-8 意大利分离株 EF432 的接合转移系统基因两端分布 IS600

由此，学者根据以上结果推测 O96：H19 菌株进化来源：高毒力 O96：H19 EIEC 最初是一种非致病性大肠埃希菌，通过接合转移获得 pINV，但是细菌在适应 pINV 的过程中，由于 IS600 介导的基因重组事件导致接合转移系统基因缺失，从而保留了 pINV 上的毒力基因，因而 O96：H19 具有致病性。

为了解 O96：H19 菌株在 EIEC 中的分类地位，学者们通过 cgMLST 对 O96：H19 型 EIEC 与其他的 EIEC 以及志贺菌构建系统发育树。结果显示 O96：H19 菌株都属于 ST-99 型菌株，在最小生成树上形成了一个单独的分支，并且在不同的 EIEC O96：H19 菌株中观察到少量的等位基因差异，证明 O96：H19 型 EIEC 正处于进化的活跃阶段，需要加强对其流行病学监测（图6-9）。

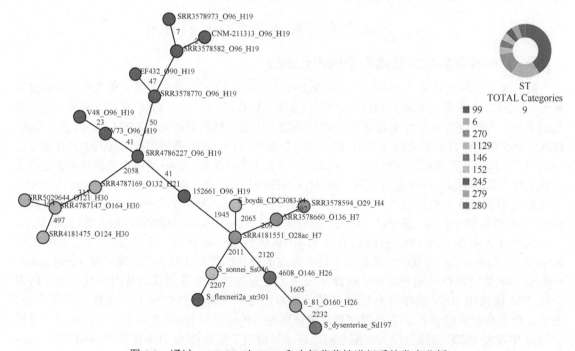

图6-9 通过 cgMLST 对 EIEC 和志贺菌菌株进行系统发育分析

（二）筛选广泛性的疫苗靶点基因

目前对多重耐药性的致病性大肠埃希菌有效的疗法很少，因此迫切需要新的治疗和预防方案，有学者提出可以针对大肠埃希菌的保守基因设计疫苗靶点。研究者对 NCBI 数据库中所有已知的致病性大肠埃希菌和非致病性大肠埃希菌代表菌株的基因组序列进行整合，并构建了大肠埃希菌基因组的数据集（*E.coli* data set，EcoDS），以此建立了大肠埃希菌的泛基因组。

为了鉴定在大肠埃希菌中广泛分布的保守基因，首先他们在 EcoDS 中 62 个高质量大肠埃希菌基因组里筛选出 318 个基因覆盖率为 100% 的基因。随后利用这 318 个基因反向剔除 EcoDS 中的低质量基因组，共得到 1556 个菌株的序列。接下来通过对这 1556 个菌株序列进行核心基因组的鉴定，共鉴定出 1037 个覆盖率为 100% 的基因，这些基因构成核心基因组。同时将覆盖率超过 99% 的基因定义为大肠埃希菌的保守基因合集，共鉴定出 3042 个基因。该保守基因合集为大肠埃希菌的诊断、疫苗抗原方面的工具开发提供了一个框架。图 6-10 为以大肠埃希菌标准菌株 K-12 MG1655 为例的保守基因的展示。随后在 EC958 菌株中，研究者通过蛋白质组学分析技术，结合上述筛选的保守基因合集的数据来识别新的潜在疫苗靶点。共筛选出 BamC、OsmE、SlyB 和 YncE 4 个基因可以作为疫苗研制对象，并通过初步试验发现，YncE 在菌血症小鼠模型中表现出高度免疫原性和诱导保护作用，且 YncE 在大肠埃希菌中的分布率为 99.6%。基于以上结果，YncE 展现出作为针对广泛的大肠埃希菌的候选疫苗抗原的潜力，为大肠埃希菌的治疗干预提供了重要方向。

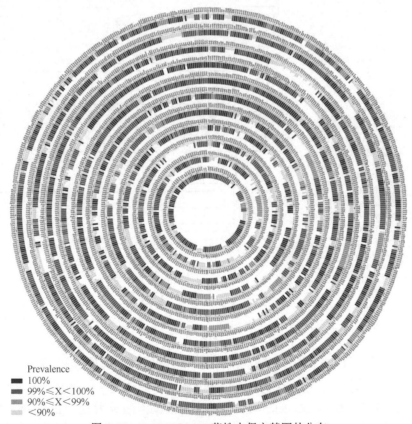

Prevalence
- 100%
- 99%≤X<100%
- 90%≤X<99%
- <90%

图 6-10　K-12 MG1655 菌株中保守基因的分布

二、铜绿假单胞菌系统发育分析的应用

铜绿假单胞菌（*Pseudomonas aeruginosa*）广泛分布于自然界，是常见的条件致病菌。研究表

明，铜绿假单胞菌是引起囊性纤维化（cystic fibrosis，CF）患者慢性气道感染的主要病原体。为了解在长期的慢性感染的过程中，铜绿假单胞菌在感染者体内的病理适应性突变，研究者们收集了 1970 ～ 2010 年分离自 21 名 CF 患者体内的 55 株铜绿假单胞菌 DK2 的基因组序列并对其进行分子进化相关的分析。

首先，学者们在这 55 个基因组序列中鉴定出 7326 个特异性 SNP，然后基于鉴定的 SNP 对这 55 株 DK2 构建最大简约树（maximum parsimony，MP）以初步探究 DK2 种群内部的进化关系（图 6-11）。结果显示，在这几十年里，DK2 中出现了超突变体。所谓超突变体是指由于缺乏 DNA 错配修复系统导致基因突变速度偏离正常范围的菌群。在超突变体与正常突变体的分布情况中，患者 CF211 与 CF224 体内均分离出超突变体和正常突变体，且患者 CF211 中发现同时存在超突变株和正常株，二者共存至少 9 年。该结果提示，这两种具有不同突变率的亚谱系可能在宿主内占据不同的生态位，每个生态位代表不同的选择压力。

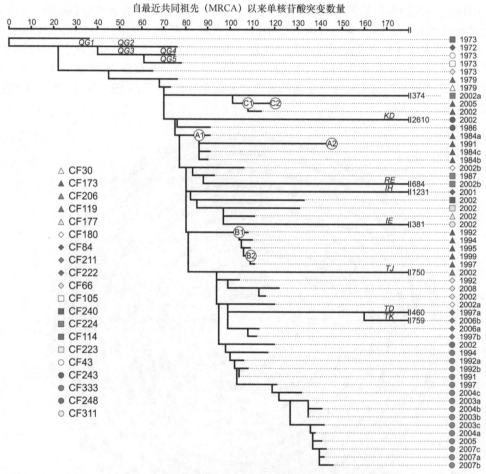

图 6-11 基于全基因组的 SNP 构建铜绿假单胞菌 DK2 最大简约树

在收集的 55 株 DK2 中，研究者们共鉴定出 7 株超突变体。在对超突变体与正常突变体的微插入缺失（small insertions and deletion，microindel）位点统计发现，在超突变体中 86% 的 Microindel 存在于组成简单序列重复的同聚物（homopolymer）基因中，相应地在正常突变体中仅有 21% 的分布。

Microindel 在超突变体与正常突变体间具有显著分布差异的现象引起了研究者们的注意。接下来他们以同聚物为分析对象，在各超突变体菌株中分别计算了不同长度的同聚物对应的突变率。

从图 6-12 中可以看出，在 3 ～ 6 核苷酸长度时，同聚物的突变率呈指数增加。该结果表明，长同聚物序列比短同聚物更容易发生突变。同时学者们注意到 ≥ 7nt 的长同聚物在基因分布上存在偏好性：含有长同聚物的基因在与细菌细胞壁功能相关基因中的占比显著高于铜绿假单胞菌必需基因。基于以上现象，学者们提出设想：超突变体在进化过程中相比正常突变体会更占据优势，原因在于一方面其突变位点更多，加速了进化历程，另一方面超突变体中同聚体的突变会通过引起差异诱变进而直接影响其进化方向。以基因 *PADK2_15360* 为例，该基因编码外膜受体蛋白，序列分析结果显示，正常突变体中该基因均正常表达。而在所有的超突变体中，该基因在位于 1127 ～ 1133nt 由 7 个鸟嘌呤核苷酸构成的同聚物中均发生了移码突变，造成翻译提前终止，使其最终蛋白产物 C 端缺失了位于外膜的受体域。而该部分的缺失使细菌减少了一个可能会引起宿主免疫防御的识别对象，从而有利于其在宿主体内的生存。

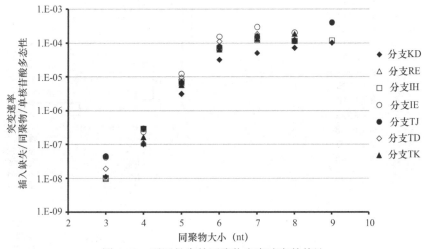

图 6-12　不同长度的同聚物突变速率的统计

　　为了进一步研究 DK2 在宿主内的进化历程并估计不同分离株的分歧时间，研究者应用贝叶斯统计并基于宽松分子钟速率模型来构建最大可信分枝（maximum clade credibility，MCC）树，以推断带有时间标尺的系统发育关系（图 6-13）。根据突变速率计算出 DK2 的平均突变率约为 2.6SNP/ 年。多个分离株来源于一位患者的共有 7 例，从图 6-13 中可知，这 7 名患者中有 6 名患者其对应的多个分离株在系统发育树上被聚集为单个亚群，该现象与图 6-11 中的结果一致。但来自于另外一位患者 CF173 多个分离株在 MCC 树分布于 3 个亚群，并且该 3 个亚群可以根据分离株的采样年份来区分。这表明该患者曾被 3 个亚群的 DK2 感染。引起这种现象的原因学者提出两种可能，第一种可能是在 1991 ～ 1992 年和 1999 ～ 2002 年 DK2 分别发生了二次传播事件，新感染的 DK2 取代了较早的 DK2。另一种可能是该三者在宿主体内共存，随时间三者相对丰度的变化或者来自不同生态位的采样上的差异使这 3 个亚群被发现。

　　接下来，研究者们开始寻找反复发生突变并识别在不同个体中同时获得突变的基因，这些基因即为参与宿主适应的病理适应性基因。他们计算所有突变基因中非同义突变与同义突变的比例（图 6-14）以确定受到正选择压力的指标。由图可见，突变数大于 6 时，突变基因中非同义突变与同义突变的比例大于 1，意味着对应的基因受到了正选择压力。研究者们筛选到了 65 个受到正选择压力的基因，对这 65 个病理适应性基因进一步分析发现，这些与适应性相关基因的功能主要与抗生素耐药性、细菌的细胞膜以及基因调控有关（图 6-15），表明抵抗抗生素药性、逃避宿主免疫反应以及基因调控网络是铜绿假单胞菌适应宿主的关键进化途径。除上述 3 种功能外，研究者还发现了部分功能未知且与发病机制无关的基因，这些基因需要进一步研究，也许可以作为未来治疗铜绿假单胞菌的靶点。

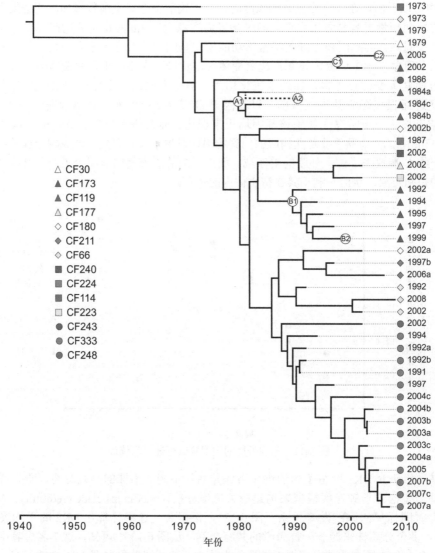

图 6-13 基于全基因组的 SNP 构建铜绿假单胞菌 DK2 最大可信分枝树

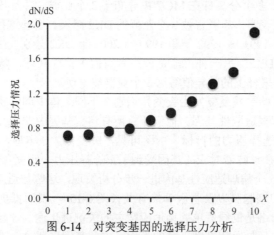

图 6-14 对突变基因的选择压力分析

X 表示基因中的突变次数。纵坐标计算方式为受正选择压力的位点数 / 受负选择压力的位点数。当纵坐标＞1 时，该基因主要受正选择压力的影响，基因内 DNA 突变多数导致氨基酸序列的变化。当纵坐标＜1 时，该基因主要受负选择压力的影响，基因内 DNA 突变少数导致氨基酸序列的变化

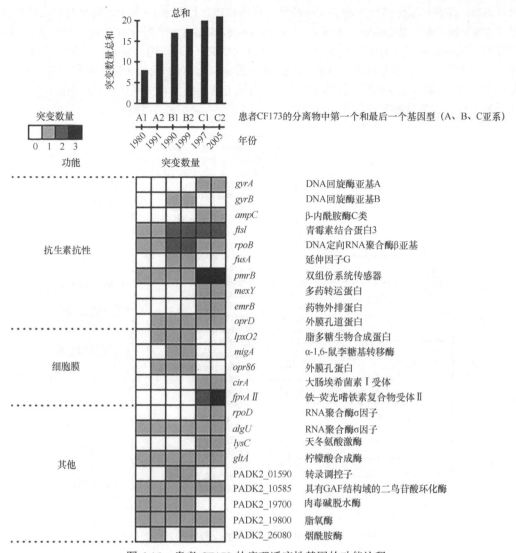

图 6-15 患者 CF173 的病理适应性基因的功能注释

第三节 （典型）病毒分子进化的生物学（医学）意义

病毒的分子进化生物学（医学）意义大致可分为 4 类：溯源与探究病毒分类、判断进化速率与预警种群数量、回顾传播历史与发现重要传播路径，以及筛选重要选择压力位点与疫苗研制。在本节中会对科学家们近年来的一些重要工作进行回顾，讨论重要的分析策略与重要的生物学（医学）意义。

一、溯源与探究病毒分类

通过前 2 节的介绍可知，在病毒分子进化的研究中，大多数分析都是围绕着进化关系展开的，其中的分析方法多种多样，分析流程也烦冗复杂，而对于分类和溯源来说，系统发育树（网络）的构建与重组分析就显得尤为重要。以 2002 年出现并导致数百人死亡的严重急性呼吸综合征冠状病毒（SARS-CoV）为例，分析分子进化在分类与溯源方面的应用。

在 SARS 肆虐期间，科学家们认为野生动物市场上的果子狸是 SARS 冠状病毒的直接来源，但在 2013 年中国科学家在云南从中华菊头蝠身上分离出两株蝙蝠 SARS 样冠状病毒（RsSHC014

和 Rs3367），并进行了全基因组测序和系统发育树的构建。如图 6-16 所示，通过对冠状病毒 RNA 依赖性 RNA 聚合酶（RNA-dependent RNA polymerase，RdRp）序列分析发现：新分离的序列相比于原有序列更加接近 SARS 冠状病毒，并且通过对刺突（S）基因构建最大似然树后分析可知，在 S 基因的系统发育中新分毒株也有相似的结果（图 6-17）。对于冠状病毒致病感染机制来说，刺突基因和 RNA 依赖性 RNA 聚合酶都十分关键，而较近的系统发育关系代表了较高的遗传相似性，从而反映了较近的物种特异性。

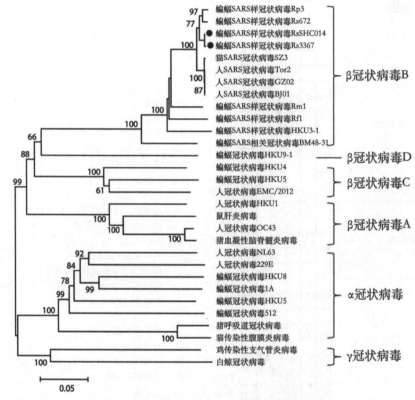

图 6-16　构建冠状病毒属 RdRp 序列的最大似然树

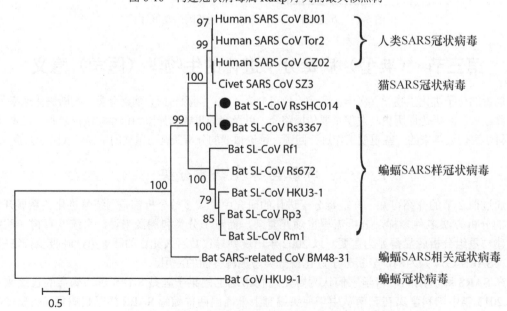

图 6-17　构建冠状病毒属 S 基因序列的最大似然树

在确定了与 SARS 冠状病毒较高的关联性后，对病毒溯源开展了进一步的探究。通过对新分离毒株进行重组分析可以发现，在基因组上出现了 3 个明显断点（20827、26553 和 28685 处），推断这种毒株的出现和细菌间的重组是密不可分的，这为研究毒株的起源提供了重要的线索（图 6-18）。

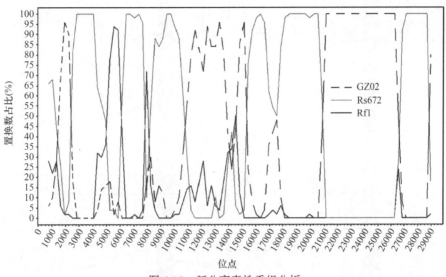

图 6-18 新分离毒株重组分析

二、判断进化速率与预警种群数量

在病毒的系统发育分析中，可以通过导入病毒的分离时间作为病毒的出现时间来构建 MCC 树，从而估计病毒的进化速率与有效种群数量的变化。此处主要对甲型流感病毒 H3N8 进行讨论。甲型流感病毒 H3N8 被认为是源自 1889～1890 年大规模人类流感，1997 年在野鸭身上首次发现，并在 2004 年发现传染至犬类动物身上，目前主要在鸟类、犬类与马类动物之间传播。

通过对甲型流感病毒 H3N8 与 H3N2 各个基因的进化速率统计比较发现（图 6-19），H3N8 的犬流感病毒（CIV）每个基因片段的进化速率都高于 H3N8 的马流感病毒（EIV），但均低于人甲型流感病毒（HIAV）。通过绘制贝叶斯天际线图重建有效种群数量发现（图 6-20），H3N8 的犬流感病毒的种群数量在 2005～2006 年有所增加，这与历史信息相符。综合分析可以发现，相较于 H3N8 的马流感病毒，犬流感病毒进化速率更快，并且其有效种群数量也趋于稳定，同时犬类动物与人类接触更加密切，这预示着更高的流行与跨物种传播风险，提示要进行更严密的监控防疫工作。

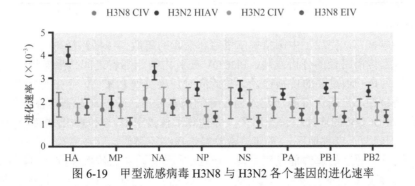

图 6-19 甲型流感病毒 H3N8 与 H3N2 各个基因的进化速率

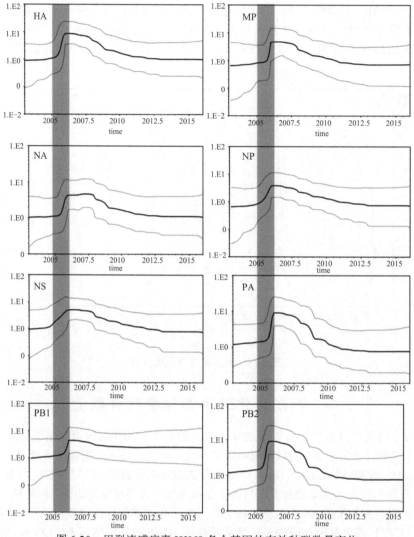

图 6-20　甲型流感病毒 H3N8 各个基因的有效种群数量变化

三、回顾传播历史与发现重要传播路径

由于病毒对环境的适应力较强并且进化速率较快，因此被认为是研究系统发生生物地理学的理想生物。与此同时，了解病毒的基本系统发生生物地理学过程也具有重要的流行病学意义和临床意义。本部分以猪德尔塔冠状病毒（PDCOV）为例，探究病毒分子进化在系统发生生物地理学方面的生物学（医学）意义。

2020 年中国科学家首次完成了中国猪德尔塔冠状病毒的离散型传播路径与连续型传播路径的重构。通过对离散型传播路径的分析发现，PDCOV 在省内与相邻省之间传播频繁，因此省际之间的生猪贸易被认为是一项重要的传播途径。与此同时，还发现 PDCOV 存在明显的南北传播与频繁的长距离传播事件，推断这可能涉及人为介导的病毒传播。除对离散型传播路径分析以外，科学家们还重构了 PDCOV 的连续型传播路径，并估算了传播速率。对重构结果的进一步分析发现，PDCOV 在中国起源于南部地区，并且与离散型传播路径类似，存在着南北传播与频繁的长距离传播事件。同时，通过估算传播速率发现，PDCOV 具有较高的传播速度（134 ～ 185 千米 / 年），对病毒防控起着重要的预警作用。这也揭示了病毒的分子进化分析在回顾传播历史与发现重要传播路径方面的重要作用。

四、筛选重要选择压力位点与疫苗研制

由于病毒的进化相比于真核生物与原核生物较快，因此检测选择压力位点尤为重要。其中因为大多数位点都是趋于保守或者净化选择，所以正选择压力位点往往被认为是与毒力、种间传播以及疫苗研制紧密相连。此处列举了几种重要病毒被筛选到的正选择压力位点，并分析可能发挥的具体功能。

以在 2009 年发生大流行的甲型流感病毒 H1N1 为例。首先通过 Paml 的 Codeml 程序与 MEME 算法筛选大流行前后血凝素（HA）基因上可能的正选择压力位点，并且对筛选到的位点进行可视化分析（图 6-21）。通过分析发现大流行前病毒 HA 基因上有 12 个正选择压力位点，大流行后有 25 个正选择压力位点。对于大流行前的病毒，处于正选择压力下的位点大部分集中在 HA 蛋白的茎部，并且这部分通常被认为是保守区，这可能与早期大流行毒株适应新宿主所产生的适应性进化相关。而对于大流行后期的毒株，正选择压力位点主要集中在球状头部，这可能与 2011 ～ 2014 年毒株谱系的多样化相关，其中通过前人研究发现，筛选到的正选择压力位点 224 以及 150 环状结构与病毒的抗原变化和提高复制效率相关。

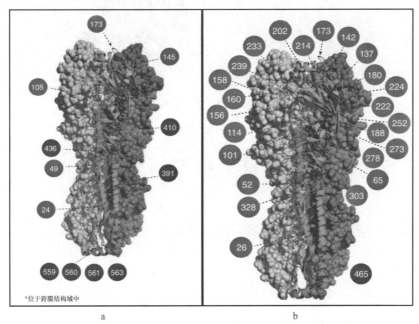

图 6-21 甲型流感病毒 H1N1 血凝素蛋白结构及正选择压力位点
a. 2009 ～ 2010 支系（lineages）；b. 2011 ～ 2014 lineages

除此之外，科学家们通过分析猪德尔塔冠状病毒（PDCOV）的刺突（S）蛋白的正选择压力位点来揭示病毒的适应性进化。在 PDCOV 中，首先通过 Hyphy 中 4 种算法筛选正选择压力位点，并且只有当至少两种算法具有统计学显著性时才认为该位点处于正选择压力下。因此筛选到了 S 蛋白上的 5 个正选择压力位点（107、149、183、630 和 698），并对其进行可视化分析（图 6-22）。通过分析发现 630 残基与 698 残基可能通过疏水力与 720 残基相互作用，因此这两个正选择压力位点可能与膜融合相关。而其他 3 个位点都位于 S 蛋白的 S1 亚基的 N 端结构域，这是一种重要的凝集素蛋白，因此推断这 3 个位点可能与宿主抗体结合相关。而这也揭示了 PDCOV 适应新宿主与传播的重要位点，为疫苗研制及监测研究提供了指导性意见。

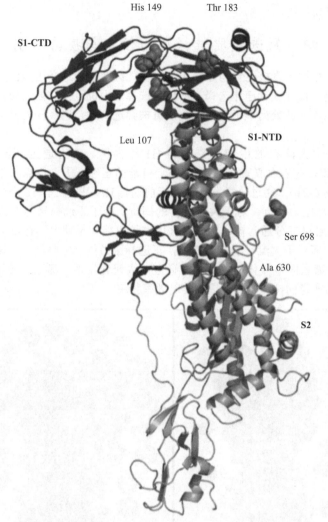

图 6-22　猪德尔塔冠状病毒刺突蛋白结构及正选择压力位点

（金　卉）

第七章　药物基因组研究与数据分析

导言　药物基因组学区别于一般意义的基因组学，在于它不是以发现基因、鉴定基因的功能为主要目的，而是基于基因变异的基础上，以开展药物效应与安全性、新型药物的研发，以及个体化药物的治疗应用为目的。在精准医疗模式下，药物基因组研究为开展疾病的精准医疗提供了重要的分子基础和新途径。本章学习的重点在于理解生物信息学与药物基因组学在药物设计和新药研发中的重要作用和意义，掌握药物基因组学与精准医疗及其个性化医疗的内在联系；了解药物靶标筛选及其基于受体结构的药物设计与虚拟筛选等方法和一般过程。

药物基因组学（pharmacogenomics，PGx）是 20 世纪 90 年代末发展起来的基于功能基因组学与分子药理学的一门新科学。其主要阐述了药物代谢、转运和药物靶标分子的基因多态性，并在此基础上开展新药的研制，提高药效、减少药物不良反应，指导合理用药，最终提高疾病的治疗效果和经济性。本质上，它主要研究遗传变异所导致的机体对药物反应（毒性和有效性）的个体差异问题。从人类逐渐认识到基因与疾病之间的联系开始，基于基因和蛋白质的结构和功能鉴定、遗传多态性分析、高通量测序和数据分析及计算机模拟预测技术，为药物靶标分子的筛选和新药的设计研发，提供了极为重要的支持。

第一节　药物靶标筛选与药物设计

药物的有效性大多数是通过药物分子与人体内"靶标"分子的相互作用而产生的生物效应与疗效。药物靶标的发现、确证和选择是新药研发的起点，因此，药物作用新靶标的筛选与发现，已成为当今创新药物研究激烈竞争的焦点。生物信息学的数据库、工具软件和相关算法的应用，为药物靶标的筛选设计提供了强大支持。药物靶标主要包括酶、受体、核酸、离子通道、激素和细胞因子等，迄今为止有多少种药物作用靶标已被发现？据统计，目前全球已商业化的药物大约有 500 个靶标，相对于人体发挥作用的蛋白质的种类而言，这个数目还很小。在总数约为 2.5 万个人类基因中，发现有相当数量的基因与疾病的发生和防治有关。通过识别这些药物靶基因，有可能会发掘出几万个疗效更高、作用更专一的特效新药。从已有的化学合成药物的作用机制来看现有药物分子靶标的数目分布，可以发现细胞膜受体类约占靶标总数的 45%，酶类占 28%，激素和细胞因子类占 11%，离子通道占 5%，核酸受体类占 2%，DNA 占 2%，未知其他占 7%（图 7-1）。

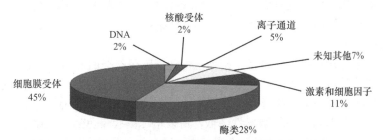

图 7-1　现有市场药物作用靶标系统分布

其中，细胞膜受体类是主要的一类药物靶点，最主要的为 G 蛋白偶联受体（GPCRS），大约有 750 个。大多数激素、神经多肽、神经递质的受体都是 GPCRS，这类受体构成细胞信号转导的重要分子。除抗感染、抗病毒和抗寄生虫类药物以外，全球制药工业用来作为药物靶向筛选的靶标还有 417 种，包括受体、酶、离子通道等，涉及 10 个系统的功能或疾病。在人类基因组计划于

2003 年完成后潜在的药物靶标可增至 3000 ～ 4000 个。据统计，目前人类疾病有约 30 000 种，但药物能控制和改善的只有 100 ～ 150 种。未得到控制和改善的疾病大多数与基因有关，每一种疾病涉及 5 ～ 10 个基因。靶向筛选是新药筛选的一个有发展潜力的重要方向和领域。一场以争夺药物靶基因为核心内容的科技大战正在全球悄悄地爆发。

一、小分子药物靶蛋白鉴定技术

对于许多疾病，分子水平上的病因可能是因为某种饮食或生活方式的差异引起缺乏一些蛋白质，或者由于遗传导致的蛋白质突变。例如：胰岛素缺乏导致的糖尿病；亨廷顿病，慢性脑萎缩；镰状细胞贫血，一种产生畸形红细胞的遗传病；由于缺乏特定凝血因子导致的出血性疾病等。不难看出，基因和蛋白质的鉴定对于疾病的治疗起着关键性的作用。基因技术已成为药物研发特别是药物设计中的关键技术，在药物设计的第一步（鉴定靶蛋白）中发挥了重要作用。

（一）药物靶蛋白鉴定方法

准确识别药物的靶蛋白、揭示药物的作用和脱靶机制可以为新型药物的研发提供关键信息，为药物在临床应用中可以更好地发挥疗效提供理论支持。小分子药物在疾病治疗中有非常重要的作用，其通过与细胞中特定的靶分子作用来发挥功能。这些靶分子包括酶、离子通道、核酸等，其中以蛋白质为主要的靶点。因此，鉴定小分子药物作用的靶蛋白对于理解小分子药物的作用机制和应用有着至关重要的作用，同时也可以进一步发现小分子药物的脱靶靶标、副作用以及靶蛋白参与的生物学功能。常规药物靶标的鉴定采用基于化学修饰的方法和基于表型分析的方法，但基于化学修饰的方法存在一定的局限性，需对小分子药物或蛋白质库进行标记或衍生，这可能会导致小分子药物的结构、活性以及其与靶蛋白之间的亲和力发生改变。而小分子药物可能缺乏用于共价交联的位点，或者化学修饰会影响药物与靶蛋白的结合，另外，由于小分子药物的非特异性结合还会造成一些假阳性的鉴定结果。为了减少实验过程中由于药物修饰环节所带来的不良影响，亟需要发展无化学修饰的方法用于药物靶蛋白的鉴定。因此，无化学修饰的小分子药物靶蛋白筛选技术显得至关重要。目前已经有很多研究应用了无化学修饰方法，而且这些方法可以同时对小分子药物的多个靶标进行鉴定。

近年来，随着生物质谱仪和蛋白质组学技术的快速发展，一些基于蛋白质结构和稳定性变化分析的蛋白质 - 药物检测策略得到了发展。目前已经发展多种无须化学修饰便可以对药物靶蛋白鉴定的方法，包括药物亲和力反应靶标稳定性技术（drug affinity responsive target stability，DARTS）、蛋白质氧化速率稳定性技术（stability of proteins from rates of oxidation，SPROX）、细胞热移位分析技术（cellular thermal shift assay，CETSA）或热蛋白质组分析技术（thermal proteome profiling，TPP）等，这 3 种技术具有的共性：均改变了蛋白质在生物体内的动态平衡，利用配体诱导的蛋白质稳定性（包括抗蛋白酶解稳定性、抗氧化稳定性以及抗热处理稳定性）增强，来鉴定小分子药物的靶蛋白。

1. 药物亲和力反应靶标稳定性技术　是指依据转录因子结合的 DNA 位点对 DNase 的耐受性增强以及蛋白质和其天然配体结合后可免受蛋白酶降解的原理而建立的一种技术方法。其主要的策略是将小分子药物与样品蛋白共孵育一定时间后，加入蛋白酶进行消化，由于小分子药物结合后可以保护靶蛋白使其对蛋白酶的敏感性降低，所以电泳凝胶染色后，对比不加药物的消化组，如图 7-2 中箭头所指找出受保护的条带，再通过质谱技术就可鉴定出药物靶标蛋白。

2. 蛋白质氧化速率稳定性技术　是指利用配体诱导的蛋白质稳定性增强的原理而建立的技术方法。通过测定靶蛋白的甲硫氨酸（Met）氧化的水平，利用配体诱导的热力学变化鉴定靶蛋白。其主要策略是首先将蛋白质样品与药物或对照溶剂共孵育，在浓度越来越高的化学变性剂（如盐酸胍）的存在下，加入氧化剂（如过氧化氢）氧化甲硫氨酸，形成甲硫氨酸亚砜（Met-O）或甲硫氨酸砜（Met-O_2），随后发生猝灭氧化反应，胰酶消化成肽段后进行 LC-MS/MS 定量分析变性剂浓度依赖的甲硫氨酸的氧化速率，当以未氧化和氧化的含 Met 肽段的量为纵坐标，变性剂浓度为横坐标时，药物结合蛋白未氧化和氧化的含 Met 肽段的转变中点右移（图 7-3）。

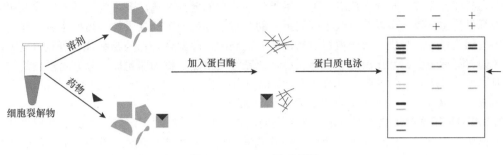

图 7-2　DARTS 技术原理

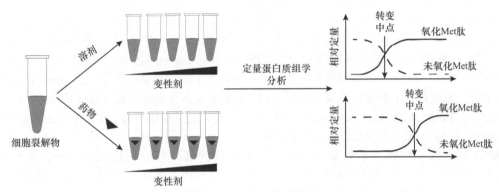

图 7-3　SPROX 技术原理

3. 细胞热移位分析技术或热蛋白质组学分析技术　是指基于配体诱导的靶蛋白热力学稳定性改变的原理而建立的方法。主要策略是将细胞裂解液或完整细胞和药物或溶剂共孵育后再加热至不同温度，再将可溶性蛋白上清液通过离心分离开来，随后利用不同检测方法来检测热力学稳定性差异的蛋白（图 7-4）。最常用的检测方法是免疫印迹法，其可以检测药物和靶蛋白的亲和力或结合效率，推算出药物的 IC_{50}，或者鉴定药物脱靶蛋白；也可以通过酶联免疫吸附试验和免疫荧光技术来检测可溶性成分。另外，也可以分离可溶性蛋白并检测配体 - 靶蛋白的熔解曲线的变化。特别值得注意的是，通过测定一定温度范围内处理的细胞和裂解物可溶性蛋白质组分的变化，可以反映全蛋白质组热稳定性的信息，因此结合定量质谱技术便可以在全蛋白质组上分析蛋白质与其配体的相互作用。上述方法称为 CETSA 或热蛋白质组学分析（thermal proteome profiling，TPP）技术。

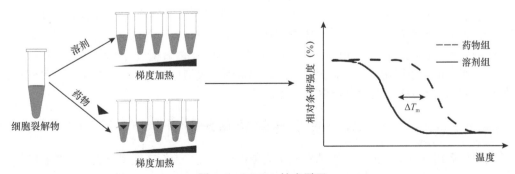

图 7-4　CETSA 技术原理

（二）不同药物靶蛋白分析技术优缺点比较

1. DARTS 技术的优缺点　DARTS 技术使用的蛋白样品可为纯化的蛋白质或全细胞裂解液，并且因为其实验步骤中不存在洗涤，可以用于低亲和性的靶标筛选。但因为该技术需要利用凝胶染色进行可视化比较，所以其在低丰度靶蛋白的鉴定上存在一定的局限性。另外也有一些内部因素（如进化选择上有些蛋白很难被蛋白酶消化）的限制。除此之外，药物结合还可能改变非靶标蛋白（如与靶标蛋白相互作用的非靶标蛋白，或靶标蛋白复合物的非靶标成分）对蛋白酶的敏感性。但这也可能成为一个优点，因为这在一定范围内可以提供药物结合后蛋白复合体的解离信息。总的来说，DARTS 技术是一种预测药物靶标的可靠方法。

2. SPROX 技术的优缺点　该技术的主要局限性是其通过检测和定量甲硫氨酸肽段氧化率来反映蛋白质热力学稳定性，而蛋白质中的甲硫氨酸的出现频率相对较低（约 2.5%）。但是考虑到绝大多数蛋白质都至少含有一个甲硫氨酸，一个残基也可以反映蛋白折叠 / 解折叠平衡的全局信息，因此该技术其实是不受低频率的甲硫氨酸限制的。尽管 SPROX 技术需要较高浓度的药物处理（μmol/L 级至 mmol/L 级），但是这种技术利用的甲硫氨酸不可逆性氧化，这使得下游定量蛋白质组学技术方法的使用上具有灵活性。例如，将 SPROX 与串联质谱标签（tandem mass tag，TMT）结合，获得高分辨率变性曲线 HR-SPROX（high-resolution SPROX）的技术，其可对符合两态折叠模型的蛋白质，计算得到基线氧化水平、[变性剂]$_{1/2}$、折叠自由能 $\Delta G_{folding}$ 及 m 值（$\Delta G_{folding}$ 与 [变性剂] 的线性关系斜率）。将 SPROX 与培养细胞稳定同位素标记氨基酸技术（stable isotope labeling with amino acids in cell culture，SILAC）相结合，通过标记蛋白质氨基来确定肽的相对含量，以此扩大 SPROX 在全蛋白质组上的覆盖率。

3. CETSA 或 TPP 技术的优缺点　CETSA 由传统的热位移分析技术（thermal shift assay，TSA）改进而来，相比于 TSA 只能使用纯化的蛋白质，CETSA 将样品范围拓宽至全细胞裂解液、完整的细胞上，甚至组织也能应用。最初该技术仅考虑了可溶性蛋白，但先前的研究中已经证明膜整合蛋白可以通过热稳定性来检测其配体结合，因此该技术的研发团队在 2015 年也扩展了 TPP 技术检测小分子药物膜蛋白靶标的实验策略。其主要改进是使用温和的去垢剂抽提蛋白。他们对一系列的去垢剂进行筛选后，最终选择了 0.4% NP-40，这足以溶解许多膜蛋白，并且不影响蛋白质和药物的亲和能力。但是 CETSA 的加热处理可能会影响细胞膜的通透性，从而使原本在生理温度下不能进入细胞的药物进入细胞内造成假阳性。因此，需要改进条件用最短的时间和最有效的加热方法来进行热处理，同时可以加入对照实验，检验各温度下细胞膜通透性的改变。另外，药物与细胞预孵育时间也可能会影响药物靶向相应的蛋白质。如果药物参与快速响应的信号通路，它们可能会导致靶蛋白翻译后的状态改变，因此再利用免疫学方法检测该蛋白时，可能会影响抗体检测蛋白的能力。该情况下，可以选择能区分不同形式蛋白的抗体，或者选择 MS 来鉴定靶蛋白。如果孵育时间过长，药物可能影响转录和翻译活性，导致蛋白水平变化，影响后续的检测。所以要合理控制孵育时间，通常建议 30 ～ 60 分钟。

总而言之，3 种无化学修饰鉴定小分子药物靶蛋白的方法，规避了常规化学修饰鉴定法对小分子药物活性和亲和力的影响，同时上述后两种方法将实验对象拓宽至完整细胞甚至组织上，展现出细胞原位的药物 - 蛋白结合，使研究结果更加可信。另外，随着蛋白质组学分析定量化的发展，上述技术与组学的多重联用也可以拓宽蛋白的检测范围，我们也期待着这些鉴定技术得到持续改进和发展，成为鉴定小分子药物靶蛋白强有力的工具。

二、基于结构的药物设计

随着蛋白质组计划的实施，越来越多的功能蛋白被发现，为新药发现提供了大量新靶标。初步估计，10% ～ 15% 的人类蛋白质与疾病的发生、发展相关，而现有的药物仅作用于大约 2% 的人类蛋白质。这意味着从功能蛋白质中发现具有成药性的药靶（druggability target）和寻找能与靶标蛋白相互作用的小分子化合物，并且以化合物的生物活性和治疗作用来进一步验证这些靶标的功能，其能否真正作为药靶是新药研发的原始驱动力。从受体和配体的三维结构出发，以分子识别为基础，借助相关计算机软件，根据构效关系直接设计药物（根据受体的三维结构）和间接设计药物（参考配体理化性质和药效基团模型）的方法，能直观地进行合理药物设计，引导先导物发现并走向理性化。药物设计包括基于受体结构的药物设计和基于配体结构的药物设计，以及药物组合和多靶标药物设计。

（一）基于受体结构的药物设计

药物设计是针对研究所揭示的酶、受体、离子通道等潜在的药物设计靶点，并参考其他类源性配体或天然产物底物的化学结构设计出合理的药物分子，以发现作用于特定靶点的新药。合理结构的药物设计取得重大突破的原因之一是计算机辅助药物设计（computer-aided drug design，CADD）的方法得到广泛的应用。CADD 方法是基于多种分子模拟技术及数理统计方法，如分子力学方法、分子动力学方法、量子力学方法等，通过对蛋白质和核酸受体的结构、小分子配体构象和酶与抑制剂相互作用的构象等，进行准确快速的计算，可以提高药物设计的准确度和命中率。

基于靶点蛋白受体三维结构的药物设计方法主要包括分子对接、基于结构的虚拟筛选和全新药物设计，一般是先通过以上方法找到有药理活性的命中化合物，然后对其结构进行优化，最终得到候选药物分子，其基本步骤流程如图 7-5 所示。

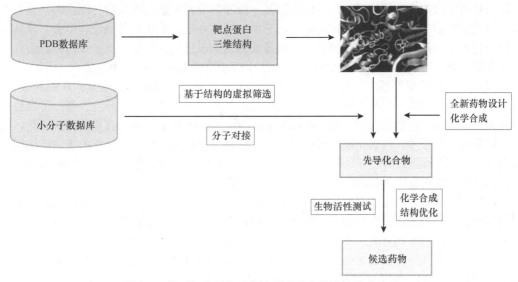

图 7-5　基于靶点蛋白受体结构的药物设计的基本流程

基于靶点结构的药物设计的关键之处就在于对靶点蛋白的功能、三维结构具有较为深入详细的了解。其重要的研究对象是受体蛋白（受体或者酶），只有充分了解受体蛋白的三维结构，才有可能进行基于结构的药物设计。众所周知，在生物体内蛋白质的功能很大程度上是由其三维结构决定的，因此，首先要解析各类蛋白质的三维结构，由此而诞生的一门学科称为结构生物学。蛋白质结构的解析方法通常可以由实验方法测定或通过理论计算与计算机模拟预测得到，基本方法如图 7-6 所示。

1. 蛋白质结构的实验测定　蛋白质三维结构的实验测定方法主要包括两类：① X 线晶体衍射图谱法（X-ray diffraction crystallography）和中子衍射法；②核磁共振法（nuclear magnetic resonance，NMR）、圆二色光谱法、激光拉曼色谱法、荧光光谱法、紫外差光谱法和氢同位素交换法等。测定得到的蛋白质三维结构一般都以 PDB 文件形式存储于蛋白结构数据库（protein data bank，PDB）中。

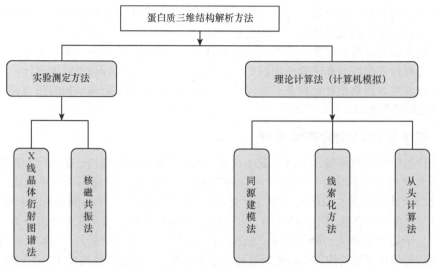

图 7-6　蛋白质三维结构解析的基本方法

目前，已测定出十多万个生物大分子（包括蛋白质、核酸、脂质、糖类及它们的复合物）的三维结构，但还远远不够；特别是对基于结构的药物设计来说，靶点蛋白的三维结构是不可缺少的。如果靶点蛋白的三维结构不知道，但知道其一级序列及其家族某成员的三维结构，就有可能通过计算机模拟的方法获得感兴趣靶标蛋白的三维结构，并把它应用到药物设计中去。目前，已测定的蛋白质一级结构（即氨基酸序列）的数量要远远大于已测定的蛋白质三级结构。因此，模拟与预测蛋白质三级结构甚至四级结构，并把它应用于药物发展具有重要的意义。

2. 蛋白质结构模拟与预测　对于已知氨基酸序列一级结构，但是其三维结构未知的蛋白质，可以采用理论计算的方法预测其结构，这种结构模拟与预测的方法大致可分为三类：①同源建模（homology modeling）；②线索化方法（threading），建立序列到结构线索的过程称为线索化，线索技术又称折叠识别技术。线索化或者折叠识别的目标是为目标蛋白质寻找合适的蛋白质模板，这些模板蛋白质与目标蛋白质没有显著的序列相似性，但却是远程同源的；③从头（ab initio）计算法。目前具有实用价值的和普遍认可的只有同源模建法。

同源模建的基本假设是同源的蛋白质具有相似的三维结构，任何一对蛋白质，如果两者的序列等同部分较大，则它们具有相似的三维结构，即两个蛋白质的基本折叠相同，只是在非螺旋和非折叠区域的一些细节部分有所不同。一般情况下，如果模型蛋白的序列（目标序列）与参考蛋白的序列之间的序列同源性在 50% 以上，则通过参考蛋白搭建出来的蛋白具有很高的准确性；若序列同源性低于 30%，则通过同源模建的方法难以得到好的结果。在这种情况下，要特别慎重，不要盲目地把同源模建得到的靶点蛋白三维模型直接应用于药物设计。

3. 分子对接与虚拟筛选　分子对接（molecular docking）是目前基于结构的药物设计中一种最常用的方法，其理论基础是受体学说之"锁 - 钥原理"（即药物与其靶点识别相互作用是药物产生药理活性的基础）。该法用一定的算法，把配体分子（通常是有机小分子）放到靶标的活性结合位点，通过不断优化配体分子的位置、构象、分子内部可旋转键的二面角，考察配体分子与靶标可能的结合模式和亲和力，从而模拟小分子配体与受体生物大分子的相互作用。通过计算，可以预测两者间的结合模式和亲和力，因此可以进行药物的虚拟筛选，即利用分子对接的方式从一个数据库中，根据对接的构象和打分，筛选得到可能的活性化合物。分子对接的种类主要包括：①刚性对接，指在对接过程中，研究体系（受体和配体）的构象不发生变化。刚性对接适用于蛋白 - 蛋白相互作用、蛋白 - 核酸相互作用研究。②柔性对接，指在对接过程中，受体和配体的构象都可以自由变化。其计算量大，一般用于精确考虑分子间的识别情况。③半柔性对接，处于刚性对接和柔性对接二者之间，在对接过程中，研究体系尤其是配体的构象允许在一定的范围内变化。

该方法适合大分子和小分子间的对接，对接过程中，小分子的构象一般是可以变化的，但大分子是刚性的。常用的分子对接软件如 Glide、GOLD、AutoDock 和 DOCK 等，都可以用来进行大规模小分子化合物数据库的虚拟筛选。

（二）基于配体结构的药物设计

反向分子对接的方法，是以已知的具有某种生物活性的小分子化合物为探针，利用分子对接的方法，在已知结构的靶点数据库内搜索可能与之结合的生物大分子，通过空间和能量匹配相互识别形成分子复合物，进而预测药物潜在的作用靶点。根据配基 - 受体之间的匹配程度不同，反向分子对接法分为药效团模型法（pharmacophore）、配体相似法（ligand similarity）和结合位点相似法（site similarity）等。在这种情况下，只能通过基于配体的药物设计这种间接的方法进行，从研究小分子配体的三维结构信息入手去推测配体与靶点的作用方式，并以此指导药物分子设计。这种设计方法犹如量体裁衣订做服装，其基本原理在于作用于同一受体的配体具有相类似的结构特征。

基于配体结构的药物设计是从研究一系列药物分子对同一受体的活性出发，比较它们的结构变化与生物活性之间的关系，找到对该受体能发生结合并产生活性的最普遍的结构因素，并根据此结构特征设计新的药物分子。基于配体的药物设计主要包括两个方面的研究内容。第一种是研究一系列药物的定量构效关系（quantitative structure-activity relationship，QSAR），第二种方法是构建共同作用于同一靶点的药效团（pharmacophore）模型。定量构效关系研究是应用数学模式来表达药物的化学结构因素与特定生物活性强度的相互关系，通过定量解析药物与靶点特定的相互作用，寻找药物的化学结构与生物活性间的量变规律，从而为新一轮的结构优化提供理论依据。而构建药效团模型不仅可以用于预测新的化学结构是否具有活性，还可进一步配合虚拟化合物库的三维结构搜索，为发现新的先导化合物提供新的方法。

（三）药物组合和多靶标药物设计

在研发某一类疾病的特效治疗药物时可能面临多个候选靶标的筛选，基于结构的药物设计应尽可能选择专一性强、选择性高的药靶作为靶标。过去 30 多年来，药物靶向治疗策略取得了相当大的成功，确定药物治疗靶点，寻找针对靶点的特异性药物，是医药企业以及实验室研究的着力点。近年来，新药的研发投入不断上升，但每年获批的新药却并未随之增长，一些困扰人类的重大疾病，如肿瘤、心脑血管疾病、代谢性疾病等仍然缺乏有效的治疗手段。这其中很重要的原因就在于许多疾病并不是由单一靶标蛋白变化引起的，而是由整个代谢网络的变化产生的，这时针对单一靶标的药物即使能有效抑制靶标蛋白的活性，也未必能对整个代谢网络产生有效作用，这是单靶标药物设计无法避免的缺陷。因此，我们迫切需要一种全新的思维方式，从系统科学的高度来研究生物这样一个高度复杂有序的系统所面临的问题。

在此背景下，药物组合和多靶标药物设计的理念便应运而生。药物组合指针对不同靶标的几种药物联合应用，以发挥协同效应。著名的抗艾滋病鸡尾酒疗法就是一个成功案例，而多靶标药物则是指一种药物可以与疾病通路上的多个靶标结合，同时发挥治疗作用。总之，我们关注的是整个疾病网络，药物对单个靶标的作用效果并不需要很强，也不需要有很高的专一性，但通过对疾病网络中多个靶标的联合作用，实现对整个网络的高度专一性和强大的作用效果。药物组合和多靶标药物设计的关键不在于设计药物时增加几个靶标，而在于系统性地了解药物靶标相互作用关系，或者说蛋白配体相互作用关系。下面通过一个治疗慢性肾病的某复方中药多靶点作用研究案例进行具体的说明。

1. 复方药物 - 靶标关系预测　根据中药组方依次从 TCMSP（Traditional Chinese Medicine Systems Pharmacology Database and Analysis Platform）数据库（https://tcmsp-e.com/tcmsp.php）以某 5 味中药名称为关键词，并依照 ADME 的原则，设置参数 OB（oral bioavailability）≥ 30%、

DL（drug likeness）≥ 0.18，收集活性成分，并根据文献对有高 OB 值，但类药性 DL 值较差的分子进行适当的筛选，之后收集活性成分所对应的靶点。使用 UniProt 数据库（https://www.uniprot.org/）中经认证的人类基因将活性成分所作用的靶点标准化，将靶点名称转换为基因名称。筛选结果共收集复方活性化合物 94 个，对应的靶标除去重复后共 256 个。

2. 复方 - 活性化合物 - 靶点网络关系图构建　去掉所收集活性化合物和对应靶点的重复值，以"活性化合物 - 靶点"和"复方 - 活性化合物"的对应关系制成表格，导入 Cytoscape（version 3.8.2）进行"复方 - 活性化合物 - 靶点"相互关系的可视化构建。绘制生成网络（图 7-7），其中共有 355 个节点，1683 条边。图 7-7 中不同颜色表示不同的组成，其中绿色表示基因靶点，红色 D1 表示黄芪和茯苓的共有成分，其余颜色分别代表不同组分的活性化合物。使用 Degree 值来可视化网络中活性化合物和基因的关联度，其中面积越大颜色越深表示 Degree 值越大，表示活性化合物或基因在网络中的关联度越大。

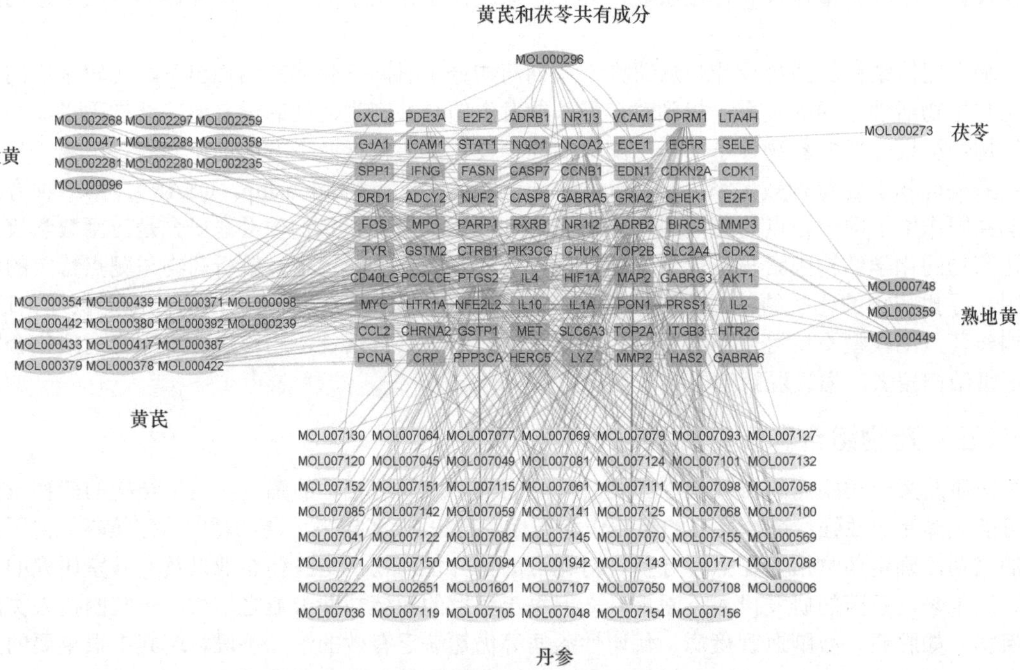

图 7-7　复方 - 活性化合物 - 靶点相互作用网络

3. 慢性肾脏病（CKD）与健康人差异基因筛选　利用 GEO 数据库（https://www.ncbi.nlm.nih.gov/geo/），所获得的差异基因数据集来自芯片集 GSE66494。该芯片集数据包含 53 名被诊断为 CKD 的患者和 8 名健康受试者的肾活检基因表达谱数据。以差异倍数的绝对值 | $\log_2 FC$ | ≥ 1 且校正后 P（adjusted P）≤ 0.05 为标准，筛选 CKD 患者和健康受试者之间的差异基因，共筛选出 4022 个差异基因，其中 3118 个在 CKD 患者中上调，904 个在 CKD 患者中下调，绘制火山图（图 7-8）和热图（图 7-9）。

4. 靶蛋白相互作用网络构建与核心网络提取　将复方药物作用靶点与 CKD 差异基因分别通过 STRING 数据库检索，获得复方药物作用靶点相互作用关系和 CKD 差异基因相互作用关系，以"TSV"格式导入 Cytoscape 3.8.2 进交集以及进行可视化处理。之后对利用 Cytoscape 中内置插件 CytoNCA 计算交集靶点作用网络的网络拓扑参数，分别是 Betweenness（BC）、Closeness（CC）、Degree（DC）3 个参数，并取其中位数（BC ≥ 25.153，CC ≥ 0.48，DC ≥ 10），提取核心靶点网络，之后将可视化结果以 PNG 格式导出。共获得交集靶点 79 个，之后将 BC、CC、DC 3 个参数进一步简化，获得核心靶点网络图，其节点 30 个，边 271 条，根据 Degree 值，网络中重要程度最高的 10 个靶点依次为 AKT1、EGFR、FOS、MYC、HIF1A、PTGS2、MMP2、CDKN2A、CXCL8、CCL2，结果详见图 7-10 所示。

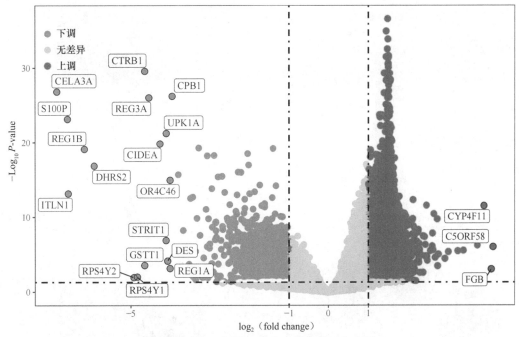

图 7-8　CKD 患者 vs 健康人差异基因火山图

$\log_2$（fold change）为倍数变化对数值，用来表达不同表达量水平的数据之间的相对变化

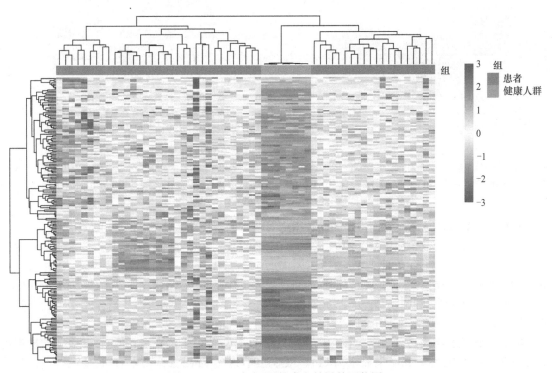

图 7-9　CKD 患者 vs 健康人差异基因热图

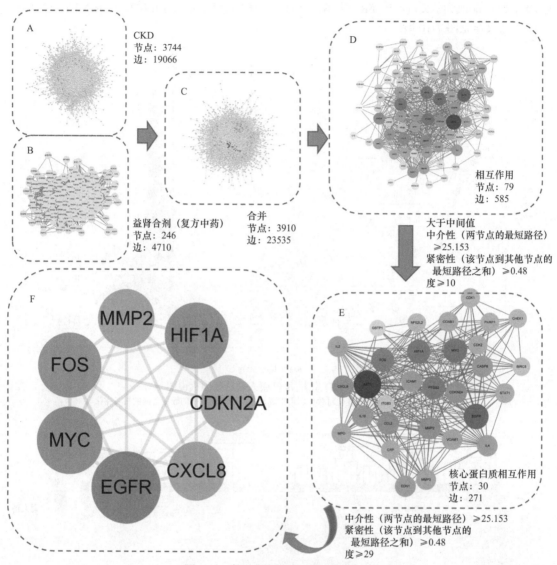

图 7-10 核心靶蛋白相互作用网络图

A. CKD 差异基因相互作用关系网络图；B. 益肾合剂（YSHJ）药物作用靶点相互作用关系网络图；C. CKD 差异基因相互作用关系
网络与 YSHJ 药物作用靶点相互作用关系网络融合；D. CKD 差异基因相互作用关系网络与 YSHJ 药物作用靶点相互作用关系网络
的交集网络；E. 核心靶点网络；F. 交集网络中权重最高的 7 个靶点

5. GO 和 KEGG 分析 利用 DAVID 数据库对获得的交集靶点进行 GO 与 KEGG 分析，参数
设置（Thresholds：count=2，EASE=0.1，$P \leqslant 0.05$），再使用微生信平台对富集得分前十的数据进
行可视化。共富集到 GO 条目 224 条，其中生物学过程（BP）富集到 169 条，包括 RNA 聚合酶
Ⅱ启动子转录的正调控、药物反应、凋亡的负调控、炎症反应等；细胞组分（CC）富集到 17 条，
包括细胞核、细胞质、细胞膜等；分子功能（MF）富集到 38 条，包括蛋白质结合、蛋白质二聚化、
转录因子活性等，取关联度前十的条目作图（图 7-11）。

6. 核心靶点差异表达分析 对核心靶点网络中 Degree 值前十的靶点在 CKD 患者的差异表达
进行分析。GEO 芯片数据结果显示 AKT1、FOS、PTGS2、MMP2 等靶点的 mRNA 水平在 CKD
患者中下调，EGFR、MYC、HIF1A、CDKN2A、CXCL8、CCL2 等靶点的水平上调，如图 7-12
所示。

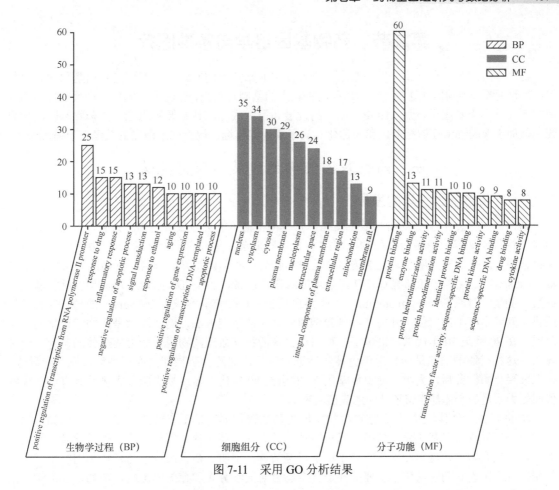

图 7-11　采用 GO 分析结果

图 7-12　CKD 患者中核心靶点差异表达分析

7. 发展与展望　目前的计算机辅助药物设计技术由于计算速度和理论水平的制约，尚不能实现真正意义上的高通量虚拟筛选；但随着分子图形学和芯片技术的发展，相信在不久的将来，人们将借助三维定量构效关系模型、药效团模型、数据库搜索等基于配体的方法对化合物虚拟库进行高通量虚拟筛选甚至超高通量虚拟筛选；而基于配体的药物设计与组合化学技术的结合将更加有利于合理药物设计的发展。基于配体结构的药物设计不仅在先导化合物发现中起着重要作用，在先导化合物优化中也同样起着关键作用。

第二节　药物基因组学与精准医疗

药物作用的个体和种族差异是临床药物治疗中非常重要的问题。它们可能是由基因变异引起的，变异主要来自编码代谢酶、转运体和药物靶点的基因多态性，影响药物的体内药代动力学和药效学。随着人类基因组计划（HGP）项目的发展和巨大成功，其主要应用之一是药物基因组学研究，从而实现药物治疗的标准化和个体化。为了实现其目标，解决这个问题的关键在于精准医疗。

一、药物基因组学的发展与研究范畴

（一）药物基因组学的发展

早在 20 世纪初，英国学者加罗德就指出，基因损伤可能会导致特定酶的丢失，从而导致所谓的先天性代谢缺陷。他还指出药物反应的个人差异来自于基因变异。此后，在 20 世纪 50 年代，药物遗传学建立起来并用于研究遗传多态性对药物活性的个体差异的影响。例如，1956 年，卡尔森（Carson）发现一些红细胞 *G6PD* 基因功能障碍的患者，由于红细胞缺乏还原型谷胱甘肽，而在治疗剂量下对原氨喹（primaquine）产生溶血反应。1960 年，伊文思（Evans）通过计算乙酰异烟肼与其亲本药物的比值，开发了一种异烟肼乙酰化的表型方法，这实际上是药物遗传学的经典研究。在 20 世纪 70 年代末，报道了一种叫作异喹的抗高血压药物羟化能力的个体间差异。结果表明，这种代谢的缺陷是一种常染色体隐性遗传性状，这两种药物都由同一种酶代谢，即异喹 - 斯巴胺羟化酶。此后，人类 *CYP2D6* 基因在 20 世纪 80 年代末最终被克隆，大多数具有这些药物代谢能力不足的个体都携带该基因的失活突变。

20 世纪 80 年代以后，分子生物学的发展为药物遗传学提供了有效的研究工具。例如，已经克隆出编码异喹啉羟基化酶的基因，通过载体成功表达，并研究了其遗传多态性。此后，越来越多的药物代谢酶、转运体和受体的分子机制已经被逐一阐明。药物遗传学与药物基因组学有一定的相似性和区别。药物遗传学主要关注遗传多态性对药物分布和疗效的影响，药物基因组学不仅像药物遗传学一样研究单基因和药物效应，而且还研究全基因组和药物开发。

（二）药物基因组学研究范畴

药物基因组学的研究主要包括以下几个方面：①筛选可能的变异基因，可以采用数据库资料，对基因多态性及突变情况进行分析；②研究变异基因对药物吸收、代谢、疗效和不良反应的影响；③研制相应的基因诊断技术或基因诊断试剂盒，开展精准诊断；④使用药物治疗前，进行相关基因检测，协助选择合适的药物，制定恰当的用药剂量和用药周期，开展个体化的治疗策略。

1. 遗传多态性与药物应用　根据人类的基因变异，遗传多态性通常分为三类：① DNA 片段长度多态性（RFLP），也被称为限制性片段长度多态性（RFLP）。② DNA 重复序列（RSP）的多态性，特别是短串联重复序列。③单核苷酸多态性（SNP）。SNP 是目前研究最充分的遗传多态性。例如，由 SNP 导致的药物代谢酶和转运体的功能损伤或完全丧失将导致相关药物在体内的代谢变化。在一定比例的个体中，受体的数量、结构和功能存在差异，这可能会影响靶蛋白的亲和力，并最终影响药物的药理活性。因此，如果基于遗传多态性进行用药，就可以满足药物的个性化使用。以高血压药物治疗为例，尽管是非选择性地使用血管紧张素转换酶抑制剂（ACEI）、钙通道阻滞剂或交感神经受体阻滞剂，个体化药物选择和剂量调整都将基于遗传多态性研究。

2. 药物治疗中的种族和个体差异　种族因素包括遗传和环境两个方面。不同的种族具有不同的遗传背景，如不同的基因型或相同基因型的不同基因频率。它们长期生活在具有不同文化、食物和习惯的不同地理环境中，这将导致药物代谢和效果的种族差异。以乙醇代谢为例，摄入相同量乙醇后，中国人乙醛水平显著高于白种人，导致脸发红和心悸的发生率较高。这是因为负责乙醛代谢为醋酸盐的 ALDH2 酶在白种人中的活性明显高于中国人。

药物效应的种族差异已成为影响药物使用、药物管理、临床试验和新药开发的重要因素之一。吉非替尼（Gefitinib）是一种选择性表皮生长因子受体（EGFR）抑制剂，治疗非小细胞肺癌（NSCLC），在美国的Ⅲ期临床试验中并没有预期的那么有效。然而，研究发现它对亚洲人群的亚群体有效，而且携带 EGFR 突变体的 NSCLC 患者比携带无突变体的 NSCLC 患者更有效（＞90% vs＜10%）。更重要的是，亚洲 NSCLC 患者的 EGFR 突变频率也显著高于白种人（30%～40% vs＜10%）。与药物效应的种族差异相比，种族内药物代谢和药效学的个体差异也十分显著。以普萘洛尔为例，中国人和白种人的平均血浆水平相差 1 倍。然而，中国人和白种人相同剂量的普萘洛尔血浆水平有高达 10 倍的差异。

（三）药物基因组学与精准医疗

如何解决药物治疗中种族和个体差异的问题，精准医疗可能是其中的关键。它与以前提出的个体化或个性化药物非常相似。它们的共同核心是为特定疾病亚型开发个体药物和个性化治疗。药物基因组学为精准医疗提供了新的基础理论和实用工具。2013 年，美国食品药品监督管理局（FDA）发布了《临床药物基因组学：早期临床研究的上市前评估和标签建议》。它旨在为制药行业提供帮助，评估人类药物开发过程中基因多态性对药代动力学、药效学、有效性和安全性的影响。它还强调了相关基因检测的重要性和必要性。在 FDA 的网站上，有超过 200 个关于基因生物标志物与药物效果和安全性关系的信息，这些信息已被包括在药物标签中。值得注意的是，临床药物遗传学实施联盟（CPIC）提出的指南为将基因检测的实验室结果转化为临床实践提供了基础。本指南可在"药物遗传学和药物基因组学知识库"的网站上查找到。

精准医疗相关基因检测的应用人群包括：①长期用药的患者，如心血管疾病、精神疾病、结核病、免疫抑制剂使用者等；②患者有药物不良反应或其家属有严重药物不良反应；③特殊人群，如老年人和儿童；④接受多药治疗的患者；⑤使用某种药物的效果并不理想，病情也没有得到很好的控制。因此，卫生保健提供者（health-care provider）应考虑遗传和非遗传因素（如环境、疾病进展、药物相互作用、食物和器官功能）在临床实践中合理选择基因检测。

二、药物基因组学中的遗传变异

遗传变异引起的药物反应的个体间差异主要来自编码代谢酶、转运体和药物靶点的基因多态性，影响药物在人体内的药代动力学和药效学。因此，这些基因的遗传多态性是药物基因组学研究的重点。

（一）Ⅰ型药物代谢酶

细胞色素 P450 酶（CYP）是介导药物氧化代谢的主要酶家族之一。一些 CYP 同工酶，如 CYP3A4/5、CYP2D6、CYP2C9 和 CYP2C19，具有高度可变的多态性，成为药物基因组学研究的重点。

1. CYP3A4/5

（1）CYP3A4 是人类最丰富的肝脏和肠道 CYP 酶，参与药物的代谢最多。启动子区 *1B（-382A＞G）突变可能上调 CYP3A4 的表达，据报道，CYP3A4 可减少肠道对茚地那韦（Indinavir）的吸收，增加多西他赛的清除。与白种人（2%～10%）和亚洲人（0%）相比，黑种人发生 *1B 的频率（35%～67%）更高。亚洲人还有另外两种独特的基因型，即 *18B 和 *1G，其频率分别约为 10% 和 30%。*18B 导致第 293 蛋白从亮氨酸变为脯氨酸，然后增强酶活性，而 *1G 则相反。

（2）CYP3A5 的含量远低于 CYP3A4，但其遗传变异（如 *3）对药物代谢的影响更大，特别是在我国免疫抑制剂使用人群中。由于 CYP3A4 和 CYP3A5 的底物几乎相同，增加了通过体外或体内表型区分它们的困难程度，联合 CYP3A5*3 和 CYP3A4*1G 基因型会影响他克莫司在我国肾脏受试者中的药代动力学特征，如剂量调整后谷浓度（C0/D）。肾移植术后第一年急性排斥反应的发生率也与 CYP3A5*3 密切相关。

2. CYP2D6 CYP2D6 虽然仅占肝脏总 CYP 含量的 2% ～ 4%，但参与了 25% ～ 30% 的临床药物 [如氟西汀（Fluoxetine）、去甲替林（Nortriptyline）、氟哌啶醇（Haloperidol）、他莫昔芬（Tamoxifen）、卡维地洛（Carvedilol）、美托洛尔（Metoprolol）和可待因（Codeine）] 代谢。由于 CYP2D6 是不可诱导的（CYP2D6 的代谢活性不易被其他药物诱导），基因型是决定其活性的关键因素。到目前为止，已经发现了大约 80 个突变。其中，那些导致酶活性丧失的基因被称为无效等位基因。*4 是白种人中最常见的无效基因，发病频率约为 18%，黑种人为 3% ～ 6%，亚洲人为 0.5%。其他一些突变，降低活性，被称为功能受损等位基因，如 *10 等位基因，在东亚人的频率很高（45%）。由 CYP2D6 基因多拷贝引起的代谢能力增加在黑种人中尤其常见，发病频率高达 10%。由上述突变确定的 CYP2D6 代谢表型可分为携带无效等位基因的弱代谢者（PM）、功能等位基因受损的中间代谢者（IM）、强代谢者（EM）和多基因拷贝引起的超强代谢者（UM）。大量的研究已经证明了 CYP2D6 表型在临床中的重要性。研究者研究了我国人群普罗帕酮（PPF）口服后的立体选择性代谢。与 EM 和 UM 表型相比，IM 表型中两种对映体的 Cmax 和 AUC 高 2 倍，清除率（clearance, CL）低 50%。IM 表型在我国人群中发现的频率高达 36%，而 PM 表型罕见（1%），与白种人相反。结果表明，IM 表型对我国人群中某些 CYP2D6 底物的个体间差异和不耐受性有影响。

3. CYP2C9 CYP2C9 是一种重要的肝脏代谢酶，占肝脏总 CYP 含量的 18% ～ 30%，至少有 34 个已知的突变等位基因，其中 7 个位点具有显著的种族差异。*2 等位基因是第 3 外显子的点突变，可将第 144 精氨酸转化为半胱氨酸，第 7 外显子的 *3 等位基因可导致第 359 异亮氨酸转化为亮氨酸。这两种情况在白种人更为常见，频率分别为 13% 和 7%，在黑种人中仅为 3% 和 2%。CYP2C9*2 在亚洲人群中很少发现，而 *2 在约 4% 的人群中仅为杂合子。体外研究表明，与野生型相比，这两种等位基因的酶活性分别仅为 12% 和 5%。受 CYP2C9 基因型影响的药物包括华法林、苯妥英、氟比洛芬和塞来昔布。

4. CYP2C19 CYP2C19 参与 5% 药物的代谢。到目前为止，已报道了 7 个无效等位基因（*2 ～ 8*）。CYP2C19 缺陷人群中，93% 的白种人和 75% 的亚洲人携带 *2 等位基因，第 6 外显子的 681 ＞ A 突变，导致产生过早终止密码子，然后翻译不完全酶蛋白。另外，25% 的 CYP2C19 缺陷的亚洲人在第 4 外显子上有 *3 等位基因，这也可能导致一个过早的终止密码子。总体而言，由 CYP2C19 非功能突变引起的 PM 表型在亚洲人中发生的频率较高（15%），而在白种人中仅为 2% ～ 5%。相反，*17（-806C ＞ T）突变可显著增加 CYP2C19 的转录活性，并作为 UM 表型。该等位基因在白种人（21%）和非洲人（16%）和东亚人（2.7%）中更为常见。临床证据表明，CYP2C19 酶活性的个体间差异主要依赖于遗传多态性，并进一步影响许多药物，包括氯吡格雷、普拉格雷、西酞普兰、伏立康唑和质子泵抑制剂（奥美拉唑和兰索拉唑）。CYP2C19 介导非活性氯吡格雷转化为其活性代谢物，其中遗传变异与其药代动力学和药效学显著相关。接受氯吡格雷治疗并携带 *2 或 *3 功能缺失等位基因的患者，随后发生心血管事件的概率较高。关于这两个等位基因的高发病率，在我国患者中应该特别值得注意。

（二）Ⅱ型药物代谢酶

Ⅱ型药物代谢酶主要是转移酶，在内源性化合物和异种生物转化为更容易排泄的形式中起着重要作用。主要的Ⅱ型酶包括尿苷二磷酸葡糖醛酸基转移酶（UGT）、硫嘌呤甲基转移酶（TMPT）和乙酰转移酶（NAT）。

1. 尿苷二磷酸葡糖醛酸基转移酶（UGT） UGT 是人类最重要的Ⅱ相代谢酶。其中，UGT1A1 的遗传多态性得到了广泛的研究，特别是 *28 等位基因，发生在启动子区域的 TA 盒中，使 TAs 从 6 增加到 7，然后显著降低了转录速率，最终降低了酶的表达。UGT1A1*28 纯合子的频率在美国白种人中为 9%，在非洲裔美国人中为 23%，而在我国仅为 2%。UGT1A1*28 基因型对伊立替康副作用的影响是 FDA 首次添加到药物包中的药物基因组信息。除了药物外，UGT1A1 还能代谢许多内源性物质，如胆红素。UGT1A1 的基因缺陷导致未结合胆红素的葡萄糖氢甲酰化受损，导致高胆红素血症，也被称为吉尔伯特综合征。与杂合子和野生型患者相比，*28 纯合子患者中，尼洛替尼（Nilotinib）是治疗慢性髓细胞性白血病疾病（CML）药物，也是一种 UGT1A1 的抑制剂，可导致治疗后胆红素风险高于 CTCAE3 级的 4.5～18 倍，表明 UGT1A1 缺陷患者中尼洛替尼的剂量需下降。

2. 硫嘌呤甲基转移酶（TMPT） 在影响 TMPT 活性的 21 个多态性中，18 个是非同义 SNP，其中 3 个 *2，3A 和 3C 可以解释 80%～95% 的 TMPT 酶中至低活性的原因。*3 是白种人中最常见的基因型（约 5%），由两个非同义 SNP、Ala154Thr 和 Tyr240Cys 组成。酶蛋白结构的变化导致了蛋白质降解的加速。但这些基因型在我国人群中很少见。东亚人中最常见的基因型是 *3C（2%），这是第 240 个密码子中的一个 SNP。*2、*3A 和 *3C 的纯合子或联合杂合子载体具有低酶活性或无酶活性，而单突变的杂合子携带者具有中度活性。TMPT 负责 6- 巯基嘌呤、硫唑嘌呤和 6- 硫鸟嘌呤的解毒过程，这些缺陷基因型可能增加硫嘌呤治疗后毒性的可能性，如致命的骨髓抑制。因此，携带有缺陷基因型的患者应减少剂量以避免毒性。这种情况被称为揭示药物遗传学重要性的代表性例子。

3. 乙酰转移酶（NAT） NAT 有两种同工酶，即 NAT1 和 NAT2，其中 NAT2 主要在肝脏中表达，负责异烟肼、肼和磺胺酰咪嗪等药物的 II 相偶联代谢。NAT2 的野生单倍型，*4，具有快速乙酰化作用，而低乙酰化作用是由 *5、*6 和 *7 的单倍型决定的。与非洲裔美国人、中国人和日本人相比（*4 发生率分别为 36%～41%、50% 和 70%），*4 在白种人中的发生率较低，为 20%～25%。*5B 在白种人（44%）中更为常见，其次是黑种人（25%～27%）和亚洲人（2%～6%）。*6 在所有种族中的频率相似（18%～31%）。*7 在亚洲人中更常见（10%～19%），而其他种族则很罕见。20 世纪 50 年代初，应用异烟肼治疗结核病后不久，乙酰化代谢个体间差异较大，接受异烟肼的患者根据乙酰化能力可分为快速代谢组和代谢不良组。进一步的研究表明，这种能力很大程度上是由 NAT 单倍型决定的，这种遗传对药物乙酰化的影响是首次发现的药物遗传现象。

（三）药物转运体

药物的跨膜转运作为体内过程的重要组成部分，主要依赖被动扩散，但更多的研究发现，转运体介导的转运也很重要，有时甚至是决定性的。药物转运体分为两个超级家族，即 ATP 结合盒（ABC）和溶质载体类（SLC）。ABC 依赖三磷酸腺苷（ATP）提供能量，根据浓度梯度运输分子，而 SLC 依赖细胞膜电位差或离子浓度差。此外，转运体也可以根据转运方向分为两类，即外排转运体（将底物从细胞内运输到细胞外）和摄取转运体（将底物从细胞外运输到细胞内）。ABC 都是外排转运体，SLC 超级家族除多药物和有毒化合物挤压蛋白（MATE）外，都是摄取转运体。

1. 外排转运体 P-gp（MDR1）和乳腺癌耐药蛋白（BCRP）是 ATP 结合盒超级家族的成员，负责将母体药物和代谢物从细胞中排出，通过降低所需的治疗或生物学效应来参与耐药性。

（1）P 糖蛋白（P-gp）：也被称为 MDR1，是第一个被彻底研究的转运体。其编码基因 *ABCB1* 存在很多变异，但只有少数变异能影响 P-gp 的功能。非同义突变 2677G＞T（p.893A＞S）被发现由于蛋白结构的变化而增强了 P-gp 的转运活性。另一个重要的 SNP，第 26 外显子中的 3435C＞T，可在体外降低 P-gp 的表达。临床数据同样发现，3435T 等位基因可降低肠道 P-gp 外排能力，导致肠道吸收降低，血浆浓度升高，地高辛是 P-gp 的典型底物。P-gp 的另一个重要底物环孢素也可能受到影响。但上述遗传变异的影响尚未在所有临床研究中得到证实，提示 P-gp 的遗传变异不是影响药物药代动力学和药效学的决定性因素，但往往与其他内外部因素有关。此外，对于基因变异对 P-gp 功能的影响，也应考虑单倍型，特别是由 1236-2677-3435 等位基因组成的单倍型，在接受伊马替尼治疗的慢性髓细胞性白血病患者中可能导致不同的反应。基因频率有显著的种族差异。白种人的两种主要单倍型是 TTT 和 CGC，而非洲裔美国人基本上是 CGC 型，CAC 型、CGC

型和 TTT 型在日本人中更为常见。

（2）乳腺癌耐药蛋白（BCRP）：由 *ABCG2* 基因编码，分布于不同的器官，如肠、肝、肾、血脑屏障和胎盘。一些 *ABCG2* 突变削弱了 BCRP 的转运功能，如 c.34G ＞ A、c.421C ＞ A、c.1465T ＞ C 和 c.1291T ＞ C 等，其中 c.421C ＞ A 在亚洲人和白种人中相对常见（8% ～ 35%），并有更多的临床研究。c.421A 突变体患者的吉非替尼稳态血浆浓度高于野生型患者，这是由于突变介导的位于肠上皮细胞顶端膜上的 BCRP 外排功能受损，导致吉非替尼（Gefitinib）的吸收增加。

2. 摄取转运体　摄取转运体在肠道和肝脏的吸收、血脑屏障的渗透及胆汁和尿液的排泄中发挥功能，其中功能的改变可能导致药物的血药浓度下降，造成治疗失败。

（1）有机阳离子转运体（OCT）：OCT 家族的重要成员包括 OCT1 和 OCT2，其中 OCT1 在肝细胞基底膜上高表达，并在 2 型糖尿病药物二甲双胍的肝摄取中起着关键作用。编码基因 *SLC22A1* 上的一些非同义变异 [如 c.1256delATG（p.420del）和 c.181C ＞ T（p.R61C）] 可以减少二甲双胍的转运。突变体个体血浆二甲双胍浓度高于野生型个体，说明这些患者对二甲双胍的肝摄取较少，疗效较低，这可能部分解释了二甲双胍降血糖作用个体间的大差异。OCT2 主要表达于肾近端小管上皮细胞的基底膜上，负责摄取弱碱性物质。物质可以通过被动扩散或外排转运体进一步转运到管腔，使 OCT2 的摄取成为某些药物主动分泌的第一步，也可能是限速步骤。在 OCT2 编码基因 *SLC22A2* 上发现了许多变异，但其中大多数的频率很低。c.808G ＞ T（p.270A ＞ S）是不同种族中唯一一个频率高于 10% 的变异。其诱导的蛋白结构变化可降低 OCT2 的体外转运活性。临床研究也发现了类似的结果。在接受二甲双胍治疗的中国 2 型糖尿病患者中，c.808G ＞ T 变异增加了血浆乳酸水平（二甲双胍治疗的生物标志物）和高乳酸血症的发生率。

（2）有机阴离子转运多肽（OATP）：也被称为 SLCO（溶质载体有机转运体家族）。OATP1B 亚家族的 OATP1B1 和 OATP1B3 由于其在药物分布中的关键作用而得到了广泛的研究。OATP1B1 主要表达于肝细胞的基底膜上，负责将内源性和外源性底物从门静脉进入肝脏。OATO1B1 的编码基因 *SLCO1B1* 被发现具有一些影响 OATP1B1 转运功能的 SNP。c.388A ＞ G 和 C.521T ＞ C 是最常见的两个 SNP，构成了 SLCO1B1 的 4 种单倍型，即 *1a（c.388A-c.521T）、*1b（c.388G-c.521T）、*5（c.388A-c.521C）和 *15（c.388G-c.521C）。体外研究表明，携带 c.521C 突变等位基因的 *5 和 *15 单倍型降低了 OATP1B1 的转运活性，并降低了肝脏对底物的摄取，从而导致体循环中药物暴露的增加。他汀类药物的靶器官是肝脏，受 *SLCO1B1* 基因型的影响最大，因为它们的疗效取决于肝脏浓度，而不良反应（如肌病）与全身暴露有关。OATP1B1 功能受损可降低他汀类药物的疗效，增加不良反应的风险。

（四）药物靶点

大多数药物靶点是蛋白质，包括受体、酶、转运体和参与细胞生物学过程的蛋白质，如信号转导和细胞周期调控。与已报道的参与药物药代动力学过程的基因相比，关于药物靶点的药代基因组学研究相当少。虽然药物的靶点是一些特定的受体或酶，但它们的疗效通常与复杂路径上的几种不同蛋白质有关，而该路径上的任何联系都可能有影响疗效的基因变异。然而，目前的研究主要集中在关键的药物靶点上，尚未揭示整个途径遗传变异的影响。

1. 受体　目前的药物基因组学研究主要集中在 G 蛋白偶联受体上。其他受体，如配体门控离子通道和受体酪氨酸激酶，很少被研究。

（1）多巴胺受体：是典型的抗精神病药物的主要靶点。多巴胺受体有 5 种亚型，从 D1 到 D5，其中 D2 和 D3 的研究最多。D2 受体是第一代抗精神病药物（如氯丙嗪和氟哌啶醇）的主要靶点。其编码基因为 *DRD2*，抗精神病作用与其编码区的 SNPsSer311Cys 和 -141-Cins/del 相关，分别导致受体功能或受体蛋白表达量降低，进而导致 D2 受体对精神药物的反应降低。*DRD2* 基因多态性也与治疗诱导的迟发性运动障碍相关。-141-C 缺失基因型可诱发发生迟发性运动障碍的高风险，可能是因为受体表达水平较低的药物受体占用率相对较高。*DRD3* 是 D3 受体的编码基因。

Ser9Gly 变体可以增强 D3 受体与多巴胺之间的结合。Gly 突变型的受体已被临床证实与药物结合更快，会导致更明显的疗效和副作用。

（2）肾上腺素能受体：对于心血管和呼吸系统，肾上腺素能受体在调节许多重要的生理过程中起着关键作用，因此是一个重要的药物靶点，特别是 β 受体。特异性拮抗剂和激动剂已被用于治疗不同的疾病。$β_1$ 受体是心脏上主要的肾上腺素能受体类型，编码基因为 *ADRB1*。Gly398Arg 是第 398 密码子中常见的非同义 SNP，它将甘氨酸转变为精氨酸。临床研究表明，携带 Gly398 纯合子的患者对 β 受体阻滞剂反应较差，需要增加剂量才能达到治疗效果。$β_2$ 受体是哮喘治疗的重要靶点，由高多态性基因 *ADRB2* 编码。第 16 密码子的 Gly16Arg 突变导致甘氨酸（glycine，Gly）翻译为精氨酸（arginine，Arg），这个突变相对常见，也是大多数临床研究的主题。细胞研究和临床试验表明，精氨酸基因型可降低短效 β 受体激动剂的疗效，而对长效 β 受体激动剂的影响较小。此外，临床研究发现，ADRB2 基因型对 β 受体阻滞剂无显著影响。

2. 酶　大多数药物是酶的竞争性抑制剂。这些酶的遗传多态性已被证明对药物的疗效具有重要意义。

（1）维生素 K 环氧还原酶（VKOR）：是目前药物基因组研究中研究最多的药物靶点酶，是香豆素（如华法林）的靶点，由 *VKORC1* 基因编码。*VKORC1* 编码区突变较为罕见，多发生在非编码区。-1639G ＞ A 是影响 *VKORC1* 基因表达的 SNP，可导致肝脏中 VKOR 酶蛋白含量的个体差异，而 VKOR 蛋白水平是抗凝药物所需剂量的直接决定因素。-1639A 等位基因比 G 等位基因的转录水平较低，剂量需求较低。大量独立的临床研究已证明华法林的有效剂量与 -1639G ＞ A 密切相关。据估计，华法林的个体间剂量差异可归因于该 SNP，其贡献比 CYP2C9 变异更显著（Fig. 1.3）。其他香豆素抗凝剂，如香豆素和酚原蒙，也同样受到 -1639G ＞ A 的影响。G 等位基因在欧洲人出现的频率高于 A，而东亚人则相反，导致东亚人对香豆素抗凝剂的剂量需求明显低于欧洲人。

（2）血管紧张素转换酶（ACE）：另一种被充分研究的药物靶酶是 ACE，它是肾素 - 血管紧张素 - 醛固酮系统（RAAS）的重要组成部分，负责去除血管紧张素 I 的 C 端两个氨基酸，从而产生血管紧张素 II。由于存在或不存在 287bp 的 Alu 重复序列，*ACE* 基因的第 16 内含子有两种基因型，插入（I）或缺失（D）。缺失基因型可能导致血浆 ACE 水平高于插入基因型。虽然早期临床研究发现，依那普利对 II 基因型的降压效果优于 DD 基因型，或者厄贝沙坦对 D 等位基因患者的降压效果优于 I 基因型，但后续研究尚未证实 ACE 基因的 I/D 多态性可能影响 ACE 抑制剂或血管紧张素 II 阻滞剂的降压作用。

（五）未来展望

遗传变异引起药物反应的种族间和个体间差异主要来自编码代谢酶、转运体、药物靶点和信号通路的基因多态性，这些基因影响了药物的体内药代动力学和药效学。精准医疗时代的药物基因组学是药物治疗标准化和个体化的新临床领域。它的目标是药物效果的个人和种族差异，实现药物治疗的个性化。为了实现其目标，精准医疗是解决这个问题的关键。

然而，在我们的探索和实践中，我们发现存在一些问题需要解决。首先，如何保护个人信息隐私？精准医疗通常会收集个体数据，如基因组学和代谢组学。在从电子病历系统中记录、共享和处理药物基因组数据时，保护患者的隐私至关重要。其次，需要构建大数据平台。对药物基因组数据、高通量研究数据、患者临床信息和临床样本的管理和生物样本库可以进行共享。再次，是整合检测技术的标准化。例如，药物代谢酶和药物效应靶点的基因检测以及母药及其代谢物的 LC-MS 分析，需要满足中国合格评定国家认可中心的要求。最后，需要高质量的工作人员来进行检测和分析。为了实现这一目标，临床医学、诊断医学、病理学、药学和遗传学的团队合作是高度必要的。

第三节　个性化用药应用分析

目前，精准基因检测已被广泛应用于临床疾病（如恶性肿瘤）的临床诊疗，指导这些患者的精准用药和遗传咨询。以下以抗血小板药物应用和乳腺癌的个性化治疗为例进行说明。

（一）抗血小板药物个性化服务治疗

近年来，我国心脑血管疾病发病人数逐年上升，并且患者趋于年轻化。心脑血管疾病以其高发病率、高死亡率、高复发率和高社会负担，已成为威胁我国国民健康的罪魁祸首。抗血小板药物在预防和治疗心脑血管疾病中发挥着重要作用。临床上抗血小板药物主要可分为五大类。①环氧合酶抑制剂：阿司匹林。②腺苷二磷酸（ADP）受体抑制剂：噻吩吡啶类的噻氯匹定、氯吡格雷和普拉格雷等，这类药物需要经肝脏药酶代谢转化才能形成具有活性的成分；非噻吩吡啶类的坎格雷洛和替格瑞洛等。③磷酸二酯酶抑制剂：双嘧达莫和西洛他唑等。④糖蛋白受体抑制剂（GP Ⅱ b/ Ⅲ a inhibitor）：阿昔单抗、依替巴肽和替罗非班等。⑤其他：Vorapaxar、Atopaxar、沙格雷酯等。然而，有不少患者服用抗血小板药物后，对药物反应性低，出现药物抵抗反应，从而导致新的心脑血管事件发生。有些患者服用抗血小板药物后出现出血、皮疹等不良反应。如何控制抗血小板药物显著的个体差异是抗血小板合理用药的一个难题。目前，应用于临床的抗血小板药物中，基因组学研究较为充分的药物为氯吡格雷和阿司匹林。下面主要介绍氯吡格雷、阿司匹林的个体化药学服务建议。

1. 氯吡格雷　氯吡格雷是"前体药物"，其活性代谢产物是一种硫醇衍生物，二磷酸腺苷（ADP）受体抑制剂，与血小板膜表面 ADP 受体不可逆结合，使纤维蛋白原无法与糖蛋白受体 GP Ⅱ b/ Ⅲ a 结合，抑制血小板聚集，常用于治疗和预防血小板聚集导致的心脑血管栓塞性事件。使用氯吡格雷后，血小板过度抑制会导致出血风险增加。据研究报道，临床有超过 30% 的患者发生氯吡格雷抵抗事件，有接近 6% 的患者发生出血事件，药物反应个体差异较大。氯吡格雷常规基因检测建议为 CYP2C19* 2 和 CYP2C19* 3 在条件允许或者对可能由氯吡格雷导致的出血进行查因时，可增加 CYP2C19* 17 和 CES 1 多态性的检测。证据级别 2 以上的氯吡格雷相关基因见表 7-1。

表 7-1　氯吡格雷常规基因及其检测意义

基因名称	中文名称	证据级别[#]	中国人群基因频率（%）	检测意义
CYP2C19* 2	细胞色素氧化酶 2C19* 2 型	1A	32.4	变异导致氯吡格雷抵抗
CYP2C19* 3	细胞色素氧化酶 2C19* 3 型	1A	5.8	变异导致氯吡格雷抵抗
CYP2C19* 17	细胞色素氧化酶 2C19* 17 型	1A	0.4	变异导致抗血小板活性增强，存在争议
CES 1	羧酸酯酶 1	2B		变异导致抗血小板活性增强，存在争议

[#] 1 级证据的基因位点（包括 1A 和 1B）相关性最高，通常经过多次一定规模随机对照临床试验论证，临床要求必须进行基因检测，才能进行个体化药物治疗。2 级证据的基因位点（包括 2A 和 2B），通常有临床研究论证过，临床建议进行基因检测，作为个体化药物治疗的依据

根据基因多态性将 CYP2C19 代谢表型分为超快代谢型（UM）、快代谢型（EM）、中间代谢型（IM）和慢代谢型（PM），参考临床药物基因组学实施联盟（CPIC）指南基于 CYP2C19 代谢型对给药剂量调整，结合临床实践，基于氯吡格雷相关基因检测的个体化药物治疗建议见表 7-2。该建议提示医生需评估患者的出血 / 血栓风险、疾病状态、器官功能等，给予酌情增减剂量或者换用其他抗血小板药物的建议。

表 7-2　基于氯吡格雷相关基因检测的个体化药物治疗建议

表型	双倍型	个体化建议（单用的基础计量）
超快代谢型	* 1/* 17* 17/* 17	75mg 每天 1 次，出血则换其他抗血小板药物
快代谢型	* 1/* 1	75mg 每天 1 次

续表

表型	双倍型	个体化建议（单用的基础计量）
中间代谢型	* 1/* 2、* 1/* 3* 2/* 17* 3/* 17	建议结合血小板功能检测判断药效，采用常规剂量或加大给药剂量
慢代谢型	*2/* 2、* 2/* 3、* 3/* 3	建议换用其他抗血小板药物
	CC、CT、TT	TT 型和 CT 型结合临床表型，降低剂量或换其他抗血小板药物

2. 阿司匹林　是一种水杨酸衍生物，主要通过抑制环氧合酶阻碍前列腺素的合成，从而影响血栓素发挥抗血小板聚集作用，禁用于活动性溃疡或者其他引起的消化道出血、血友病或血小板减少症。在我国复发性卒中及心脑血管疾病研究中，阿司匹林抵抗率、半抵抗率和敏感率分别为20.4%、4.4% 和 75.2%。阿司匹林主要不良反应是消化系统损害、血液系统损害、泌尿系统损害和皮肤损害等，表现为消化性溃疡及出血、血管性紫癜、血小板减少、肾损害、皮肤过敏等。目前与阿司匹林药效或不良反应相关的基因有 CYP2C19、HLA-DPB1、PTGS1、GP1BA、LTC4S 等，见表 7-3。阿司匹林相关基因检测内容建议为 GP1BA、LTC4S、PEAR1，在条件允许情况下，可增加检测 PTGS1 基因的多态性。

表 7-3　阿司匹林相关基因及其检测意义

基因名称	中文名称	证据级别[#]	中国人群基因频率 /%	检测意义
CYP2C19* 2	细胞色素氧化酶 2C19* 2 型	2A	32.4	变异导致阿司匹林和氯吡格雷抵抗
CYP2C19* 17	细胞色素氧化酶 2C19* 17 型	2A	0.4	变异导致阿司匹林和氯吡格雷抵抗
HLA-DPB1*03：01：01	人白细胞抗原 -DPB1	2B		单拷贝或双拷贝，哮喘风险增加
GP1BA	糖蛋白Ⅰb血小板亚基 α	2B	CC 5.6	CC 型显著增加阿司匹林抵抗风险
LTC4S	白三烯 C4 合酶	2B	AC 28.9 CC 0.8	C 等位基因与阿司匹林引起的荨麻疹相关
PTGS1	前列腺素内过氧化物合酶 1	2B	GA 12 GG 1	GG 和 GA 型显著增加阿司匹林抵抗风险

#1 级证据的基因位点（包括 1A 和 1B）相关性最高，通常经过多次一定规模随机对照临床试验论证，临床要求必须进行基因检测，才能进行个体化药物治疗。2 级证据的基因位点（包括 2A 和 2B），通常有临床研究论证过，临床建议进行基因检测，作为个体化药物治疗的依据

依据 2015 年 9 月山东千佛山医院、卫计委中日友好医院和首都医科大学附属北京妇产医院联合发布的阿司匹林精准治疗指南，基于阿司匹林相关基因检测的个体化药物治疗，经过临床实践总结，给予单用的基础剂量，药物治疗建议见表 7-4。该建议提示医生评估患者出血风险和过敏反应风险、疾病状态、器官功能等，应根据实际情况给予酌情增减剂量或者换用其他抗血小板药物的建议。

表 7-4　基于阿司匹林相关基因检测的个体化药物治疗建议

基因（多态性位点）	分型及评分	表型	个体化建议（单用的基础剂量）
PEAR1	GG: 2 分	高应答	建议单用剂量 75 ～ 100mg
（Rs12041331 G > A）	GA: 1 分	中间应答	建议单用剂量 150mg
	AA: 0 分	低应答	结合血小板功能检测和临床情况，建议换药或者单用 200mg 以上剂量
GP1BA	CC: 0 分	低应答	结合血小板功能检测和临床情况，建议换药或者单用 200mg 以上剂量
（Rs1045642 C > T）	CT: 1 分	中间应答	建议单用剂量 150mg
	TT: 2 分	高应答	建议单用剂量 75 ～ 100mg
LTC4S	AA: 0 分	低风险	用药安全，不作提示
（Rs730012 A > C）	AC: 1 分	一定风险	提示具有一定过敏反应风险，嘱咐患者注意观察
	CC: 2 分	高风险	建议密切注意不良反应风险，一旦发生，换用其他药物

影响抗血小板药物疗效及不良反应的因素有遗传因素、细胞因素和临床因素，制定个体化抗血小板治疗方案时，需要尽量考虑这些因素。基于药物相关基因检测的个体化药学指导，需要来自循证医学的证据。虽然目前在探讨抗血小板药物基因组学和寻找抗血小板药物药效及不良反应生物标志物方面进行了大量的研究工作，但大部分的研究结果显示，单纯根据药物基因组学来预测疗效和不良反应，还存在很大的挑战。随着药物基因组学的发展、新的生物标志物的发现、证据的完善，越来越多的研究结果将会应用于临床，为个体化药物治疗提供更确切的依据。

（二）乳腺癌的精准治疗

2020 年 11 月 10 日，英国《自然通讯》在线发表复旦大学附属肿瘤医院精准肿瘤中心自主研发多基因测序平台，并绘制了中国首个千人乳腺癌基因突变图谱，全面分析了中国乳腺癌的临床特征和基因组特征，发现了中国乳腺癌特有的精准治疗靶点。该研究于 2018 年 4 月 1 日～2019 年 4 月 1 日从复旦大学附属肿瘤医院入组单侧乳腺癌女性患者 1134 例，其中早期乳腺癌术前新辅助治疗患者 419 例、早期乳腺癌术后患者 606 例、晚期乳腺癌患者 109 例，包括难治型晚期三阴性乳腺癌患者 23 例。首先进行肿瘤活检并采集外周血液，随后进行定制多基因大规模并行测序分析。1134 例乳腺癌患者的突变图谱表明，中国与西方患者相比，激素受体阳性、HER2 阴性乳腺癌亚型的临床特征和基因组特征显著不同。该队列的 9 种致癌信号通路中，P53 和 Hippo 信号通路基因突变比例最高，并且存在 2 种独有突变和 9 种共有突变。进一步临床前研究表明，NF2 功能丧失突变对于 Hippo 信号通路靶向治疗可能较敏感。该研究建立了基因测序数据库和精准医疗知识库，可供数据更新、分享和分析。

上述研究揭示了可供靶向治疗的中国乳腺癌患者基因突变。中国乳腺癌患者特殊的基因组特征，可通过复旦大学附属肿瘤医院自主研制的多基因精准测序平台直接向临床转化，这为乳腺癌患者的精准诊疗提供了重要参考。复旦大学附属肿瘤医院邵志敏教授团队围绕三阴性乳腺癌开展的系列研究就是立足于临床上最迫切的需求：三阴性乳腺癌缺乏针对性治疗手段，开展多组学研究明确了三阴性乳腺癌的分子本质，并提出"分子分型基础上的精准治疗"策略，基于该理论开展的精准治疗，临床研究给一部分多线治疗耐药的三阴性乳腺癌患者带来了生机。该系列研究可谓是乳腺癌基础研究向临床转化的范例，为我国未来的乳腺癌基础转化研究树立了榜样。

综上所述，随着药物基因组学研究的不断深入，药物相关基因检测的内容需要结合最新的研究文献，并根据证据级别和循证医学证据的更新进行调整，同时结合临床表型的差异探索新的生物标志物，制定更加精准的个体化药物治疗方案。

（田卫群　危文祥）

第八章　常用生物信息数据库介绍

导言　随着科学技术的高速发展，生命科学研究领域产生的数据在数量和类型上都较过去有了极大的发展和变化。为了高效地储存、整理、分析处理这些海量的生物信息数据，国际上先后建立起大量生物信息数据库，既包括综合性数据库，也有各类执行特定功能的专业性数据库，如序列数据库、生物大分子结构数据库等。这些数据库为生命科学领域的研究提供了强大的生物数据加工、整理、归纳和注释的分析平台，以及便捷、高效的服务。近年来，我国自主研发的一些国家级数据库作为服务于国家战略、维护国家生物数据安全的重大科技基础设施，得到了快速建设和发展，如 2016 年建成的中国国家基因库（China National GeneBank，CNGB），是世界级的综合性生物遗传资源基因库；2019 年建成的国家基因组科学数据中心（National Genomics Data Center，NGDC），是我国生命健康组学大数据储存、整合与挖掘分析研究的重要平台。这些数据库秉承"安全、开放、共享"的原则，初步形成了我国数据管理和国家中心数据资源体系，在发挥大数据技术优势的同时，最大化释放健康大数据应用及转化价值，助力医学及卫生领域创新发展，为贯彻落实党中央二十大报告中提出的进一步促进我国健康卫生事业发展的精神提供了有力保障。各类应用程序编程接口（application programming interface，API）越来越多地用于生物数据的统计分析，并逐渐集成到第三方分析系统中，成为数据分析快速发展的强大工具和新动力。本章将针对我国和国际上主要的生物学信息数据库的结构和应用进行介绍。

第一节　生物信息核心数据库

建立数据库的主要目的在于数据的收集和存放，并附加一系列的优质注释，再利用检索工具和各类工具软件进行信息的处理和分析。目前常用的生物信息数据库大致分为三类：一级数据库，这些数据库一般是由国家或国际组织建设和维护的数据库，此类数据库的优点是数据完整，更新及时，并提供了较好的软件平台及计算服务；二级数据库，是在一级数据库的基础上，结合工作的需要将部分数据从一级数据库中取出，重新组合而成的特定数据库，这类数据库专一性和针对性强，数据量相对较少，但质量高。专家库，这是一种特殊的二级数据库。此类数据库经过有经验的专家进行人工校对、注释后建立，数据质量高、使用方便可靠。随着数据库建设的系统性、全面性不断提升，常用的各种核酸和蛋白质的一级、二级数据库之间的区别逐渐模糊，具有较强专业性、针对性的数据库越来越成为数据库建设的主要趋势。

目前，国际上生物信息领域的核心数据库主要由美国国家生物技术信息中心（National Center for Biotechnology Information，NCBI）和欧洲分子生物学实验室（European Molecular Biology Laboratory，EMBL）旗下的欧洲生物信息学研究所（European Bioinformatics Institute，EBI）等机构建立和维护。其中 NCBI 数据库拥有 GenBank 等各类数据库；而 EBI 拥有 6 个核心分子数据库，包括 EMBL 核酸序列数据库、TrEMBL 和 Swiss-Prot 蛋白质数据库等。以下将对生物信息核心数据库 NCBI 和 EMBL-EBI 数据库的主要内容及子数据库、分析工具等进行重点阐述。

一、NCBI 数据库

NCBI 数据库由美国国立卫生研究院（National Institute of Health，NIH）和美国国家医学图书馆（National Library of Medicine，NLM）于 1988 年 11 月成立，其主要功能在于生命科学领域的知识储存和文献收集整理。随着几十年来的不断发展与完善，NCBI 已经成为全世界极为权威、规模极大的生物信息和技术分析资源数据库。NCBI 数据库在其主页上，按照字母顺序，将所拥有的数据资源根据数据类型、来源及应用进行了分类，包括化学和生物实验（Chemicals & Bioassays）、资源与软件（Data & Software）、DNA 和 RNA（DNA & RNA）、功能域和结构（Domains & Structures）、基因与表达（Genes & Expression）、遗传与医学（Genetics & Medical）、蛋白质（Proteins）、文献（Literature）、序列分析（Sequence Analysis）、分类学（Taxonomy）、变异（Variation）等大类（图 8-1），每一类均包括若干子数据库（databases）资源，并提供资源下载（download）、数据提交（submission）、工具（tool）及使用说明（how to）的链接及介绍。同时 NCBI 还提供大量分析和数据处理的数据库工具软件和网络平台端口，为相关研究提供了强大、高效的分析系统和操作平台，如 BLAST 是由 NCBI 提供的序列相似性搜索工具，主要是为核酸和蛋白质序列分析而开发设计的。同时，NCBI 还具有强大的生物软件开发、系统维护和综合分析功能，在各专业领域专家团队的共同维护和支持下，通过协作和资源共享共同促进生命科学领域的国际合作研究，如 Nucleotide Database 数据库来自多个序列数据库，包括 GenBank、RefSeq、第三方注释 TPA 数据库和 PDB 等；而 Protein Database 数据库包含来自 GenPept、RefSeq、Swiss-Prot、PIR、PRF 和 PDB 等各包含蛋白质序列记录的数据库。

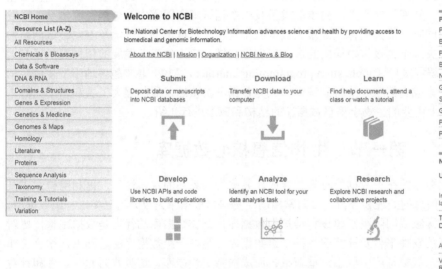

图 8-1　NCBI 主页数据与应用工具

本节将对 NCBI 数据库中主要数据资源的内容和组成进行归纳和介绍。

（一）NCBI 主要数据库资源

1. 文献（Literature）数据库　PubMed 是美国国家医学图书馆（NLM）提供的科学文献搜索服务。其文献主要来源于 Medline（medical literature, analysis and retrieval system online）数据库，以及其他相关的文献数据库。截至 2021 年，PubMed 可以检索 33 250 970 条记录。通过 PubMed 不仅可以检索到科学文献，许多期刊还提供了在线的阅读和下载链接。另外，NLM Catalog 数据库包含了美国国家医学图书馆馆藏的所有期刊、书籍、视听、计算机软件、电子资源和其他资料的书目数据。

MeSH（medical subject headings）数据库是美国国家医学图书馆发布的索引词汇，用来检索 Medline/PubMed 文章的。MeSH 术语提供了一种统一的方法来检索相同概念使用不同术语的信息。而 Bookshelf 是生物医学书籍的集合，可以直接搜索或链接于其他 NCBI 数据库中的数据，包括生物医学教科书、其他科学主题和遗传资源，如基因评论和 NCBI 帮助手册。

2. 遗传与医学数据库（Genetics & Medical）　NCBI 数据库提供了丰富的遗传病分析研究的

资源，主要包括 OMIM、MedGen 等。OMIM 是人类基因和遗传病数据库。此数据库由 Victor McKusick 和他的同事共同创建，然后通过 NCBI 在网络上进行开发和应用。目前，OMIM 数据库包含 22 000 种人类疾病和相关基因的条目信息，特别是各类已知分子基础的表型，主要包括单基因孟德尔遗传病的病症、性状，同时也包含部分复杂疾病的遗传易感性等特征信息。MedGen 为医学遗传学信息门户，包含来自多个来源的术语列表，并将它们组织成概念分组和层次分组。还提供了 NIH GTR（genetic testing registry）、ClinVar、Gene、OMIM、PubMed 和其他来源中的相关链接信息。基因型和表型数据库（database of genotypes and phenotype，dbGaP），是一个描述基因型和表型的相互作用研究结果的数据库。这些研究包括全基因组关联分析（GWAS）、医学测序、分子诊断分析，以及基因型和非临床特征之间的关联。基因评论（gene review）是 NCBI Bookshelf 收录的由专家撰写的、同行评议的疾病描述，从而将基因检测应用于患有特定遗传疾病的患者和家庭的诊断、管理和遗传咨询中。

在 NCBI 数据库中包含多个涉及遗传多态和变异的子数据库，如 dbSNP、dbVar、dbGaP 和 ClinVar 等。dbSNP 数据库收录了已知物种中所发现的单核苷酸、短序列的多态和变异信息，包括单核苷酸多态性（SNP）、微卫星 DNA（microsatellite DNA）、小片段插入缺失多态、基因侧翼序列等信息。同时 dbSNP 还包含群体特异性频率和基因型数据、实验条件、分子背景以及中性变异和临床突变的定位信息。dbVar 数据库主要收录较大规模的基因组变异信息，包括大片段的插入、缺失、易位；除了分类突变之外，dbVar 还储存已定义突变与表型信息的关联。dbGaP 数据库收录了以遗传性多态为标志物的基因型和表型关联性研究数据，是重要的研究遗传与疾病关联性的数据库，以全基因组扫描关联分析数据最具代表性，包括全基因组关联分析、医学重测序、分子诊断，以及基因型与非临床性状之间的关联。ClinVar 主要收录了由临床研究证据支持的已发现并报道的与人类疾病有关的遗传变异位点。可以通过记录中的超链接直接访问 Gene、Genome、GTR、MedGen、OMIM、PubMed 数据库中的相关信息。目前以拷贝数变异（copy number variation，CNV）以及前述的 SNP 等多态性为代表的遗传多态性数据，是当前开展精准医疗研究，用于疾病诊断、治疗和易感性分析的重要依据。

3. 基因与表达数据库（Genes & Expression）

（1）基因（gene）数据库：是 NCBI 中的重要子库，主要收录了已完成基因组测序物种的基因注释，信息包括基因的命名、染色体定位、基因序列、编码产物及属性（如蛋白质相互作用）、参考文献、基因表型、标记、图谱、变异，以及同源物、蛋白结构域内容的基本情况，并与 PubMed、GenBank、OMIM、dbSNP 数据库，以及与外源数据库进行链接，从而对基因的功能进行全面注释，涉及功能、信号通路、基因相互作用等多层次信息分析。Gene 数据库得到了相关研究社团的维护。

（2）基因组（genome）数据库：收录了涵盖所有的生物类型的基因组数据，主要包括细菌、古细菌和真核生物。另外，许多病毒、噬菌体、类病毒也收录其中。目前 NCBI 已经收录了超过 1000 种已完成测序的生物体基因组序列及定位数据，以及部分正在进行测序物种的阶段性基因组信息。通过 NCBI 提供的 Genome Data Viewer 可以快捷查看不同物种，如人类的 24 条染色体的图谱和基因定位分布情况，并获取染色体特定区段的 DNA 序列、多态位点、编码产物、转炉产物、调控元件区域等相关信息，分析页面参见图 8-2。

（3）参考序列数据库（reference sequence，RefSeq）：是 NCBI 建立的一套全面的、整合的、非冗余的、注释良好的参考序列，包括基因组、转录物和蛋白质序列，由 NCBI 数据所拥有的各类核酸和蛋白质原始数据，以及源自世界各地的用户提交的原始数据构成，具有很高的冗余度和差错率。为了更好地服务于序列的查询和检索，NCBI 以 GenBank 数据库为基础，针对其所包含的每一个基因及其产物提取并加工形成一个相对可靠的注释条目，明确关联了染色体、转录物和蛋白质信息，将序列、遗传、表达和功能信息等多数据源的数据整合为单一、一致和具有标准协议的数据集合，由此形成了 RefSeq 数据库。从而为基因组注释（genome annotation）、基因鉴定和特征分析、突变和多态性分析、表达研究，以及比较分析等提供了参考。特别是标记为"REVIEWED"或"VALIDATED"的 RefSeq mRNA 序列已经过了人工审查，序列质量可靠。

（4）基因表达仓库（gene expression omnibus，GEO）数据库：主要收录了基于基因芯片和核酸测序的数据，并提供下载和分析工具用以帮助用户查询和下载实验数据、研究基因表达情况。GEO 数据库主要包括 GEO Datasets 和 GEO Profiles 两个子数据库，其中 GEO Datasets 存储了研究者提交的原始数据，包括研究基本情况、样本、分析平台等信息资料；而 GEO Profiles 存储了源于 GEO Datasets 中的基因表达谱数据，每一个表达谱展示了在所有分析样本中的单基因表达水平。

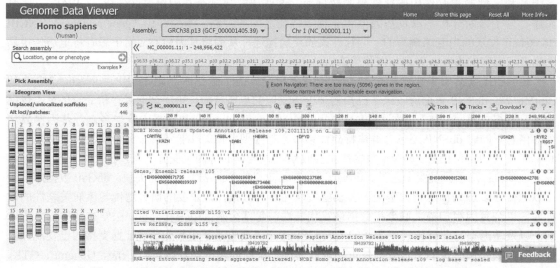

图 8-2　人类的染色体图谱和基因定位分布（Genome Data Viewer 分析界面）

4. DNA 和 RNA 数据库　NCBI 中收录的各类核酸数据库数量众多，除了前文已述及的 GenBank、Reference Sequence 等各类数据库资源外，还包括序列读序档案（SRA）、第三方注释（third party annotation，TPA）数据库、NCBI 病原体检测计划（NCBI pathogen detection project）等数据资源。其中，SRA 数据库储存了源自第二代测序技术平台的测序数据，包括 Roche 454GS 系统®、基因组分析系统（genome analyzer），SOLiD 系统（life technologies AB SOLiD system），单分子测序平台（heliscope），联合探针锚定连接技术（combinatorial probe-anchor ligation，cPAL）和单分子实时测序（single molecule real time sequencing）平台等的测序数据。TPA 数据库包含从 GenBank 中现有的原始序列数据构建的序列数据库，这些序列和相应的注释已被实验支持，并已发表在科学期刊上。TPA 记录可以通过 Nucleotide 数据库检索。

5. 蛋白质（Proteins）数据库　NCBI 中包含的蛋白质数据库，主要收集并描述了各类已知蛋白质的结构和序列信息并加以注释，包含来自各主要蛋白质数据库的序列记录，包括 GenPept、RefSeq、Swiss-Prot、Pir、PRF 和 PDB 等。Protein Clusters 数据库，收集了相关蛋白质序列（簇）的信息，主要由完整的原核生物、细胞器质粒和基因组编码的参考序列蛋白质组成。该数据库提供了相关蛋白质的注释信息、出版物、域、结构、外部链接和分析工具以方便访问。Protein Family Models 数据库，记录了代表具有共同功能的同源蛋白质家族模型，包括保守域结构、隐马尔可夫模型和 BLAST 规则。这些模型中的子集可用于预测原核生物基因组注释管道（PGAP），以蛋白质进行注释和预测。

6. 病毒及相关疾病数据库　NCBI 中还提供了一些关于病毒及相关疾病的数据库资源，主要分布在 Genomes & Maps 等资源中。例如，非典型肺炎冠状病毒（SARS CoV）数据库，收录了 SARS 冠状病毒（CoV）的数据，包括与最新序列数据和出版物的链接、与其他 SARS 相关资源的链接，以及与不同病毒分离株基因组序列进行的预测比对分析数据。

（1）HIV-1 与人类蛋白质相互作用数据库（HIV-1，human protein interaction database）：是一个已知的 HIV-1 蛋白质与人类宿主蛋白质相互作用的数据库，它提供了已发表的蛋白质相互作用报告的注释，并提供了相应的 PubMed 记录和序列数据的链接。流感病毒（influenza virus）数据库，收集了来自 NIAID 流感基因组测序计划和 GenBank 的数据，提供工具用以流感序列分析、注释和将数据提交给 GenBank。该资源还提供了与其他流感序列资源的链接，以及关于流感病毒的出版物和常用信息。逆转录病毒资源（retrovirus resources）数据库，为专门支持逆转录病毒研究而设计的资源集合，包括使用 BLAST 算法识别查询序列基因型的基因分型工具、多个序列同源比对工具、HIV-1 自动序列注释工具，以及查看在 GenBank、FASTA 和图形格式中的大量逆转录病毒注释图及相关序列记录的链接。

（2）Virus Variation 数据库：将流感病毒资源扩展到其他生物体，提供了界面来下载选定病毒的序列集、分析工具，包括与病毒特异的 BLAST 页面和基因组注释通路等信息。Viral Genomes 数据库资源丰富，包括病毒生物学的简要总结，并链接到 Entrez 基因组中的病毒基因组序列，包括病毒参考序列的信息以及数千种病毒基因组的参考序列的集合。

7. 实验研究相关数据库　NCBI 数据库中也收录了若干用于检索基础和临床试验研究结果、实验样本信息及相关文献的数据库，主要包括 BioCollections、BioProject、BioSample、BioSystems 等。其中 BioCollections 数据库收集了相关培养物、动植物样本和其他自然样本的数据集，同时记录中显示样本状态、有关馆藏的机构信息以及 NCBI 中相关数据链接。BioProject 数据库则涉及基因组学、功能基因组学和遗传学研究的集合以及其结果数据集的链接，主要描述研究项目的范围、材料和目标。BioSample 数据库描述了实验研究中使用的生物材料来源的信息。BioSystems 则是按照生物关系对生物医学文献、小分子和序列数据进行分组的数据库。

（二）NCBI 数据库的检索——Entrez 检索搜索引擎系统

NCBI 中的各类数据信息较为丰富，目前已经拥有特定且相对独立的 39 个主要子数据库，收录了核酸和蛋白质序列数据库、蛋白质结构数据库、基因组图谱数据、种群研究数据集以及全基因组组装数据，还开发了大量特定和专用的数据库。这些独立的子数据库种类众多、分工明确，并可通过 Entrez 检索搜索引擎系统进行数据的检索。

1. Entrez 概述　Entrez 名称源自法语，意思为"进来吧！"，旨在表现该数据库对公众搜寻 NLM（美国国家医学图书馆）的欢迎。图 8-3 显示了 Entrez 的查询页面。Entrez 是基于 Web 界面的全局查询跨数据库搜索系统，是一个综合性生物信息数据库联合检索引擎。目前，Entrez 可以通过简单的网页搜索访问 NCBI 中常用的 39 个子数据库。例如，在利用 PubMed 获得 Medline 科学文献时，由于 Entrez 系统的开发基于特殊的数据模型 NCBI ASN.1，查询文献摘要中的关键词时，不仅考虑了查询对象和数据库中单词的实际匹配，而且考虑了意义相近的匹配结果。

截至 2021 年 12 月，Entrez 可以检索到的数据包括 33 550 850 条 PubMed 记录、486 697 940 条 Nucleotide 记录、1 076 992 368 条 Protein 记录、35 528 021 条 Gene 记录、1 076 992 604 条 dbSNP 记录等内容。图 8-3 是 Entrez 的搜索页面，默认选择所有数据库。这个页面列出了 Entrez 在每个数据库中查询发现的相应记录数量，所有结果分为六大类，即文献（Literature）、基因组（Genomes）、基因（Genes）、蛋白质（Proteins）、临床（Clinical）和化学（Pubchem），点击该数字或相邻的数据库名称，可以进一步检索该子数据库中的结果。

2. Entrez 搜索选项　在操作方面，Entrez 提供了方便实用的检索服务，不需要编写复杂的查询语句，采用手动编写和编辑查询，便可以获得精确的结果。Entrez 查询可以是单个单词、短语、句子、数据库标识符、基因符号或名称等。许多内置的 Entrez 特性有助于更有效地查询，包括布尔运算符、查询转换和使用数据库索引字段进行字段搜索。

布尔运算符（Boolean operator）是 Entrez 搜索中常用的运算符之一。布尔运算符提供了一种生成精确的查询方法，可以生成定义良好的结果集。在 Entrez 中使用的布尔运算符主要包括

AND、OR 和 NOT。AND 用以查找操作符术语两边的文档，即查找搜索的交集；OR 查找包含其中任何一个术语的文档，即搜索的并集；NOT 用于查找包含操作符左边的术语而去除右边术语的文档，即从左边的搜索中减去右边的搜索。Entrez 要求布尔运算符 AND 以大写形式输入，而其他两个操作符 OR 和 NOT 在所有数据库中并未要求大写。Entrez 按照从左至右的方式处理布尔运算符，但如果存在括号则会改变这个优先级，即括号内的术语首先作为一个单元进行处理，然后再合并到整个搜索中。例如，在搜索语句 vegfr AND（response element OR promoter）中，首先生成反应元件或启动子搜寻结果单元，然后再与 vegfr 搜索的结果取交集。另外，用户还可以利用 Entrez 界面上提供的限制条件（limits）、索引（index）、检索历史（history）和剪贴板（clipboard）等功能来实现复杂的检索查询工作。对于检索获得的记录，用户可以选择需要显示的数据，保存查询结果，甚至以图形方式观看检索获得的序列。更详细的 Entrez 使用说明可以在该主页上获得，本教材也将在相关章节进一步介绍。

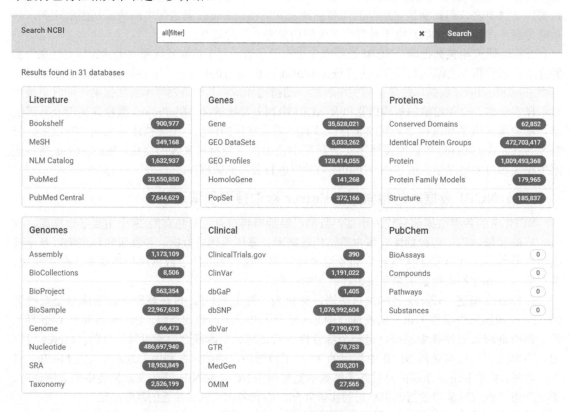

图 8-3　Entrez 查询页面

（三）NCBI 数据库的常用工具

通过 NCBI 数据库主页面的分析（analyze）入口，可以进入由 NCBI 提供的各类数据分析工具，允许用户进行生物数据的操作、比对、可视化和评估分析。目前共有 46 种分析工具，按照应用类型分为文献、健康、基因组、基因、蛋白质和化学共六大类。例如，BLAST 可以比对生物序列之间的局部相似性；Genomes BLAST 可以进行序列和基因组序列之间的局部相似性区域分析；CDTree 对蛋白质序列进行分类，并研究它们之间的进化关系等。NCBI 数据库为每种应用工具均提供了在线的链接入口和详尽的使用指南，方便用户进行数据的提交和分析。以下介绍几种重要且常用的分析工具。

1. 基于局部比对算法的搜索工具（basic local alignment search tool，BLAST）　可将核苷酸或蛋白质序列与序列数据库进行比较，发现序列之间的局部相似区域，并计算匹配的统计学意义。

BLAST 主要的应用价值在于推断序列之间的功能和进化关系,帮助识别基因家族的成员。目前 BLAST 的查询功能分为 5 种,包括 blastn、blastp、blastx、tblastn 和 tblastx,分别执行特定序列的分析。BLAST 的特征和功能介绍参见表 8-1。BLAST 分析采用的数据库资源非常丰富,如分析核酸序列通常包括 GenBank、EMBL、DDBJ 和 PDB 序列数据,但不包括 PAT(GenBank 的专利数据)、EST、STS、GSS、WGS(全基因组鸟枪测序组装数据)、TSA(转录组鸟枪和 RNA-seq SRA 组装数据)和 HTGS(未完成的高通量基因组序列数据,第 0、1 和 2 阶段序列数据)。

表 8-1 BLAST 的基本特征和功能介绍

程序	查询方式	程序功能注释
blastn	核酸序列与核酸序列库比对	megablast:用于种内序列比较 discontiguous megablast:编码序列进行搜索,用于跨物种比较 blastn:将输入的核酸序列与数据库中的核酸序列进行比对
blastp	蛋白质序列与蛋白质序列库比对	blastp:直接将输入的蛋白质氨基酸序列与数据库中的氨基酸序列进行比对 Quick BLASTP:对非常相似的蛋白质用 kmer 匹配来加速搜索速度 DELTA-BLAST:蛋白质相似性搜索,比 blastp 的敏感性更高 PSI-BLAST:迭代搜索位置特异性评分矩阵(PSSM)来鉴定蛋白质家族的亲缘距离
blastx	核酸序列与蛋白质序列库比对	自动将输入的核酸序列翻译为蛋白质氨基酸序列后,比对数据库中的蛋白质序列
tblastn	蛋白质序列与核酸序列库比对	将输入的蛋白质氨基酸序列,与由核酸数据库中的序列翻译而来的潜在的蛋白质氨基酸序列进行比对
tblastx	核酸序列的翻译序列与核酸序列库的翻译序列的比对	自动将输入的核酸序列翻译为蛋白质氨基酸序列后,与由核酸数据库中的序列翻译而来的潜在的蛋白质氨基酸序列进行比对

另外,基因组 BLAST(Genomes BLAST)不同于基础 BLAST(Basic BLAST)分析,在于它们所访问的数据库不同。大多数情况下,不同的 BLAST 工具可以根据用户生成的自定义页面,调用靶标生物的最佳可用参考基因组数据集。目前,除了上述常用 BLAST 工具外,NCBI 还开发出为特定任务设计的不同类型的 BLAST 工具,如用以发现特异性聚合酶链反应(polymerase chain reaction,PCR)引物的 Primer-BLAST 程序,该工具基于 Primer3 设计模板的 PCR 引物,然后通过用户指定数据库的 BLAST 搜索自动分析潜在扩增产物,以检查扩增目标的特异性。表 8-2 总结了这些应用工具包的功能。

表 8-2 NCBI 设计的不同类型的 BLAST 工具

软件名称	功能描述
Primer-BLAST	使用 Primer3 算法设计引物,并使用 BLAST 对选定的序列检查其模板特异性
SmartBLAST	可以处理用户提交的蛋白质查询,提供来自权威数据库中充分研究的参考物种的 5 个最佳匹配蛋白质的简明摘要
IgBLAST	在种系数据库中搜索免疫球蛋白或 T 细胞受体序列,以注释输入的免疫球蛋白序列
VecScreen	根据已知载体和其他人工序列库筛选输入的核苷酸序列,以识别污染
CD-search	针对蛋白质功能域数据库搜索蛋白质序列以进行功能分析
CDART	识别输入蛋白质序列中存在的保守结构域,并发现这些已识别结构域包含的其他序列
Multiple Alignment	使用基于限制性蛋白质多重比对工具(COBALT),在所有 BLAST 结果中进行搜索链接的多蛋白质序列比对
Global Align	NCBI Needleman-Wunsch 全配对比对工具实行核苷酸或蛋白质查询
MOLE-BLAST	从选定的目标数据库中鉴定输入核酸序列的邻居(使用 BLAST),然后使用多重比对(MUSCLE)根据其序列相似性进行聚类分析
Targeted Loci	从细菌和古细菌 16S rRNA 或真菌 18S、28S 和 ITS 中筛选出的核苷酸序列以进行物种鉴定
Align two or more sequences	使用相关的 BLAST 页面,并通过选中"比对两个或多个序列"复选框来激活该模式

2. CDTree 是一个功能强大的蛋白质结构域层次结构查看器和编辑器，主要针对蛋白质的保守区（conserved domains），进行蛋白质序列分类分析并研究它们的进化关系。CDTree 也是一种基于网络的辅助应用程序，允许用户与预测的蛋白质结构域层次结构进行交互分析。另外，CDTree 通过与 Cn3D 程序集成，成为一种同源比对和三维结构可视化分析的程序。Cn3D（目前为 4.3.1 版）是一个网络浏览器的辅助应用程序，它允许用户从 NCBI 的 Entrez 结构数据库中查看三维结构。Cn3D 为 Windows 和 Mac 操作系统提供应用，同时可以在 Unix 上编译。Cn3D 同时显示结构、序列和比对分析，具有强大的注释和比对编辑功能。2016 年推出的 iCn3D 可以在线查看大分子的 3D 结构，不需要单独安装应用程序。目前，NCBI 提供 CDTree 4.3 版的下载。

3. SNP 数据库专用搜索工具 dbSNP 分析工具（SNP database specialized search tools），主要是利用 BLAST 工具，按基因型、方法、群体、提交者、标记和序列相似性搜索单核苷酸多态性数据库（dbSNP）。dbSNP 数据库广泛收集单核苷酸多态性、小规模多碱基缺失或插入（又称缺失插入多态性），以及逆转录元件插入和微卫星重复变异。数据库中每个 dbSNP 条目包括多态性的序列侧翼序列、多态性的发生频率（按群体或个体划分），以及用于分析变异的实验方法、步骤和条件。同时 dbSNP 接收提交的源自任何物种和基因组的各类变异数据。

4. 分类学浏览器（Taxonomy Browser） 是 NCBI 分类学数据库，是采用分类学名称、通用名称、通配符和语音相似名称搜索分类树的工具。虽然 NCBI 分类法数据库不是权威命名或分类的来源，但在分类学研究中仍具有重要意义。目前在 taxonomy browser 主页上提供了六大类分类学资源，包括真菌、细菌、真核生物、病毒、其他和未分类等，具体包括常用的 21 种生物种类的查询入口，包括人类（*Homo sapiens*）、小鼠（*Mus musculus*）、大肠埃希菌（*Escherichia coli*）、牛（*Bos taurus*）、秀丽隐杆线虫（*Caenorhabditis elegans*）、黑腹果蝇（*Drosophila melanogaster*）、玉米（*Zea mays*）等。

5. ORF 查找器（Open Reading Frame Finder，ORF Finder） 用以提示用户提交的 DNA 序列中存在的潜在 ORF。该程序分析结果将标注每个 ORF 及其蛋白质翻译的范围。目前 Web 版本的 ORF 查找器仅限于查询 50kb 以下的序列，其独立版本没有查询序列长度限制，但仅适用于 Linux x64 系统。

6. 表型 - 基因型整合子（phenotype-genotype integrator，PheGenI） 通过查询表型、染色体位置、基因和 SNP 标志，发现人类表型、基因型关系。PheGenI 将 NHGRI 全基因组关联分析（GWAS）目录数据与 NCBI 的基因、dbGaP、OMIM、eQTL 和 dbSNP 数据合并。这种以表型为导向的数据资源，旨在为有兴趣跟踪 GWAS 结果的临床医生和流行病学家提供服务，可以促进跟踪变量的优化、研究设计和生物学假设的生成。用户可以根据染色体位置、基因、SNP 或表型进行搜索，查看并下载分析结果，包括 SNP 的注释表、基因关联结果、动态基因组序列查看器和基因表达数据。

总之，NCBI 提供的数据分析工具较为丰富，已构建成了强大的数据分析平台，既提供在线的数据分析入口，也提供特定软件和程序下载服务供本地使用。很多软件和数据库使用方便，功能强大。例如，基于 BLAST 的程序还有 BLAST Microbial Genomes、BLAST RefSeqGene、Gene Expression Omnibus（GEO）BLAST 等。其中 GEO BLAST 是用于将查询序列（核苷酸或蛋白质）与包含在 GEO 数据库中的微阵列或 SAGE 平台上的 GenBank 序列比对的工具；而 COBALT 是一种蛋白质多序列比对工具；Batch Entrez 则可以通过提交核酸、蛋白质或其他 Entrez 数据库中的 GI、登录号或其他唯一标识符的文件，从 Entrez 数据库中检索记录；保守域架构检索工具（conserved domain architecture retrieval tool，CDART）显示构成给定蛋白质序列的功能域；保守域搜索服务（conserved domain search service，CD Search）可用于鉴定蛋白质序列中存在的保守结构域；Viral Genotyping Tool 则有助于识别病毒序列的基因型。

二、EMBL-EBI 数据库介绍

欧洲分子生物学实验室（European Molecular Biology Laboratory，EMBL）成立于 1974 年，

总部位于德国的海德堡（Heidelberg）。作为欧洲生命科学研究最重要的实验室，EMBL 是一个由 80 多个独立的涵盖分子生物学所有研究领域的小组构成的政府间组织，目前得到欧洲 30 个成员国的政府支持。1992 年，EMBL 理事会决定在英国辛克斯顿（Hinxton）的威尔康基因组园区（Wellcome Genome Campus）建立 EMBL 的欧洲生物信息学研究所（European Bioinformatics Institute，EBI）。实际上 EBI 的前身即为 EMBL 核酸序列数据库的管理机构，由此 EBI 成为 EMBL 的一部分。从 1992 年开始，EMBL 着手进行生物信息学服务从海德堡到辛克斯顿的过渡，并最终于 1994 年 9 月 EMBL-EBI 在英国建立起来，成为世界上最大的基因组学科学和技术中心之一。其主要功能在于与 Sanger 研究所的测序工作紧密联系起来，并提供分子生物学分析服务；同时，EBI 的另一重要工作是与世界上其他分子生物学数据库进行合作以加强建设 EMBL 核酸序列数据库。

　　EMBL 数据库较早建立起欧洲分子生物学实验室 - 核苷酸序列储存数据库（即 EMBL-Bank）和蛋白质序列资源 Swiss-Prot-TrEMBL（现称为 UniProt）两个数据库。其中，EMBL-Bank 于 1980 年在德国的海德堡建立，这是世界上第一个核酸序列数据库。建立该数据库的目的在于从科学文献中提取信息，帮助研究人员提交研究数据，以应对迅速发展的数据信息管理的要求。随后，EBI 与日内瓦大学共同建设了 Swiss-Prot 数据库，并在 Swiss-Prot 与 EMBL 核苷酸序列库之间数据转移的基础上，产生了新的数据库 TREMBL，最终形成 UniProt 数据库。目前 EMBL-EBI 的核酸数据主要包括欧洲核苷酸数据库（European Nucleotide Archive，ENA）和欧洲基因组 - 表型组数据库（European Genome-Phenome Archive，EGA）等，其中 ENA 包括了原 EMBL-Bank 的数据。关于 ENA 将在本章第二节详细介绍。图 8-4 展示了 EMBL-EBI 网站的主页。EMBL-EBI 数据库涵盖了基因组学、蛋白质、表达、小分子、本体论和科学文献等资源，并着重对特定的序列信息进行专业的功能注释和管理。

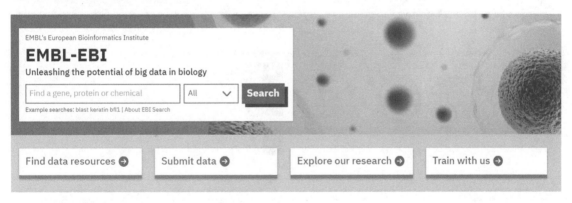

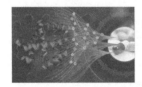
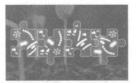
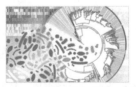
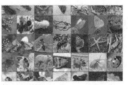

图 8-4　EMBL-EBI 主页页面

（一）EMBL-EBI 主要数据库资源

　　EMBL-EBI 数据库资源主要包括 60 多个子数据库，涵盖核酸序列、蛋白质结构、基因表达、实验与生物样本等各类资源，其中的核心数据库主要包括：ENA、TrEMBL 与 Swiss-Prot 蛋白质序列数据库；储存生物大分子结构的 EBI-MSD 数据库；基因表达数据库 ArrayExpress；基因组浏览器 Ensembl 等。以下将介绍几类较为独特的 EMBL-EBI 数据库。

1. Ensembl 基因组浏览器　是脊椎动物基因组的基因组浏览器，是人类基因组和其他物种基因组较为全面的数据库资源，用以支持比较基因组学、进化、序列变异和转录调控的研究，着重于集成注释基因、多序列比对计算、预测调节功能和收集疾病数据。Ensembl 采用的工具包括 BLAST、BLAT、BioMart and the variant effect predictor（VEP），用于所有可支持的物种分析。其主页面参见图 8-5。Ensembl 每两周更新基因和蛋白质注释。截至 2021 年 12 月，Ensembl 已更新至第 105 版，所包含的人类基因组数据资料见表 8-3。Ensembl 包含的人类基因组数据所依据的参考基因组数据源自基因参考联盟（the Genome Reference Consortium，GRC）发布的 GRCH38.p13 以及 INSDC Assembly 发布的 GCA_000001405.28 版数据库。另外，2009 年 4 月以后，Ensembl 的姐妹项目 Ensembl Genomes 将 Ensembl 的范围扩展到无脊椎动物后生动物——植物、真菌、细菌和原生生物，而原 Ensembl 项目则继续关注脊椎动物。Ensembl Genomes 已成为重要的无脊椎动物物种的基因组数据库，目前已推出最新的第 52 版。以下介绍几种 Ensembl 基因组浏览器的主要内容。

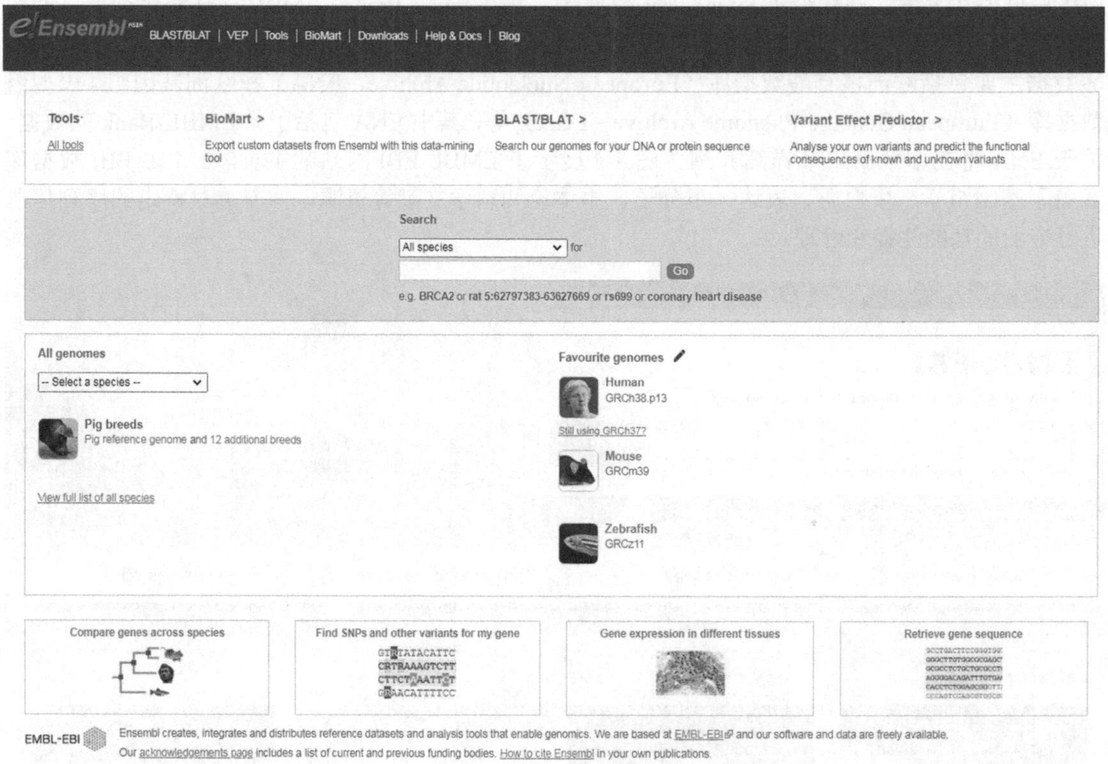

图 8-5　Ensembl 基因组浏览器主页面

表 8-3　Ensembl 数据库（105 版）包含的人类基因组数据 [1]

数据类型	数据量（个）
碱基对	3 096 649 726
Golden Path 长度 [2]	3 096 649 726
编码基因	20 465
非编码基因	24 849
小非编码基因	4865

续表

数据类型	数据量（个）
长链非编码 RNA	17 763
其他非编码基因	2221
假基因	15 217
基因转录物	245 000
GENSCAN 基因预测	51 756
短变异（SNP，插入，突变）	702 229 898
结构变异	6 890 308

注：1. 源自 Primary assembly 数据；2. Golden Path 长度指非冗余的 top-level 序列区域的总和

（1）基因注释：Ensembl 数据库中对人类基因的注释通过 Ensembl 的自动注释通道完成，是将基因映射到基因组组装（genome assemblies）程序中，并标注它们的基因组坐标。Ensembl 数据库的注释系统基于 Ensembl 的自动注释和来自 Havana 组的手动注释组成的合集。其中自动注释，即转录物的全基因组测定，所有的 Ensembl 转录物都基于实验证据，因此自动注释系统依赖公共数据库中的 mRNA 和蛋白质序列。对于选定的物种（如人类、小鼠、斑马鱼、大鼠），基因注释也包括人工注释，即在个案基础上对转录物的鉴定，该手工注释的转录物是由哈瓦那组制作的。此外，Ensembl 还从 FlyBase、WormBase 和 SGD 数据库导入注释。目前最新版的注释包含了 GRCh38 genebuild 自 2013 年 12 月以来已公开的蛋白质和 cDNA 序列。

（2）Ensembl 的工具

1）BLAST/BLAT：与其他数据库常用的序列比对分析工具一样，Ensembl 中的 BLAST/BLAT 也是可以同时用于 DNA 和蛋白质的序列相似性搜索工具。而 BLAT 是 Ensembl 中的默认工具，它的分析速度更快。在检索时，BLAT 要求粘贴一段序列（建议的格式为 FASTA）或将序列作为文件上传。最多可以添加 30 个序列。如果输入多个物种，须确保每条序列的头部（如一个 FASTA 头部）分开。通过选择不同的基因组并将它们添加到物种列表中，用户可以同时执行多个相似性搜索。点击页面中的"添加 / 删除物种"（Add/Remove Species）键，可以打开物种选择器框。如果用户自行输入要添加的物种名称，则搜索框可以自动填充匹配项。或者用户也可以点击物种分类（绿色部分）浏览并选择（通过选中复选框）Ensembl 中任何可用的物种，所选物种将出现在物种选择器框的右侧，或点击其名称右侧的"-"按钮以删除物种。一旦选中了希望通过 BLAST/BLAT 运行的所有物种，点击"apply"返回到查询页面。在运行 BLAST/BLAT 时，也可以进一步选用不同的程序，如 BLAT 或 BLASTN（利用核苷酸数据库分析核苷酸序列）、TBLASTX（利用翻译的核苷酸数据库分析翻译的核苷酸序列）、BLASTX（利用氨基酸数据库分析核苷酸序列）、BLASTP（氨基酸数据库对蛋白质数据库）、TBLASTN（氨基酸数据库对核苷酸数据库）。

分析结果将通过三部分显示：①分析的详细信息，包括该项分析的名称、物种、搜索类型、序列、查询和数据库类型以及配置设置；②结果列表，这个表按从高到低的分数（E 值）顺序列出了所有的命中值。此表中的各列可以定制为显示 / 隐藏列，而且结果可以按表中任何参数进行排序。鼠标悬停在结果表中提供的链接上，并点击它们可以获得基因组定位、序列（显示了基因组或查询序列）和比对结果。其中，基因组定位是在 Ensembl 基因组浏览器的位置选项卡详细视图中显示 BLAST/BLAT 命中结果，此结果将以红色条出现在基因组上，用户可以点击红色条来查看搜索的摘要，包括 E 值、% ID 等；③基因组高评分区域分布，高评分区域（high-scoring segment pair，HSP）是一种在指定搜索中获得最高的比对评分的无间隙局部比对结果。它对应于查询和数据库命中序列之间的匹配区域。HSP 分布可以在染色体图形中可视化，并且用箭头表示命中（最好的命中结果在一个方框中表示）。点击箭头可以弹出一个窗口，其中包含 BLAST/BLAT 命中结果的摘要，包括所有目标特征，如基因组定位、得分、E 值等。

2）BioMart：是一种数据挖掘工具，支持从 Ensembl 数据库中导出的自定义数据集。BioMart 允许用户在没有任何编程知识或理解底层数据库结构的情况下提取数据。用户通过左侧面板浏览 BioMart Web 界面，在右侧面板中选择筛选项和属性。使用 BioMart 的主要步骤如下。

A. 选择一个与用户检索数据类型相对应的参考数据库。在 Ensembl 数据库中通常可以选择 4 种参考数据库，即 Ensembl Genes、Ensembl Variation、Ensembl Regulation 和 Vega。其中 Ensembl Genes 数据库包含 Ensembl 基因集，允许用户检索 Ensembl 基因、转录物和蛋白质以及外部参考、微阵列、蛋白质结构域、结构、序列、变异体和同源性数据。Ensembl Variation 数据库，允许检索种系和体细胞变异和结构变异。这个数据集还包含变异的表型、引文、同义、结果和侧翼序列；还可以检索映射到变异的 Ensembl 基因、转录物、调控和基序特征。而 Ensembl Regulation 数据库，允许检索调控特征、证据和片段、miRNA 靶区、结合基序和其他调控区域。Vega 数据库包含 Ensembl Vega 基因集（来自哈瓦那组的手动注释），允许检索 Ensembl Vega 基因、转录物和蛋白质以及外部参考、结构、序列和蛋白质结构域。

B. 根据参考数据库，选择与研究物种相对应的数据库。在 BioMart 页面的左侧栏，有"Filters"筛选按键，通过查询限制和输入数据，BioMart 允许用户使用所提供的信息来限制查询，如输入一列 ID 号或者限定某个区域等。"Filters"按钮被组织成不同的部分，点击"+/–"框将展开 / 收起相关部分并显示其内容。

C. 选择查询属性，点击左侧栏的属性按钮"Attributes"，可以访问数据库的属性页面，此页面允许用户选择结果的输出形式，默认输出是"Ensembl 基因 ID"和"Ensembl 转录物 ID"。

D. 结果输（导）出，在结果页面默认情况下，此页面将以 HTML 格式显示查询的前 10 个预览结果。预览结果的数量和格式可以更改。通过点击"仅限唯一的结果"（Unique result only）按钮，可以自动从查询中删除所有重复的结果。用户可以使用"导出所有结果"（Export all results to）选择框，确定输出文件或压缩文件，并点击"Go"按钮下载结果。

3）Ensembl 变异效应预测器（variant effect predictor，VEP）：可以预测变异产生的各类影响。这些变异包括基因、转录物、蛋白质序列，以及调控区域的 SNP、插入、缺失、CNV 或结构变异。通过输入变异的坐标和核苷酸的变化，VEP 就可以找出：受变异影响的基因和转录物；变异体的定位（如转录物的上游、编码序列、非编码 RNA、调控区域）；变异对蛋白质序列的影响（如终止码获得、错义、终止码丢失、移码等）；预测与待检序列相匹配的已知变异，以及与 1000 基因组计划（1000 genomes project）相关的次要等位基因频率；预测变异对蛋白质序列的 SIFT 和 PolyPhen-2 评分。

4）其他工具：Ensembl 还提供了其他应用工具用于资料的加工、数据格式的转换等。Variant Recoder 可以将一个变异标识符、HGVS 符号或基因组 SPDI 符号翻译为所有可能的变异 ID、HGVS、VCF 格式和基因组 SPDI。ID History Converter 可以将以前版本中的 Ensembl ID 转换为当前的等价版本。

2. 反应组数据库（Reactome） 是一个涉及人类生物学中通路和生物反应的数据库。在生物体中各类"反应"可以被认为是通路的"步骤"。Reactome 将"反应"定义为生物学中改变生物分子状态的任何事件，包括各种结合、活化、易位、降解，以及涉及催化剂的经典生化事件。Reactome 数据库中涵盖了诸如自噬、细胞周期、细胞通信、染色质组成、发育、消化吸收、疾病、DNA 修复与复制、信号转导与通路、基因表达、止血、免疫系统、代谢、细胞凋亡、小分子转运等分类条目，信息量极为丰富。该数据库中的信息由专业的生物学家撰写，并由 Reactome 数据库人员输入和维护。Reactome 数据库内容经常交叉引用其他资源，如 NCBI、Ensembl、UniProt、KEGG、ChEBI、PubMed 和 GO 数据库。推测的同源反应可用于 15 种非人类物种，包括对小鼠、大鼠、鸡、河鲀鱼、蠕虫、果蝇、酵母、水稻和拟南芥的分析，其主页面参见图 8-6。截至 2021 年 10 月，Reactome 数据库更新至第 78 版，最新的版本主要是在疾病、DNA 修复、DNA 复制以及信号转导等方面进行了修改和完善。目前，Reactome 数据库由分属于 2546 个通路的 13 890 个人类反应组成，涉及 10 720 个人类基因编码的 10 918 种蛋白质和蛋白质修饰形式，13 804 种复合物、1940 个小分子和 507 种药物。这些注释由 34 025 篇文献支持。另外，还包括 15 个非人类物种中的 77 335 个同源蛋白和 18 698 个同源反应通路。在第 78 版中还注释有 4603 种突变蛋白及其翻译后的修饰形式，这些注释来自 352 个蛋白质，这些蛋白质已被用于注释疾病特异性的 1544 个反应和 673 个通路。通过 Reactome 数据库主页面上提供的 Pathway Browser（通路浏览器）可以进行特定反应通路的可视化检索（使用页面参见图 8-7），以及生物反应通路的相互作用分析，而且 ReactomeGSA 包提供了多组学数据分析的工具。另外，该主页还提供了分析工具（Analysis tools）的入口、整合通路标示图形化及过表达分析（使用页面参见图 8-8）。

3. 表达图谱数据库（Expression Atlas）　也是一个开放性数据资源，提供了强大的方式来寻找基因和蛋白质的表达信息。目的在于提供免费的关于跨物种和生物条件的 RNA 或蛋白质的丰度和定位信息，如在不同的组织、细胞类型、发育阶段和疾病等各种生物条件下，帮助回答诸如"我关注的基因在哪里表达？"或者"它的表达在疾病中是如何变化的？"等科学问题。为了实现这一目标，Expression Atlas 提供了包括数据管理、数据分析和开发 Web 应用程序等服务，以方便公共数据的访问和可视化分析。截至 2021 年 3 月，Expression Atlas 推出第 37 版，主要收录 Ensembl 99、Ensembl Genomes 46 及 WormBase ParaSite 14 基因注释数据库数据，作为芯片探针设

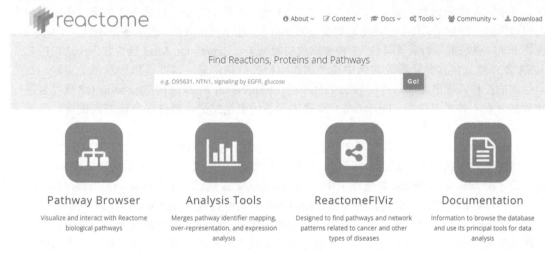

图 8-6　Reactome 数据库主页面

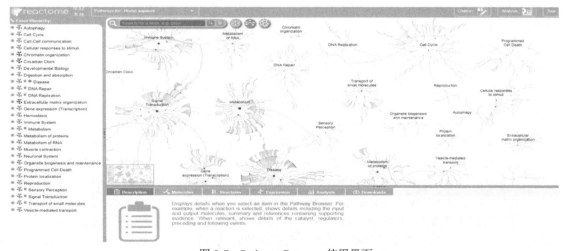

图 8-7　Pathway Browser 使用界面

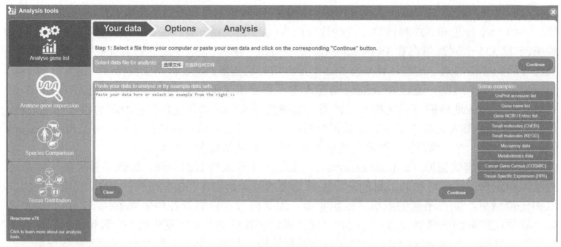

图 8-8　分析工具使用页面

计参考资源，提供了来自 65 种不同生物共 4169 多个研究项目（数据集），139 128 个基因表达实验结果。其中涉及的研究为人类 1518 个、小鼠 1185 个、大鼠 152 个、果蝇 142 个等，还包括后生动物和植物的实验数据。其中植物实验研究超过 900 个，除了拟南芥外，表达图谱还包含了如水稻、小麦、玉米、番茄或马铃薯等其他 17 种植物的实验结果。Expression Atlas 包含数千个选定的芯片和 RNA 测序数据集，并从相关文献中摘录和组织研究结构信息，以准确地展示每个实验，富集每个样本的注释。根据完成芯片实验的平台不同，Expression Atlas 采用 Bioconductor 软件包进行原始数据分析，并采用热图（heatmaps）形式表示基因表达结果，通过彩色比例尺图像，显示了不同实验和不同生物条件下特定基因的表达水平。

在 Expression Atlas 的主页提供了 3 个主搜索词检索框，包括基因 / 基因特性、物种和生物条件，用户根据需求输入相关关键词后，即可开始查询相关的实验结果，其操作界面参见图 8-9。而在浏览实验（Browse Experiments）选项卡中，Expression Atlas 通过一个表格展示了当前可用的所有实验。用户可以设定标题行中的物种类别（kingdom）、表达类型（expression type）等参数来过滤和（或）重新排序搜索内容和结果。其中表达类型包括基础表达和差异表达两种。最终，用户可以在结果列表中选择一个或多个实验，并点击表头中的下载输入链接，直接下载基因表达数据和实验原始数据进一步分析。Expression Atlas 中的实验表达数据和资料主要作为 R 程序变量进行分析，有两种方法可以访问此数据：使用源自 Bioconductor 软件包的 Expression Atlas 包，这个包允许用户搜索 Expression Atlas 并下载所需的数据；另一种方式是通过进入 Expression Atlas 中每一个实验包，下载可以加载 R 包的文件。

4. HUGO 基因命名委员会（HUGO Gene Nomenclature Committee，HGNC）**数据库**　是由 HUGO 基因命名委员会负责的数据库，用以储存 HGNC 批准的基因命名、基因组和相关资源，包括基因组、蛋白质组和表型信息的链接。HGNC 是一个非营利性机构，该委员会的宗旨是批准人类基因位点的唯一标识符号和名称，包括蛋白质编码基因、ncRNA 基因和假基因，从而实现科学交流的统一。数据库中的每个符号都是唯一的，以确保每个基因只得到一个基因标识符号。而且每个符号在一个基因家族的不同成员中保持着平行的结构，也可以用于其他物种，特别是包括老鼠在内的其他脊椎动物。目前，HGNC 已经批准了近 43 000 个符号。其中大约有 19 000 个用于蛋白质编码基因，其余的包括假基因、非编码 RNA 和基因组特征。所有命名的基因都与一个唯一 HGNC ID 关联，且与基因序列相关联，即使命名法更新也保持不变。

5. 欧洲蛋白质数据库（protein data bank in Europe，PDBe）　是世界蛋白质数据库（wwPDB）的创始成员之一，该数据库主要收集、整理和维护高质量的生物大分子结构的整合数据和资源。通过与其他全球蛋白质数据库合作伙伴的合作，提供访问蛋白质数据库的服务。数据库还提供结构分析技术（X 射线、核磁共振和电子显微镜等）等方面专业知识的支持维护，以促进这些领域技术和方法的发展。截至 2022 年 1 月，PDBe 拥有 186 169 条词条。

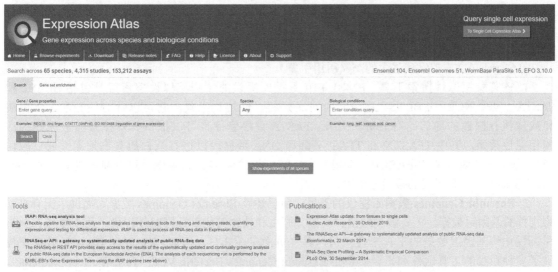

图 8-9　Expression Atlas 的主页及操作界面

6. ChEMBL　是一个收录具有类药物特性的生物活性分子数据库。它汇集了化学、生物活性和基因组数据，以帮助将基因组信息向有效新药的转化。ChEMBL 目前版本号为 ChEMBL29，共收录 3 587 836 条数据，包括化合物 2 105 464 种、靶点 14 554 种、实验 1 383 553 个、细胞系 1978 种、组织 743 类以及相关的文献资料。图 8-10 展示了 ChEMBL 主页面。ChEMBL 数据库还拥有 ChEMBL-NTD、UniChem 和 SureChEMBL 3 个子数据库。ChEMBL-NTD 数据库主要用于收录与易被忽视热带疾病相关的初级筛选和药物化学数据，尤其是非洲、亚洲和美洲发展中地区的地方性热带疾病。UniChem 主要用于不同数据库之间化学结构标识符的交叉参考与引用。SureChEMBL 则收录取自专利文件中化合物信息的大规模数据资源。

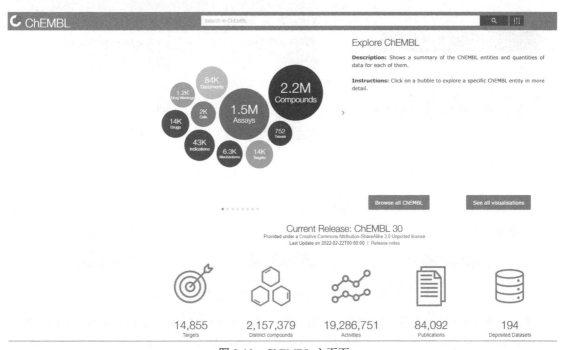

图 8-10　ChEMBL 主页面

（二）EMBL-EBI 数据库的应用工具

与 NCBI 一样，EMBL-EBI 数据库也提供了大量软件、应用程序编程接口（API）和分析平台，作为信息数据处理的强大工具。这些工具同前述的各类子数据库相匹配开展分析。序列相似性搜索套件，如 NCBIblast+、FASTA、HMMER3，以及功能分类和注释程序，如 InterProScan5 等。EMBL-EBI 开发了两个以 Web API 为中心的服务框架：Job Dispatcher（提供访问序列分析工具）和 EBI Search（文本搜索和强大的交叉引用引擎）。

1. 核苷酸相似性搜索工具　EMBL-EBI 数据库提供的序列相似性搜索工具包括 BLAST 和 FASTA。其中 NCBI 的 BLAST 是最常用的序列相似性搜索工具，它可以针对核苷酸、蛋白质和载体执行快速的局部比对分析。另外，FASTA 程序套件也可以提供针对核苷酸数据库的序列相似性搜索，其中 TFASTX 和 TFASTY 翻译 DNA 数据库以进行蛋白质查询搜索。通过应用 SSEARCH（本地）、GGSEARCH（全局）和 GLSEARCH（本地数据库全局查询）搜索 GGSearch 和 GLSearch 可提供最优的搜索分析方式。

2. Ensembl Genomes 数据库提供的工具　前已述及 Ensembl Genomes 数据库提供了无脊椎动物物种的基因组数据，主要涉及细菌、真菌、原虫和植物等物种，同时还提供了用于操作、分析和可视化该基因组数据的工具平台入口，其主页面见图 8-11。例如，Ensembl Bacteria 数据库提供了多种在线的工具软件和平台，包括 Ensembl Genomes Bacteria VEP（variant effect predictor），主要用于分析变异，并通过变异效应预测器（VEP）工具预测已知和未知的变异功能；Ensembl Genomes Bacteria ID history converter 将旧版本的 Ensembl ID 号转换为目前可用版本。这些软件分析的界面简洁，操作较为容易，还可以将分析结果输出并下载。截至 2021 年 12 月，已推出 Ensembl Bacteria 第 52 版。目前，Ensembl Genomes 数据库还提供了相同的分析工具用于真菌（Ensembl Fungi）、原生生物（Ensembl Protists）、植物（Ensembl Plants）、后生动物（Ensembl Metazoa）等分析应用。另外，该数据库还提供了新型冠状病毒的基因组序列和注释信息以供用户查询下载。

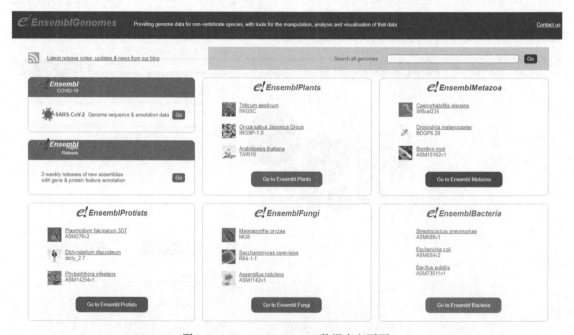

图 8-11　Ensembl Genomes 数据库主页面

3. EMBOSS 提供的工具　欧洲分子生物学开放软件集（the European Molecular Biology Open Software Suite，EMBOSS），是一个免费的开源软件工具包，专门为分子生物学用户的需求而开发。

该软件包拥有 200 多个用于分子序列分析和其他生物信息学常规分析的应用工具。EMBOSS 将核心应用程序与一系列第三方软件包集成为统一且功能强大的命令行界面下，自动处理各种格式的数据，并允许通过互联网进行数据的共享与检索。EMBOSS 包括统一的应用程序编程接口（API）C 语言编程库。拥有许多有用的内置功能，如处理命令行和通用文件格式的能力，使其成为开发和发布生物信息学程序强大而方便的平台。EMBOSS 对所有人都是免费的，代码根据 GNU 通用公共许可证（GPL 和 LGPL）获得许可供所有人通过互联网下载、复制、使用和传递。

目前，EMBOSS 软件工具主要包括 EMBOSS backtranseq、EMBOSS cpgplot、EMBOSS isochore、EMBOSS needle、EMBOSS newcpgreport、EMBOSS pepinfo、EMBOSS sixpack、EMBOSS transeq 等，每种工具都有相应的连接入口和工作页面。例如，EMBOSS newcpgreport 主要用于鉴定和报告核苷酸序列中的 CpG 岛结构。EMBOSS 提供的所有程序都有详细的使用教程步骤，便于用户的下载和使用，同时提供该程序的 FTP 下载（也可通过 EMBL-EBI FTP 镜像站下载）。

4. PDBe 提供的应用工具 前述欧洲蛋白质数据库（PDBe）提供了大量分析工具。例如，PDBeChem（Chemical Components in the PDB），主要收录了在 PDBe 数据库词条中引用的配体、小分子和单体化合物，目前拥有 35 957 种配体供搜索，主要用于查找特定成分，或确定结构条目中的各组分。PDBeFold 主要用于蛋白质结构的 3D 比对，以及配对和多重比较分析。PDBeMotif（PDBeMotif Version 2.0c）能够在 PDB 数据库中通过整合序列、化学结构和 3D 资料，检查在同一物种内或不同物种间，单个蛋白质或同类蛋白质（如激酶）的结合位点和保守结构特征。PDBeMotif 的分析结果可以预测修饰与蛋白质的活性和（或）调节位点结合的小分子的功能及影响。PDBeMotif 可以在线使用，也可以在本地下载和安装，并使用 Oracle 和 PostgreSQL 数据库服务器。由于采用 Java 编写，PDBeMotif 可以安装到所有主流操作系统平台，如 MS Windows、Linux、Apple Mac 和 Solaris。PDBePISA 可以分析生物大分子的相互作用。PDBeXplore: sequence similarity search of the PDB，可用于针对用户提交序列，搜索和比对 PDB 数据库中蛋白质序列的工具。

5. 其他工具 EMBL-EBI 数据库还提供了大量进行特定分析的工具和网络平台，用于大分子的结构、功能、相互作用等分析和注释。例如，利用隐马尔可夫模型进行生物序列分析的工具——HMMER，利用在线的 HMMER Web 服务器可以提供快速灵敏的近交互式同源搜索，该网站旨在为大多数查询提供搜索，并实现交互式结果直观及可视化。除了目前的网络版 HMMER 2.41.2 提供在线服务外，用户也可下载 HMMER V3.3.2 版本开展分析。另外，由 Uniprot 数据库提供的各类工具，包括进行小分子分析的工具 UniChem，以及 Uniref、UniBLAST、UniParc 等，也为相关的分析研究提供了支持。

第二节 常用核酸数据库

目前，NCBI-GenBank、ENA 和 DDBJ 三大核酸数据库已经成为生物信息研究领域最主要的代表性核酸类数据库，包含丰富的基因组、脱氧核糖核酸、核糖核酸和蛋白质等生物大分子结构和功能信息。这些数据库储存的 DNA 序列的碱基数量已经超过 10^{18} 数量级。NCBI-GenBank、ENA 和 DDBJ 三大核酸数据库还于 1988 年共同成立了国际核酸序列数据库协会（International Nucleotide Sequence Database Collection，INSDC），每天进行数据的更新和交换共享。本节将着重介绍上述三大核酸数据库的基本结构、数据格式和主要功能。

一、GenBank 数据库

GenBank 数据库于 1979 年开始建设，1982 年投入使用，由美国 NCBI 建立、维护及管理。

（一）GenBank 数据库的资源与分类

GenBank 数据库是具有目录结构和生物学注释的核酸序列综合数据库，图 8-12 为其主页。GenBank 数据库收录了大约 31 万种不同物种的数据，而且每月新增超过 1000 个新物种的数据。GenBank 数据库收录的物种多数为真核生物，也包括部分细菌和古细菌的数据。在真核生物来源的数据中，人类的基因组序列数据约占数据库序列总量的 56%，其中 34% 是人类的 EST 序列。其序列数据主要来源于全世界的序列发现者提交的序列、批量提交的高通量基因组序列（high throughput genomic sequence，HTG）、表达序列标签（EST）、序列标记位点（sequence tagged site，STS）、基因组概览序列（genome survey sequence，GSS）数据，主要收录测序时进行序列示踪、重复序列等各类短读序列。NCBI 以纯文本文件格式在 FTP 服务器上发布 GenBank 数据，每 2 个月推出一个新版本。目前，GenBank 数据库已推出第 245 版（截至 2021 年 8 月 15 日），共包含碱基 940 513 260 726 个，序列 231 982 592 条。鉴于数据库规模的不断扩大，而且数据来源种类繁多，GenBank 数据库将收录的核酸数据，按照不同的属性、数据来源及物种进化亲缘性分成若干类，以便于管理和使用，包括灵长类、啮齿类、细菌类、病毒类、高通量基因组测序等 19 类，详见表 8-4。但是 GenBank 数据库的序列记录不包含来自未完成的全基因组鸟枪测序项目（whole genome shotgun，WGS）、转录组鸟枪组装 RNA 测序项目（transcriptome shotgun assembly，TSA），以及目标位点研究测序项目（targeted locus study，TLS）。

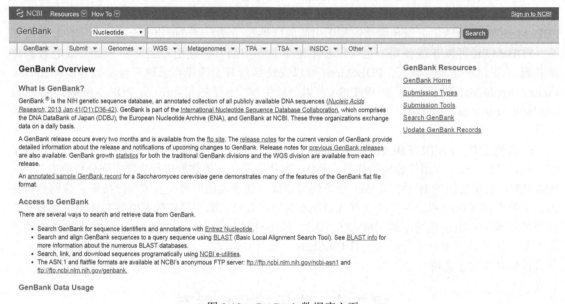

图 8-12　GenBank 数据库主页

表 8-4　GenBank 数据库包括的数据种类名称

缩写代码	英文名称	中文名称
PRI	Primate	灵长类动物
ROD	Rodent	啮齿动物
MAM	Other mammalian	其他哺乳动物
VRT	Other vertebrate	其他脊椎动物
INV	Invertebrate	无脊椎动物
PLN	Plant，fungal，algal	植物、真菌、藻类

缩写代码	英文名称	中文名称
BCT	Bacterial	细菌
RNA	Structural RNA	结构 RNA
VRL	Viral	病毒
PHG	Bacteriophage	细菌噬菌体
SYN	Synthetic	合成产物
UNA	Unannotated	未注释序列
EST	Expressed Sequence Tags	表达序列标签
PAT	Patent	专利序列
STS	Sequence Tagged Sites	序列标签位点
GSS	Genome Survey Sequences	基因组普查序列
HTG	High Throughput Genomic Sequences	高通量基因组序列
ENV	Environmental sampling sequences	环境样品
CON	Constructed sequences	构建序列

（二）GenBank 数据库文件格式

GenBank 数据库主要包括核酸序列文件、索引文件及相关文件。索引文件基于数据库中作者、参考文献等信息，用于数据库的查询。而序列文件的记录单位称为序列条目，由核酸碱基序列和注释两部分组成。序列条目由字段组成，每个字段由关键字起始，后面为该字段的具体说明；有些字段又分若干次子字段，以次关键字或特性表说明符开始。每个序列条目以双斜杠"//"作结束标记。常用的序列条目的关键字包括代码（LOCUS）、说明（DEFINITION）、编号（ACCESSION）、核酸标识符（NID）、关键词（KEYWORDS）、数据来源（SOURCE）、文献（REFERENCE）、特性表（FEATURES）、碱基组成（BASE COUNT）及碱基排列顺序（ORIGIN）等。

需要指出的是，虽然 GenBank 数据库中序列条目的大小相差极大，但其基本数据格式均包含基本的注释和序列信息。其中注释部分包含了对序列的简要描述、科学命名、物种分类名称、参考文献、序列特征表，以及相应的序列本身。序列特征表里包含对序列生物学特征注释，如编码区、转录单元、重复区域、突变位点或修饰位点等。所有数据记录按照不同的属性、数据来源及物种的不同分类储存，以便于管理和使用。目前 GenBank 包括 GBFF 和 FASTA 等几种数据格式。

1. GenBank 数据库纯文本文件格式（GenBank flatfile，GBFF）　作为 GenBank 数据库的基本信息单位，GBFF 是常用数据格式，也是广泛使用的生物信息序列格式之一。它是 GenBank、DDBJ 和 EMBL 数据库之间或向其他数据库交换数据时所采用的格式。

GBFF 主要结构可以分成三个部分，第一部分，又称头部，包含关于整个记录的信息（描述符）；第二部分包含了注释这一记录的特性（序列特征表）；第三部分是核苷酸序列自身，在最后一行以"//"结尾。其记录的主要结构可参见图 8-13 所示的人类 *VEGF* 基因的核酸序列检索页面（GenBank 编码 AY047581.1）。GenBank 数据库的标识字以完整的英文单词表示，主标识字从第 1 列开始，次标识字从第 3 列开始，特性表说明符从第 5 列开始。GenBank 数据库每个字段的字数不超过 80 个字符，若该字段的内容一行中写不下，可以在下一行继续。GenBank 关键字段参见表 8-5。

```
GenBank ▾                                                                 Send to: ▾

Homo sapiens vascular endothelial growth factor (VEGF) mRNA, complete cds
GenBank: AY047581.1
FASTA   Graphics

Go to: ⊻

LOCUS       AY047581                 640 bp    mRNA    linear   PRI 03-SEP-2001
DEFINITION  Homo sapiens vascular endothelial growth factor (VEGF) mRNA,
            complete cds.
ACCESSION   AY047581
VERSION     AY047581.1
KEYWORDS    .
SOURCE      Homo sapiens (human)
  ORGANISM  Homo sapiens
            Eukaryota; Metazoa; Chordata; Craniata; Vertebrata; Euteleostomi;
            Mammalia; Eutheria; Euarchontoglires; Primates; Haplorrhini;
            Catarrhini; Hominidae; Homo.
REFERENCE   1  (bases 1 to 640)
  AUTHORS   Liu,J., Peng,X., Yuan,J. and Qiang,B.
  TITLE     Cloning of vascular endothelial growth factor (VEGF) cDNA
  JOURNAL   Unpublished
REFERENCE   2  (bases 1 to 640)
  AUTHORS   Liu,J., Peng,X., Yuan,J. and Qiang,B.
  TITLE     Direct Submission
  JOURNAL   Submitted (06-JUL-2001) Department of Biochemistry, Institute of
            Basic Medical Science, Chinese Academy of Medical Sciences, 5 Dong
            Dan San Tiao, Beijing 100005, China P.R.
FEATURES             Location/Qualifiers
     source          1..640
                     /organism="Homo sapiens"
                     /mol_type="mRNA"
                     /db_xref="taxon:9606"
     gene            1..640
                     /gene="VEGF"
     CDS             17..592
                     /gene="VEGF"
                     /codon_start=1
                     /product="vascular endothelial growth factor"
                     /protein_id="AAK95847.1"
                     /translation="MNFLLSWVHWSLALLLYLHHAKWSQAAPMAEGGGQNHHEVVKFM
                     DVYQRSYCHPIETLVDIFQEYPDEIEYIFKPSCVPLMRCGGCCNDEGLECVPTEESNI
                     TMQIMRIKPHQGQHIGEMSFLQHNKCECRPKKDRARQENPCGPCSERRKHLFVQDPQT
                     CKCSCKNTDSRCKARQLELNERTCRCDKPRR"
ORIGIN
        1 tcggcctcc gaaaccatga actttctgct gtcttgggtg cattggagcc ttgccttgct
       61 gctctacctc caccatgcca agtggtccca ggctgcaccc atggcagaag gaggggggca
      121 gaatcatcac gaagtggtga agttcatgga tgtctatcag cgcagctact gccatccaat
      181 cgagaccctg gtggacatct tccaggagta ccctgatgag atcgagtaca tcttcaagcc
      241 atcctgtgtg cccctgatgc gatgcggggg ctgctgcaat gacgagggcc tggagtgtgt
      301 gcccactgag gagtccaaca tcaccatgca gattatgcgg atcaaacctc accaaggcca
      361 gcacatagga gagatgagct tcctacagca caacaaatgt gaatgcagac caaagaaaga
      421 tagagcaaga caagaaaatc cctgtgggcc ttgctcagag cggagaaagc atttgtttgt
      481 acaagatccg cagacgtgta aatgttcctg caaaaacaca gactcgcgtt gcaaggcgag
      541 gcagcttgag ttaaacgaac gtacttgcag atgtgacaag ccgaggcggt gagccgggca
      601 ggaggaagga gcctccctca gggtttcggg aaccagatct
//
```

图 8-13　人类 *VEGF* 基因的核酸序列信息在 GenBank 数据库中的检索页面

表 8-5　GenBank 数据库关键字段表

关键字段	说明
LOCUS	代码或标识符：名称，长度，分子类型，数据分类，最后一次修订时间
DEFINITION	说明基因或蛋白质名称，编码区或非编码区，全序列或部分序列
ACCESSION	检索号
VERSION	版本号
DBLINK	相关资源链接
KEYWORDS	关键词：新的记录基本为“.”
SOURCE	数据来源
ORGANISM	物种分类
REFERENCE	参考文献

续表

关键字段	说明
AUTHORS	作者
TITLE	Direct　题目
JOURNAL	期刊
PUBMED	PubMed 编号
REMARK	评论
COMMENT	注释
FEATURES	序列特征表：特性关键字，特性位置（起始……终止），限定词
ORIGIN	序列信息

（1）头部（描述符）：所有的 GBFF 条目开始于 LOCUS 行，如 "LOCUS SCU49845 5028 bp DNA PLN 21-JUN-1999"。LOCUS 是该序列在数据库中的代码或标识符，包含序列的名称、序列长度、序列类型、物种来源和收录或修改时间等信息。LOCUS 总长度不超过 10 个字符，第二个字符以后可以是数字或字母，所有字符均要大写。LOCUS 行第一项的前三个字母代表特定物种的名称，第四、第五个字母代表基因产物等特定的类别名称。LOCUS 名称在数据库中必须是独一的，具有唯一性和永久性。LOCUS 行第二项是序列长度，GenBank 数据库对提交的序列长度没有上限要求，但是根据国际序列数据库合作计划的协议，为方便不同的软件处理序列，规定单条数据库记录的长度不能超过 350kb。第三项是生物分子的类型，以表明生物分子的最初来源，包括 DNA、RNA、tRNA、rRNA、mRNA 和 uRNA，通常是 DNA 或 RNA，也会表明单链或双链（ss 或 ds）。第四项是 GenBank 数据库分类码，由 3 个字母组成，表明了物种分类或者其他类别（表 8-4）。该分类已包括表达序列标记（EST）、序列标记位点（STS）、基因组综述序列（GSS）和高通量基因组序列（HTG）等功能分类数据。第五项是数据最后被公开或修订的日期。

头部的第二部分是说明行（DEFINITION，简称为 "DEF" 行），为数据的注释信息部分，用以总结记录的生物意义，主要说明序列的来源物种、基因或蛋白质名称等。如果序列是非编码区，则包含对序列功能的简单描述；如果序列是一段编码区，则标明该序列是部分序列（partial cds）还是全序列（complete cds）。

头部的第三部分是 ACCESSION 行（登录号），是该序列在数据库中的唯一性和永久性编号，类似于数据库内的身份证号。这个号码将在参考文献中被引用，即使序列更新（例仅更正一个核苷酸），这个号码也不会改变。检索号码采取两种方式编码：1+5 或 2+6 格式。其中 1+5 格式是指 1 个大写字母后跟 5 位数字（如 X02775）；2+6 格式是指 2 个大写字母后跟 6 位数字（如 AT047581）。大多数新近加入数据库的记录采取后一种方式。对于标准序列，mRNA 用 NM_ 开头的，基因组用 NC_ 或者 AC_ 开头；前已述及，RefSeq 数据库是用于基因注释的参考条目数据库，因此其序列号、记录格式类似于 GenBank 数据库数据条目，也采用两个字母 + 下划线 + 数字的格式，包括源于人类基因组注释加工获取的序列记录（XM_*，XP_*，XR_*），如 XM_ 表示预测的蛋白质编码序列、NR_ 表示非编码转录子序列，详细注释参见表 8-6，另外，NCBI 中还有很多其他类似的编码代号，如 AF 表示克隆序列、BC 表示模板序列。RefSeq 参考序列库的序列格式和 GenBank 数据库几乎完全相同，但因为是完全不同的独立资料库，因此为与 GenBank 记录相区别，RefSeq 的 ACCESSION 编码格式和 GenBank 数据库不同。

表 8-6　GenBank 数据库中常见登录号及注释

登录号	分子类型	方法	注释
NM_***	mRNA	Mixed[a]	标准序列，转录组产物序列；成熟 mRNA 转录物序列
NG_***	Genomic	Mixed	不完整的基因组区域，提供 NCBI 基因组注释途径。比较有代表性的有不转录的假基因或者那些很难自行化注释的基因组簇

登录号	分子类型	方法	注释
NP_***	Protein	Mixed	蛋白质产物；主要是全长转录氨基酸序列，或部分氨基酸序列
NT_***	Genomic	Automated[b]	BAC 或者鸟枪测序法的还未完全注释的测序序列
NW_***			
NR_***	RNA	Mixed	表示非编码的转录子序列，包括结构 RNA、假基因转录子等
NC_***	Genomic	Mixed	完整的基因组分子序列，标记的类别包括基因组、染色体、细胞器、质粒
AC_***	Genomic	Mixed	注释的基因组序列，主要用来标记病毒和原核生物
AP_***:	Protein	Mixed	AC_ 标记序列对应的蛋白质产物
XM_***	mRNA	Automated	表示预测的蛋白质编码序列；mRNA 来自基因组注释，序列相当于基因组重叠群
XP_***	Protein	Automated	蛋白质产物；序列相当于基因组重叠群
XR_***	RNA	Automated	转录产物；非编码区来自基因组注释，序列相当于基因组重叠群
NS_***	Genomic	Automated	未知生物分子基因组序列

注：a. Mixed 表明分析由自动处理和专家审查；管理分析可以由 NCBI 工作人员或合作者提供，手动注释；b. Automated 表示没有单独审查的记录；更新会为基因组批量发布，自动注释

在 GenBank 数据库中还有众多的 ACCESSION 号，如与 RNA 相关的就有多达 100 种以上。但是，所有的 GenBank 数据库记录都只有一个单独的 ACCESSION 号，可能对应有多个版本的检索号码，但绝大多数情况只有一个检索号。这通常称为主检索号码，其余的是二级检索号码。在文献中引用时，应以 ACCESSION 代码为准，而不是以序列名称为准。这是因为数据库将已经完成全序列测定的基因组分成几十个或几百个条目分别存放，以便于管理和使用。例如，将大肠埃希菌基因组的 4 639 221 个碱基分成约 400 个条目进行存放，每个条目都有一个唯一的 ACCESSION 编码。值得注意的是，在 NCBI 网站中对于所有序列还给定了一个 gi 编号（geninfo number, gi），一个 gi 号码对应于一个核酸序列（蛋白质序列也有 gi 号码）。当序列改变时，gi 号码也改变，但检索 ACCESSION 号不变。

在头部还包括 KEYWORDS 部分，即关键词字段，一般由序列提交者提供，主要包括序列的基因产物和其他信息；可用于检索查询。SOURCE 和 ORGNISM 行中有生物的通用名或科学名称。REFERENCE 行记录了至少一篇参考文献，提供了本记录的相关科学研究依据和研究背景，对于已发表的文献，通常还会提供 Medline 标识符用于检索。

（2）序列特征表（FEATURES）：该部分为主要的序列信息注释部分，位于头部信息和序列之间，称为序列特征表，包括大量与序列直接相关的注释信息，这些信息为数据库的使用和进一步挖掘应用提供了基础。序列特征表详细描述该序列的各种特性，包括蛋白质编码区以及翻译所得的氨基酸序列、外显子和内含子位置、转录单位、突变单位、修饰单位、重复序列等信息。其中带有 /db-xref/ 标志的字符是可以连接到其他数据库的交叉索引编号，包括蛋白质数据库 Swiss-Prot 和分类学数据库 Taxonomy 数据库。例如，在图 8-13 中可见字段"/db-xref/=taxon: 9606"。序列特征表中各参数和注释参见表 8-7。

（3）序列：这一部分主要是核酸的序列信息。其标识符为 ORIGIN，提供了具体的碱基序列，并以双斜杠"//"结束本条目内容。在 DDBJ、EMBL、GenBank 数据库中所有的核苷酸数据记录都以"//"结尾。

表 8-7　GenBank 数据库记录中序列特征表主要关键词及中文释义

关键词	中文释义
attenuator	与转录终止相关的序列
C_region	C- 免疫特征区
CAAT_signal	真核心启动子上游的 CAAT 盒

续表

关键词	中文释义
CDS	蛋白质编码序列
confict	同一序列在不同研究中的差异
D_loop	线粒体中 DNA 中的取代环
D_segment	D- 免疫区
enhancer	增强子
exon	外显子
gene	基因区域
GC_signal	真核启动子的 GC 盒
iDNA	通过重组消除的 DNA
intron	内含子
J_segment	J- 免疫特征区
N_region	N- 免疫特征区
V_region	V- 免疫特征区
S_region	免疫球蛋白重链开关区
LTR	长末端重复序列
mat_peptide	编码成熟肽序列
misc_binding	无法描述的核酸序列结合位点
misc_difference	序列特性无法用特征表关键字描述的序列
misc_feature	生物学特性无法用特征表关键字描述的序列
misc_recomb	无法用重组特性关键字描述的序列
misc_RNA	无法用 RNA 特性关键字描述的转录物或 RNA 产物
misc_signal	无法用信号关键字描述的信号序列
misc_structure	无法用结构关键字描述的高级结构或构型
modified_base	修饰过的核苷酸
mRNA	信使 RNA
rRNA	核糖体 RNA
scRNA	胞质小 RNA
snRNA	核小 RNA
tRNA	转运 RNA
old_sequence	该序列对以前的版本进行修订
polyA_signal	RNA 转录物的剪接位点
polyA_site	RNA 转录物的多聚腺苷酸化位点
precursor_RNA	前体 RNA
prim-transcript	初始转录物
primer	PCR 引物
primer_bind	引物结合位点
promoter	转录起始区
protein_bind	蛋白质结合区
RBS	核糖体结合位点
rep_origin	双链 DNA 复制起始区
repeat_region	重复序列

续表

关键词	中文释义
repeat_unit	单个的重复原件
satellite	卫星重复序列
sig_peptide	编码信号肽序列
source	物种来源
stem_loop	茎 - 环结构
STS	测序标签位点
TATA_signal	真核启动子的 TATA 盒
terminator	转录终止序列
transit_peptide	转运蛋白质编码序列
transposon	转座子
unsure	序列不能确定区
variation	包含稳定突变的序列
–10_signal	原核生物启动子 –10 信号序列（Pribnow 盒）
–35_signal	原核生物启动子 –35 信号序列
3′ clip	前提转录物被剪切掉的 3′ 端序列
3′ UTP	3′ 非翻译区
5′ clip	前体转录物被剪切掉的 5′ 端序列
5′ UTP	5′ 非翻译区

2. FASTA 格式 又称为 Pearson 格式。在描述记录序列数据时，GenBank 数据库中的 FASTA 格式将核酸或者蛋白质序列标记为一个带有简单标记符的核苷酸或氨基酸字符串，用"＞"号表示一个新文件的开始，接着是序列标识符和描述信息，换行后为序列信息。图 8-14 显示了人类 *VEGF* 基因核酸序列的 FASTA 格式页面。页面中可见 GenBank 检索号码、LOCUS 名称、GenBank 记录中的 DEFINATION 字段以及核酸序列信息等内容。FASTA 格式中的 gi 号码类似于数据库中的流水号，由一串数字组成，gi 号码不能重复，当核酸 / 蛋白质序列发生改变，将赋予一个新的 gi 号码（而此序列的接收号可能不变）。用户或数据库可以在这个简单格式的基础上增加复杂的结构化信息。FASTA 格式对数据内容以及相应注释没有特殊的要求，因此 FASTA 格式已成为大多数数据库和生物软件包运行所采用的数据格式。尽管 FASTA 格式的信息含量比其他格式少，但它提供了人和计算机都可理解的较为简单原始的数据处理和表述方法，这对于仅需要序列数据的程序（如 BLAST 等）具有较好的优势。

（三）向 GenBank 数据库提交序列数据

GenBank 数据库最主要的新数据来源是科学家们直接提交的数据，从而尽可能地保持了 GenBank 数据库的全面、最新和准确。NCBI 提供了详细的提交说明书，以帮助有新数据要提交的用户；同时提供了对新提交条目的处理和生物审查，并及时维护对现有条目的更新。向 GenBank 数据库提交任何文档、数据等，一般通过基于网络工具自动提交，主要利用 BankIt、Submission Portal 等工具经由网络入口上传文档，也可以电子邮件的形式向 gb-sub@ncbi.nlm.nih.gov 提交。

1. 通过 BankIt 提交 BankIt 是一个基于互联网络的提交工具，由一系列表单组成，包括联络信息、发布要求、引用参考信息、序列来源信息以及序列本身的信息等，在工具的指引下完成提交过程。用户提交序列后，会从电子邮件收到自动生成的数据条目，GenBank 数据库的新序列编号以及完成注释后的完整的数据记录。用户还可以在 BankIt 页面下修改已经发布序列的信息。通常 BankIt 较适合于独立测序工作者提交少量序列，而不适合大量序列的提交，也不适合提交很长的序列，EST 序列和 GSS 序列也不应用 BankIt 提交。BankIt 使用说明和对序列的要求可详见其主页面。BankIt 对序列提交的要求如下。

Homo sapiens vascular endothelial growth factor (VEGF) mRNA, complete cds

GenBank: AY047581.1

GenBank   Graphics

```
>AY047581.1 Homo sapiens vascular endothelial growth factor (VEGF) mRNA, complete cds
TCGGGCCTCCGAAACCATGAACTTTCTGCTGTCTTGGGTGCATTGGAGCCTTGCCTTGCTGCTCTACCTC
CACCATGCCAAGTGGTCCCAGGCTGCACCCATGGCAGAAGGAGGGGGGCAGAATCATCACGAAGTGGTGA
AGTTCATGGATGTCTATCAGCGCAGCTACTGCCATCCAATCGAGACCCTGGTGGACATCTTCCAGGAGTA
CCCTGATGAGATCGAGTACATCTTCAAGCCATCCTGTGTGCCCCTGATGCGATGCGGGGGGCTGCTGCAAT
GACGAGGGCCTGGAGTGTGTGCCCACTGAGGAGTCCAACATCACCATGCAGATTATGCGGATCAAACCTC
ACCAAGGCCAGCACATAGGAGAGATGAGCTTCCTACAGCACAACAAATGTGAATGCAGACCAAAGAAAGA
TAGAGCAAGACAAGAAAATCCCTGTGGGCCTTGCTCAGAGCGGAGAAAGCATTTGTTTGTACAAGATCCG
CAGACGTGTAAATGTTCCTGCAAAAACACAGACTCGCGTTGCAAGGCGAGGCAGCTTGAGTTAAACGAAC
GTACTTGCAGATGTGACAAGCCGAGGCGGTGAGCCGGGCAGGAGGAAGGAGCCTCCCTCAGGGTTTCGGG
AACCAGATCT
```

图 8-14　人类 *VEGF* 基因核酸序列 FASTA 格式页面

（1）注册账户：在初次使用 BankIt 时应首先注册一个账户，并按照要求提供联系信息，包括提交者的姓名、地址、电话号码和邮箱地址。系统还将生成参考信息：包括序列作者（该序列研究人员的名字）；出版信息：未出版、在印或已出版；引用信息（论文标题、作者、期刊标题、卷、问题、年份、页）。提交文件发布的日期一般为 NCBI 处理后立即发布或者由提交者指定日期发布。

（2）提交数据格式：要求提交序列数据的 FASTA 格式或比对格式，包括 FASTA+GAP、Nexus、ClustalW 和 PHYLIP 格式等，所有序列文件必须是只使用 ASC Ⅱ 字符的纯文本，序列则使用 IUPAC 代码。所有数据须为原始测序数据或第三方注释以及单序列、序列集（系统发育、种群、环境等）或批处理文档。对于核苷酸序列，要求输入（剪切和粘贴）单个或多个序列或上传 FASTA 文件（FASTA 文件应该在其定义行中标注生物种类）；序列必须至少有 200 个核苷酸长（除非它们是完整的外显子、非编码 RNA、微卫星或古 DNA）；提交的分子类型，需要标注基因组 DNA、mRNA、基因组 RNA、cRNA 等具体测序类型。拓扑结构要求为线性或环状（环状必须完整，如一个完整的质粒）。

（3）序列信息：要求提供序列涉及物种的属和种名称。如果名称是新的或未被识别的，需提供权威的分类学谱系；如果不知道属和（或）种名，则提供已知的具体名称（如芽孢杆菌属、未培养的细菌、未培养的古生菌）；任何合成载体的最完整的名称，如克隆载体 pAB234、转移载体 p789Abc 等；应提供的其他修饰语包括菌株、克隆、分离物、标本凭证、分离来源、国家等；提供位置信息，如细胞器（线粒体、叶绿体等）、图谱和（或）染色体等。其他可标注信息还包括诸如 CDS、基因、rRNA、tRNA、微卫星 DNA、外显子、内含子等。

2. 通过提交门户（submission portal）**提交**　NCBI 数据库提供了一个专门用于数据提交的门户网站（https://submit.ncbi.nlm.nih.gov/），负责各类数据向 GenBank 数据库提交。这些数据包括：①组装好的核糖体 RNA（rRNA）、rRNA-ITS 等；② mRNA、基因组 DNA、细胞器、ncRNA、质粒、其他病毒、噬菌体、合成物等，此提交选项适用于来自任何生物体的基因组 DNA（如蛋白质编码基因、调节元件）、转录物或小基因组（细胞器、质粒、噬菌体和其他病毒），人工序列（克隆 / 表达载体）以及注释或组装的第三方序列也可以在这里提交；③组装好的真核和原核基因组。

二、欧洲核苷酸数据库

欧洲核苷酸数据库（European Nucleotide Archive，ENA）是 EMBL 核酸序列数据库的重要组成部分，通过 ENA 浏览器进行访问。ENA 是一个用于管理、共享、集成、储存和传播序列数据的开放支持平台，其收录的数据来源于小规模测序工作提交的原始测序数据、组装序列和功能注释信息等，更主要的来源是欧洲测序中心（European Sequencing Centres）以及国际核苷酸序列数据库合作组织（INSDC）的数据，其数据库涵盖了生命科学的众多领域，包括动物基因组学、海洋生物技术、生物多样性、病原体监测和干细胞生物学等领域。

（一）ENA 数据库的资源和结构

ENA 主要收集并储存与核苷酸测序相关的实验工作流程信息。典型的工作流程包括分离和制备用于测序的材料，其中产生测序数据的测序仪的运行以及随后的生物信息学分析路线等信息。ENA 将此信息记录在数据模型中，该数据模型涵盖输入信息（样本、实验设置、机器配置）、机器输出数据（序列跟踪、读序和质量分数）和解释信息（组装、映射和功能注释）。

ENA 数据库的结构分为三层，包括读序（read，即高通量测序产生的最小序列数据）、组装（assembly）和注释（annotation）。其中读序数据包括测序运行的数据和测序方法数据；而组装数据主要是全基因组鸟枪重叠群（whole genome shotgun contig set）、转录组装配重叠群（transcriptome assembly contig set）、装配支架序列群（assembled scaffold sequence）和全组装染色体（fully assembled chromosome）数据；注释则主要包括对编码序列和非编码序列的注释。目前，ENA 数据库储存的数据量增长极为迅速，截至 2022 年 1 月，序列量达到了 171.4 万亿，而碱基量达到了惊人的 30 079.1 万亿个。

（二）ENA 数据格式

ENA 和 GenBank 数据库的基本数据单位基本一样，也是由序列条目组成，每个条目包括核苷酸碱基排列顺序和注释两部分。序列条目由字段组成，每个字段由标识符起始，后面为该字段的具体说明。有些字段进一步分为若干次级字段，以次标识符或特性表说明符开始。与 GenBank 数据库序列条目以标识符"LOCUS"开始不同，ENA 序列条目以标识符"ID"开始。其他标识符还包括说明、编号、关键词、种属来源、参考文献、特征表、碱基组成等，最后以双斜杠"//"作为本序列条目结束标记。

（三）ENA 数据库的使用

对 ENA 数据库进行检索分析，可以通过其主页提供的 ENA 浏览器（ENA browser）完成，采用交互式、编程和可视化的方式搜索和检索 ENA 数据。在该页面通过搜索（search）入口进行数据的查询；而在提交（submit）入口进行数据的提交。在 ENA 数据库的搜索页面，有多种搜索的模式供选择。

1. 自由搜索（free text search）　这种模式下将直接引用 EBI 搜索（EBI search）执行自由文本搜索，具体包括基因和蛋白质序列、蛋白质家族、结构、基因表达数据、蛋白质相互作用、通路和小分子等内容。还可以搜索学术文献和专利的信息。在此搜索框中，用户可以输入任何有意义的术语，通过键入数据库登录号或标识符、基因名称符、物种或关键字来查找相关信息。对于更复杂的查询，可以参考使用 EBI 的搜索查询语法。搜索结果页面主要分为三列：左列是每个类别/域的查找结果，二级目录下显示可用的分类链接；中间列是所有搜索结果列表；在右侧列，显示相关数据。在左侧列中，用户可以将搜索结果筛选到选定的分类或域。一旦应用过滤器后，结果中会出现各种操作按钮，如保存结果或将结果发送到其他工具，并显示创建 RSS（really simple syndication）格式的选项。

2. 高级搜索（advanced search）　在高级搜索页面，用户可以按照自定义模式，搜索查询一组根据用户限定的搜索条件量身定制的 ENA 记录。首先，按照数据类型（data type），所有搜索都是针对所选择的指定子数据库执行的。然后，构建自己的搜索查询（query）以指定要查找的数据，选择要从搜索中检索的字段。还有其他选项，如用于包括/排除（inclusion/exclusion）特定数据集以及筛选要返回的结果数据等。另外，可以使用 ENA 浏览器访问更多 ENA 数据信息，具体操作和要求请参阅 ENA 所提供的更详细的说明文档。

（四）数据的提交

ENA 数据库提供了数据提交服务。在提交前，用户应注册一个提交账户。ENA 提供了 3 条提交数据的路线，每条路线适用于不同的数据类型，在提交过程中用户可能需要使用多个路径提交数据。这 3 条路径包括：①交互式提交，直接在浏览器中填写 Web 表单，下载可以离线填写并上传到 ENA 的模板电子表格来完成交互式提交。这是最容易访问的提交路线。②命令行提交，使用 ENA 定制的 Webin-CLI 程序，可在用户完成提交之前完全验证提交，能够最大限度地控制提交流程。③程序化提交，即通过将提交数据准备为 XML 文档，并使用 cURL 程序或使用 Webin 门户将其发送到 ENA 来完成提交。

目前，ENA 数据库已成为 ELIXIR 组织的一部分和核心数据资源。ELIXIR 组织成立于 2013 年 12 月，是一个由欧洲各国组成的政府间组织，包括 22 个成员国和一个观察员成员，涉及 220 多个研究机构。它汇集了来自欧洲各地的生命科学资源。这些资源包括数据库、软件工具、培训材料、云存储和超级计算机，建立目标在于协调这些资源，使生命科学领域的生物数据长期保存。ELIXIR 涉及的资源按照 5 个指标进行评估，包括科学的重点和科学的质量，资源所服务的领域，服务质量，法律和资金基础设施、治理、影响和转化等。另外，与 NCBI 的 GenBank 数据库一样，ENA 与科学文献和资助机构的出版商合作，提供与发表文献无缝对接的最佳提交系统和数据访问工具。

三、日本 DNA 数据库

日本 DNA 数据库（DNA data bank of Japan，DDBJ）是日本 DNA 数据库中心负责维护运作的核酸数据库。DDBJ 中心由位于日本三岛的日本国家遗传学研究所（National Institute of Genetics，NIG）的信息与系统组（Research Organization of Information and System）组织运作，并得到了日本教育、文化、体育、科学和技术省（Japanese Ministry of Education，Culture，Sports，Science and Technology，MEXT）的支持，其主页见图 8-15。DDBJ 于 1984 年开始为日本 NIG 提供数据分析和数据库构架相关工作，并于 1987 年推出其第 1 版。2005 年，DDBJ 与欧洲生物信息学研究所的欧洲核苷酸数据库（EBI-ENA）、美国的国家生物技术信息中心（NCBI-GenBank）数据库一起构成国际核苷酸序列数据库协会（INSDC）。目前，作为 INSDC 的成员，DDBJ 每天与 NCBI-GenBank 和 EBI-ENA 进行数据交换与更新，因此这 3 个数据中心在任何给定时间共享几乎相同的数据，由此共同构建的统一的数据库即称为国际核苷酸序列数据库（international nucleotide sequence database，INSD）。DDBJ 的主要工作是收集核苷酸序列数据，并提供免费的核苷酸序列数据分析和超级计算机系统服务，以支持生命科学的研究活动。另外，DDBJ 中心除了管理维护 INSD 以提供核酸序列数据分析服务外，还提供日本、韩国、欧洲和美国专利局收集的专利申请相关的核苷酸序列数据和氨基酸序列数据。

（一）DDBJ 中心数据资源

目前 DDBJ 中心维护众多的数据库资源，主要包括 DNA 数据库（DNA data bank of Japan，DDBJ）和氨基酸序列数据库（DDBJ amino acid sequence database，DAD），还拥有 AGO、BioProject、BioSample、DRA、GEA、JGA、JVar、NHA 等数据库。

1. DDBJ　截至 2021 年 11 月，DDBJ 推出第 125.0 版，目前共收录序列 2 650 249 718 条，碱基数 16 670 849 721 017 个。DDBJ 中的序列数据主要分为以下两组。

（1）常规序列数据（conventional sequence data）：包括的数据条目被分配有一个或两个字母前缀的登录号；常规序列数据按照生物种类分为 21 个类别，与 GenBank 数据库中的数据分类类似，也包括灵长类（PRI）、啮齿类（ROD）等，具体分类参见表 8-8。在当前版本中的所有常规序列数据都记录在多个以 DDBJ***###.seq 文件名命名的文件集中，每个文件最多有 1.5Gb 存储容量，如 ddbjbct 文档包括 202 个文件。文件中核苷酸序列数据以 DDBJ 纯文本格式编写。另外，本版本还包括索引文件 ddbjacc#.idx，具体分为 ddbjacc#.idx 和 ddbjgen.idx 两个文档。数据库中的文件列表编排在文件"ddbj125_filelist.txt"中，该文件提供了数据文件和索引文件的列表。序列数据的文件列表包括四列，分别为文件名、条目数、碱基数和文件大小；索引文件列表由"文件名"和"文件大小"两列组成。

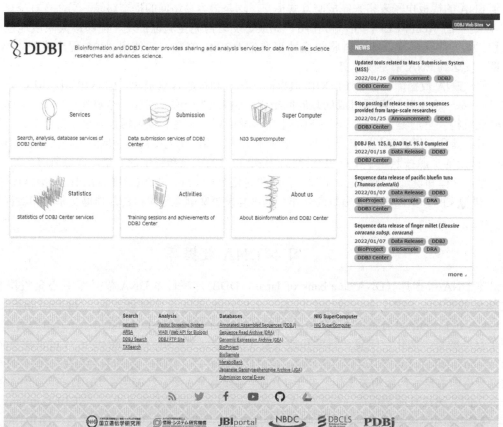

图 8-15 DDBJ 的主页

表 8-8 DDBJ 中常规序列数据分类

缩写代码	英文名称	中文名称
HUM	Human	人类
PRI	Primates other than human	其他灵长类动物
ROD	Rodent	啮齿类动物
MAM	Mammals other than primates and rodents	灵长类和啮齿类之外其他哺乳动物
VRT	Vertebrates other than mammals	哺乳类之外的其他脊椎动物
INV	Invertebrates（animals other than vertebrates）	无脊椎动物
PLN	Plants，fungi，plastids（eukaryotes other than animals）	植物、真菌、动物之外的真核生物
BCT	Bacteria（including both Eubacteria and Archaea）	细菌（包括真细菌和古细菌）
VRL	Viruses	病毒

缩写代码	英文名称	中文名称
PHG	Bacteriophage	细菌噬菌体
ENV	Sequences obtained via environmental sampling methods	通过环境采样方法获得的序列
SYN	Synthetic construct，artificially constructed sequences	合成构建或人工构建序列
UNA	The sequence data not annotated	未注释序列
EST	Expressed sequence tag，short single pass cDNA sequence	表达序列标签，短单通量 cDNA 序列
PAT	Sequence data derived from Patent Offices	专利序列
STS	Sequence Tagged Sites	序列标签位点
GSS	Genome Survey Sequences	基因组普查序列
HTG	High Throughput Genomic Sequences	高通量基因组序列
TSA	Transcriptome shotgun assembly，Assembled RNA transcripts/ cDNA sequences	转录组霰弹组装序列，组装 RNA 转录物或序列 cDNA
HTC	High throughput cDNA sequence	高通量 cDNA 序列
CON	Contig/Constructed	重叠群或构建序列

（2）批量序列数据（bulk sequence data）：包括超高通量数据集条目，通常带有 4 个字母前缀的登录号。批量序列数据的数据类型分为 3 类：①靶向位点研究数据（targeted locus study，TLS），源自特定标记基因的大规模测序研究，数据资源可从 ftp://ftp.ddbj.nig.ac.jp/ddbj_database/tls/ 下载；②转录组霰弹枪组装数据（transcriptome shotgun assembly，TSA），组装的 RNA 转录物或 cDNA 序列可从 ftp://ftp.ddbj.nig.ac.jp/ddbj_database/tsa/ 下载；③全基因组猎枪法获得数据（whole genome shotgun，WGS），由基因组猎枪法鉴定的各种生物体的基因组序列草图，数据可从 ftp://ftp.ddbj.nig.ac.jp/ddbj_database/wgs/ 下载。批量序列数据的文件由文件登录号数字加前缀命名，核苷酸序列数据由 DDBJ 纯文本格式编写。由于批量序列数据目录每天更新，因此目前统计的批量序列数据由当前版本的最新发布时间来确定。同样，批量序列数据文件列表由四列组成，即文件名、条目数、碱基数和文件大小。

2. 氨基酸序列数据库（DAD）　截至 2021 年 11 月 26 日，DAD 发布了第 95.0 版，数据包括 176 015 692 个序列，68 737 770 425 个碱基。DAD 数据库的数据均通过提取 DDBJ 第 125.0 版和第三方注释数据集（third party annotations，TPA）的常规序列数据翻译生成。DAD 收录的数据共分为 23 类，这是在前述的常规序列数据 21 类的基础上增加了 TPA 和 TPA 重叠群（TPACON）两类。其详细信息可以参考核酸数据库的说明文件 ddbjrel.txt，下载网址是 ftp://ftp.ddbj.nig.ac.jp/ddbj_database/ddbj/ddbjrel.txt。对于每个分类，都有两种文件格式，分别是 DAD 标准格式 [文件以文件名加后缀（.DAD）形式]，以及 FASTA 兼容格式（.DAD.fasta）。其中，DAD 标准格式与 DDBJ 核苷酸序列数据库的标准格式几乎相同，仅在以下几点略有不同：① DAD 条目的登录号写在标识符（ACCESSION）行。该 DAD 登录号由登录号数字加上从 1 开始的整数组成，中间用 "-" 连接，如从 DDBJ 条目 D12345 提取的两个氨基酸序列分别具有 D12345-1 和 D12345-2 两个登录号；②氨基酸序列从标识符 "BEGIN" 的下一行开始，序列中每行最多包含 60 个氨基酸，并采用双斜杠 "//" 表示条目的结尾；③ LOCUS 行包含序列条目名称、蛋白质长度、分子类型（PRT）、分类名称和 DNA 对应物的版本发布日期；④ DEFINITION 行包含物种名称和蛋白质名称，其他部分与 DDBJ 核酸数据库的条目相同，具体内容可参见本节 DDBJ 数据库文本格式的介绍。

3. 其他数据库

（1）AMED 基因组共享数据库（AMED Genome Group Sharing Database，AGD）：由 DDBJ 与日本医学研究开发局（Japan Agency for Medical Research and Development，AMED）和国家生物

科学数据库中心（National Bioscience Database Center，NBDC）合作管理。该数据库提供存档和共享所有类型的个体水平遗传和未识别表型数据的服务。其网址为 https://www.ddbj.nig.ac.jp/agd/index-e.html。

（2）生物研究计划数据库（BioProject）：是对 NCBI 基因组计划资源的重新设计、扩展和替代。BioProject 数据库以更高阶的数据库组织形式，针对由研究组织提交并由 INSDC 成员维护的几个存档数据库中的数据进行收录整理。提交给 INSDC 相关数据库的数据可以交叉引用 BioProject 标识符，以支持项目和项目数据集之间的浏览。BioProject 数据库记录有关项目范围、材料、目标、资金来源和相关类别的信息。DDBJ 的 BioProject 为提交的项目发布前缀为 "prjd" 的识别号，并与 EBI 和 NCBI 交换数据。数据库网址为 https://www.ddbj.nig.ac.jp/bioproject/index-e.html。

（3）生物样本数据库（BioSample）：作为中心性数据库，用于获取和存储有关生物源性材料或样品的描述信息，用于在 DDBJ 中任何主要数据档案中生成实验数据。BioSample 包括细胞系、原始活检组织、个体生物样本或环境分离物。该数据在 DDBJ、EBI 和 NCBI 的生物样本库之间共享。建立此数据库的目的在于，允许提交者明确表明何时在多个研究中使用了相同样本；提供一个提交门户，促进使用统一的词汇表进行样本属性描述，从而有助于数据库协调；将样本链接到多个数据库中的实验数据，使用户可以从特定样本中汇集所有可用数据。数据库网址为 https://www.ddbj.nig.ac.jp/biosample/index-e.html。

（4）DDBJ 序列读序档案（DDBJ Sequence Read Archive，DRA）：是高通量测序数据的公共数据库。DRA 存储原始测序数据和比对信息，通过数据的深入挖掘分析促进新发现的产生。DRA 是国际核苷酸序列数据库协会（INSDC）的成员，与 NCBI 序列读序档案（SRA）和 EBI 序列读序档案（ERA）密切合作。数据库网址为 https://www.ddbj.nig.ac.jp/dra/index-e.html。

（二）DDBJ 数据库的文件格式

DDBJ 数据库也是由词条（entry）集合组成。作为数据的基本单位，每个提交到数据库的词条均按照 DDBJ 纯文本格式处理并发布。该文本文件包括序列以及提交人、参考文献、物种来源和特征信息等，序列数据的文本文件页面参见图 8-16。分析页面内容可以发现，DDBJ 的文件格式与 GenBank 的 GBFF 文件格式和内容基本一致，其文件也按照 LOCUS、DEFINITION、ACCESSION、VERSION、DBLINK、KEYWORDS、SOURCE、REFERENCE、FEATURES、BASE COUNT、ORIGIN 等信息行注释序列信息，序列条目由各类标识符、特征符引导的注释和氨基酸序列信息组成。DDBJ 数据各主要标识符叙述如下。

1. LOCUS 行 LOCUS 是该序列在 DDBJ 数据库中的代码或标识符，包含序列的名称、序列长度、序列类型（DNA、RNA、mRNA、rRNA、tRNA 或 cRNA）、序列形状（线形或环状）、物种分类符（HUM、ROD 等）和收录或修改时间等信息。

2. ACCESSION 行 显示的是条目的登录号，该登录号对于提交到三大数据库中的任一数据库，均具有唯一性。登录号由 1 个字母字符和 5 个数字（如 A12345）组成，或者 2 个字母字符和 6 个数字（如 AB123456）或 4 个字母字符和 8 ~ 10 位数（如 AAAA01012345）组成，目前随着数据的增长，AB123456 和 AAAA01012345 已成为主要应用形式。

3. DBLINK 行 提供了进入其他数据库记录的链接，包括 BioProject、BioSample、Sequence Read Archive 等。

4. FEATURES 行 提交的序列数据的生物学特征描述包括 "特征" 符（注释特征的生物学性质）、"位置" 符（对应于特征的序列区域）和 "限定" 符（有关功能的补充信息）。在当前版本中使用的 "功能" 和 "限定" 符，均由 DDBJ/ENA/GenBank 特征表定义。该文件每年更新，目前最新版为 2021 年 10 月推出的 Version 11.1 版，用户可以从网址 http://www.ddbj.nig.ac.jp/ddbj/full_index-e.html 找到该特征表文件。

5. ORIGIN 行 序列数据从 ORIGIN 行的下一行开始。序列由小写字母表示，每 10 个碱基加

1个空格分隔，每行包括 60 个碱基。每行左侧的数字表示该行的第一位碱基的序数。

```
LOCUS       AB000000                450 bp    mRNA     linear   HUM 01-JUN-2009
DEFINITION  Homo sapiens GAPD mRNA for glyceraldehyde-3-phosphate
            dehydrogenase, partial cds.
ACCESSION   AB999999 AB888888 AB777777
VERSION     AB000000.1
KEYWORDS    HTC; HTC_FLI; oligo capping.
SOURCE      Homo sapiens (human)
  ORGANISM  Homo sapiens
            Eukaryota; Metazoa; Chordata; Craniata; Vertebrata; Euteleostomi;
            Mammalia; Eutheria; Euarchontoglires; Primates; Haplorrhini;
            Catarrhini; Hominidae; Homo.
REFERENCE   1  (bases 1 to 450)
  AUTHORS   Mishima,H. and Shizuoka,T.
  TITLE     Direct Submission
  JOURNAL   Submitted (30-NOV-2008) to the DDBJ/EMBL/GenBank databases.
            Contact:Hanako Mishima
            National Institute of Genetics, DNA Data Bank of Japan; Yata 1111,
            Mishima, Shizuoka 411-8540, Japan
  PUBMED    1111111
REFERENCE   2
  AUTHORS   Mishima,H., Shizuoka,T. and Fuji,I.
  TITLE     Glyceraldehyde-3-phosphate dehydrogenase expressed in human liver
  JOURNAL   Unpublished (2009)
COMMENT     Human cDNA sequencing project.
FEATURES             Location/Qualifiers
     source          1..450
                     /chromosome="12"
                     /clone="GT200015"
                     /clone_lib="lambda gt11 human liver cDNA (GeneTech.
                     No.20)"
                     /db_xref="taxon:9606"
                     /map="12p13"
                     /mol_type="mRNA"
                     /organism="Homo sapiens"
                     /tissue_type="liver"
     CDS             86..>450
                     /codon_start=1
                     /gene="GAPD"
                     /product="glyceraldehyde-3-phosphate dehydrogenase"
                     /protein_id="BAA12345.1"
                     /transl_table=1
                     /translation="MAKIKIGINGFGRIGRLVARVALQSDDVELVAVNDPFITTDYMT
                     YMFKYDTVHGQWKHHEVKVKDSKTLLFGEKEVTVFGCRNPKEIPWGETSAEFVVEYTG
                     VFTDKDKAVAQLKGGAKKV"
BASE COUNT       102 a        119 c        131 g        98 t
ORIGIN
        1 cccacgcgtc cggtcgcatc gcacttgtag ctctcgaccc ccgcatctca tccctcctct
       61 cgcttagttc agatcgaaat cgcaaatggc gaagattaag atcgggatca atgggttcgg
      121 gaggatcggg aggctcgtgg ccagggtggc cctgcagagc gacgacgtcg agctcgtcgc
      181 cgtcaacgac cccttcatca ccaccgacta catgacaact atgttcaagt atgacactgt
      241 gcacggccag tggaagcatc atgaggttaa ggtgaaggac tccaagaccc ttctcttcgg
      301 tgagaaggag gtcaccgtgt tcggctgcag gaaccctaag gagatcccat ggggtgagac
      361 tagcgctgag tttgttgtgg agtacactgg tgttttcact gacaaggaca aggccgttgc
      421 tcaacttaag ggtggtgcta agaaggtctg
//
```

图 8-16　DDBJ 数据库文本文件格式页面

（三）数据的提交

DDBJ 数据库提交数据一般采用两种方式进行：①核苷酸序列提交系统（nucleotide sequence submission system）；②大规模提交系统（mass submission system，MSS）。MSS 一般适用于大量序列（条目）的提交，通常大于 1024 条，提交长（大于 500kb）核苷酸序列以及包含许多特征（在一个条目中大于 30 个）的复杂数据，如基因组数据以及不能由核苷酸序列提交系统提交的数据。

具体来说，对于核酸序列的提交，提交者可以使用 IUPAC 核苷酸碱基代码描述核苷酸序列。但是，源于载体的序列、源于接头的序列、从引物衍生的序列（该引物是通过参考真实序列未知的高度保守区域而设计的），都必须从提交数据中排除，除非要提交人工构建的序列，如表达载体等。为了能顺利完成提交，在提交前 DDBJ 可使用 Web 服务（VecScreen）。数据提交后，DDBJ 将根据其规则和 DDBJ/ENA/GenBank 协会商定的国际规则进行注释，并会在注释过程中联系提交者以查询数据。收到提交数据后 7 个工作日内，将首先进行修订和勘误，在正确勘误后登录号将通过电子邮件发送。值得注意的是，DDBJ 要求条目的提交者是对条目中提交的数据负责的人。DDBJ 只接受来自条目原始提交者的更新请求。

（四）DDBJ 提供的其他数据资源和服务

DDBJ 中心同时还提供相关的分析服务、应用工具及平台、超级计算机服务和应用培训等。用户可以通过登录其服务主页面，在页面的左侧栏中有各类数据库、搜索、分析、注释等资源服务务和分析平台的二级目录和链接入口。

1. DFAST 和 DAGA DDBJ 快速注释提交工具（DDBJ fast annotation and submission tool，DFAST）是原核基因组的自动注释服务工具，可以生成一个可提交给 DDBJ 的注释文件。而 DFAST 基因组注释档案（DFAST archive of genome annotation，DAGA）存储源于公共核苷酸数据库和序列读序档案中收集的基因组数据，其中所有的基因组使用 DFAST 统一注释。目前，DAGA 仅适用于乳酸菌基因组，包括 1421 个带注释的基因组资源，涵盖 2 个属和 191 个种。其网址为 https://dfast.ddbj.nig.ac.jp/。

2. VecScreen 是一种比对工具，通过使用针对载体序列数据库的 Blast 搜索，来检测核苷酸序列中涉及的外来 DNA，如载体、接头、适配头和引物区域。该工具的主程序可从 NCBI 的 VecScreen 程序获得。

3. CRISPRDirect 是一个 Web 服务器，用于从查询序列中选择合理的 CRISPR/CAS 目标。CRISPRDirect 的所有服务均免费提供给所有用户。

4. 参考表达数据库（reference expression dataset，RefEx） 是一种用于浏览参考基因表达的 Web 工具，它提供了对来自其他几个公共数据库的访问，这些数据库提供了 4 种已成熟的基因表达定量检测技术，包括 ESTs、Affymetrix 基因芯片、CAGE 和 RNA-Seq，测定 40 份组织（源于 40 份正常人、小鼠、大鼠和细胞）的基因表达数据，作为 RefEx 提供的参考数据。这 40 种组织分为 10 组（即脑、血、结缔、生殖、肌肉、消化、肝、肺、尿和内 / 外分泌），用于基因表达数据的收集，并使用 NCBI 数据库基因 ID 号用于这 4 种数据类型之间的链接。

综上所述，DDBJ 数据库的宗旨就是不断改进国际核苷酸数据库（INSD）的数据作为共享应用的质量。与所有核酸数据库的理念一样，DDBJ 数核库也认为核苷酸序列比其他生物材料能更直接地记录生物进化，核苷酸序列不仅对生命科学研究而且对人类福利都是宝贵的，是人类的共同宝藏。

第三节 常用蛋白质数据库

随着基因组学和蛋白质组学研究的不断深入，需要对蛋白质信息进行精确高效的注释和功能分析，对蛋白质结构及功能进行预测，因而各种类型的蛋白质数据库迅速建立并蓬勃发展起来。蛋白质数据库主要分为蛋白质序列数据库、蛋白质结构数据库以及相互作用数据库。其中蛋白质序列数据库以 UniProt 为代表，其数据来自氨基酸序列测定；而蛋白质结构数据库以 PDB 为代表，数据主要来自蛋白质 X 线衍射和核磁共振结构测定。同时也建立了一些新型、专业型的蛋白质数据库，包括 BioGRID、MINT、ExPasy、Gepasi、IntAct、MS-Fit、STRING 等，对于蛋白质的序列、结构、功能及相互作用研究提供了强大的支持作用。以下将对目前最主要的蛋白质序列、结构和相互作用数据库，进行介绍。

一、蛋白质序列数据库

蛋白质是由 20 种不同的 L 型 α 氨基酸按一定的顺序排列连接形成的多聚体，并通过折叠或螺旋形成特定的空间结构，从而发挥其特定的功能。蛋白质的氨基酸排列序列又称蛋白质一级结构，由对应基因所编码。蛋白质的不同在于其氨基酸的种类、数目、排列顺序和肽链空间结构的不同。蛋白质序列数据库的数据来源主要包括两类，即通过测序研究获取的蛋白质序列数据以及根据 DNA 序列翻译预测的蛋白质序列。在此基础上蛋白质数据库还将对序列进行生物学意义的注释。

（一）蛋白质数据库建设的重要历程

1. PIR-PSD 数据库的建立 国际上最早建立的蛋白质序列数据库是蛋白质信息资源 - 国际蛋白质序列数据库（Protein Information Resource-International Protein Sequence Database，PIR-PSD）。PIR-PSD 的建立发端于 20 世纪 60 年代，玛格丽特·戴霍夫（Margaret Dayhoff）在美国国家生物医学基金会（National Biomedical Foundation，NBRF）的领导及资助下，开始收集整理蛋白质序列数据，并编著出版《蛋白质序列和结构图集》（*Atlas of Protein Sequence and Structure*）。至 1984 年，这一研究项目获得美国国立卫生研究院（National Institutes of Health，NIH）资助，进而开发成立了蛋白质信息资源数据库（Protein Information Resource，PIR）。1988 年，NBRF 联合德国慕尼黑蛋白质序列信息中心（Munich Information Center for Protein Sequence，MIPS）和日本国际蛋白质信息数据库（Japan International Protein Information Database，JIPID），在原有 PIR 的基础上成立了 PIR-PSD。PIR-PSD 成为当时数据量最丰富的蛋白质序列数据库，该数据库是一个全面的、经过注释的、非冗余的蛋白质序列数据库。数据库中超过 99% 的序列已按蛋白质家族分类，一半以上还按蛋白质超家族进行了分类；还涵盖了对许多序列、结构、基因组和文献数据库的交叉索引，以及数据库内部条目之间的索引。至 1994 年，随着欧洲生物信息学研究所（European Bioinformatics Institute，EBI）在英国剑桥基因组园区建立，PIR-PSD 数据库的维护移交给 EBI。

2. Swiss-Prot 数据库的建立 人工审阅和注释的瑞士蛋白质序列数据库（Swiss-Prot）由瑞士日内瓦大学医学院的阿莫斯·拜罗奇（Amos Bairoch）博士创建于 1986 年。Swiss-Prot 数据库的格式借鉴于前述的欧洲核苷酸序列数据库，其数据来源除上述的 PIR-PSD 数据库外，还包括欧洲核苷酸序列数据库中收录的编码区序列翻译得到的蛋白质序列以及文献中收集的蛋白质序列。SwissProt 数据库是一个人工注释的数据库，其中的所有序列条目都经过有经验的分子生物学家和蛋白质化学家通过计算机工具或查阅有关文献资料仔细核实；每个条目都有详细的注释，包括结构域、功能位点、跨膜区域、二硫键位置、翻译后修饰、突变体等，甚至还包括了与核苷酸序列数据库（EMBL、GenBank、DDBJ）、蛋白质结构数据库（PDB）以及多个二次数据库的交叉引用代码，并提供与其他数据库的链接。1987 年，Swiss-Prot 由日内瓦大学和欧洲分子生物学实验室（EMBL）共同管理与发布。

3. TrEMBL（Translated EMBL）数据库的建立 20 世纪 90 年代，随着核酸测序技术的快速发展，获取的核苷酸序列数据激增，由核苷酸序列通过计算机程序翻译得到的蛋白质序列也急剧增长。1996 年，欧洲生物信息学研究所（EBI）罗尔夫·阿普韦勒（Rolf Apweiler）和瑞士日内瓦大学的拜罗奇共同创建了核苷酸序列翻译的蛋白质序列数据库（TrEMBL），作为 Swiss-Prot 数据库的补充和后备，专门存放欧洲核苷酸序列数据库中所有编码序列翻译所得的氨基酸序列，并且完成自动注释。TrEMBL 数据库的数据可以分为两部分，即 SP-TrEMBL 和 REM-TrEMBL。其中 SP-TrEMBL 的条目已经由专家人工分类并且赋予了 Swiss-Prot 数据库的索引号，但是还没有通过人工审读；REM-TrEMBL 包含了由于某种原因没有被收入到 Swiss-Prot 数据库的条目。1998 年，瑞士生物信息研究所（Swiss Institute of Bioinformatics，SIB）成立，主要负责管理、维护和进一步开发 Swiss-Prot 数据库，而 EBI 主要负责管理、维护和发布 TrEMBL 数据库。

至 2002 年，在美国国立卫生研究院和美国科学基金会（National Science Foundation）、欧盟（European Union），以及瑞士联邦政府教育和科研联合办公室等机构共同倡导及资助下，PIR-PSD、Swiss-Prot 和 TrEMBL 3 个蛋白质序列数据库合并，建立了通用蛋白质资源（Universal Protein Resource，UniProt）数据库，对蛋白质序列数据及注释信息进行统一收集、管理、注释及发布。

（二）UniProt 数据库

通用蛋白质资源（Universal Protein Resource，UniProt）数据库于 2002 年建立，是一个集中收录蛋白质资源的数据库，也是当前收录蛋白质序列目录最广泛、功能注释最全面的蛋白质数据库。目前，UniProt 数据库是由欧洲生物信息学研究所（EBI）、美国蛋白质信息资源（PIR）以及瑞士生物信息研究所（SIB）等机构共同组成的 UniProt 协会（UniProt Consortium）编辑并维护。UniProt 数据库的宗旨是为科学界提供一个全面、高质量和免费获取的蛋白质序列和功能信息资源。其主页面上列出了 UniProt 主要组成部分名称和入口链接，包括其主要子数据库的种类和数据量，以及文献引用、交叉数据库、物种分类学来源、疾病、亚细胞定位、关键词等主要辅助信息。主页面右侧新闻（News）专栏可供用户了解数据库的更新等情况。此外，UniProt 数据库还提供了常用工具、数据下载、统计报表、数据递交、应用程序接口等功能模块。UniProt 数据库网站还拥有高级检索功能、帮助文档以及蛋白质分子精选（Protein spotlight）等特色板块。UniProt 数据库每 8 周更新一版，目前推出的最新版为 UniProt release 2023_03（2023 年 6 月 28 日发布），参见图 8-17。用户可以通过搜索结果页面上的下载链接，直接从本网站下载各数据集和子集，如果需要下载完整的数据集，建议使用 ftp.uniprot.org。同时也可以按照用户所在地域，从镜像网站下载数据。

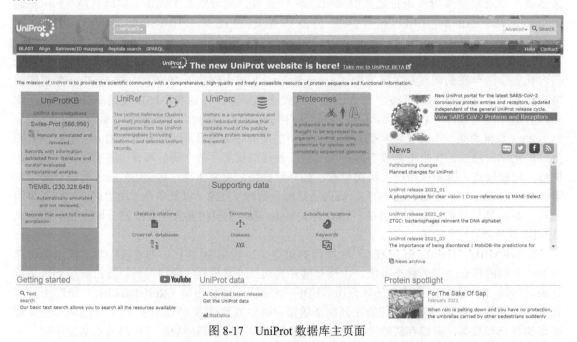

图 8-17　UniProt 数据库主页面

1. UniProt 数据库的主要结构和内容　UniProt 数据库由 UniProt 知识库（UniProt knowledge base，

UniProtKB)、UniProt 档案（UniProt archive，UniParc）、UniProt 参考资料库（UniProt reference clusters，UniRef）3 个主要的部分组成。同时还拥有蛋白质组和参考蛋白质组数据库、元基因组学与环境微生物序列数据库（UniMES）等资源。此外，UniProt 数据库还包括文献引用（literature citation）、物种分类学来源（taxonomy）、亚细胞定位（subcellular location）、数据库交叉链接（cross reference database）、相关疾病（disease）和关键词（keyword）等辅助数据。

（1）UniProt 知识库（UniProtKB）：是一个专家级数据库，也是 UniProt 数据库的核心精华部分。UniProtKB 分为 UniProtKB/Swiss-Prot 与 UniProtKB/TrEMBL 两个子库。UniProtKB 除蛋白质序列核心数据外，还包含大量注释信息，通过与其他资源进行交互查找的方式，为用户提供一个有关目的蛋白的全面的综合信息。这些信息是从学术文献和其他数据库中通过人工阅读和计算机提取得到的，内容包括蛋白质功能基因本体（gene ontology，GO）注释、物种名称及分类、亚细胞定位、蛋白质加工修饰及表达等信息。例如，物种分类学信息是蛋白质序列最基本的注释信息之一。UniProtKB 中绝大部分序列条目都包含物种分类学来源信息，在 Swiss-Prot 和 TrEMBL 两个子库中均描述了物种分布的大体情况，而且无论是人工审阅序列还是未经审阅序列，通常以细菌序列占 50% 以上，而真核生物序列在 Swiss-Prot 库中约占 1/3。表 8-9 列出了 Swiss-Prot 库中排名前 10 位的物种条目数。

表 8-9　UniProtKB/Swiss-Prot 子库中数据条目数前 10 位的物种

排名	中文名	物种名称	数量
1	人	*Homo sapiens*	20 376
2	小鼠	*Mus musculus*	17 107
3	拟南芥	*Arabidopsis thaliana*	16 202
4	大鼠	*Rattus norvegicus*	8147
5	酿酒酵母	*Saccharomyces cerevisiae*（ATCC 204508/S288c）	6721
6	牛	*Bos taurus*	6017
7	裂殖酵母	*Schizosaccharomyces pombe*	5121
8	大肠埃希菌	*Escherichia coli*（K12）	4529
9	线虫	*Caenorhabditis Elegans*	4353
10	枯草杆菌	*Bacillus subtilis*	4191

此外，为便于用户快速查看某个蛋白质在其他数据库中的信息，在最新版的 UniProtKB 中，共收录了 164 个重要生物信息数据库，分为 15 大类，包括注释数据库、序列数据库、蛋白质组数据库等，通过 UniProtKB 序列条目中的数据库交叉链接，可以直接查看其他数据库中有关该蛋白质的信息，包括基因组、核酸序列、蛋白质结构、蛋白质代谢通路、蛋白质家族、蛋白质功能位点、蛋白质相互作用等信息。UniProtKB 中收录的数据库详见表 8-10。

表 8-10　UniProtKB 收录的数据库

序号	Cross-references（DR）分类	包含数据库
1	序列数据库 （Sequence Database）	NCBI 人和小鼠共有编码序列数据库（Consensus Coding Sequences，CCDS） NCBI 参考序列数据库（RefSeq） EBI 核酸序列数据库（EMBL）
2	蛋白质三维结构数据库 （3D Structure Database）	国际蛋白质结构数据库（PDB） EBI 蛋白质结构概览（PDBSUM） 国际蛋白质结构模型数据库（Protein Model Portal） 瑞士生物信息研究所蛋白质结构同源模型数据库（Swiss Model Repository，SMR）

序号	Cross-references（DR）分类	包含数据库
3	蛋白质相互作用数据库 （Protein-Protein Interaction Database）	国际模式生物基因和蛋白质相互作用数据库（the Biological General Repository for Interaction Datasets，BioGRID） EBI 生物大分子相互作用数据库（Molecular Interaction Database，IntAct） 手工注释的生物大分子复合物数据库（Complex Portal） 邻近基因再现实例搜索工具（search tool for recurring instances of neighbouring genes，STRING） 德国哺乳动物蛋白质复合物综合资源库（Comprehensive Resource for Mammalian Protein Complex，CORUM） 相互作用蛋白质数据库（Database of Interacting Proteins）
4	化学小分子数据库 （Chemistry Database）	EBI 药物类生物活性分子数据库（ChEMBL） 加拿大阿尔贝塔大学（University of Alberta） 药物和药物靶标数据库（DrugBank） 药理信息网站（Guide to Pharmacology） 加州大学圣地亚哥分校（UCSD） 蛋白质和化学小分子结合数据库（Binding Database）
5	特殊类别蛋白质数据库 （Family/Group Database）	国际食品过敏特异免疫治疗联盟（Food Allergy Specific Immuno Therapy） 过敏分子数据库（Allergome） EBI 蛋白酶数据库（MEROPS） 法国艾克斯 - 马赛大学（Aix Marseille University） 糖代谢酶（Carbohydrate-Active Enzyme Database，CAZy）和多功能蛋白质数据库（MoonDB） 法国图卢兹大学（University of Toulouse）过氧化物酶数据库（PeroxiBase） 新英格兰生物实验室（New England BioLabs）限制性内切酶数据库（REBASE） 美国加利福尼亚大学戴维斯分校（UC Davis）转运蛋白分类数据库（Transporter Classification Database，TCDB） 瑞士生物信息研究所凝集素数据库（UniLectin） 加拿大康考迪亚大学（Concordia University）真菌来源木质纤维素蛋白质数据库（mycoCLAP）
6	翻译后修饰数据库 [Post-Translational Modification（PTM）Database]	蛋白质翻译后修饰数据库（iPTMNet） 蛋白质按基位点数据库（CarbonylDB） 蛋白质糖基化数据库（Glyconnect） 糖生物学数据库（UniCarbKB） 人类去磷酸化数据库（DEPOD）
7	多态性和突变体数据库 （Polymorphism Database）	NCBI 单核苷酸多态性数据库（dbSNP） 美国乔治 - 华盛顿大学癌症相关单核苷酸多态性数据库（BioMuta）
8	双向凝胶电泳数据库 （2D Gel Database）	瑞士双向聚丙烯酰胺凝胶电泳数据库（Swiss-2D Page） 南京大学医学院生殖相关双向聚丙烯酰胺凝胶电泳数据库（Reproduction-2D Page） 爱尔兰都柏林大学双向聚丙烯酰胺凝胶电泳数据库（UCD-2D Page）
9	蛋白质组数据库 （Proteome Database）	EBI 蛋白质组鉴定数据库（Pride） 国际蛋白质组联盟蛋白质组数据库（CTDB） 苏格兰蛋白质组动态百科全书（EPD） 瑞士生物信息研究所蛋白质丰度数据库（PaxDB） 德国马普所蛋白质组数据库（MaxDB） 西雅图蛋白质组中心肽段数据库（PeptideAtlas） 日本蛋白质组数据库（jPOST） 奥地利维也纳大学蛋白质组数据库（ProMex）

续表

序号	Cross-references（DR）分类	包含数据库
10	基因组注释数据库 （Genome Annotation Database）	EBI 基因组注释平台和数据库（Ensembl） 美国加利福尼亚大学圣克鲁兹分校的基因组浏览器（UCSC） NCBI 基因数据库 日本京都基因和基因组数据库（KEGG） 国际植物基因组注释数据库（Gramene） 美国过敏和传染病研究所病原菌信息资源中心（Patrie） 无脊椎动物病原菌数据库（VectorBase）
11	特殊物种数据库 （Organism-Specific Database）	模式生物基因组数据库，包括小鼠、大鼠、爪蟾、斑马鱼、果蝇、线虫、拟南芥等 人类孟德尔单基因疾病数据库（MIM） 人类基因、蛋白、疾病数据库（GeneCards） 人类蛋白质组织特异性表达（HPA） 药理遗传学和基因组数据库（PharmGKB） 比较环境毒理学数据库（CTD） 人类基因及变异与疾病相关数据库（DisGeNet） 真核生物病原菌数据库（EuPathDB） 人类和脊椎动物基因命名数据库（HGNC 和 VGNC）
12	系统发生数据库 （Phylogenomic Database）	Ensembl 基因树数据库（GeneTree） EBI 动物基因树（TreeFam 数据库） 欧洲分子生物学实验室直系同源簇和功能注释数据库（eggNOG） 瑞士生物信息研究所直系同源基因数据库（OrthoDB） 瑞士苏黎世大学直系同源数据库（OMA） 瑞典直系同源簇数据库（inParanoid）
13	酶和代谢通路数据库 （Enzyme and Pathway Database）	国际生物反应和过程知识库（REACTOME） 德国酶学数据库（BRENDA） 意大利信号网络开放资源（SIGNOR） 德国海德堡生物化学反应和动力学数据库（SABIO-RK） 日本京都大学代谢通路数据库（PATHWAY）
14	基因表达数据库 （Gene Expression Database）	EBI 基因表达数据库（Expression Atlas） 瑞士生物信息学研究所正常组织基因表达数据库（Bgee）
15	蛋白质家族和结构域数据库 （Family/Domain Database）	EBI 综合蛋白质序列分类数据库和分析平台（InterPro） 蛋白质家族和结构域数据库（Pfam） 欧洲分子生物学实验室蛋白质结构域分类数据库和分析平台（SMART） NCBI 保守结构域数据库（CDD） 美国南加利福尼亚大学蛋白质组功能和演化数据库（PANTHER） 美国乔治敦大学基于全长序列的蛋白质组分类数据库（PIRSF） 伦敦大学蛋白质分类数据库 CATH 中结构域数据库（Gene3D） 英国剑桥大学蛋白质结构和功能注释数据库（SuperFamily） 英国曼彻斯特大学蛋白质组指纹图谱数据库（PRINTS） 瑞士生物信息研究所蛋白质功能位点数据库（Prosite） 法国蛋白质结构域数据库（ProDom）

　　UniProtKB/Swiss-Prot 与 UniProtKB/TrEMBL 两个子库序列条目分类相似，采用统一的数据库格式和登录号系统，主要差别在于 Swiss-Prot 库中的序列条目以及相关信息都经过人工注释（manual annotation）和审阅（reviewed），而 TrEMBL 中的序列仅经过自动注释，尚需要等待手工注释和人工审阅后归入 Swiss-Prot 子库中，这导致两个子库的数据量差别很大。截至 2022 年 1 月，Swiss-Prot 子库含 566 996 条序列，其中包括人类 204 185 条，而 TrEMBL 子库的数据量达到 230 328 648 条。由于 TrEMBL 子库中的序列未经手工注释，也未经人工审阅，可靠性远不及

Swiss-Prot 子库中的序列。

1）UniProtKB/Swiss-Prot：主要收录人工注释的序列和经过计算机辅助分析的序列及其相关文献信息。这些注释都是由专业的生物学家给出的，准确性较高。在 UniProtKB 中，注释包括对蛋白质功能、酶学特性、具有生物学意义的相关结构域及位点、翻译后修饰情况、亚细胞定位、组织特异性、发育阶段特异性、结构、相互作用、剪接异构体、相关疾病信息的注释等。注释的另一个重要工作就是对同一蛋白质的所有相关报道进行归纳、总结。对蛋白质序列进行仔细检查之后，注释人员还会将相关参考序列、剪接变异体、基因变异体和疾病相关信息全都整合起来，而且不同序列间有任何的差异也会标示出来。注释人员还会将蛋白质数据与其他核酸数据库、物种特异性数据库、结构域数据库、家族遗传史或疾病资料数据库进行交叉参考。表 8-11 列出了 UniProtKB/Swiss-Prot 2022_01 版中所有（29 种）常规注释信息的中英文名称和数量及其在数据库中的条目数和占数据库条目总量比例。

UniProtKB/Swiss-Prot 数据库公布的统计信息（release statistic），除定期对数据库的数据总量、更新情况、数据类别、物种分布等基本信息外，还包括所有注释信息的更新情况。熟悉这些注释信息，有助于了解 UniProtKB 的主要内容，快速高效地获取所需信息。目前最新的 2022_01 版中包含蛋白质序列 566 996 条，包括 204 698 499 个氨基酸，涉及物种 14 216 种。Swiss-Prot 2022_01 版还包括 1091 条新添加的序列，更新 257 条记录，修订了 403 904 条记录。

表 8-11　UniProtKB/Swiss-Prot 子库中常规注释信息统计表

排序	注释信息（英文）	数量	条目数	百分比（%）
1	序列相似性（similarity）	507 948	503 800	91
2	功能（function）	466 212	445 565	83
3	亚细胞定位（subcelluar location）	349 160	341 774	62
4	催化活性（catalytic activity）	282 182	237 510	50
5	亚基（subunit）	278 602	277 779	50
6	代谢通路（pathway）	138 188	125 357	25
7	辅助因子（cofactor）	123 171	112 770	22
8	翻译后修饰（post-translational modification，PTM）	56 591	41 747	10
9	结构域（domain）	48 832	42 035	9
10	组织特异性（tissue specificity）	45 806	45 805	8
11	序列警示（sequence caution）	44 055	44 055	8
12	杂类（miscellaneous）	38 582	35 515	7
13	选择性剪接产物（alternative products）	25 265	25 265	5
14	诱导（induction）	20 976	20 964	4
15	相互作用（interaction）	19 170	19 170	3
16	活性调节（activity regulation）	14 807	14 807	3
17	中断表型（disruption phenotype）	14 316	14 314	3
18	警示（caution）	12 858	12 612	2
19	发育阶段（developmental stage）	12 154	12 153	2
20	生物物理化学特性（biophysicochemical properties）	8 251	8 251	1
21	疾病（disease）	7 031	4 716	1
22	质谱（mass spectrometry）	6 938	5 229	1
23	网站资源（web resource）	6 749	5 589	1
24	单核苷酸多态性（single nucleotide polymorphism）	1 324	1 268	< 1

续表

排序	注释信息（英文）	数量	条目数	百分比（%）
25	生物技术（biotechnology）	974	960	＜1
26	过敏原（allergen）	764	764	＜1
27	毒性剂量（toxic dose）	668	610	＜1
28	RNA 编辑（RNA editing）	627	627	＜1
29	药物（pharmaceutical）	117	113	＜1

2）UniProtKB/TrEMBL：收录的则是高质量的经计算机分析后进行自动注释和分类的序列，注释内容包括蛋白质名、基因名、物种名、分类学地位等基本信息，以及功能、表达、定位、家族和结构域等注释信息与其他数据库的链接等。计算机辅助注释使用的是 Spearmint 规则，而人工注释依据的则是蛋白质家族规则，包括 HAMAP 家族规则（HAMAP family rules）、RuleBase 规则、PIRSF 分类命名规则以及位点规则。另外，UniProtKB/TrEMBL 还收录了所有 EMBL-Bank/GenBank/DDBJ 核苷酸序列数据库中的编码序列翻译后蛋白质序列，排除了诸如上述数据库中编码的小片段序列、人工合成的序列、大部分非胚系免疫球蛋白序列、大部分 T 细胞受体序列、大部分专利序列和一些高度过表达的序列，并且把包含在 Swiss-Prot 中的序列删除；UniProtKB/TrEMBL 还收录了拟南芥信息资源库（TAIR）、SGD 和人类 Ensembl 数据库中序列翻译后蛋白质序列。但是，由于 TrEMBL 中的序列未经手工注释，准确度较低，且冗余度也比较大。

（2）UniProt 档案库（UniParc）：是目前数据最为齐全的非冗余蛋白质序列数据库，收录了不同数据库来源的所有的最新蛋白质序列和修订过的蛋白质序列，以保证数据收录的全面性。UniProt 档案库不但储存了大量的蛋白质序列资源，同时也是最全面的能反映所有蛋白质序列历史的数据库。在蛋白质序列分析过程中，由于蛋白质数据的来源、测定方法、递交时间、审阅方式和更新周期等存在差异，同一蛋白质可能存放于多个数据库，而某个数据库中收录的若干条目其序列也可能相同。为避免上述冗余问题，UniProt 档案库将相同序列归并成一条记录，而不论这些数据是否来自同一物种，同时赋予唯一标识符（unique identifier，UPI），UPI 一旦赋予，就不再改变也永不删除。UniParc 的数据来源包括 UniProtKB 数据库、蛋白质结构数据库（PDB）、蛋白质研究基金会数据库（PRF）、国际核苷酸序列数据库（EMBL/DDBJ/GenBank）、NCBI 参考序列数据库（RefSeq）、基因组数据库（Ensembl）、脊椎动物基因组注释（VEGA）数据库、拟南芥等模式生物数据库、蛋白质数据库（PDB），以及各国的蛋白质序列专利数据库，共计 20 多个。UniParc 中每一条记录包含的基本信息包括标识符、序列、循环冗余校验码（cyclic redundancy check number），来源数据库中的检索号、版本号、时间印记。截至 2022 年发布的 UniParc 2022_01 版数据库中含 485 752 832 条记录。为了避免出现冗余数据，UniParc 每天会收录最新的数据和修改过的数据。

UniParc 中的记录都是没有注释的，因为蛋白质只有在指定的条件下才能够进行注释。例如，序列完全相同的蛋白质如果属于不同的物种、组织或不同的发育阶段，其功能都有可能完全不同。每个 UniParc 记录除包含特定标识符 UPI、序列、循环冗余校验码等基本信息外，同时还列出源数据库，包括源数据库名称、源数据库中该序列的登录号、版本号、最早收录时间和最近更新时间。不论这些序列条目源自何处，具有同一标识符的所有条目序列完全相同。若源数据库已经不复存在或源数据库中该序列条目已经不复存在，则标注为无效（inactive）条目。以血红蛋白 α 亚基（Hemoglobin subunit alpha，HBA1）为例，其 UniParc 标识符为 UPI0000000239，共包括 233 个有效条目，1193 个无效条目（2022 年 2 月发布的版本），图 8-18 显示了 UPI0000000239 条目检索结果中有效条目之一的 UniProtKB-P69905（HBA_HUMAN）的页面。通过有效条目中的登录号，可以查看数据库中该序列条目。通过无效条目，可以追踪该序列历史，搞清该序列曾经出现在哪些数据库中。

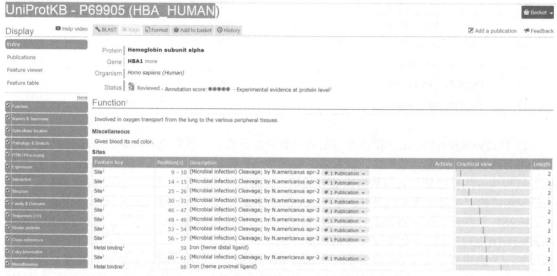

图 8-18　UniParc 数据库中 HBA1 蛋白质的检索结果

（3）UniProt 参考（UniProt reference clusters，UniRef）数据库：通过序列同一性对最相近的序列进行归并及分类汇总，加快搜索速度。UniRef 数据库的数据主要来源于 UniProtKB 中的各种数据，包括各种剪接变异体，并随着 UniProtKB 的更新而同步更新的；还从 UniParc 中选取了一些数据以求能完整地收录所有数据，同时也保证没有冗余数据。UniRef 数据库中的数据是按照分辨率（resolutions）来分类的，包括 3 个序列聚类（sequence cluster），即 100%、90% 和 50%，分别对应 UniRef 100、UniRef 90 和 UniRef 50 数据集。UniRef 数据库每一条序列只会属于其中的一个聚类，这条序列在其他的同一性级别中也只会有一条父集（parent cluster）序列和子集（child cluster）序列。

UniRef 100、UniRef 90 和 UniRef 50 数据集的构建按照一定的筛选标准进行。第一类是把不同物种中长度不小于 11 个氨基酸的相同序列和序列片段合并在一起，得到 UniRef 100 数据集；第二类是按相同位点所占序列全长比例的 90% 为阈值，以及至少 80% 重叠的序列进行分类，将 UniRef 100 数据集中高度相似序列合并在一起，产生 UniRef 90 数据集。第三类则是按相同位点所占序列全长比例的 50% 为阈值，将 UniRef 90 数据集中具有一定相似性的序列合并在一起，所得数据集即 UniRef 50。目前，在 UniRef 2022_01 版中，UniRef 100 中包含 297 827 854 条记录，UniRef 90 包含 144 113 457 条记录，UniRef 50 包含 51 331 777 条记录。UniRef 100 是目前最全面的非冗余蛋白质序列数据库。UniRef 90 和 UniRef 50 数据量有所减少是为了能更快地进行序列相似性搜索以减少结果的误差。UniRef 数据库中的每一个记录都包含标识符、数据来源、蛋白质名称、分类学信息、聚类下条目数等信息。通常从 UniRef 数据库的 3 个数据集的每个记录中，选取序列长度最长的一条序列作为种子序列（seed），选择注释最为详尽的序列为代表序列。

（4）蛋白质组（proteomes）数据和参考蛋白质组数据：2011 年 9 月，UniProt 增加了蛋白质组数据库。蛋白质组数据主要是指已经完成全基因组测序物种的核苷酸序列翻译所得的蛋白质序列。截至 2022 年 1 月，蛋白质组共收录数据 431 713 组，每组数据都赋予蛋白质组特定标识符（unique proteome identifier）。UniProt 数据库挑选测序质量较好、数据比较完整、注释比较详尽并具有代表性的蛋白质组为参考蛋白质组（reference proteome），目前总计有 20 671 套参考蛋白质组数据，包括真核生物 1657 套、细菌 8418 套、病毒 10 261 套和真菌的 335 套。需要说明的是，参考蛋白质组中的序列条目并非都经过人工审阅。

（5）UniProt 的蛋白质文献信息：UniProt 还将 UniProtKB 中注释蛋白质时引用的文献等信息

整合到数据中以供用户参考。目前，UniProtKB 中有近 414 505 条 PubMed 的文献被引用来注释约 410 万条蛋白质序列，其中有 66% 都被收录到 UniProtKB/Swiss-Prot 中。随着文献的爆炸性增长，同时也保证用户访问更多的出版物，UniProtK 将来自其他注释数据库的其他文献也整合进来，包括来自人类、小鼠、酵母和其他物种基因或蛋白质信息的外部数据库的引用文献，这些外部数据库包括 Entrez Gene 里的 GeneRIF 数据库及 SGD、MGI、GAD、PDB 数据库。上述 5 个外部数据库共整合了约 244 000 条引用文献，涵盖了 UniProtKB 中约 110 000 条记录。UniProt 还将继续从其他 MOD 数据库和蛋白质功能数据库中发掘更多的文献资料补充到 UniProtKB 中。这些补充的文献资料不仅有利于对 UniProtKB 中的记录进行注释，同时也有利于帮助用户发掘出更多他们感兴趣的蛋白质的资料。

2. 数据库检索　UniProt 网站为数据库中的不同数据集提供了统一的检索界面，点击检索框左侧下拉菜单，即可列出所有可检索的数据集，包括 UniProtKB、UniRef 参考序列库、UniParc 档案库、Proteome 蛋白质组和注释系统（annotation system）以及支持资料（包括文献、分类学、关键词、亚细胞定位、交互引用资料库和人类疾病等辅助数据库），甚至帮助文档也可按关键词进行检索。利用强大的数据库索引技术，UniProt 数据库对大量注释信息做了索引，为快速准确查找特定信息提供了方便。此外，UniProt 数据库也支持基于逻辑运算的高级检索，便于用户依据序列条目注释信息进行精确检索。

3. 在线工具和应用程序接口（API）　UniProt 网站数据库中提供的在线工具主要包括四种，即数据库相似性搜索工具（BLAST）、序列比对工具（align）、检索和登录号映射工具（retrieve/ID Mapping）、多肽搜索工具（peptide search）。在线获得多序列比对结果后，用户可根据注释信息和氨基酸特性用不同颜色标注不同位点的序列特征信息。其中，BLAST 可以发现蛋白质序列之间的局部相似性区域，推断序列之间的功能和进化关系，并帮助识别基因家族成员；序列比对工具采用 Clustal Omega 程序进行两条或更多蛋白质的序列比对分析，探讨它们的特性；检索和登录号映射工具可用于检索相应的 UniProt 条目后下载或在线开展分析工作，也可以将不同类型的标识符与 UniProt 标识符互换，并下载标识符列表。

UniProt 网站提供的应用程序接口（API），为通过计算机程序查询和获取 UniProt 数据库中的序列或各种注释信息提供了方便。通过基于描述性状态迁移（representational state transfer，REST）的网页访问应用程序接口，既可访问单个序列条目，也可批量访问多个序列条目；既可通过网页地址直接访问某个序列条目，也可通过查询语句访问指定的序列条目。

4. 蛋白质热点（protein spotlight）　是 UniProt 提供的极具特色的科普板块。该板块建立于 2000 年，通过短文介绍当前被研究关注的热点蛋白质。蛋白质热点从 UniProtKB 中每月挑选一个特色蛋白质或蛋白质家族，用轻松的语言讲述该蛋白质的故事，或介绍某个蛋白质的特殊功能。蛋白质热点由 Swiss-Prot 小组的 Vivienne Baillie Gerritsen 撰写和维护，截至 2022 年 3 月，已撰写了 244 篇科普短文，通过文末文献和登录号，可进一步了解该蛋白质研究背景和最新进展，在 UniProtKB 中查看其详细注释信息。

二、蛋白质结构数据库

蛋白质结构是指蛋白质分子的空间结构。蛋白质的分子结构可划分为四级：蛋白质一级结构，即肽或蛋白质的氨基酸序列（或残基序列）；蛋白质二级结构，依赖于肽链骨架，按一定的规律卷曲（如 α 螺旋结构）或折叠（如 β 折叠结构）形成特定的空间结构；蛋白质三级结构，在二级结构的基础上，肽链按照一定的空间结构进一步形成的更复杂结构；蛋白质四级结构，是由两个或多个多肽链通过相互作用形成的结构。蛋白质结构是发挥其生物学功能的基础，也是当前生物信息学的重要研究内容之一。通过蛋白质序列和空间结构的解析，对其功能进行预测分析，已成为蛋白质组学和功能基因组学研究蛋白质结构和功能的主要策略。蛋白质高级结构分析方法主要包括 X 射线晶体衍射技术，以核磁共振波谱学、质谱和可见 - 紫外光分析为代表的波谱技术，以及包括冷冻电子显微镜技术、电子和中子衍射技术和原子力显微术等代表的三维电镜重构技术等。

蛋白质结构预测主要策略在于，通过分析蛋白质中氨基酸序列和三维结构之间的关系，从氨基酸序列预测蛋白质结构。因此，有效地理解蛋白质序列和结构间的复杂关系，不仅需要蛋白质测序技术、计算机算法的不断改进，也在于数据充分、信息丰富、注释准确的蛋白质结构数据库的构建与完善，最终为蛋白质结构的分析提供参考和支持。目前已建立起蛋白质数据库（PDB）、蛋白质结构分类数据库（Structural Classification of Proteins，SCOP）、蛋白质分类架构拓扑 - 同源数据库（CATH）等蛋白质结构数据库，这些数据库为蛋白质的结构分析预测提供了重要支持。

（一）蛋白质数据库

1971 年由美国国家科学基金等组织提供资助，美国布鲁克海文国家实验室（Brookhaven National Laboratory）维护的生物大分子三维结构的蛋白质数据库（PDB）成立，最初仅包含 7 个分子结构。1998 年，结构生物信息学研究合作实验室（Research Collaboratory for Structural Bioinformatics，RCSB）开始负责 PDB 的管理，另三家机构拉特格斯大学（Rutgers University）、圣地亚哥超级计算中心（San Diego Supercomputer Center，SDSC）和美国国家标准化研究所（National Institutes of Standards and Technology，NIST）作为主要成员参与管理。PDB 是目前最主要的收集生物大分子（蛋白质、核酸和糖）三维结构的数据库，是通过 X 线单晶衍射、核磁共振、电子衍射等实验手段确定的蛋白质、多糖、核酸、病毒等生物大分子的三维结构数据库。研究者可以通过网络直接向 PDB 提交数据。2003 年，全球蛋白质数据库（worldwide protein data bank，wwPDB）成立，该数据库由 PDB 数据的收集、处理和分发中心组织组成，以维护和注释 PDB 大分子结构数据档案。目前，PDB 拥有 188 431 种分子结构，包括人类的序列结构 56 345 种，对全球的科研工作者、教育工作者以及学生等提供免费服务。其主页面参见图 8-19。在主页的左边栏，提供了欢迎（Welcome）、存放（Deposit）、查询（Search）、可视化（Visualize）、分析（Analyze）、下载（Download）等主要应用接口。用户可以根据需求开展分析工作。以下将对几个重要的应用接口进行介绍。

1. PDB 资料的存放（deposit）**和文件格式**（format）　PDB 主要描述的是蛋白质和其他重要生物大分子的原子坐标和其他相关信息，包括参考文献、1 级和 2 级结构信息，也包括晶体结构因数以及 NMR 实验数据。结构生物学家使用 X 射线晶体学、核磁共振波谱和低温电子显微镜等方法来确定每个原子在分子中相对的位置，然后将这些信息存起来，注释并由 wwPDB 公开发布到数据库中。因此，存储在 PDB 中的生物大分子的坐标文件成为 PDB 的核心。这些文件列出了每个蛋白质中的原子以及它们在空间中的三维位置。

（1）资料的存放（deposit）：在 PDB 完成数据的存放需要通过资料准备、资料验证、存放资料等步骤完成。资料准备一般采用相应的提取工具进行，其中 pdb_extrac 可以从结构确定程序中提取和获得 PDBx/mmCIF 格式的数据；而 SF-Tool 转换各种数据格式之间的结构因子文件；Ligand Expo 可以用于在化合物字典中搜寻配体的 ID 号；PDBML2CIF 将 PDBML 格式的数据转换为 PDBx/mmCIF 格式；PointSuite 生成具有点对称和螺旋对称的大分子组件的对称记录；MAXIT 在文件格式等各类文件之间翻译数据。

资料验证主要由数据库提供的验证服务完成。验证报告包含了对结构质量的评估，特别关注的是模型坐标、实验数据和两者之间的拟合。验证提供的易于理解的摘要信息，将模型的质量与存档中的其他模型的质量进行比较，有助于用户批判性地评估 PDB 的条目，并根据他们的需要选择最合适的结构模型。已发布条目的验证报告可以从结构摘要页面中下载获得。

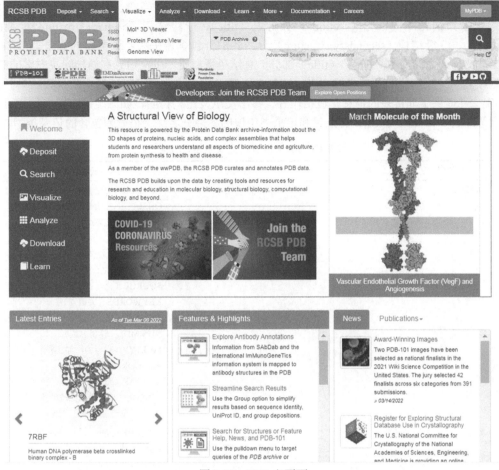

图 8-19　PDB 主页面

（2）PDB 文件的格式：主要包括 PDBx/mmCIF、PDBML/XML 等格式。PDBx/mmCIF 是由 PDB 交换字典（PDB Exchange Dictionary）精确定义的 PDB 文件格式，是 wwPDB 的官方格式和 PDB 文档的标准格式。所有的 PDB 数据处理和注释都使用 PDBx/mmCIF 文件格式执行，它对单个 PDB 条目中包含的原子、残基或肽链的数量没有任何限制。另外，PDBx/mmCIF 文件格式由可视化应用程序支持，如 Jmol、JSmol、Chimera、COOT、PyMol、CCP4MG、Molmil 和 OpenRasMol。wwPDB 鼓励 PDBx/mmCIF 工作组、the NMR Exchange Format 工作组、X 射线读序软件包（Refmac and Phenix）和 3D Electron Microscopy Community 的合作，不断改进相关软件的开发应用，确保能够读写 PDBx/mmCIF 文件。PDBML/XML 是由蛋白质数据库标记语言（the protein data bank markup language，PDBML）提供的 XML 格式的文件。该格式是由 PDB 交换字典直接翻译产生的。PDB 使用的其他数据字典已经被电子翻译成 XML/XSD 模式。PDBML 格式的数据文件可以从 wwPDB 的 ftp 站点下载。PDBML 数据文件以 3 种形式提供：完全标记的文件、没有原子记录的文件和具有原子记录空间编码的文件。

一个典型的 PDB 格式的文件以文本格式储存信息，每一条信息称为一个记录（record）。一个 PDB 文件通常包括很多不同类型的记录，它们以特定的顺序排列，用以描述结构，如头部（HEADER）、废弃（OBSLTE）、错误警告（CAVEAT）、化合物（COMPND）、实验方法（EXPDTA）、残基序列（SEQRES）、标准残基修饰（MODRES）、非标准残基（HET）等。根据数据库格式，每条记录中包含字段列号、已定义的数据类型、字段名称或必须出现在字段中的带引号的字符串，对于字段定义未指定的任何列都必须留空，每个字段都包含一个可由程序验证的已标识的数据类型。同时，为了更清晰便捷地理解 PDB 文件各部分的意义，PDB 数据库将相关的记录归纳为不同部分（section），如标题（title）、一级结构（primary structure）、杂因子（heterogen）、二级结构（secondary structure）等，各部分包含若干条不同类型的记录。例如，记录中出现的一个大的文本"标题"（title）部分，总结了蛋白质、引文信息和结构解决方案的细节，然后是序列和一长串原子及其坐标列表，还包含了用于确定这些原子坐标的实验观察结果。完整的 PDB 文件提供了非常多的信息，包括作者、参考文献及结构说明，如二硫键、螺旋、片层、活性位点等。表 8-12 列举了 PDB 各条目和记录中出现的各部分名称、描述和包含的记录类型。

表 8-12　PDB 条目和记录中格式描述

序号	中文名称	英文名称	描述	包含记录类型
1	标题部分	title	概要及描述性备注	HEADER（分子类型，公布日期、ID 号） OBSLTE（注明此 ID 号已改为新号） TITLE（说明实验方法类型） SPIT（实例） CAVEAT（可能的错误提示） COMPND（化合物分子组成） SOURCE（化合物来源） KEYWORDS（关键词） EXPDTA（测定结构所用的实验方法） NUMMDL（模型总数） MDLTYP（坐标的附加注释） AUTHOR（结构测定者） REVDAT（修订日期及相关内容） SPRSDE（已撤销或更改的相关记录） JRNL（发表坐标集的文献）
2	标注	remark	比标准记录更深入的条目注释及描述	REMARKs 0-999（按编号标注） REMARK 1（有关文献） REMARK 2（最大分辨率） REMARK 3（用到的程序和统计方法）
3	一级结构	primary structure	氨基酸或核苷酸序列及与数据库相关性记录	DBREF（其他序列库的有关记录） SEQADV（PDB 与其他记录的出入） SEQRES（残基序列） MODRES（对标准残基的修饰）
4	杂因子	heterogen	非标准残基描述	HET（非标准残基） HETNAM（非标准残基的名称） HETSYN（非标准残基的同义字） FORMUL（非标准残基的化学式）
5	二级结构	secondary structure	二级结构描述	HELIX（螺旋） SHEET（片层） TURN（转角）
6	连接注释	connectivity annotation	化学连接注释	SSBOND（二硫键） LINK（残基间化学键） CISPEP（顺式残基）
7	其他特征	miscellaneous features	其他内在特征	SITE（记录催化、辅助因子的特定残基）
8	晶体学和坐标转换	crystallographic and coordinate transformation	晶胞特征和坐标转换描述	CRYST1（晶胞参数） ORIGXn（直角 –PDB 坐标） SCALEn（直角 - 结晶学坐标） MTRIXn（非晶相对称）

续表

序号	中文名称	英文名称	描述	包含记录类型
9	坐标信息	coordinate	原子坐标数据	MODEL（多亚基时示亚基号）
				ATOM（标准基团的原子坐标）
				ANISOU（温度因子）
				TER（链末端）
				HETATM（非标准基团原子坐标）
				ENDMDL（亚基结束）
10	连接信息	connectivity	化学连接	CONECT（原子间的连接信息）
11	簿记	bookkeeping	摘要信息和文件结束标记	MASTER（版权拥有者）
				END（文件结束）

需要说明的是，表 8-13 中列举的各类参数，对于理解和解释 PDB 数据具有重要意义。例如，REMARK 记录用来记述结构优化的方法和相关统计数据；CRYST1 记录用来记述晶胞结构参数，包括 a、b、c、α、β、γ 空间群以及 Z 值（单位结构中的聚和链数）；ATOM 记录记述了标准氨基酸以及核酸的原子名、残基名、直角坐标、占有率、温度因子等信息；HETATM 记录记述了标准氨基酸以及核酸以外的化合物的原子名、残基名、直角坐标、占有率、温度因子等信息；TER 记录表示链的末端，在每个聚合链的末端都必须有 TER 记录，但是由无序序列造成的链的中断处不需要该记录。

2. PDB 数据库的查询（search） PDB 数据库的查询和检索分为基础查询（basic search）和高级查询（advanced search）两种方式。

（1）基础查询：搜索选项位于网站的顶部栏中，在下拉菜单中选择要执行的搜索类型。搜索类型有两种，即 PDB 文档（PDB archive）和记录（documentation）。在 PDB 文档模式下可快速搜索分子结构；而在记录（documentation）模式下，它可以用于在网站上搜索与术语相关的文本描述，使用网站上提供的特定功能和功能的说明、教育材料或新闻公告。在具体应用时，用户可以在网站任何页面上，通过在顶部的搜索栏中输入一个搜索词来运行基础搜索。

如果需要寻找大分子结构、配体或组件，则利用 PDB 文档查询模式通过基于文本的查询是最快捷的方式，也可以通过蛋白质的名称、基因、作者、配体、关键词等来查找结构（即 PDB 条目）。在结构中存在的，当从阅读文献或其他数据资源中获得了感兴趣结构的特殊标识符，或者基因 / 蛋白质序列、配体相关名称时，采用此选项非常有用。而选择了记录检索模式时，在输入查询条目的文本之前，用户可以在所有与网站相关的页面中搜索一个术语 / 短语，包括教育材料、教程等。搜索结果中，PDB 文档模式的搜索结果包括结构、实体、组件或分子定义，而记录模式的搜索结果分为 4 种标签标注的部分，即 RCSB PDB、新闻 / 公告、PDB101 和 ALL（代表所有结果）。

（2）高级查询：除了分子结构中的原子三维坐标，所有的 PDB 条目都包括各种关于实验、聚合物序列和结构中存在的配体等相关数据。来自其他数据资源的信息和注释也被连接到每个 PDB 条目上。RCSB PDB 数据库的高级搜索选项允许用户查询坐标文件中的所有数据及其相关的注释，以快速找到与感兴趣的主题相关的结构、聚合物和配体。目前，高级查询可以采用以下 4 种检索方式。

1）属性搜索（attribute search）：此选项允许基于条目、组件或配体的特定文本或数字属性进行 3 种类型的搜索：PDB 条目及其相关注释的全文搜索（full text search）；PDB 结构的文本和数值属性的结构属性搜索（structural attributes search），这些属性与分子相关的实验细节（如名称、标识符）相关；小分子（配体）、抑制剂、药物等的名称和分类的化学属性搜索（chemical attributes search）。

2）基于序列的搜索（sequence based search）：这个选项允许基于 PDB 结构中存在的多聚体序

列进行搜索。序列搜索（sequence search）使用的多聚体序列，是在蛋白质和核酸中全部的或一个重要部分的多聚体序列。而序列基序搜索（sequence motif search）使用的是一个较短的多聚体查询序列。

3）基于结构的搜索（structure based search）：该搜索方式基于 3D 结构比对分析。结构搜索（structure search）是基于三维形状的；而结构基序搜索（structure motif search）是基于在给定的PDB 结构中一组选定的构件的局部排列。

4）化学搜索（chemical search）：这个选项允许基于化学信息（化学公式和描述符，如SMILES、InChI）进行的搜索。

3. PDB 文件的读序和可视化（visualize）分析　用户可以使用文本编辑器直接查看 PDB 文件，但更有效的方法是使用浏览或可视化程序来查看文件。PDB 提供的在线工具，如 RCSBPDB，允许用户搜索和探索 PDB 标题下的信息，包括关于实验方法和蛋白质的化学和生物学信息。一旦找到了感兴趣的 PDB 条目，就可以使用可视化程序来读序 PDB 文件，在计算机上显示蛋白质结构，并创建它的自定义图片。这些程序通常还包括一些有用的分析工具，允许测量距离和键角，并识别有趣的结构特征。PDB 数据库的可视化分析，主要由 Mol* 3D Viewers 在线程序完成。在PDB 的主页上提供了相关教程指导软件的利用。另外，在可视化界面，还提供了蛋白质特征视图（protein feature view）和基因组视图（genome view）分析。在蛋白质特征视图中，提供了 PDB条目的的生物学和结构蛋白特征的图形摘要，以及它们如何对应于 UniProtKB 序列，并从 RCSBPDB 的网络服务和第三方资源（如 UniProtKB、CATH 或 SCOPe）中加载特征。在基因组视图界面，说明了 PDB 条目的序列和基因组之间的对应关系。当 PDB 条目和基因之间的关系可用时，PDB 条目序列被映射到它们的基因组位置，以显示在实体坐标中一个基因的可用区域。

（二）蛋白质结构分类数据库

蛋白质结构分类数据库（Structural Classification of Proteins，SCOP）建于 1994 年，由英国医学研究委员会（Medical Research Council，MRC）的分子生物实验室和蛋白质工程研究中心开发和维护。SCOP 数据库是对已知蛋白质结构进行分类的数据库。SCOP 数据库根据不同蛋白质的氨基酸组成以及三级结构的相似性，描述已知结构蛋白质的功能及进化关系。SCOP 数据库的构建除了使用计算机程序外，主要依赖人工验证，旨在提供所有结构已知蛋白质之间的结构和进化关系的详细和全面描述。SCOP 数据库还对其他全球知名蛋白质数据库（Uniprot、PDB、SIFTS）进行数据的更新，并提供访问链接。目前 SCOP 数据库的最新版是第 2 版（图 8-20），截至 2022 年2 月 25 日，此版共包括 71 402 个非冗余结构域，代表 834 865 个蛋白质结构。

1. SCOP 数据库分类层次　SCOP 数据库按照由简单到复杂的结构将数据分为多个层次，包括家族（family）、超家族（superfamily）、折叠（fold）、内禀非结构化蛋白质区域（IUPR）、类（class）、蛋白质类型（protein type）等不同的级别和层次。

（1）家族（family）：家族中记录的是有明确证据表明它们进化起源的蛋白质。在大多数情况下，它们之间的关系可以通过目前的序列比较方法（如 BLAST、PSI-BLAST 和 HMMER）检测到。

（2）超家族（superfamily）：汇集了相关性更远的蛋白质结构域。它们的相似性往往局限于共同的结构特征，包括活性或结合位点的保守结构，或类似的寡聚化模式，提示可能存在同一进化祖先。这些关系有时可以跨越不同大小的结构区域，因此我们为家族和超家族级别提供了域边界。

（3）折叠（fold）：折叠组超级家族成员拥有整体的结构特征。这些特性包括域核心区的二级结构、架构和拓扑结构的组成。折叠是超家族的一个属性，但一些超家族的组成家族已经进化出属于不同折叠的明确结构特征。

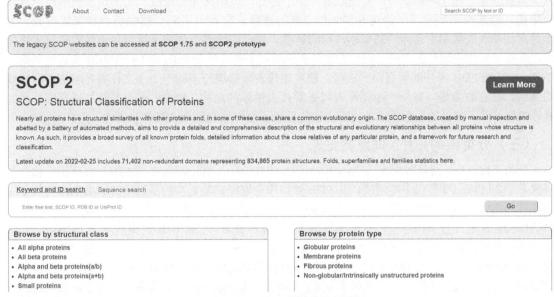

图 8-20　SCOP 数据库主页面

（4）内禀非结构化蛋白质区域（intrinsically unstructured protein region，IUPR）：聚集了不具有球状折叠结构的蛋白质超家族或蛋白质区域。其中一些蛋白质以不同构象的集合形式存在，或在自由状态下具有非结构化，但在与其他大分子结合时具有有序构象。

（5）类（class）：将具有不同二级结构的折叠和 IUPR 聚集在一起，包括全 α 和全 β 蛋白质，分别含有显著的 α 螺旋和 β 链、"混合" α、β 类和 α/β、具有交替和分离的 α 螺旋和 β 链（α+β），以及第五类很少或没有二级结构的小蛋白质。

（6）蛋白质类型（protein type）：将折叠和 IUPR 分为四组，即可溶性、膜性、纤维性和内禀无序。每一种类型在很大程度上都与特征序列和结构特征相关。

2. SCOP 数据库的使用　SCOP 数据库的主旨在于以容易理解的组织方式和注释结构，为广大的研究者提供便捷访问和应用服务。用户可以探索类似于他们所关注的蛋白质结构，也可以浏览数据库提供的丰富的蛋白质结构和进化关系或使用它作为预测方法的基准。SCOP 数据可以通过搜索或浏览两种方式来访问。

（1）SCOP 数据的搜索：通过使用浏览器窗口右上角的搜索框或主页上的主搜索框执行搜索。SCOP 搜索引擎允许使用文本、PDB ID、UniProt ID、SCOP ID 进行查询。如果搜索词包含两个或两个以上的单词，则这些词必须通过 "%" 符号进行连接，如 binding%domain。搜索不区分大小写，但关键词的顺序很重要。如果使用纯文本搜索，搜索结果将被分组并显示为折叠、超家族和家族。如果以 PDB ID 搜索，则搜索结果将列出此 PDB 条目的结构域。如果 PDB 条目不是 SCOP 类似，则搜索结果将显示查询 PDB 条目的分类。在所有实例中，搜索结果都提供了一个指向与搜索条件相匹配的节点页面的链接。如果搜索与家族、超家族或折叠的描述或名称相匹配，则会提供到其页面的链接。如果搜索匹配的是一个域，则提供到域页面的链接。在域页面中，用户可以使用可点击的分级图表来浏览。

（2）SCOP 数据的浏览：当浏览 SCOP 时，有两种进入分类的方式，即按结构类别（structural class）和按蛋白质类型（protein type）。每个类和类型页面都列出了相应的折叠和 IUPR。折叠名称下的小文件夹显示其组成节点（超家族或家族）。折叠页为给定的折叠提供了 SCOP 注释，并列出了共享此折叠的节点，如超家族和（或）家族。首先为组成的超家族提供链接，然后为可能存在的家族提供链接。在超家族名称下，一个小文件夹显示其家族组成。在超家族名称旁边显示这个节点的唯一 SCOP 标识符，后面跟着一个小图标，该图标允许查看选定的超家族中超家族域的结构。超家族页面显示了给定 SCOP 超家族的注释。它列出了它所属的折叠和家族组成，并提供在超家族数据库中预测的超家族注释的链接。在页面的底部列出了具有代表性的超家族域信息，具有代表性的域列在左边。它们的边界是手动定义的，显示 PDB 和 UniProtKB 条目，并提供 UniProtKB 和 PDB 等外部数据库的链接。超家族代表域标识符下的一个小文件夹显示该蛋白质域的结构。在它的旁边，有一个小图标可以查看代表性域的结构。SCOP 家族页面与超家族页面的设计类似。除了常见的显示特性外，可点击的图表还允许浏览整个 SCOP 分类。

（三）分类架构拓扑 - 同源数据库

分类架构拓扑 - 同源数据库（Class Architecture Topology-Homology，CATH）由英国伦敦大学研究者于 20 世纪 90 年代中期创建。从 PDB 数据库获取经实验证实的蛋白质三维结构，将其分裂为连续的多肽链后，使用自动和手动方法鉴定这些链中的蛋白质结构域，进一步按照 CATH 数据库的结构层次进行分类构建蛋白质结构数据库。CATH 数据库的结构层次类型：类（class），此级中结构域是根据其二级结构内容指定的，包括所有 α 和 β，或 α、β 混合类，或小的二级结构；架构（architecture），关于三维空间中二级结构排列的信息被用于此级分配；拓扑（topography），二级结构元件如何连接和排列的信息用于分级；同源性（homology），如果有很好的证据表明结构域与进化相关，即它们是同源的。CATH 数据库与 SCOP 数据库非常相似，不同之处在于对蛋白质的折叠和结构域的识别上。应用上，除了可以浏览 CATH 数据库外，CATH 的网页还允许基于上传的序列或坐标文件进行搜索。目前，CATH 数据库中储存了 5481 个超家族，包含超过 151 百万条蛋白质结构域记录。

（四）简单模块化架构研究工具

简单模块化架构研究工具（Simple Modular Architecture Research Tool，SMART）是蛋白质结构域数据库，集成了隐马尔可夫模型和强大的基于 Web 界面的各种分析和可视化工具，主要用于蛋白质结构域的鉴定和注释以及蛋白质结构域结构的分析。SMART 允许识别和注释遗传性可移动区域，并分析结构域架构。在信号转导、细胞外和染色质相关蛋白质中，已发现 500 多个结构域家族。这些结构域被广泛地采用系统分布、功能分类、三级结构和重要的功能残基特征进行注释。在非冗余蛋白质数据库中发现的每个结构域、搜索参数和分类信息都存储在一个相关数据库系统中。该数据库的用户界面，允许搜索已定义分类群中所包含的特定结构域组合的蛋白质。目前最新版本为第 9 版，包含了超过 1300 个蛋白质结构域的模型，相较于上次更新的内容，此版添加了 68 个新模型。所有的新模型都是针对不同的重组酶家族和亚家族，作为一个集合，它们提供了移动元件重组酶，即转座酶、整合酶、松弛酶、解离酶、Cas1 酪蛋白酶和 Xer 样细胞重组酶的全貌。SMART 与其他蛋白质数据库（UniProt、Ensembl 和 STRING）同步更新，从而大大增加了体系结构分析模式中可用的注释域和其他蛋白质特征的总数。此外，SMART 基于载体的蛋白质展示引擎已经扩展并可以使用最新的 Web 技术，而域架构分析组件已经被优化，以处理不断增加的可用的蛋白质特征。

用户可以用两种不同的模式使用 SMART：正常或基因组，两者主要区别在于所使用的蛋白质数据库不同。在正常模式下，SMART 数据库包含 Swiss-Prot、SP-TrEMBL 和稳定 Ensembl 蛋白质组，但是正常模式中数据库有显著的冗余性，即使相同的蛋白质被移除；而在基因组模式下，SMART 只使用完全测序基因组的蛋白质组。如果使用 SMART 来探索结构域架构，或者希望在各种基因组中找到确切的域计数，请切换到基因组模式。域注释页面中的数字更准确，架构查询结果中不会有同一基因对应多个蛋白质片段的情况。

三、蛋白质相互作用数据库

蛋白质 - 蛋白质相互作用（protein-protein interaction，PPI）主要表现为，两个或更多的分子间形成的特定相互作用关系，并通过实验观察的方式提供相互作用信息，在此基础上形成相应的推论。目前，很多实验方法可以用于分子间相互作用的研究，并获取了大量的研究数据，既有直接证据，也有间接证据。因此，建立蛋白质相互作用数据库，用以储存相互作用数据和信息，形成便于计算机语言阅读分析的特定格式文档，并提供相应的实验证据链接，成为研究相互作用中复杂分子机制的重要发展方向和依据。目前，各类大型综合性蛋白质数据库涵盖了蛋白质的结构、功能、相互作用分析等领域，为蛋白质的研究提供了丰富的数据资源和分析工具。

（一）蛋白质相互作用数据库建设的策略

1. 数据库结构的图形化和图表化　蛋白质相互作用数据库的架构可以抽象为一个图形或图表的形式，即相互作用数据库的图表理论。该理论认为，一个细胞内的所有分子都可以抽象地构成一个图表，每个分子（蛋白质或基因）是其中的一个节点（node），而相互作用构成了节点之间的边（edge）。尤其是边的信息，包含了相互作用的分子种类，发生作用的细胞内定位、时间、过程及变化等信息。这种信息和数据的图形化，极大地简化了复杂相互作用的理解。因此，蛋白质相互作用数据库的构建，结合计算机科学中各类算法应用和数据挖掘的应用，成为该领域研究的重要进展之一。随着研究的深入，图表结构得到新的拓展和完善。例如，图表中的边可以具有方向性，以表示信息流动的方向。结合相关信息，也可以为节点和边赋值和权重。例如，在相互作用中具有更大作用的蛋白质可以用更大的点或者更高的权重来描述；对于边则可以根据相互作用的置信度赋以权重。

2. 数据库的整合　目前，蛋白质 PPI 分析面临的困难，主要体现在各蛋白质相互作用数据库存在大量的冗余信息，数据库之间数据的重复性不高。具体表现为各 PPI 数据库的数据量、存储格式、注释方式、查询形式不尽相同，导致同一个蛋白质在不同的数据库查询中，可以出现不同的相互作用。因此，促进数据库之间的信息交换和数据整合成为数据库发展的必然趋势。为了减少不同数据库的冗余，提高数据存储和检索的效率，由多个蛋白质相互作用数据库的开发和维护团队共同参与成立了国际分子互作联盟（International Molecular Exchange Consortium，IMEx），致力于将不同数据库中的信息合并，减少冗余并提供了一个统一的查询工具，其网址为 http://www.imexconsortium.org/。IMEx 定义了三种类型的成员资格：①活跃（active），此类合作伙伴按照 IMEx 标准管理相关的记录，并通过 PSICQUIC 提供服务；②观察成员（observer），潜在的 IMEx 联盟成员；③不活跃（inactive），为建立 IMEx 管理规则和（或）向 IMEx 数据库集提供数据的前 IMEx 合作伙伴。目前，该联盟的活跃成员有 DIP、IntAct、MINT、MatrixDB、I2D、InnateDB、UCL-BHF group、UCL London、UniProt group、Swiss-Prot group、SIB 和 EMBL-EBI（Active）；观察成员有 BioGRID 和 PrimesDB；不活跃成员有 MPact、BIND、MPIDB、Molecular Connections、MBInfo 和 HPIDB。所有 IMEx 联盟的数据都集中在 EMBL-EBI 的 IntAct 数据库中。IMEx 联盟的数据以 PSI-MIXML2.5 或 MITAB 格式下载，从而使用户能够在 Cytoscape 和 R Bioconductor 等工具中实现可视化。

3. 数据获取技术和方法的改进

（1）高通量筛选技术应用：采用酵母双杂交技术、亲和纯化与质谱分析联用技术、蛋白质芯片和转录组测序技术等应用，发现了大量与目的蛋白相互作用的蛋白质，从而也产生了大批量 PPI 数据。但是，高通量技术对于相互作用分析仍然有限，这是由于高通量数据存在大量的假阳性（false positive）和假阴性（false negative）概率，实验的可重复性低。因此，高通量实验方法得到的 PPI 数据需要进一步扩充，可信度有待进一步提高。

（2）计算预测方法的应用：生物信息学方法是预测蛋白质相互作用最具有发展潜力的新方法。

相比于实验方法，生物信息学方法具有成本低、速度快的优点，在整合了数学、统计学、信息学、化学等学科的理论和方法后，基于生物学假设和模型、网络拓扑和 motif 结构，通过计算机模拟计算（in silico）可以推测得到大量 PPI 数据。目前，已开发出多种 PPI 计算预测方法，比较常见的有基于基因组信息的系统发育谱（phylogenetic profile）法和基因邻接法（gene neighborhood joining method）等。

（3）文献挖掘：基于自然语言处理（natural language processing，NLP），根据一定的语义和模式从文献中自动提取相关信息。由于大量已知的 PPI 信息存储于生物、医学相关的科学文献中，其结果有实验数据的支持，相比于高通量筛选方法和计算预测方法，文献挖掘得到的 PPI 更加可靠、可信。因此，文献挖掘技术搜集 PPI 已成为大部分 PPI 数据库建设的常用方法。

（二）常用蛋白质相互作用数据库

1. BioGRID 数据库　建立于 2003 年，是一个生物医学交互存储库，也是关于蛋白质与蛋白质以及基因之间相互作用的数据库。作为一个经典的蛋白质相互作用数据库，其数据每月更新。BioGRID 数据库中蛋白质的相互作用可以分为以下两种逻辑关系。

（1）原始交互作用（raw interaction）：交互作用者 A 和 B 的每个唯一组合、实验系统和出版物都被视作一个单一的交互作用。（A → B 和 B → A）交互作用被计数两次。

（2）非冗余交互作用（non-redundant interaction）：相互作用者 A 和 B 的唯一组合被视为一个单一的相互作用，不考虑方向性、实验系统和出版物。

目前 BioGRID 数据库最新版本是 2022 年 3 月公布的 4.4.207 版，该版本从 79 460 篇文献中整理出了 2 412 071 个蛋白质或基因之间相互作用，29 417 个化学相互作用以及 1 128 339 个转录后修饰信息。BioGRID 数据库涵盖了主要的模式生物物种，其中包含人类的原始交互作用 1 079 692 条，非冗余交互作用 819 530 条，单基因（unique gene）27 421 个，出版物（unique publication）35 157 个。

另外，BioGRID 还启动了 BioGRID 主题管理计划（BioGRID Themed Curation Project）。该计划聚焦于与疾病相关的特定生物过程。该生物过程中的核心基因/蛋白质由专业数据和相关文献进行组合，进而展示出生物学意义的相互作用。该计划每月更新一次，并定期生成额外的项目，如新型冠状病毒 19 研究项目（COVID-19 Coronavirus Curation Project），该研究项目提供了 SARS-CoV-2 编码的病毒蛋白以及分别导致严重急性呼吸综合征（SARS）和中东呼吸综合征（MERS）的相关冠状病毒 SARS-CoV 和 MERS-CoV 的相互作用的综合数据集。这些数据集包括病毒编码蛋白和宿主细胞蛋白之间的所有直接相互作用，以及病毒蛋白的翻译后修饰和化学相互作用，涉及蛋白质 110 种，文献 531 篇，相互作用 28 737 条，翻译后修饰 156 条。

2. 分子相互作用数据库（Molecular Interaction Database，MINT）　是由罗马 TorVergata 大学（罗马第二大学）开发的公共数据库，主要关注于实验验证的蛋白质相互作用信息。该数据库中的数据是由专家从科学文献中挖掘出的有实验证据支持的蛋白质相互作用。MINT 已经签署了 IMEx 协议，以分享管理并支持蛋白质标准倡议（PSI）的建议。从 2013 年 9 月开始，MINT 使用 IntAct 数据库的基础架构运行，提供数据下载和软件开发。目前该数据库涵盖了 670 个物种，共 132 491 个蛋白质相互作用关系，相互作用因子 27 069 个，文献 6260 条。在其主页面的搜索框中输入目的蛋白质名称或者 ID，就可以查询到与此蛋白质相关的相互作用蛋白质、实验证据、检测方法、文献等信息，其中相互作用类型分为直接作用和物理关联等，而实验证据包括蛋白质芯片、pull down、cross-linking study、filter binding、anti bait coimmunoprecipitation、anti tag coimmunoprecipitation、comigration in sds page 等。

目前 MINT 数据库提供的下载功能，既可以一次下载整个数据库中的所有内容（All MINT 入口），也可以只下载常见物种的数据（包括 *Homo Sapiens*、*Mus Musculus*、*Drosophila Melanogaster* 和 *Saccharomyces Cerevisiae* 4 种），下载的文件格式称为 MITAB 格式，这种格式是以"|"分隔

的纯文本文件,专门用来描述两个蛋白质间的相互作用。对于蛋白质 A 和蛋白质 B,如果二者存在相互作用,则存在一个相互作用(interaction),而蛋白质 A 和 B 称为互作子(interactor),在 MITAB 格式的文件中,除了记录相互作用之外,还记录了互作子的诸多属性,包括蛋白质 A 的唯一标识符(unique identifier for interactor A),在 MINT 数据库中,采用的是 UniProt 数据库中的蛋白标识符 [如 UniProtKB-P00533(EGFR_HUMAN)]、蛋白质相互作用检测的方法(interaction detection methods)、相互作用的类型(interaction types)、相互作用结果的分值(confidence score,不同的实验证据其强度不同,通过分值来衡量相互作用的可靠程度)等内容。

3. 邻近基因再现实例搜索工具(search tool for recurring instances of neighbouring gene,STRING) 是 2000 年由 EMBL 开发建立的预测蛋白质和已知蛋白质之间相互作用的数据库。STRING 数据库可以通过输入蛋白质名称或蛋白质序列进行查询,当输入单个蛋白质时,数据库将会输出与该蛋白质与已知蛋白质的相互作用图;如果输入多个蛋白质名称或者序列,数据库将输出这些蛋白质之间的相互作用网络图。而且 STRING 数据库也是蛋白质的结构、功能注释的平台,支持上传整个基因组水平的数据集,在对该数据集进行可视化互作网络分析的基础上,整合基因本体(gene ontology)和京都基因和基因组数据库(Kyoto Encyclopedia of Genes and Genomes,KEGG)分析系统,进行基因和信号通路的富集分析和层级聚类分析。目前 STRING 数据库的最新版本号为 11.5。

4. 蛋白质同源衍生二级结构(homology-derived second structures of proteins,HSSP)**数据库** 是根据同源性导出的蛋白质二级结构数据库。对来自 PDB 中每个已知三维结构的蛋白质序列,进行多序列比对(multiple sequence alignment)同源性分析的结果,都储存在 HSSP 中,每一条 PDB 项目都有一个对应的 HSSP 文件。被列为同源的蛋白质序列很有可能具有相同的三维结构,HSSP 因此根据同源性给出了 Swiss-Prot 数据库中所有蛋白质序列最有可能的三维结构。因此,可以先用蛋白质的 PDB 编号,在 HSSP 的 INDEX 中查找对应的 HSSP.Z 文件。

5. 同源基因簇(clusters of orthologous gene,COG)**数据库** 创建于 1997 年,主要是通过全基因组编码的蛋白质的系统发育分类进行分析,重点研究细菌和古细菌的功能和比较基因组学。目前最新版本为 2020 年版,可以在其官网上获得,包括同源基因簇(COG)4877 个,基因位点 3 456 089 个,蛋白质 ID 3 213 255 个,涵盖 1187 种细菌和 122 个古细菌的完整基因组,通常每个属都有一个基因组。此外,当前版本的 COG 包括以下新特征:①编码蛋白质的 NCBI 基因索引号(gi)号被 RefSeq 或 GenBank\ENA\DDBJ 编码序列(CDS)登录号取代;② COG 注释更新了超过 200 个新蛋白家族的参考和 PDB 链接;③添加了按通路和功能系统分组的 COG 列表;④新增 266 个参与 CRISPR-Cas 免疫、厚壁菌门产孢和蓝藻光合作用的新 COG;⑤除 FTP 外,数据库进一步制作为可用的网页版。

第四节 基因组数据库

随着国际基因组测序计划的不断深入,大量模式生物的基因组完成测序,为基因组数据库的建设提供了充分的资源,也是功能基因组学深入研究的迫切需求。此类数据库通过方便实用、形象生动的图形界面为用户提供基因组的物理图谱、遗传图谱和序列特性图谱等信息,并将各种功能集成在一起构建分析平台,开展各类生物信息的分析和检索等。目前,基因组数据库的建设,以人类基因组数据库或基因组信息资源开发利用为代表,同时还整合了大量内容丰富、名目繁多的染色体、基因突变、遗传病、分类学、比较基因组、基因调控和表达、放射杂交、基因图谱等各种数据资源。另外,各类模式生物,包括小鼠、河鲀鱼、拟南芥、水稻、线虫、果蝇、酵母、大肠埃希菌等的基因组数据也成为基因组数据库的主体资源。包括我国在内,世界很多国家都积极致力于基因组资源的开发和利用。下面介绍两个重要的基因组数据库,国家基因组科学数据中心建立的国家基因组科学数据中心和 UCSC 基因组浏览器。

一、国家基因组科学数据中心

国家基因组科学数据中心（National Genomics Data Center，NGDC）是我国最主要的基因组数据库，拥有众多的子数据库。NGDC 于 2019 年 6 月 5 日经科技部、财政部建立，由中国科学院北京基因组研究所（Beijing Institute of Genomics，Chinese Academy of Sciences）和国家生物信息中心（China National Center for Bioinformation，CNCB）作为依托单位，联合中国科学院生物物理研究所和中国科学院上海营养与健康研究所共同建设，图 8-21 为其主页面。NGDC 面向我国人口健康和社会可持续发展的重大战略需求，建立生命健康组学大数据储存、整合与挖掘分析研究体系，研发生物多样性与健康大数据汇交、应用与共享平台，发展大数据系统解析与转化应用的新技术和新方法。中心免费向国内外用户提供方便快捷的多组学数据汇交和储存服务。2020 年，国家基因组科学数据中心在原拥有约 30 个子数据库的基础上，开发了 8 个全新数据库（2019nCoVR、Aging Atlas、BrainBase、CGIR、GTDB、LncExpDB、scMethBank 和 TransCirc），并更新和丰富了多个核心数据库资源（BioProject、BioSample、GSA、GWH、GVM、GEN 和生物多样性资源等），这些资源涉及疾病、衰老、调控和生物多样性等前沿领域，初步形成我国生物数据安全汇交管理和多组学数据平台的国家中心数据资源体系。

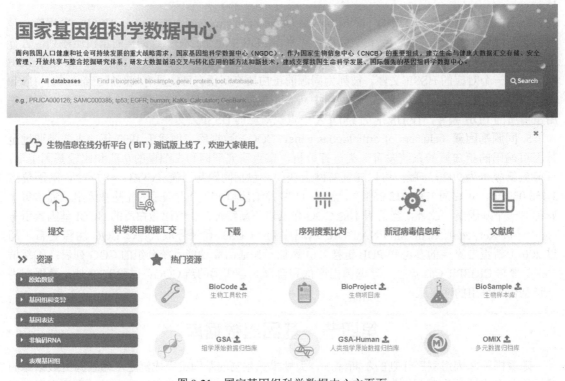

图 8-21　国家基因组科学数据中心主页面

NGDC 的研究侧重于计算生物学和生物信息学中的基本科学问题，目的是致力于海量数据的整合，开发先进的算法工具，从大数据中挖掘宝藏，将大型组学数据转换成重大发现。研究内容主要集中在以下几个方面：①基于高通量测序的海量原始组学数据资源，建立符合国际标准的组学原始数据归档库，形成中国组学原始数据共享平台；②围绕中国人群普惠健康的精准医疗相关组学信息资源，建立中国人群基因组遗传变异图谱，形成中国人群精准医疗信息库。

数据库资源

NGDC 目前拥有 40 多个数据库资源，分为原始数据、基因组和变异、基因表达、非编码

RNA、表观基因组、单细胞组学、生物多样性和生物合成、健康和疾病、文献和教育及工具共十大类，主要包括 BioCode、BioProject、GSA、OMIX、GWH、GVM、GEN、MethBank、BIT、3CDB、Aging Atlas、CancerSCEM 等常用数据库。

1. 原始数据类　该类数据库主要收集大量生物信息研究中获取的原始数据，包括 BioCode、BioProject、BioSample、Database Commons、GSA、OMIX 等。其中 BioCode 储存了大量开源生物信息学代码，主要包括 WBSA、GIREMI、CandiHap 等；GSA 数据库是组学原始数据汇交、存储、管理与共享系统，是国内首个被国际期刊认可的组学数据发布平台。截至 2022 年 5 月，该数据库整合了 582 850 个项目，26 855 149 个样本，19 319 437 个实验，20 763 461 测序反应等组学数据，并提供统一检索、数据下载及数据导向服务；其他数据库如 OMIX 数据库，主要储存了转录组、表观基因组、微阵列、功能基因组学数据，如脂质组、代谢组、蛋白质组以及其他类型的与研究相关的科学数据。

2. 基因组和变异类　该类数据库包含大量与基因组和遗传变异相关的数据。例如，叶绿体基因组信息资源库（chloroplast genome information resource，CGIR）是储存叶绿体基因组信息的数据库，致力于叶绿体基因组、基因、简单序列重复（SSR）和 DNA 签名序列（DSS）的整合、注释和标准化；全基因组变异 - 性状关联图谱（GWAS Atlas）数据库，目前包括 12 个物种，涉及 31 391 个基因，200 381 条相关性及 104 201 类变异；基因和基因组序列组成动力学（CompoDynamic）数据库，包含 24 996 个物种，34 562 个基因组，1 692 647 个基因，118 689 747 个 CDS 的相关数据。

3. 基因表达类　此类数据库主要包括 GEN、CancerSCEM、LncExpDB 等。其中，公共数据库肿瘤单细胞表达图（cancer Single-cell expression map，CancerSCEM），致力于收集、分析、可视化人类癌症的单细胞 RNA-Seq 数据。采用多层次分析的方法，深入探索不同类型人类癌症的肿瘤微环境，并建立了一个在线分析平台。人类长链非编码 RNA 的表达数据库（LncExpDB），是 lncRNA 表达数据库，它涵盖了 lncRNA 基因在不同生物环境中的表达谱，预测了潜在的功能性 lncRNA 及其相互作用的靶基因，可以为实验设计提供必要的指导。LncExpDB 目前包含了 101 293 个高质量的人类 lncRNA 基因的表达谱，来自 9 个生物环境中 337 个生物条件下的 1977 个样本。LncExpDB 评估了 *lncRNA* 基因表达的可靠性和能力，鉴定出 25 191 个特征基因，并获得了 28 443 865 条 lncRNA-mRNA 的相互作用。

4. 非编码 RNA 类　人类肿瘤差异表达 miRNA（differentially expressed miRNA in human cancers，dbDEMC）数据库是一个用于存储和显示通过高通量和低通量方法检测到的癌症中差异表达的 miRNA 集成的数据库。目前的版本包含了来自 40 种癌症类型的 3268 个差异表达的 miRNA，其中包含了人类 2584 个差异表达的 miRNA。差异表达的 miRNA 随后被鉴定并显示为 9 种不同类型的实验。对于每个差异表达的 miRNA 集，我们还从公共数据库中收集了经过实验验证的靶点，并构建了 miRNA 调控网络，采用基因集合富集分析来研究差异表达的功能。在最新版本的 dbDEMC 中，进一步扩展了其他模式生物，包括老鼠和大鼠的癌症相关 miRNA 数据，目前已收集了 403 个 miRNA 表达数据集，这些数据基于微阵列或 miRNA-Seq 平台，源自公共数据库，包括基因表达仓库（GEO）、SRA、ArrayExpress 和癌症基因组图谱（TCGA）。随着数据库可视化的完善及新特色应用的建立，dbDEMC 已成为肿瘤学研究的重要平台。

非编码 RNA 整合知识数据库（NONCODE，目前为第 6 版）是一个专门用于非编码 RNA（不包括 tRNA 和 rRNA）的集成知识数据库。目前该数据库拥有 39 种物种，包括 16 种动物和 23 种植物。NONCODE 的数据来源于文献和其他公共数据库，包括来自 Ensemb、RefSeq、LncRNAdb 和 GENCODE 的数据，通过每个物种的标准程序进行数据的处理。而且还通过使用关键词"ncrna""noncoding""non-coding""no code""non-code""lncrna"或"lincrna"搜索 PubMed，并从这些文献及补充材料中检索新鉴定的 lncRNA 及其注释。

环状 RNA 翻译（TransCirc）数据库是一个关于环状 RNA 翻译的数据库。该数据注释环状

RNA 的翻译机制基于以下几个方面。①核糖体 / 多聚体分析：通过使用已发表的核糖体足迹数据和核糖体图谱来对环状 RNA 与核糖体的关联进行评分，可以作为环状 RNA 翻译的一个强有力的预测因子。②翻译起始位点（translation initiation site，TIS）：通过揭示人类转录组中数千个明确的 TIS 密码子，作为支持环状 RNA 翻译的间接证据。③内部核糖体进入位点序列（IRES sequence）：由于环状 RNA 是无游离端的共价闭合分子，其翻译必须使用一种称为帽非依赖翻译起始的非常规起始机制。这种起始途径必须由内部核糖体进入位点（IRES）驱动，这通常是具有特殊二级结构的短 RNA 片段。TransCirc 数据库对人类基因组或随机序列中的 IRES 元件进行了系统筛选，从而使 IRES 信息作为支持环状 RNA 翻译的证据成为可能。④ m6A 位点：N-6- 甲基腺苷（m6A）是 RNA 中最常见的修饰。通过使用 REPIC 数据库中已发表的 m6A 修饰数据，并将它们映射到环状 RNA 序列，作为可翻译的环状 RNA 的预测因子。⑤ ORF 长度：是编码 RNA 与非编码 RNA 的常见预测因子。通常在非编码 RNA 中不存在长 ORF，具有长 ORF 的环状 RNA 则更有机会成为编码 mRNA。⑥序列组成：使用机器学习方法来预测一个给定序列是天然蛋白质的可能性，并应用这种预测来对环状 RNA 编码特定 ORF 的可能性进行评分。⑦质谱分析获得的蛋白质组学证据：TransCirc 数据库定义了一套新的规则和严格的筛选程序从质谱数据集中搜索环状 RNA 编码的肽段，并使用搜索结果作为环状 RNA 翻译的有力证据。

5. 表观基因组类 此类数据库包括编辑组疾病知识库（editome disease knowledgebase，EDK）、EWAS Altas、癌症表观转录组学（epitranscriptomics in cancers，EpiCancer）数据库、甲基化数据库（methylation bank，MethBank）等众多数据库。其中，EDK 是一个编辑组 - 疾病关联的知识库，整合了与人类多种疾病相关的 mRNA、miRNA、lncRNA、病毒和 RNA 编辑酶等的 RNA 编辑事件。EpiCancer 是一个关于癌症中功能调控因子、靶向药物、m6A 调控基因和 m6A 位点的多维调控信息知识库。MethBank 是一个综合性的甲基化数据库，拥有保守参考甲基组（CRMs）、单碱基分辨甲基组（SRMs）、单细胞甲基化图和全表观基因组关联研究的开放平台，并集成了 DNA 和 RNA 甲基化分析工具。

6. 单细胞组学类 此类数据库中拥有的数据库包括细胞分类学（Cell Taxonomy）数据库、肿瘤单细胞表达谱（cancer single-cell expression map，CancerSCEM）数据库等。其中，Cell Taxonomy 是一个人工管理的资源库，在 3402 篇文献基础上，包括 2650 种细胞类型和 25 087 个基因标记，跨越 21 种物种中的 157 种条件和 296 种组织。细胞分类学数据库已经建立了结构良好的分类法进行细胞类型精确管理，所拥有的 564 个单细胞 RNA-Seq 数据集包含约 950 万个单细胞，有助于深入探索细胞类型和标志物。细胞分类学数据库还提供了多方面的特征描述，包括关联分析、细胞成分相似性估计、基因标记和细胞簇的质量评估。

CancerSCEM 数据库是一个致力于收集、分析、可视化人类癌症的单细胞 RNA-Seq 数据的公共数据库。其采用多层次分析的方法，深入探索不同类型人类癌症的肿瘤微环境，并建立了一个全面的在线分析平台。目前该数据库共收集了 208 份癌症样本的单细胞 RNA-Seq 数据，并将所有分析结果输入数据库，涵盖了 20 种人类癌症类型，33 种细胞类型。通过明显的基因表达水平异常筛选进行测序阅读和细胞质量控制，共保留了 638 341 个高质量细胞的数据。

基因表达神经元（gene expression nebulas，GEN）数据库是一个在多种条件下的转录组谱的数据门户网站，数据全部来源于多个物种的整体和单细胞 RNA-Seq 数据分析。GEN 通过对 NGDC、NCBI 和 EBI 获得的 RNA 测序数据的本体论系统整合，提供了跨多个物种的全面转录组和转录后组的描述。GEN 提供了用户友好的界面和下载的功能，进行访问、可视化或进一步的基因表达数据挖掘。

7. 生物多样性和生物合成类 此类数据库主要包含了各类常见生物的基因组及遗传变异的数据信息，包括水稻、犬、羊、高粱等。其中，水稻共享信息（IC4R）数据库是一个水稻基因组序列数据库，该数据库注重整合多个组学数据，更新水稻基因注释。目前水稻共享信息数据库 2.0 版收集了 56 221 个蛋白质编码基因，80 038 个蛋白质编码转录物，6259 个长链非编码 RNA，

4373 个环状 RNA 及 1503 个 RNA-Seq 数据集。微生物分类学和基因组学电子图书馆（Elibrary of Microbial Systematics and Genomics，eLMSG）数据库旨在整合微生物分类学、基因组学和表型组学的信息数据，包含分类学、生态学、形态学、生理学和分子生物学等方面的信息。数据结构有 3 个层次，分别对应于较高的分类等级（从门到属）、种和菌株。糖基转移酶数据库（GTDB）从各种著名数据库或预测中收集糖基转移酶的信息，包括氨基酸序列、编码区序列、可用的三级结构、蛋白质分类家族、催化反应和所涉及的代谢途径。

8. 健康和疾病类 此类数据库涉及多种人类重要疾病的相关信息数据，包括病毒、肿瘤、脑部疾病以及药物等。其中，肿瘤可变剪切（ASCancer）图谱数据库是一个综合型知识库，主要由剪切知识（splicing knowledge）、剪切数据集（splicing dataset）和剪切工具包（splicing toolkit）三部分组成。ASCancer 图谱数据库致力于收集、整合、可视化和分析与肿瘤相关的可变剪接（AS）事件。作为 ASCancer 图谱数据库最重要的部分，剪接知识包含了来自 378 个文献中的 410 个经实验证实的高质量肿瘤特异性剪接变异条目，涉及 8 种 AS 事件类型和 52 个人类癌症亚型。剪接数据集提供了 6 个剪接事件数据集，其中包括癌症基因组图谱（TCGA）中 32 种癌症类型中的可变剪接事件以及基因型 - 组织表达数据库（GTEx）中的 31 种组织类型中的 AS 事件。剪接工具包主要由 4 个在线工具组成，即癌症分期分析、癌症生存分析、剪接相互作用分析和剪接药物分析。随着越来越多的剪接变异被确定为癌症治疗的靶点，ASCancer 图谱数据库为研究异常可变剪接与人类癌症之间的关系，提供了一个全面的分析平台和极具价值的资源。

9. 文献和教育及工具 NGDC 的文献数据库又称生物科学开放图书馆（Open Library of Bioscience，OpenLB），其文献来源于 NCBI PubMed、bioRxiv and medRxiv 等，主要包括标题、摘要、作者、杂志名称和参考文献等内容，目前的 Beta 1.0.0 版共收录文献达到 36 400 338 条。NGDC 的教育类数据库则提供了一系列的教育资源，包括各类课程、教程和培训文档，并免费用于科学研究。

二、UCSC 基因组浏览器

UCSC 基因组浏览器（UCSC Genome Browser）是由美国加利福尼亚大学圣克鲁兹分校（University of California Santa Cruz，UCSC）基因组学研究所中的一个跨部门小组——基因组生物信息学组（Genome Bioinformatics Group）开发和维护的基因组数据库。UCSC 基因组浏览器基于网络的工具平台，是目前生物领域里常用的数据库之一。它采用一种类似于基因组显微镜（the genomic microscope）观察的方式，允许研究人员从一个完整的染色体到单个核苷酸的任意尺度下，查看人类基因组 23 条染色体上的信息。该浏览器集成了世界各地科学家的工作，通过交互式图形化方式显示各类基因组信息；同时通过该浏览器还可以访问 100 多种生物体的基因组信息。通过基因组显微镜放大观察，在最初级水平可以看到由电子显微镜确定的早期染色体图，进一步浏览可以不断深入增强细节观察染色体条带；通过对基因簇进行进一步放大，可以看到染色体上彼此靠近的已知和预测的基因分布细节；进一步放大可以查看单个基因的外显子和内含子组成；最后，浏览器可以显示基因组核苷酸序列，并描绘该基因组区域的其他相关信息，包括核苷酸的间隔或标点符号。这些信息有助于对基因组序列的阅读和理解。UCSC 基因组浏览器的建立，与人类基因组计划（Human Genome Project，HGP）密切相关。UCSC 基因组浏览器的主要功能模块包括以下几部分。

基因组浏览器（Genome Browser）

这是数据库最主要的应用链接入口。点击进入浏览器后，会首先提示选择最近的镜像网站（如亚洲镜像站点为 genome-asia.ucsc.edu），以方便快速地浏览和应用。镜像网站界面如图 8-22 所示。在页面中的左侧可以选择查询的物种分类，主要包括人、小鼠、大鼠、斑马鱼、果蝇、线虫和酵母 7 个物种。

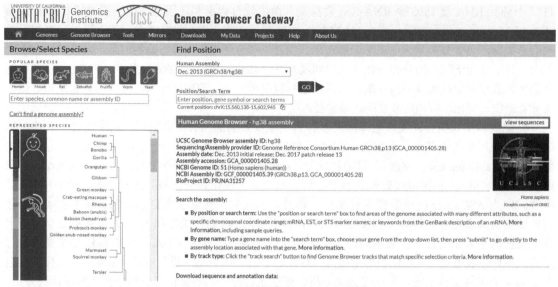

图 8-22　基因组浏览器镜像网站页面

1. 基因组浏览器注释路径与格式　基因组浏览器将注释路径加注在基因组坐标位置下，允许不同类型信息的快速视觉关联。用户可以通过查看整个染色体来感受基因分布的密度，也可以通过点击一个特定的细胞遗传条带发现一个疾病候选基因的定位，或者放大一个特定的基因来查看其剪接 EST 和可能的选择性剪接。基因组浏览器本身不得出结论，而是将所有相关信息整合在一个位置，让用户自己去探索和演绎。图 8-23 显示了基因组浏览器检索人类表皮生长因子基因（*EGF*）的结果页面。点击注释路径中的任一条目，可以打开一个详细信息页面，其中包含属性摘要和外接数据库的链接，如 PubMed、GenBank、Entrez 和 OMIM 等。该页面根据注释路径的性质，

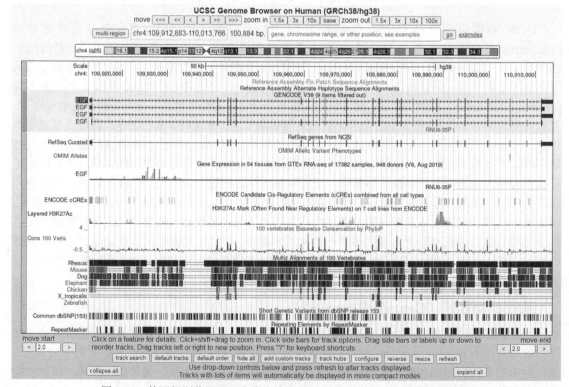

图 8-23　基因组浏览器显示人类表皮生长因子基因（*EGF*）的基因组信息

还提供了定位、细胞条带、数据源、编码蛋白质、mRNA、基因组序列和比对信息。位于基因组浏览器顶部的蓝色导航栏提供了指向其他几个工具和数据源的链接，如在"View"菜单下，点击"DNA"链接，用户可以查看浏览器窗口中显示的坐标范围内原始基因组 DNA 序列。这种 DNA 可以通过复杂的文本格式选项来编码注释特征。

2. 浏览器工具　提供了多种数据分析工具及其链接，来查看和解释基因组数据，包括 BLAT、Table Browser、In-Silico PCR、Gene Sorter、LiftOver 以及 VAI。

（1）BLAT：是一个类似于 BLAST 的快速序列比对工具。BLAT 用于快速查询 95% 的序列和长度超过 25 个碱基的最大相似性，找到 20 个碱基的完美序列匹配，但可能会错过更多的差异或较短的同源序列。而针对蛋白质的 BLAT 可查询 80% 的序列，20 个氨基酸以上的相似性分析。在应用界面，用户可以将一个查询序列粘贴到搜索框中，以查询其在基因组中的位置。如果搜索多个序列，则需要行分隔并在序列名称中用"＞"标注。当然，用户也可以直接上传序列的文本文件进行分析。BLAT 可以处理不超过 25 000 个碱基的 DNA 序列或不超过 10 000 个字母的蛋白质或翻译序列，一次可以同时提交 25 个序列，提交的多个序列总量不超过 50 000 个碱基或 25 000 个字母。

在实际应用中，针对 DNA 的 BLAT 对灵长类动物效果更好，而蛋白质 BLAT 对陆生脊椎动物更好。需要指出的是，BLAT 不是 BLAST。DNA BLAT 的工作原理是在存储中保存整个基因组的索引。该索引包括所有由 5 碱基步移构成的 11 个碱基的重叠群，并去除明显参与重复序列的片段。该索引占用约 2G 的内存，通过将步移增加到 11，存储可以进一步减少到 1Gb 以下。该索引用于寻找可能的同源性区域，然后将其加载到内存中以进行详细的比对。而蛋白质 BLAT 的工作方式与其类似，但采用的是 4 个碱基而不是 11 个碱基进行分析。BLAT 由吉姆·肯特（Jim Kent）编写，可以免费在 Genome Browser 进行交互式访问应用。用户在本地服务器上运行批处理作业所用的源代码和可执行文件，均可免费用于学术、个人和非营利目的、非独家商业许可证中。

（2）Table Browser：使用 Table Browser 可以从 Genome Browser 注释数据库中检索和导出数据，使用界面参见图 8-24。用户可以根据数据属性对检索条件进行限定，并与来自另一路径的数据相交或合并，或检索由某个注释路径包含的 DNA 序列。该工具实际上提供了对底层相关数据库的访问，以及不同组装数据的坐标转换，并同时打开其他数据库（如 Ensembl 或 NCBI Genome Data Viewer）的注释窗口。在 Table Browser 的应用界面提供了众多的检索限定条件和检索框，包括物种（clade）、基因组（genome）、组装组（assembly）、组（group）、路径（track）、表格（table）、区域（region）、筛选器（filter）、交联（intersection）和输出（output）。

（3）In-Silico PCR：使用索引策略，采用一对 PCR 引物快速搜索序列数据库，可在 Web 服务器上进行交互式免费使用。使用程序时，用户可以首先选择序列数据库，然后提交不少于 15 个碱基的上游和下游引物序列。其他参数包括最大扩增产物长度、精确匹配引物 3′ 端的碱基数等。当成功获得结果后，搜索返回一个 FASTA 格式的序列输出文件，包含数据库中位于引物对之间的所有序列。FASTA 文件的头部描述了数据库中的区域和引物，FASTA 文件的体部则以大写字母显示引物序列与数据库序列匹配的区域，其他区域为小写字母显示。

（4）基因分类器（Gene Sorter）：这个程序显示了一个相互关联的基因排序表。这种相互关系包括蛋白质水平的同源性、基因表达谱的相似性或基因组的亲近关系。当需要显示一个基因及其相关基因时，可以在下拉菜单中选择一个基因组（如 Human）或组装组 [Dec.2013（GRCh38/hg38）]，在搜索文本框中键入一个单词或短语，以指定在 Gene Sorter 中显示特定的基因，如搜索词可以是 FOXA2、HOXA9 和 MAP 激酶等词条；接下来，通过从"sort"搜索框下拉菜单中选择一个选项，以选定对列表进行排序的基因关系；最后点击"GO"键展示结果。结果中 Gene Sorter 会显示一个包含指定基因（用浅绿色高亮显示）及其相关基因的列表，每个基因会显示在单独的一行上。而且结果列表中，可以通过配置按钮进行展开、缩减和重新排列各列，它显示了关于基因的其他信息。

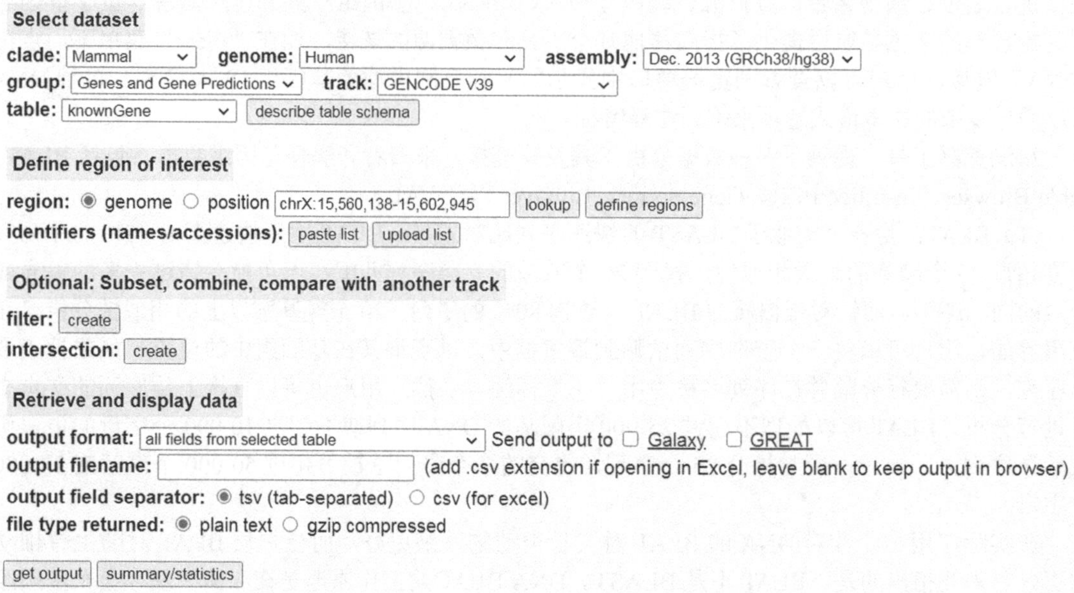

Select dataset

clade: [Mammal ▾] genome: [Human ▾] assembly: [Dec. 2013 (GRCh38/hg38) ▾]
group: [Genes and Gene Predictions ▾] track: [GENCODE V39 ▾]
table: [knownGene ▾] [describe table schema]

Define region of interest

region: ◉ genome ○ position [chrX:15,560,138-15,602,945] [lookup] [define regions]
identifiers (names/accessions): [paste list] [upload list]

Optional: Subset, combine, compare with another track

filter: [create]
intersection: [create]

Retrieve and display data

output format: [all fields from selected table ▾] Send output to ☐ Galaxy ☐ GREAT
output filename: [   ] (add .csv extension if opening in Excel, leave blank to keep output in browser)
output field separator: ◉ tsv (tab-separated) ○ csv (for excel)
file type returned: ◉ plain text ○ gzip compressed

[get output] [summary/statistics]

图 8-24　Table Browser 使用界面

（5）LiftOver：该工具用于组装序列之间转换基因组坐标和注释文件。其可以通过文本框输入数据，也可以上传数据文件。对于超过 500Mb 的文件，需使用 LiftOver 文档中的命令行工具。

（6）变量注释整合器（variant annotation integrator，VAI）：是用于将来自 UCSC 数据库与用户上传的变量调用集进行关联注释的研究工具。它使用基因注释来预测变异对转录的功能影响。例如，一个变异可能位于一个转录物的编码序列中，也可以位于同一基因的选择性剪接转录物的内含子中，VAI 将为每个转录物分析预测功能效应。VAI 可以选择添加其他几种类型的相关信息，如在 dbSNP 中发现变异，则使用 dbSNP 标识符；来自非同义功能预测（non-synonymous functional predictions）数据库的错义变异的蛋白质损伤评分；多物种比对计算的保守分值。VAI 可以选择性地过滤结果，只保留特定的功能效应类别、变异属性和多物种保守状态。

除了上述较常用的工具之外，UCSC 人类基因组浏览器工作组还开发了大量实用的工具，参见表 8-13；而且 UCSC 人类基因组浏览器的外围小组，也开发了一些实用工具，如 BEDOPS、Bedtools、CrossMap 等，进一步丰富了 UCSC 数据库的数据分析能力和应用领域。

表 8-13　UCSC 开发的其他工具

序号	名称	功能
1	UShER（for SARS-CoV-2 only）	允许将 SARS-CoV-2 序列放置在现有的系统发育树上，以追踪毒株和传播事件
2	Gene Interactions	基于蛋白质相互作用数据库和 PubMed 摘要的文本挖掘数据，显示了一个基因相互作用和路径图
3	VisiGene	在小鼠和蛙中使用基因 mRNA 杂交探针和转录因子原位显示高质量图像
4	DNA Duster	从输入序列中删除格式化字符和其他与序列无关的字符。为输出格式提供了几个配置选项，包括翻译后的蛋白质
5	Protein Duster	从输入序列中删除格式化字符和其他与序列无关的字符。为输出格式提供了几种配置选项
6	Phylogenetic Tree PNG Maker	根据系统发育树规范创建一个 PNG 图像；针对分支长度、标准化长度、分支标签、图例等提供几种配置选项
7	Executable and Source Code Downloads	Genome Browser、Blat 和 LiftOver 可执行文件和源代码下载

得益于生物技术与信息技术的交叉与融合，多维度、高通量信息与数据快速积累，推动生命科学研究进入"数据密集型科学发现"（data-intensive scientific discovery）时代。因此，数据库的建设和技术开发成为生物信息学研究领域的重点。建立功能强大的数据库管理系统，开发界面友好的数据库查询系统成为每个优秀数据库的必要条件。数据库建设的关键是如何整合各类数据资源，将来自不同数据源以及不同格式的数据集成在一起进行集中管理；科学合理智能化地存储用户的数据；根据需求建立个性化的生物信息处理系统，方便用户进行数据处理。以数据库建设为依托，加强生物信息技术前瞻性和系统性的布局和建设，对于提高我国生命科研领域科技竞争和产业竞争的综合实力具有重要的意义。

（赵 旻 李 枫 郑 义）

第九章　基因注释与基因功能富集分析

导言　随着高通量测序技术的快速发展及广泛应用，进入组学时代后信息数据面临大规模指数增长的状况。使得生物医学研究得以从单个基因的分析转变为系统水平，极大地促进了生命本质和医学疾病的分子机制研究，但如此庞大的数据量也给信息的有效提取和分析带来了巨大的挑战。基于基因芯片数据以及 RNA-Seq 数据，应用一系列算法使我们对于生物学通路及复杂网络的了解更为深入。本章以基因本体（GO）、KEGG 等功能注释和富集分析数据库为代表，详细介绍基因的功能注释和信号通路富集分析的基本原理、算法和应用。

第一节　基因注释

基因注释（gene annotation）是指采用生物信息学的方法获得已组装好的基因组中基因的位置、结构等信息，其实质是进行基因预测的问题，即通过计算机模拟和计算对未知序列的基因结构及其功能进行预测。

一、基因注释的数学算法

目前，基因注释的数学算法较多，最常用的数学算法是隐马尔可夫模型（hidden Markov model，HMM），该模型是双重随机过程，即一个随机过程不能被观察到（隐藏的），但是这个随机过程可以控制另一个随机过程，后者是可以被观察到的。该模型应用于基因预测时，相应的隐藏过程对应着基因的真实结构（如外显子、内含子、受体/供体位点、起始密码子、终止子、启动子等基因元件），而可观察到的过程对应于基因（组）序列。HMM 模型需要解决三个问题：①概率问题，即在给定的模型参数下，可观察到的过程发生的可能性有多大？②解码问题，即给定模型参数下，可观察到的过程所对应的最可能的隐序列是什么？③学习问题，即观察到足够多的序列时，如何估计转移概率和生成概率。实际上，基因预测的关键在于回答解码问题，即给定模式和观察序列，如何确定最优的序列。目前，基因预测仍不尽如人意，实际运用时会产生大量假阳性、假阴性等问题，而且不能预测可变剪接，不能预测 UTR，还存在重复序列的干扰等问题。

二、基因注释的策略

基因注释一般包括 3 种策略：从头预测、同源预测以及基于转录组的注释。基因注释是生物信息学研究的基础，同时也是进行基因组注释的主要策略。对于基因结构与功能的研究具有至关重要的意义。目前已经有众多的算法或软件被开发出来用于基因注释领域。

（一）从头预测

从头预测基于各种统计模型和算法及通过概率模型计算的方式预测基因的结构和位置，主要软件包括 Augustus、GlimmerHMM、SNAP、TwinScan、FGENESH、GENSCAN 以及 GAZE 等。这些软件需要将一些已知基因作为训练集，然后根据训练好的模型去预测基因。理论上，只要训练集包括足够的基因，该方法可以预测出所有基因位点，但预测剪接位点、外显子 - 内含子边界以及末端调控区则精确性较低。GENSCAN 是由美国麻省理工学院的博格（Burge）和卡林

（Karlin）于 1997 年开发的软件，基于广义隐马尔可夫模型的人类和脊椎动物基因预测软件，对位于中间的外显子预测的准确性高于起始或末端外显子。TwinScan 是由美国华盛顿大学开发的真核生物基因结构预测软件，主要预测基因结构及进化上的保守性，特征赋值于剪接位点和编码区，对目标基因组与关系密切基因组进行比较分析。FGENESH 是由英国 Sanger 中心的阿萨夫（Asaf）和维克托（Victor）于 2000 年开发的软件，也是基于广义隐马尔可夫模型的真核生物基因预测软件，该软件系列包括 FGENESH+、FGENE、FGENES-M、FGENESH-M 和 FGENESH_GC 等成员。其中，FGENESH+ 集成了蛋白质比对和 cDNA 定位功能；FGENES-M、FGENESH-M 集成了可变剪接分析功能；FGENESH_GG 可兼容非经典 GC 剪接供体分析。

（二）同源预测

同源预测是基于某些基因和蛋白质在物种间的保守性和相似性，将近源物种基因的转录物序列或蛋白质序列映射至需要注释的基因组上，通过序列联配方式进行注释。常用的工具有 BLAST、BLAT、Magic-BLAST、Genewise、Splign、Spidey、sim4、Exonerate、gmap 和 minimap2 等软件。同源预测有助于基因位点及结构的发现，但由于不同物种之间基因组的差异，在基因结构以及表达模式上还需要本物种转录组的数据支持。

（三）基于转录组的注释

基于转录组的注释是基于物种 RNA-seq 的数据，将不同来源的转录物序列比对至基因组上，然后根据转录物的位置进行注释。基于转录组的注释采用与同源预测相同的软件进行比对分析。转录物序列一般来自 EST 序列、全长 cDNA 序列、第二代测序技术以及第三代测序技术获得的转录物序列。相比转录组来说，目前高通量蛋白质组技术还未获得关键性突破。核糖体印记测序（ribosome profiling sequencing，Ribo-Seq）可在一定程度上代替高通量蛋白质组技术。该技术能够获得正在翻译过程中的 mRNA 片段。另外，基因组正常转录时可能会出现一些转录噪声，并不是真正的基因，因此注释基因时也应当考虑基因的表达量，排除可能的转录噪声。基于转录组数据预测可以采用 TopHat+Cufflinks 流程以及近年来应用的 Salmon+DESeq2、TopHat2 + Cufflinks 流程等。

总之，基因注释的策略在于首先利用已获得的物种基因序列、蛋白序列以及 mRNA/ESTs 序列集，构建物种的基因结构模型；其次采用从头预测的方法对初始预测模型进行自我训练，通过多轮训练和优化，获得从头预测的基因结构模型；再次利用 RNA-Seq 数据比对得到基因组的内含子结构模型及基因侧翼序列信息；最后对上述不同方法预测的结构模型进行整合和优化获得最终的基因结构模型。为提高基因注释的准确性和完整性，可以将上述 3 种基因注释策略综合使用。目前有一些软件将这三个方面的注释方法整合到一个流程当中，如 MAKER、MAKER-P、PASA、Funannotate 等，同时一些综合性生物数据库开发了一些注释工具和平台。基于三代转录组数据的基因注释软件也被开发出来，如 LoReAn、mikado 等。将不同注释方法整合起来的生物信息软件极大地简化了基因注释的过程，在此基础之上可辅以人工校正来纠正仍然可能错误的基因，其中 2019 开发的工具 Apollo 使人工校正变得更加便捷。

第二节 基因功能富集分析

基因功能富集分析是指分析一组基因在某个功能节点上是否相比于随机水平产生过出现（over-presentation）现象。在功能组学研究中，研究者通常会获得一组感兴趣的基因，如在疾病和正常组织中有显著差异表达的基因，或者在药物或外界环境刺激下特定组织中表达水平有显著异常的基因等。针对这组感兴趣的基因进行基因功能的富集分析，是揭示其隐含的分子机制的重要途径。通过基因功能的富集分析，可以发现在其中有显著富集的特定生物学通路；而且伴随着高通量组学技术，如基因芯片和 RNA-Seq 数据的积累，可以直接针对全基因组基因表达谱信息来进行富集分析，从中筛选鉴定出潜在的差异性信号通路和关键基因。因此，基因富集分析对于基因功能注释、解释各类生物学过程具有重要的意义。

一、富集分析的原理

　　基因功能富集分析建立的假设在于，生物学上机体内的某个生物过程通常是由一组基因或蛋白质共同参与完成，而不是由单个基因独立完成。因此可以假设，如果一个生物学过程发生异常，则共同发挥功能的基因（集）极可能相互作用形成与这一过程相关的基因集合，从而产生生物学意义上的功能富集过程和现象。具体来说，在研究中所进行的，包括基因的差异表达分析、转录组的基因表达水平、表观调控组观察的甲基化水平、蛋白质组/代谢组含量分析，以及宏基因组各类菌群的丰度分析等，实际上就是发现和挖掘具有共同功能的基因群的过程，即实现富集分析的过程。

　　针对不同的数据需要应用不同的富集分析方法，如对于基因表达芯片的连续荧光信号强度值以及 RNA-Seq 记录的 RNA 序列的读序等原始数据，在富集分析过程中采用了不同的统计模型进行分析；甚至同一类型数据，基于不同的假说和统计方法，富集分析的策略和方法也会不一致。本质上富集分析是概率问题，是对分布的检验。因此，统计分析是进行富集分析的关键。富集分析中常用的统计分析算法有累计超几何分布、卡方检验、Fisher 精确检验和二项分布检验等。由于在进行富集分析时通常需要同时进行大量检验（多重检验），所以需要采用多重检验校正的方法对检验结果进行校正，常用的校正方法包括邦费罗尼（Bonferroni）校正、本杰明错误发现率（Benjiamini false discovery rate）校正。错误发现率（false discovery rate，FDR）是富集统计分析时常用的概率，是指某个富集得分的基因集为假阳性的估计概率。

二、富集分析的算法

　　富集分析的算法主要分为四大类：过出现分析法、功能集打分法、基于通路拓扑结构的方法和基于网络拓扑结构的方法等。

（一）过出现分析法

1. 算法原理　过出现分析法（over representation analysis，ORA）是最早应用的一类富集方法，创建于 1999 年。ORA 针对的数据是针对一组感兴趣的基因进行计数，在这组基因中发现有明显统计学上富集的基因功能集。其基本步骤为先将给定的基因列表与待测功能集做交集，找出其中共同的基因并进行计数（统计值），然后利用统计检验的方式来评估观察的计数值是否显著高于随机值，即待测功能集在基因列表中是否显著富集。常见的统计学方法有卡方检验、Fisher 精确检验和二项分布检验。目前 ORF 广泛使用的是 Fisher 精确检验，根据超几何分布来检验基因列表中的基因在待测功能集中是否显著富集。

2. 常用方法和工具　目前有许多分析工具及数据库采用 ORA 的算法，如基因本体（gene ontology，GO）、DAVID、GOstat、Gen-MAPP 及 RuleGO 等。其中 DAVID 提供的基因功能集数据库最为全面，不仅包含大量不同物种的基因功能注释信息，同时也涵盖了生物信号通路注释库，如 GO 和 KEGG 数据库的数据信息。DAVID 提供了基因名称转换功能和良好的操作展示界面，从而成为目前应用最广泛的 ORA 分析工具。

3. ORA 的局限性　ORA 基于完备的统计学理论，因此分析结果稳定可靠。但其局限性也较为显著：①在对基因进行计数时，仅采用差异表达和非差异表达基因二值化标准，从而丢失了基因的表达水平或表达差异值等基因属性信息；②把通路中的所有基因进行同等对待，忽视了基因在通路中的生物学意义和地位，也忽视了基因间复杂的相互作用，因此在超几何检验中，大多数情况下不能满足基因表达独立性的假设；③分析中通常采用特定的阈值，进行感兴趣基因的获取，这样有可能会丢失显著性较低但仍比较关键的基因，导致检测灵敏性的降低。

（二）功能集打分法

1. 算法原理　为了克服上述 ORF 的缺陷，功能集打分法（functional class scoring，FCS）于 2003 年提出。相较于 ORA，FCS 可以认为是第二代功能富集分析方法。该算法输入数据不仅是全基因组基因，同时还考虑到每个基因的表达水平或表达差异值等基因属性信息，因此属于功能排序法。FCS 与 ORA 最显著的差异在于，FCS 的检验对象则是待测基因功能集中的所有基因，而 ORA 检验对象是感兴趣的基因列表与待测基因功能集的共同基因。传统的 FCS 主要针对基因表达芯片进行分析，但随着高通量测序技术的深入，已经开发出一些方法直接利用 RNA-Seq 原始数据进行差异表达基因分析及功能富集分析，通常使用泊松分布（Poisson distribution）或负二项分布（negative binomial）寻找差异表达基因，如 edgeR、DESeq 等方法；其他方法则对原始数据进行转换后再利用已有的基因表达芯片功能富集分析方法进行分析，常用方法有 VOOM 等。

在所有采用 FCS 的分析方法中，采用了不同的统计模型来计算待测基因功能集的统计值。例如，基因集富集分析（gene set enrichment analysis，GSEA）使用了加权的近似 KS 检验；GSA 利用基因表达差异的 t 值的绝对值来计算待测基因功能集的统计值；PADOG 采用基因的 t 值加权平均值；SAFE 利用了 Wilcoxon Rank Sum 统计检验方法；Global Test 则采用了经验贝叶斯广义线性模型。另外，在获得待测基因功能集统计值的背景分布时，有两种模式来定义背景：①竞争型（competitive）模式，将待测基因功能集外部的基因当作背景；②自给型（self-contained）模式，即将待测基因功能集本身当作背景。总体来说，自足型模式的检验功效要好于竞争型，但少部分基因的显著性如果特别高的话也会造成自足型模式一定程度的过度预测。

无论是竞争型或自给型模式，在通过随机抽样获得背景分布时，既可以对基因进行随机排列 [即基因抽样（gene sampling）]，也可以对样本进行随机排列 [即样本抽样（subject sampling）]。基因随机排列把每个基因独立对待，而实际上基因之间有复杂的相互关系，导致基因抽样的结果与实际的背景分布可能有一定的偏差；而样本抽样可以保留基因间的相互关系，因而抽样结果要更可信一些。因而，在样本量大时常用样本抽样，而在样本量比较少时则用基因抽样。一般来说，竞争型的模式通常采用基因抽样的方法，如 Sigpathway-Q1、GAGE 等，而自给型检验通常采用基因抽样的方法，如 GSEA、Sigpathway-Q2、GSVA 等。

在实际分析中，FCS 通常是把所有样本分为案例和对照两种状态，然后来计算每个基因在两种状态下的表达差异值。另外，FCS 中还有一类基于单样本（single-sample，SS）的分析方法，首先利用基因表达水平针对每个样本中的基因进行打分，再利用常见的统计检验方法把样本层面的基因分数同表型联系起来，这类方法包括 PLAGE、ZSCORE 及 SSGSEA 等。该方法的一大优点是可以通过调整相关协变量，相对简单地分析一些相对复杂包含时间进度的多样本设计。

2. FCS 的基本步骤　①根据研究中对照状态下的基因表达谱，对基因组中所有基因表达水平的差异值进行打分或排序，或直接输入排序好的基因表达谱；②待测基因赋值，即把待测基因功能集中的每个基因的分数通过特定的统计模型转换为待测基因功能集的分数或统计值；③利用随机抽样，获得待测基因功能集统计值的背景分布，检验实际观测的统计值的显著水平，并判断待测基因功能集在对照实验状态下是否发生了统计上的显著变化。

3. 常用方法和工具　采用 FCS 的分析工具众多，包括 Sigpathway-Q1、GAGE、Camera、PLAGE、PADOG 等。目前基因集富集分析（GSEA）是应用最广泛的一种 FCS，其基本思路是首先基于表达差异值对全基因组基因进行排序得到基因列表，然后检验待测基因功能集中的基因相对于随机情况而言，是否显著地位于基因列表的顶端或底端，即待测基因集的表达水平是否发生了明显的变化。概括起来就是：首先计算基因集的富集得分，然后使用置换检验（permutation）

估计富集得分的显著性，最后再进行多重检验校正，如采用错误发现率（FDR）分析检验。

按照上述设计思路，GSEA 的具体步骤包括：①基因排序。GSEA 首先计算了每个基因的表达水平在案例和对照两种状态下的关联系数，并对关联系数从高到低进行了排序。如图 9-1 中左边的热图所示，GSEA 首先利用所有基因的表达数据，计算每个基因在两个分组（或者表型）ClassA、ClassB 中的差异度。GSEA 提供了 6 种算法，默认方法是 signal2 noise。然后按照在两个分组中的差异度从大到小排序，形成基因列表，如图中的基因集 1、2 和 3。②分析基因集是否富集。针对一特定的待测基因功能集，根据其中每个基因的排序情况，利用加权近似 KS 检验获得待测基因功能集在排序列表中的 KS 检验值（统计值）。这里的基因集（geneset），是由 GSEA 提供的分类基因集，事先根据功能或者其他原理，把很多的分类基因形成的基因集，一个基因集可以对应于某一个信号通路或者 GO 注释条目中的所有基因，也可以是一个 miRNA 靶标对应的多个基因，也可以自己制作基因集。在分析数据时，需要选择不同基因集。用户将每个特定的基因集里面的基因映射到上一步排序表基因集 1、2 和 3 对应的位置（一个箭头代表一个基因），看基因集里的成员在基因列表里面的分布情况是否均匀，如基因集 1 就在基因列表中均匀分布，而基因集 2 里面的成员主要分布在基因列表的顶部，基因集 3 里面的成员主要分布在基因列表的底部。如果基因集中的成员在基因列表中均匀分布，说明这个基因集不在这两个表型中富集。如果基因集中的成员在基因列表的顶端（如图 9-1 中的基因集 2），说明这个基因集在第一个表型 ClassA 中富集。如果基因集中的成员在基因列表的底部（如图 9-1 中基因集 3），说明这个基因集在第二个表型 ClassB 中富集。③计算基因集的富集指数（enrichment score，ES），并对 ES 进行显著性检验及多重假设检验，从而计算出显著富集的基因集，即采用样本的随机排列来获得统计值的背景分布，进行统计值的显著性检验。需要注意的是，此类富集分析多数是针对 mRNA 的表达水平，而不是蛋白质产物，这意味着 mRNA 水平的改变并不必然预示蛋白质表达水平的改变，也不意味着真实状态下细胞内的通路功能被干扰，而这只能是在细胞学实验中进一步验证。目前，GSEA 提供的功能基因分类数据库有多种，其中 MSigDB 是可用于人类基因相关分析的数据库。

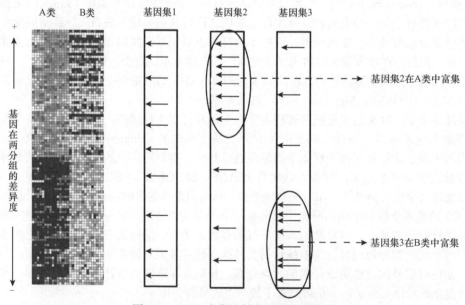

图 9-1　GSEA 富集分析中进行基因排序

4. FCS 的优缺点　FCS 考虑到了基因表达值的属性信息，因此相较于 ORA 在理论上有明显突破。而且以待测基因功能集为对象来进行检验，使得检验结果灵敏度更好，具体表现在：①不需要对基因进行差异显著的筛选，从而可能保留那些表达变化不大，但是功能重要的基因，相较于针对差异基因进行的富集分析，GSEA 分析保留了更多信息。② GSEA 分析的是基因集而不是单个的基因，对功能相关的基因作为一个整体做 GSEA 分析，分析基因整体的表达量差异得到的结果则更可靠。但是，FCS 仍然把待测基因功能集中的每个基因作为独立的个体，忽略了基因的生物学属性和基因间的复杂相互作用关系。

（三）基于通路拓扑结构的方法

基于通路拓扑结构（pathway topology，PT）的方法属于第三代富集分析方法，于 2004 提出。PT 方法利用了通路的拓扑结构来把基因的生物学属性整合到功能富集分析中，即使用通路拓扑来计算基因水平的统计信息，进而进行显著性分析。应用 PT 方法的软件包括 NetGSEA、CEPA、混合方式富集浏览器（Hybrid Approach Enrichment Browser）等。尽管第三代方法较符合分子水平生物学的复杂性，但其局限性在于细胞内真正的通路拓扑取决于细胞周期的阶段、细胞类型或特定的条件，目前这方面的信息较少，难以支持 PT 的应用，而且 PT 需要更大的计算资源。

1. 算法原理 前已述及，ORA 和 FCS 在进行通路的富集分析时，仍将通路中的每个基因视作独立个体，忽视了细胞在生长发育、分化以及疾病状态下的复杂生物学过程，忽视了实际通路内的基因调控、被调控及相互作用等复杂关系。因此，在进行通路的富集分析时，如何到通路中基因的生物学属性。例如，在一个调控通路中，上游基因的表达水平改变显然要远大于下游基因的表达水平改变对整个通路的影响。而基于通路拓扑结构的 PT 富集分析方法，就是要把基因在通路中的位置（如上下游关系），与其他基因的关联度和调控作用类型等信息综合起来，评估每个基因对通路的贡献并给予相应的权重，以此为基础进行功能富集分析。不同 PT 方法的主要区别在于采用了不同的方式进行权重打分。

2. 常用方法和工具 Pathway-Express 是首个引入通路拓扑结构的 PT 方法，该方法引入了影响因子（impact factor，IF）来表征特定通路在所观察的生物学现象中的重要性。IF 整合了通路中显著差异表达基因数目和通路的拓扑结构，其中通路的拓扑结构特征部分通过计算通路中每个基因的扰动修正因子（perturbation correction factor，PCF）得到，一个基因的 PCF 包含了其自身和其上游基因的表达量信息。由于通路的拓扑结构存在上下游关系，所以上游通路中基因的差异性表达会随信号通路进行传递，从而对整个通路的 IF 产生较下游基因更为显著的影响。最后，采用 g 分布模型统计计算 IF 的显著性。

SPIA 法是在 Pathway-Express 的 IF 概念的基础上，在计算 PCF 时进一步引入了通路中每个调控关系的"调控强度"概念，更加真实地反映了通路模型所包含的全部生物学信息。而且，新的参数包括连接度（一个点与其他点直接相连的所有边的个数）、节点介数（所有最短路径中经过一个节点的路径次数）等参数也被引入，作为表征通路的拓扑学特征。另外，TopoGSA 在比较通路间区别时，引入了通路的向心性参数；CePa 引入了多种向心性参数并进行加权平均来计算通路的 IF。一些基于 PT 方法的工具包，如 ToPASeq 整合了包括 SPIA 方法在内的 7 种 PT 方法，可用来分析芯片数据及 RNA-Seq 数据，并提供可视化结果。

3. PT 方法优缺点 对于研究较完善、拓扑结构完整的通路，基于 PT 的基因功能富集算法会有更强的显著性；但是由于对通路拓扑结构存在依赖性，PT 方法对于研究较少、信息不完善的通路稳健性较差，因而也限制了 PT 在基因功能富集分析中的进一步发展应用。例如，目前在常用的基因功能注释数据库中，仅有 KEGG 提供了通路的拓扑结构，而最常用的 GO 等注释数据库基因功能集中不包含任何拓扑结构信息，仅提供了潜在同一通路的所有基因列表，因而 PT 方法不能被用于 GO 通路的富集分析。

（四）基于网络拓扑结构的方法

1. 算法原理 基于生物网络拓扑结构（network topology，NT）的富集分析方法，通过利用数据库中的基因相互作用关系，间接地将基因的生物学属性整合入功能的富集分析中。此类算法的主要原理有两种：①利用现有的全基因组范围生物网络，如 STRING 等，来提取基因间的相互作用关系，包括基因的连接度及基因在网络中的距离等参数信息，计算给定的基因列表与待测的基因功能数据集网络连接关系，从而来推测待测基因功能集是否与给定基因列表紧密相关，常用的方法有 NEA、EnrichNet 等；②利用网络拓扑结构来计算基因对特定生物通路的重要性，通过给予相应的权重，再利用传统的 ORA 或 FCS 来评估特定生物通路的富集程度，常用的方法有 GANPA 和 LEGO 等。

2. 常用方法和工具　　NEA 和 EnrichNet 是两个基于网络距离的富集分析方法。其工作原理在于检验一个给定基因列表，在网络中与待检测的生物通路的基因功能集，相对于随机是否具有显著短的网络距离。其中，NEA 直接计算了给定基因列表与待检测基因功能集在网络中的平均连接度，并通过对网络进行随机重调的方式，来评估该统计量的显著程度；而 EnrichNet 采用重启随机游走（random walk with restart，RWR）算法，来计算给定基因列表与待测基因功能集在网络中的距离，然后利用随机网络与背景统计值进行比较来评估统计显著性检验水平。由于网络的复杂性及对网络进行随机重调的计算效率问题，这两个方法在实际应用过程中计算效率低，而且实际测试中由于对网络拓扑结构依赖过大，容易造成假阳性率高的系统偏差。

GANPA 利用了网络的拓扑结构来对通路内的基因赋予权重，用以表征该基因对通路的重要性。其基本假设是如果一个通路内的基因在网络中大部分情况下仅与通路内部基因相连的话，则该基因对通路的重要性要高于那些不仅和通路内部连接也和通路外部连接的基因。GANPA 利用了超几何分布估计了一个基因在网络中与通路内部基因的连接度，进而计算实际观察的该基因与通路内部基因的连接度与估计的连接度的差值，用该差值来表示该基因对通路的重要性，并作为该基因的权重，进而把该基因的权重与基因表达的差异值相乘，利用传统的 FCS 来评估特定待测基因功能集的表达量变化的显著水平。GANPA 所用的网络是基于蛋白质互作网络、GO 的生物学过程（biological process，BP）注释和大规模基因表达芯片所构成的复杂的基因功能关联网络。而基于 GANPA 开发的 GOGANPA，利用了 GO 注释构建新的功能网络，并提供跨物种通用的功能富集分析。在 GANPA 和 GOGANPA 方法的基础上又开发出 LEGO，专门针对基因列表进行 ORA，但与 GANPA 不同的是，LEGO 还考虑了在网络中与通路紧密相关的邻居基因，也给它们赋予了一定的权重，把基因列表中的基因通路特异性权重进行加权平均获得该通路的统计值，进而通过基因随机排列的方法来获得该统计值的背景分布和对应的显著水平。

3. NT 方法优缺点　　基于网络的基因功能富集分析方法加入了系统层面的基因重要性程度及关联信息，使得预测结果更加准确可靠。但是，更多信息的加入也容易导致算法过于复杂，计算速度较慢。

三、富集分析面临的问题与评估标准

近年来针对多项基因芯片或 RNA-Seq 的研究结果分析表明，富集分析仍存在较多的问题和一些缺陷，主要包括多数实验研究并未正确执行多重检验校正、研究结果与临床结果的相关性不足、监督预测的准确度发生了偏差、大量实验研究缺乏重复。以下就主要的富集分析问题进行分析。

（一）实验缺陷与误差问题

1. 在高通量的芯片实验中，足够的样本数是必要的，同时还要进行适当的重复。目前常用的一到三次生物学重复不足以达到统计学效能。

2. 实验中获得的基因表达强度值与细胞中 mRNA 转录物的实际拷贝数之间很难有效关联，转录物的实际定量分析仍待解决。

3. 数据分析需要进行全局性和局部背景校正，这对数据的标准化提出了进一步的要求。

4. 现阶段实验中常用的皮尔逊（Pearson）相关系数等距离度量统计分析，本身会对结果产生重大影响，特别是涉及样本的聚类分析结果时。

5. 数据分析的方法都有自身的优势和缺点，需要全面评估统计检验、分析方法的效能和可行性。

（二）冗余问题

值得注意的是，目前所有的功能富集方法都是对待测基因功能集进行独立检验，因而现有的基因功能注释数据库中的基因功能集都存在一定的冗余现象，即基因功能集之间存在较多的重复基因，从而造成富集过程中出现冗余现象。例如，在 GO 数据库中，由于 GO 数据结构中的 GO 术语之间存在"父子"关系，导致 GO 条目间的共同基因比较多，富集的冗余现象尤为明显。冗余现象对结果的解读造成了困扰，难以揭示真实准确的生物学机制。如何有效地解决此类冗余问题，成为富集分析的关键。具体的解决方案如下。

1. 不进行基因功能集的独立检验　在富集分析时，把所有基因功能集作为一个整体来进行富集分析，而不进行基因功能集独立检验。如 MGSA 将所有的待测基因功能集作为一个整体代入贝叶斯网络进行富集分析。由于贝叶斯网络建模时已经将基因功能集的重叠情况考虑在内，从而避免了对每个基因功能集进行独立富集分析时产生的冗余问题。然而该方法由于复杂程度较高会导致较低的计算效率，引起检验的灵敏度较低。

2. 对获得的富集基因功能集进行聚类和过滤　如 REVIGO 依赖术语相似度，采用聚类算法从富集结果的 GO 条目里，找到最具代表性的子条目输出结果。而 LEGO 提供了一种依赖于网络的对基因功能集的聚类 - 过滤（cluster and filter）方法，首先把基因功能集按照互相之间共同基因的重叠程度构建一个网络，再利用网络模块划分的方法得到一系列基因功能集模块，使得每个模块内部的功能集具有较高的相似度。LEGO 把这些结果按照之前的聚类结果进行分类，再选取其中最显著的基因功能集作为该模块的标志基因功能集。

（三）数据标准和评估

面对众多的功能富集分析算法和工具，有必要建立一套合适的评价标准来对富集分析方法进行综合客观的评估，从而有针对性地选择合适的方法。在实验研究中，理想的功能富集分析方法应该能够灵敏地检测到靶通路，检验的显著性好、FDR 低，并且靶通路的排名比较靠前。因此，用于评估功能富集分析方法的标准数据集（benchmark datasets）应具有以下性质：①每个数据集应有注释的"金标准"；②标准数据集中包含的数据集应具有多样性和大样本的特征。多样性意味着每个数据集的靶通路之间的相关性较低，大样本则要求数据集数量达到必要的数量要求。在建立好标准数据集后，可以对不同的富集分析方法从灵敏度、精确度及特异度多个方面进行评估。这样才能避免在较高的灵敏度条件下，FDR 较低的情况。

通过对 ORA、FCS、PT 及 NT 方法进行系统评估后表明：① ORA 计算简便，耗时少，仅需要输入一组基因，因此应用范围最广，比较适合研究人员初步分析结果。② FCS 的灵敏度、精确度均优于 ORA。对于 FCS 中的两种检验，自足型检验的灵敏度优于竞争型检验。因此，如果希望最大程度地富集出更多显著的基因集，且样本量较大时，应使用自足型检验进行样本抽样，这样可以最大程度地保留基因间的相互关系。但是会导致 FDR 较高；而当样本数较少且基因间相互关系较弱的时候，适合采用竞争型检验，可以较为准确地富集出真正具有生物学意义的基因集。③由于通路本身存在一定的冗余问题，而且目前数据库中通路的拓扑结构信息不够完整，不同通路的拓扑结构在不同的物种、细胞、组织、实验条件均不相同，因此 PT 方法虽然考虑了通路间的拓扑结构，但处理起来较为复杂，导致 PT 方法不够灵活，实用度不高。④ NT 方法考虑了基因在生物学网络中的重要性及相互关系，可以富集出在统计学上显著且具有真正生物学意义的基因集，是目前最新的富集分析方法，在灵敏度、精确度、特异度方面均较好，因此在有合适的生物学网络时，推荐使用 NT 方法。

第三节　基因注释和基因功能富集分析数据库

随着高通量测序技术的发展，生物医学领域的大规模组学数据呈指数级增长。这使得查找基因的相关信息，需要花费更多的时间。另外，不同的生物数据库可能会采用不同的术语描述基因的同一个生物学功能，如"蛋白质合成类"或"翻译类"，这使得信息搜索尤其是计算机处理类似的信息时将面临相应的困难。因此，以基因本体（GO）数据库为代表的一类注释信息数据库应运而生，为计算机程序运算时提供了一种模块化、结构化的标准生物学模型，为基因的功能注释、信号通路注释及富集分析等研究提供了有力支持。

一、基因本体数据库

基因本体（GO）数据库，是 GO 联盟组织（Gene Ontology Consortium）在 2000 年构建的一个结构化的标准生物学模型。GO 的注释体系是目前应用较广泛的基因注释体系之一，EBI、Ensembl 和 NCBI 数据库也包含了 GO 的注释术语。GO 数据库网址为 http://geneontology.org/。GO 项目最初是从 1988 年对 3 个模式生物数据库——果蝇数据库（the drosophila genome database, FlyBase）、芽殖酵母基因组数据库（the saccharomyces genome database, SGD）和小鼠基因组数据库（the mouse genome informatics, MGD）的整合开始，目前收录了超过 30 多个基因组信息，包括人类、果蝇、小鼠、线虫、酵母、细菌、斑马鱼及拟南芥等模式生物的基因组信息，同时还收录有心血管基因（BHF-UCL）、基因组研究工具和数据（IGS）和生物过程知识库（Reactome）等数据库数据。GO 的宗旨在于建立一种覆盖基因及其产物的标准词汇体系，并基于此理念开发了具有三级结构的术语词汇标准（ontologies）。GO 数据库通过细胞组分（cellular component, CC）、分子功能（molecular function, MF）、生物学过程（biological process, BP）3 个层面的结构，对基因及其产物的功能进行全面的定位和描述。GO 数据库根据基因产物的相关生物学途径、细胞学组件以及分子功能而分别给予定义，与具体物种无关。GO 的工作大致可分为三部分：①给予并维持术语（terms）；②将位于数据库当中的基因、基因产物与 GO 本体当中的术语进行关联，形成网络；③开发相关工具，使 GO 标准语言的产生和维持更为便捷。

GO 注释提供了一个全面的生物系统模型，截至 2022 年 5 月，GO 系统包括了 5183 个物种，1 473 200 个基因产物的数据，为不同生物体提供了超过 750 万个功能注释，包括 2 833 892 条 BP、2 351 799 条 MF 和 2 324 852 条 CC 等注释信息。这些数据得到了超过 15 万篇已发表论文的实验结果，以及超过 70 万个实验的支持。GO 提供的核心数据集 GO 联盟不仅与许多其他研究组织在各种各样的主题上合作，同时也得到世界上众多的注释数据库的支持和加盟，包括 cell type ontology（CL）、evidence ontology（ECO）、fungal anatomy ontology（FAO）等，其中 cell type ontology 数据库收录典型的天然细胞类型的分类数据。GO 术语可在大多数生物信息数据库中使用，促进了各类数据库对基因描述的一致性。通过特定生物学领域的专业知识或本体项目的补充与支持，都进一步促进了 GO 资源的实用性。

（一）GO 数据库结构

GO 的注释体系是一个有向无环图（directed acyclic graph）。图 9-2 显示了 GO 图形化结构。GO 的结构允许在各种水平添加对此基因产物特性的认识，这种定义语言具有多重结构，因此在各种程度上都能进行查询。注释系统中每一个节点都是基因或蛋白质的一种描述，节点之间保持严格的"父子"关系。GO 数据库提供了描述基因产物特性的已定义语义的本体，GO 的术语结构涵盖了 3 个层次。

1. 细胞组分（cellular component, CC）　用于描述亚细胞结构、位置和大分子复合物，如核仁、端粒和识别起始的复合物等。主要体现了基因产物位于何种细胞器中（如粗面内质网、核糖体、蛋白酶体等），即基因产物在什么地方起作用。

2. 分子功能（molecular function，MF）　描述基因、基因产物个体分子生物学上的活性，如催化活性或结合活性。分子功能大部分指的是单个基因产物的功能，还有一小部分指的是此基因形成的复合体的功能，如催化活性、转运活性、结合活性等。

3. 生物学过程（biological process，BP）　由分子功能有序地组成，具有多个步骤的、更广的生物功能及过程，如有丝分裂、嘧啶代谢或 α- 配糖基的运输等，即具有较为宽泛的细胞生长和维持、信号转导过程。

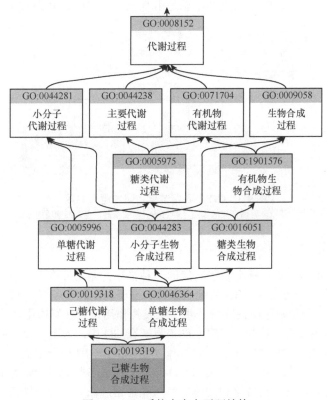

图 9-2　GO 系统中有向无环结构

（二）GO 中术语的逻辑关系

术语（term）是 GO 里面的基本描述单元。GO 的结构可以用一个图来描述，术语作为图的节点，术语之间的关系为图中的边。但 GO 的层次结构是松散的，"子代"（child）术语比它们的"父代"（parent）术语更专业，但与严格的层次结构不同，一个术语可能有不止一个父代术语，GO 图中的节点可以与其他节点有任意数量和类型的关系。图 9-3 展示了各级节点之间的逻辑关系。图 9-3 中各节点不但可能具有多个子节点，而且可能具有多个父节点，且与不同的父节点具有不同的关系，如图中线粒体（mitochondrion）有两个父节点，即线粒体既是一种细胞器（organelle），又是细胞质（cytoplasm）的一部分；同样，细胞器也有两个子节点，因为线粒体是一种细胞器，细胞器膜（organelle membrane）是细胞器的一部分。因此，GO 结构主要可以归纳为 4 种逻辑关系：

1. "is a"　该关系构成了 GO 的基本结构，即如果 "A is a B"，意味着节点 A 是节点 B 的一个亚类，如可以说"有丝分裂细胞周期是一种细胞周期，或裂解酶活性是一种催化活性"。

2. "part of"　代表了部分与整体的关系，即如果 B 必然是 A 的一部分：无论 B 存在与否，它都是 A 的一部分，而 B 的存在意味着 A 的存在。但是，相反既定 A 的存在并不能确定 B 的存在。

3. "has part" 该关系是对 "part of" 的补充，即从父节点的角度来看部分与整体的关系。"has part" 只在 A 总是有 B 作为部分的情况下使用。如果 A 存在，B 就总是存在；然而，如果 B 存在，并不能确定 A 的存在。即所有 A 都有 B，而部分 B 有 A。

4. "regulates" 描述了一个过程直接影响另一个过程或质量的情况，即前者调节后者，可以是阴性调节（negatively regulates）或阳性调节（positively regulates）。调控的目标可能是另一个过程，如调控一个途径或酶反应。类似于 "part of"，这种关系被专门用来表示必要的调节：如果 A 和 B 都存在，B 总是调节 A，但 A 可能并不总是由 B 调节，即所有 B 调节 A，有些 A 由 B 调节。

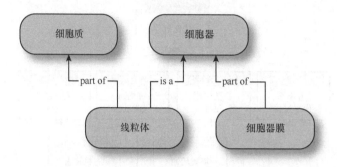

图 9-3　GO 中各级节点之间的逻辑关系

图中显示线粒体有两个父级节点，即它是一个细胞器，也是细胞质的一部分

（三）GO 注释

GO 注释（annotation）是对特定基因功能的一种描述，是将一个基因或基因产物与一个 GO 术语相关联而创建的。前已述及，GO 从细胞组件、分子功能和生物学过程 3 个层次进行基因的注释，GO 注释提供了关于基因如何在分子水平上发挥作用，它在细胞中的位置发挥作用，以及它有助于执行什么生物过程（途径、程序）的信息。在 GO 中，术语与相对应的基因产物（基因编码的 RNA 或蛋白产物）相关联，GO 的注释阐明了基因产物和用于定义他们的 GO 术语之间的关系。GO 注释由参与合作的各类数据库使用 GO 的定义方法，对它们所包含的基因产物进行注释，并且每条注释的作者必须提供支持这种注解的参考和证据，在 GO 的注释条目中将采用证据代码拉埃标注证据信息。GO 数据库中基因注释的证据代码参见表 9-1。在 GO 数据库中，每个基因或基因产物都会有一个列表，列出与之相关的 GO 术语。由于一个基因可能编码多个不同性质的产物，所以 GO 推荐的注释是针对基因产物的而不是基因的。

表 9-1　GO 数据库中基因注释证据代码及注解

缩写代码	证据来源信息	注解
EXP	实验证据	IDA、IEP、IGI、IMP、IPI 是 EXP 的子集
IDA	直接实验证据	基于各类实验分析结果
IEP	表达模式证据	转录水平或蛋白质表达水平
IGI	遗传相互作用证据	抑制基因、遗传致死基因、互补实验提供的信息
IMP	突变表型推测证据	基因突变、基因敲除、过表达、反义实验
IPI	物理相互作用推测证据	酵母双杂交实验、共纯化实验、免疫沉淀实验
IGC	基因组信息推测证据	基因产物相邻基因的确认，如操纵子结构、系统发育分析
IRD	快速进化推测证据	系统发育证据
ISA	序列比对推测证据	未采用序列比对量化标准
ISO	序列同源性推测证据	未量化序列比对

续表

缩写代码	证据来源信息	注解
ISS	序列或结构相似性推测证据	由专家确认的 BLAST 分析结果
RCA	审核的计算分析推测证据	基于大规模实验、大型数据库整合和文本挖掘预测结果
NAS	未知来源的报道信息	未引用已发表文献的记录
TAS	可知来源的报道信息	来自综述或词典的信息
IC	专家推测证据	如某蛋白质注释有转录因子的功能，则专家会注释其位于核内
ND	没有相关生物数据	对应于"unknown"的分子功能、生物过程和细胞组分
IEA	电子注释	基于 BLAST 结果的电子注释（未被专家确认）

在 GO 中至少采用 4 条信息才可以唯一地标识一个 GO 注释，尽管管理员可以使用其他组件来指示更多的信息，包括限定符和注释扩展，但一个注释至少应包括基因产物（可能是一种蛋白质、RNA 等）、GO 术语、参考资料和证据。所有的 GO 注释最终都得到了直接或间接的科学文献的支持。在 GO 中，支持性证据以 GO 证据代码（GO evidence code）、公开的参考文献或创建注释所用方法描述等形式呈现。GO 证据代码描述了证据的类型，并反映了注释与直接实验证据的差距，以及该证据是否由专家生物管理员进行了审查。

（四）GO 数据库的使用

AmiGO2 是 GO 提供的搜索引擎，用以检索数据。图 9-4 显示了 AmiGO2 搜索引擎的使用界面。在 AmiGO2 中可以采用关键词或提交序列两种方式进行数据库检索。GO 数据库中每条记录都会赋予一个标识号 ID（GO：××××××）和相应的名称（基因或蛋白质的名称），将 ID 或者名称直接填入 AmiGO2 的检索框，点击"搜索（Search）"即可。AmiGO2 提供三种注释模式：注释（Annotations）、本体（Ontology）、基因和产物（Genes and products），展示查询结果，基因和产物条件下的查询结果见图 9-5。另外，在检索结果页面还可以看到一些可选项，以分别采用关联（Associations）、图形视图（Graph Views）、树状图（Inferred TreeView）和映射（Mappings）等格式展现详细结果。图 9-6 展示了 AmiGO2 检索的图形视图结果。

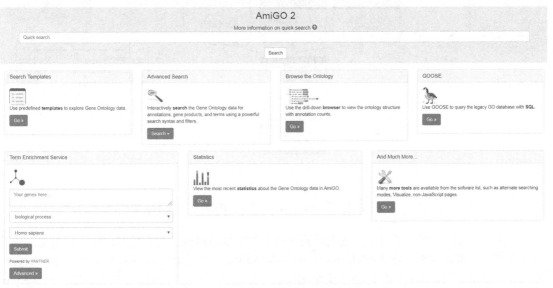

图 9-4　AmiGO2 搜索引擎的使用界面

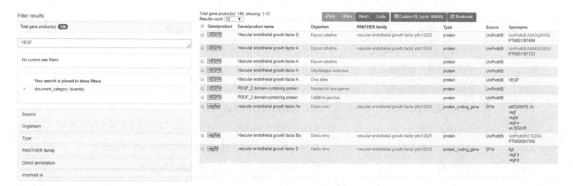

图 9-5　利用 AmiGO2 检索 VEGF 结果

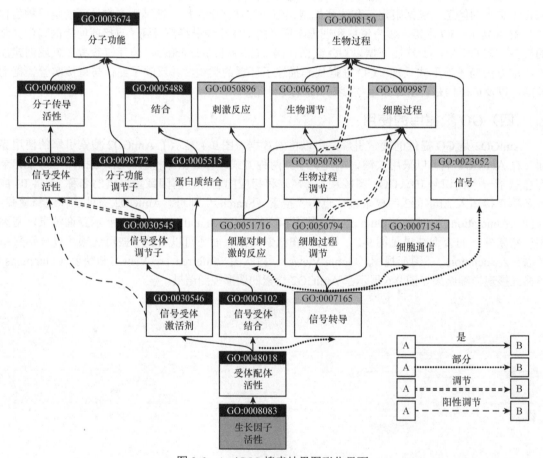

图 9-6　AmiGO2 搜索结果图形化界面

二、京都基因和基因组数据库（KEGG）

　　根据组学信息，用计算机计算或者预测细胞中的信号通路或者生物的复杂行为，是生物信息学研究的又一重大挑战。在 1995 年 5 月，在人类基因组计划框架下由日本京都大学化学研究所金久实（Minoru Kanehisa）发起建立了生物信息学数据库——京都基因和基因组数据库（Kyoto encyclopedia of genes and genomes，KEGG）。KEGG 数据库是从分子水平，特别是从基因组测序和其他高通量实验技术获取的大规模分子数据集，系统分析基因功能与基因组信息的数据库。

KEGG 数据库最典型的应用是通路映射，通过对目标基因的富集分析，预测目标基因可能的生物学功能。它整合了基因组学、生物化学和系统功能组学的信息，有助于研究者把基因及表达信息的过程作为一个网络进行整体研究。KEGG 是优秀的提供代谢通路检索的数据库，尤其是对糖、核苷酸和氨基酸的物质代谢途径的注释十分全面，而且还对参与各级生物化学反应的酶也进行了全面注释。因而，KEGG 数据库已经发展成为研究生物代谢分析和构建代谢网络研究的强有力的工具。图 9-7 显示了 KEGG 的主页面。

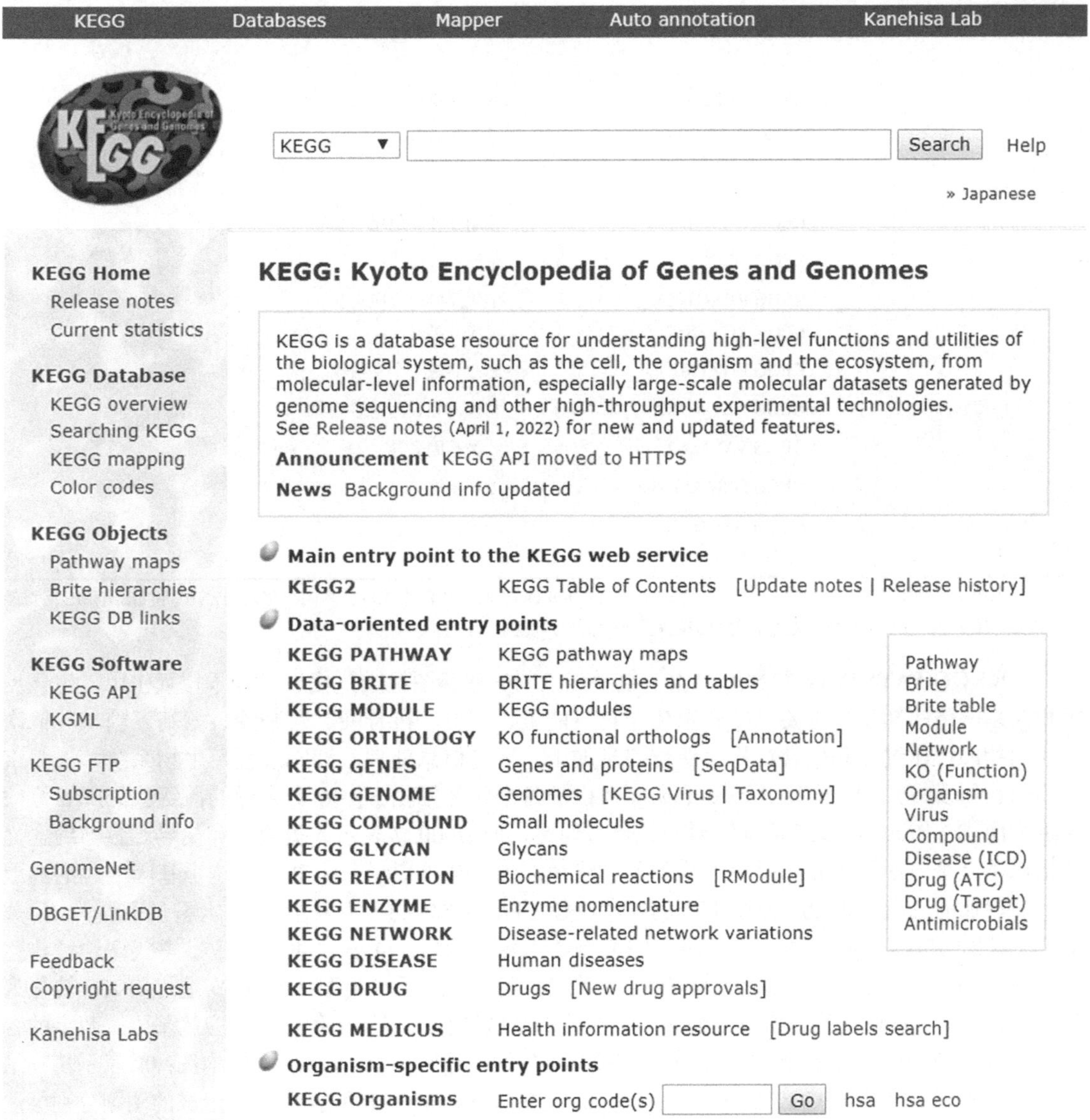

图 9-7　KEGG 的主页面

截至 2022 年 6 月，KEGG 数据库更新至第 102.0 版。作为集成的数据库资源，KEGG 主要由系统信息、基因组信息、化学信息和健康信息，以及药物等分类组成，其每一类数据库分别包含若干子数据库，如系统信息类包括信号通路（PATHWAY）、BRITE 和 MODULE 子数据库。目前，KEGG 数据库主要由 16 个子数据库组成，这些信息通过网页的颜色编码来区分，参见表 9-2。在图 9-7 KEGG 数据库的主页面上可以看到，页面的上部有检索框及入口，中部则显示了 KEGG 数据库的各类数据资源链接，主要包含各类子数据库的连接入口，如 KEGG2、KEGG PATHWAY 等。

以下介绍几种主要的子数据库资源。

表 9-2　KEGG 数据库的分类及组成

分类	子数据库名称	内容	网页颜色
系统信息	KEGG PATHWAY	通路图	KEGG
	KEGG BRITE	层次结构和表格	
	KEGG MODULE	模块和反应模块	
基因组信息	KEGG ORTHOLOGY	功能同源分析	KEGG
	KEGG GENES	基因和蛋白质	KEGG
	KEGG GENOME	生物与病毒	
化学信息	KEGG COMPOUND	代谢物和其他化学物质	KEGG
	KEGG GLYCAN	聚糖	
	KEGG REACTION	生化反应，反应类	
	KEGG RCLASS	反应分类	
	KEGG ENZYME	酶命名法	
健康信息	KEGG NETWORK	与疾病相关的网络变异	KEGG
	KEGG VARIANT	人类基因变异	
	KEGG DISEASE	人类疾病	
	KEGG DRUG	药物	
	KEGG DGROUP	药物组	

注：系统信息网页颜色均为绿色、基因组信息中的 ORTHOLOGY 网页颜色为棕色、基因组信息 GENES 和 GENOME 网页颜色为红色、化学信息网页颜色均为蓝色、健康信息网页颜色均为紫色

1. KEGG PATHWAY 数据库　由一组手工绘制的通路图组成，代表了分子相互作用、生化反应和关系网络的知识，主要包括碳水化合物、能量、脂质、核苷酸、氨基酸、氨基聚糖、其他次生代谢物的代谢过程和化学结构，遗传信息加工，环境信息处理，细胞过程，生物系统，人类疾病和药物研发等知识。KEGG 通路数据库提供的每个路径图由 2～4 个字母的前缀代码和 5 位数字组合而成，如 map01524 是顺铂耐药的信号通路，而 H00027 表示人类疾病卵巢癌。各前缀含义包括以下几个方面。① map：手工绘制参考路径，图中节点表示一个基因，这个基因编码的酶或这个酶参加的反应；② ko：重要 KO 的参考途径，ko 通路中的节点表示直系同源基因；③ ec：关键 EC 编号的参考代谢途径，ec 通路中的节点表示相关的酶；④ rn：重要反应参考代谢途径，化学反应通路中的节点只表示该点参与的某个反应、反应物及反应类型；⑤ org：通过将 KO 转化为基因标识符而生成的生物体特异性通路，其中同源基因转换为特异物种中所对应的基因。数字的含义：011 表示链接到 KO 的全图；012 表示链接到 KO 的概述图；010 表示化学结构图；07 表示药物结构图等。另外，如果 KEGG PATHWAY 与 MODULE 和 NETWORK 数据库整合形成的图则分别标注 M（module）、R（reaction module）和 N（network）。图 9-8 显示了三羧酸循环的能量代谢通路。

2. KEGG GENES 数据库　是一个集合了细胞和病毒全基因组中的基因和蛋白质信息的数据库，所有数据均来自公共资源，包括 NCBI RefSeq 和 GenBank 数据库，并由 KEGG 以 KO 本体（KEGG orthology）的分配形式注释。该数据库补充了 KEGG 收集的已发表文献的功能特征蛋白质的原始数据。数据库中所有的蛋白质序列和 RNA 序列都通过序列相似性数据库（sequence similarity database，SSDB）计算和 KO 赋值处理。

3. KEGG ORTHOLOGY（KO）数据库　是一个根据功能同源性表示的分子功能数据库。每个 KO 标识代表了一个来自不同物种的直系同源基因组。直系同源在 KEGG 分子网络中经手动定

义。在 KEGG 通路或网络（如 KEGG 通路图、BRITE 层次结构和 KEGG 模块等分子网络）中，每个节点均会指定一个 KO 标识符（称为 K 号），如 KEGG 通路图中以一个盒子表示。KO 标识是基因组通过 KEGG 通路和等级划分与生物学系统关联的基础。而且，KO 标识也是将基因组信息、转录组信息与物质的化学结构联系起来的关键。

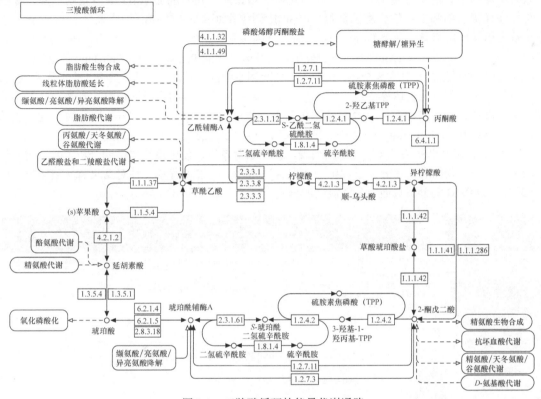

图 9-8　三羧酸循环的能量代谢通路

4. KEGG ENZYME 数据库　是依据 IUBMB/IUPAC 生化命名委员会制定的酶命名法（EC 编号系统）建立的酶类数据库。KEGG ENZYME 数据库建立在都柏林三一学院的 ExplorEnz 数据库的基础上，由 KEGG 关系数据库维护，并带有反映层次结构和序列数据链接的附加注释。

5. KEGG MEDICUS 数据库　是一个与健康相关的数据库，旨在将基因组的革命性研究应用到人类社会。它集成了 KEGG NETWORK/DISEASE/DRUG 数据库（KEGG 的健康信息类）以及日本和美国的药品标签信息。

6. KEGG DRUG 数据库　收集了日本、美国和欧洲已批准药物的综合性药物信息资源，根据药物活性成分的化学结构和（或）化学成分进行标准的统一。每个 KEGG DRUG 条目都标识有 D 号，包含唯一的化学结构和该药的标准名称，并与 KEGG 的原始注释相关联，包括药效、治疗靶点、药物代谢和其他分子相互作用网络信息。其中，药物的靶点可以通过 KEGG PATHWAY 数据库查询，药物的分类信息源于 KEGG BRITE 数据库。另外，KEGG DRUG 数据库还包含了一些天然药物和重要的信息。KEGG DRUG 数据库对于药学研究具有重要的指导意义。

三、DAVID

注释、可视化和整合发现数据库（the database for annotation, visualization and integrated discovery, DAVID）为研究者提供了一套全面的功能注释工具，用以分析大量基因列表背后的生物学意义。DAVID 将多个功能注释源汇集在一起，可以开展分析的包括识别富集的生物条目、发现功能相关基因组、聚类冗余注释条目、在 BioCarta 和 KEGG 通路图谱上可视化基因、列表相互作用的蛋白质、批量探索基因名称、连锁基因与疾病的关联以及将基因标识符从一种类型转换为另一种类型等。

目前，最新的系统版本是 DAVID 2021，其更新的主要资源包括：①联合 NCBI 的 Entrez 基因数据库和 UniProt 数据库，在 NCBI 原核 RefSeq 基因组重新注释项目影响下，重建 DAVID 基因系统中原核生物的信息资料。②更新了 DAVID 知识库，与新的 DAVID 基因系统一起，提高了总体注释覆盖率和支持的分类法数量。③知识库中添加了新的注释，包括来自 PubChem 的小分子基因相互作用信息、来自 DrugBank 的药物基因相互作用信息、来自人类蛋白质图谱（HPA）的组织表达信息、来自 DisGeNET 的疾病信息以及来自 WikiPathways 和 PathBank 的通路信息。④ UniProt 关键词注释被分为 8 个组，其中 4 个分配到原始的"功能"类别，其余 4 个分配到疾病、蛋白质相互作用和组织表达等特定类别。⑤由于基因符号是上传的顶部标识符，且物种之间不明确，系统添加了一个物种选择参数，以提高列表上传过程的效率。⑥ UniProt 注释被分为不同的类别，并与 Entrez、Ensembl、UniProt、PubChem 和 DrugBank 一起添加到基因报告中。

DAVID 需要用户提供感兴趣的基因列表，在基因背景下，使用系统提供的分析工具，提取该列表中含有的生物信息。在分析过程中，选取合适的基因列表和背景文件对结果有重要影响。图 9-9 显示了 DAVID 的分析页面中各功能区的分布。

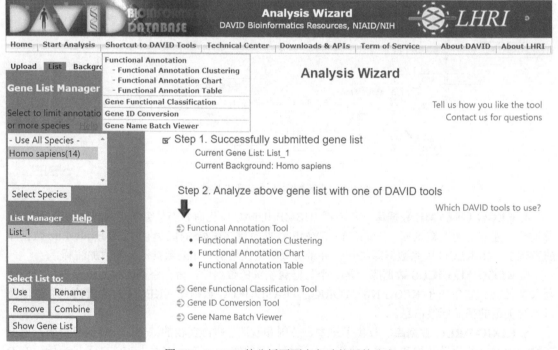

图 9-9　DAVID 的分析页面中各功能区的分布

1. 基因列表　这个基因列表可以是实验分析结果，并经过进一步的生物信息学分析产生的基因 ID 列表。对于富集分析而言，数量较大的基因组成的列表有更高的统计效能。富集分析产生的 P 值在相同或者数量相同的基因列表中具有可比性。DAVID 对于基因列表的格式要求为每行一个基因 ID 或者是基因 ID 用逗号分隔开。基因列表的质量会直接影响分析结果。好的基因列表至少要满足以下大部分要求。

（1）包含与研究目的相关的大部分重要的基因（如关键基因）。

（2）基因的数量不能太多或者太少，一般是 100 ～ 10 000 这个数量级。

（3）在设定了合适的表达筛选阈值以及合适的统计显著性检验水平后，分析的大部分基因应该可以通过统计筛选，如在实验组和对照组样品间选择显著差异表达基因时，应满足表达阈值

| $\log_2 FC$ | $\geqslant 2$、t 检验 $P < 0.05$ 等条件。

（4）一个好的基因列表比起随机产生的一个基因列表，应该含有更丰富的生物信息。例如，大部分差异表达基因都涉及特定的某一生物过程，而不是随机散布。

（5）在同样的条件下，列表具有高度可重复性。

（6）高通量数据的质量能够被其他独立的实验证实。

2. 背景基因（集）的选取 富集分析必须选取一个背景来进行对比。基因背景的选取指导原则是必须构建足够大的涉及所有基因的集合。在进行分析时，DAVID 会要求用户选取一个合适的基因背景，通常情况下用户使用默认的背景文件（即默认为该物种的所有基因），或者是上传一个指定基因列表文件作为基因背景。

3. DAVID 的分析内容 DAVID 为实现各项功能分析，提供了以下 4 个分析内容（共 6 个分析工具），图 9-10 显示了 DAVID 功能注释工具的相关信息。

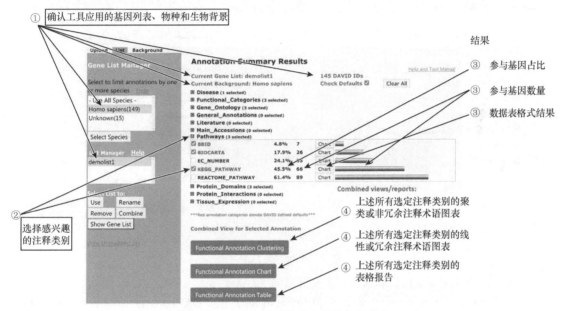

图 9-10 DAVID 功能注释工具的相关信息

（1）功能注释工具（functional annotation）：该工具是 DAVID 最核心的分析内容，包含了 3 个子工具。

1）功能注释聚类（Functional Annotation Clustering）：集成了 Kappa 统计相同的技术来衡量两个注释之间相同基因的程度，该工具使用类似于 gene functional classification 工具的模糊启发式聚类方法，基于 Kappa 值对相似的注释进行分组。从这个意义上说，常见的基因注释共享越多，它们被聚在一起的可能性就越高。分析中采用组富集评分（group enrichment score），即相应注释聚类中成员 P 值的几何平均值（对数尺度），对其生物学意义进行排序，分值越高，代表该组内的基因在基因列表中越重要。同时还提供了 2D 视图，以热图形式展现聚类到同一组的基因和该组内各个 Term 之间的关系。而且，功能注释聚类分析结果中排名最高的注释组很可能其注释成员也具有一致的较低的 P 值。

2）功能注释图表（Functional Annotation Chart）：该工具提供了一个注释术语聚焦视图，列出了注释术语及其正在研究的相关基因的富集分析结果。相比于其他富集分析软件而言，该工具注释范围更广泛，包括 GO 注释、KEGG 注释、蛋白质相互作用、蛋白质功能区域、疾病相关、生物代谢通路、序列特点、异构体、基因功能总结、基因在组织里的表达和论文等。用户可以根据需要选择其中的某些或者所有种类的注释信息。为了避免对重复基因的过度计数，Fisher 精确统

计用于相应的 *David* 基因 ID 计算，去除原始 ID 中的所有冗余。功能注释图表的所有结果都必须设定阈值（默认情况下 Max.Prob. ≤ 0.1，Min.Count ≥ 2），以确保只显示有统计学意义的部分。图 9-11 显示了功能注释图表结果示意。

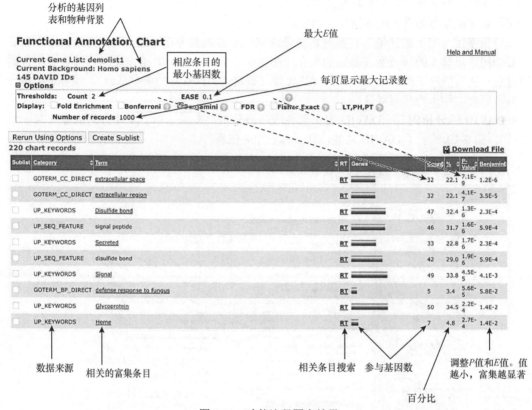

图 9-11　功能注释图表结果

在图 9-11 中各主要关键词和数据栏含义解释如下。

A. *E* 值（eASE score）：是一个修正的 Fisher 精确 *P* 值。DAVID 中，采用 Fisher 精确检验来测量注释术语中的基因富集。当两个独立群体的成员可以分为两个互斥的类别之一时，使用 Fisher 精确检验来确定每个类别的比例是否因群体而异。

B. 邦费罗尼（Bonferroni）、本杰明（Benjamini）和 FDR 值：这几种统计值均是调整后的 *P* 值，即当考虑到整个检验集时，给定的假设被拒绝的最低显著性水平。在 DAVID 中采用的 Benjamini 值是通过使用 Benjamini 和 Hochberg 的线性上升法（linear step-up method）来计算调整 *P* 值的；而 DAVID 中采用的邦费罗尼 - 西达克（Bonferroni-Šidák）*P* 值，较 Bonferroni 值保守性稍差。FDR 即为阳性错误率，其在 DAVID 中表述为适应性线性上升法调整 *P* 值，用以控制 FDR。使用最低斜率法来估计真正的零假设的数量。

C. 最小基因数（count threshold 或 minimum count）：属于一个注释条目的最小基因计数的阈值。它必须≥ 0，默认值为 2。简而言之，分析结果中不能相信只有一个基因的条目。

D. RT：相关条目查询（related term search），可以识别其他类似的术语。

E. 注释类别（annotation category）：一组收集类似生物学问题的注释源，如 "通路" 是由 BioCarta、KEGG 等的注释组成的一个类别。

F. Kappa 值：是两组分类数据之间一致性的机会校正度量。Kappa 值范围从 0 到 1，Kappa 值越高，相符度就越强。如果 Kappa 值 =1，表示完全一致，如果 Kappa 值为 0，则没有一致性。

3）功能注释表（Functional Annotation Table）：一个以基因为中心的视图，将输入列表中每个基因在选定数据库中的注释以表格形式呈现。报告中没有统计数据。

（2）基因功能聚类工具（gene functional classification tool）：是 gene name batch viewer 工具的延伸。将大的基因列表分类为与功能相关的基因群，并按照基因群的重要性进行排序，总结描述这些基因群的主要生物学特性。对聚类结果打分，分值越高，代表该组内的基因在基因列表中越重要。同时通过提供 2D 视图可视化基因及其功能注释，以热图形式展现聚类到同一组的基因和该组内各个条目之间的关系。

（3）基因 ID 转换工具（gene ID conversion tool）：该工具实现不同数据库基因标识间的转换，包含 NCBI、PIR 和 UniProt/SwissProt 等重要数据库的基因标识信息。

（4）基因名称批处理查询器（gene name batch viewer）：这个工具能够实现将基因 ID 迅速翻译成基因名称，从而给研究者一个直观的印象，初步判断基因列表是否符合要求。

随着高通量测序技术的飞速发展及相关技术的广泛应用，生物医学研究得以从单个基因的分析转变为系统水平上的研究。庞大的数据量也给信息的有效提取和分析带来了巨大的挑战。目前，基因功能的富集分析已成为功能组学数据分析的常规手段，针对基因芯片数据、RNA-Seq 数据以及全基因组范围内的各种组学数据，已经建立了相应的数据库，开发了大量分析方法和应用工具，结合必要的统计分析，已经广泛应用于复杂的组学数据发掘，寻找潜在的关键调控基因，发现隐藏的关键性生物通路和分子机制。基因功能的富集分析，将在生物医学研究、临床医学、药物开发及精准医疗等方面发挥更大的作用。

（徐战战　万　静）

第十章　基因表达数据分析与应用

导言　大规模基因表达数据分析，是功能基因组学研究的重要内容和技术研发的趋势。通过大规模数据分析和挖掘，可以对个体组织的发育、分化，病变状态等进行综合分析，为探明基因的生物学功能和作用提供线索，特别是医学领域，可以迅速将多基因遗传因素与疾病关联起来，为多基因病的发病机制和诊疗方式提供有力的支持。但是，生物所具有的复杂调控网络，数量庞大的基因信息和运算量，导致了研究的模糊性、不确定性，因而对基因表达数据分析的理论和技术方法提出了更高的要求。找出有价值的基因表达谱，运用各类算法进行数据挖掘、聚类分析、差异表达分析等，已成为基因表达数据分析的重要手段，也是生物信息学的研究重点与难点。

基因表达决定了生物体由基因型向表型转化的过程。基因表达分析主要包括基因表达水平分析和差异表达分析两个方面，在此基础上可以进一步筛选差异表达基因，分析基因的功能和相互作用关系，建立基因调控网等研究。研究表明，基因表达不仅仅是静态的定量分析，更重要的是基因表达的时空性，即生物体或细胞的特定生理活动与细胞中基因表达的时空效应密切相关。通过时间序列建立的动态基因调节网络（gene regulatory network，GRN），成为生物信息学和功能基因组学领域构建复杂基因调控网络研究的重点。在这个网络中，基因表达谱值大小的变化，体现了基因与基因之间相互作用的强度，也是构建网络的重要线索。随着高通量测序技术的快速发展，如何综合利用海量的基因表达谱数据深入挖掘基因功能，探讨基因之间彼此相互作用的关系，成为基因表达分析的关键点。本章将从基因表达水平分析、基因差异表达分析、基因表达数据库及应用几个方面，对基因表达与构建基因调控网络在细胞中的作用和医学意义进行阐述。

第一节　基因表达水平分析

基因表达水平分析是转录组研究的基础，主要通过在转录过程中产生的 mRNA 丰度来衡量基因及其剪接变异体的表达水平。对于人体不同组织器官或者不同生长发育阶段，基因的选择性剪接事件发生的概率是不一样的，导致基因转录 mRNA 的产量和代谢率产生变化，通过分析基因和剪接异构体表达水平，就可以了解基因的转录调控机制。在医学研究领域，定量定性地分析细胞中各类 RNA 分子的表达水平，尤其是基因的 mRNA 或不同转录物的表达规律，将基因表达的异常情况与疾病的特定阶段和状态联系起来，可以成为研究疾病的分子机制、发现新的诊断和治疗靶点、制定更有效策略的依据。目前，基因表达分析采用的计算策略和研究方法有两种类型。①无监督学习的方法：以聚类分析为代表，通常不需要附加的类别信息，从距离矩阵出发将相似的模式聚为同类，从而实现对原始数据结构的概括和提炼；②有监督学习的方法：除了基因表达谱原始数据之外，还需要研究对象的类别信息，如基因的功能分类、医学研究中样品的临床病理分类等。

一、基因表达分析的基本原理

目前，基因表达分析从数据的规模上可以分为低通量和高通量分析技术两大类。其中，低通量分析技术主要是以核酸杂交类及其衍生的各类杂交技术为主，另外还有以实时定量聚合酶链反应（quantitative real-time PCR，qPCR）为基础的核酸定量分析技术。qPCR 技术的基本原理在于利用 PCR 的循环阈值（cycle threshold，CT 值），即每个 PCR 中产生的荧光信号达到设定阈值的最小循环数。CT 值与基因扩增时的起始拷贝数直接对应，可以较为精确地计算样品中的基因拷贝数或量。实际应用中，qPCR 可以对基因表达进行相对和绝对定量分析，其中相对定量是通过系统中内参照基因和样品对待测样品进行定量；绝对定量则需要制定标准曲线，根据标准曲线来确定样品中的基因表达量。

早期的基因表达高通量分析技术主要是基因表达芯片（gene expression assay）和基因表达系列分析技术（serial analysis of gene expression，SAGE）。从 2008 年开始，高通量测序技术开始应用于转录组学研究，转录组测序（RNA sequencing，RNA-Seq）得到快速发展和广泛应用。RNA-Seq 可以更直接地提供生物个体在生长发育特定阶段的细胞、组织或器官所有基因的转录表达水平，或在不同环境条件下的基因差异表达模式。

二、基因表达分析平台及计算方法

高通量测序技术的应用为基因表达谱（gene expression profile，GEP）的构建提供了强大的技术支持。基因表达谱是指构建处于某一特定状态下的细胞或组织的 cDNA 文库，通过大规模的 cDNA 测序，收集 cDNA 序列片段，定性、定量分析其 mRNA 群体组成，从而描绘该特定细胞或组织在特定状态下基因表达种类和丰度信息的数据集。依托于高通量测序平台，尤其是下一代测序技术的应用，基因表达谱进一步涵盖了非编码 RNA 测序、全转录测序、单细胞转录组测序领域。不仅可以获得全部类型转录物的表达图谱，而且可以对不同 RNA 分子进行鉴定和注释，分析其编码蛋白质和调控功能，并对 RNA 分子之间的相互作用调控网络进行分析，从而能够系统全面地分析特定甚至单个细胞在特定时空下的生物学特征。

（一）基因表达芯片

1. 实验原理和步骤　芯片技术是 20 世纪 90 年代建立起来的基于核酸杂交测序技术的大规模基因表达检测技术。主要步骤：①从细胞等目标组织中提取待测 mRNA 样本，并用荧光标记物标记。②将样品与芯片上的已知序列的寡核苷酸探针杂交，通过检测荧光信号进行核酸序列测定和定量分析。③将探针坐标和荧光信号强度等原始数据保存到细胞密度文件（CEL 文件）中，供后续分析用。基因芯片主要特点是高通量和微型化，可以在一块小芯片上一次检测百万级别的核酸条数，而且实现了自动化检测。目前商品化的基因芯片包括 cDNA 芯片（Stanford School of Medicine 技术平台）和寡核苷酸芯片，如人类全转录组基因芯片（human transcriptome array 2.0，HTA2.0）、人类外显子芯片（human exon 1.0 ST array，HuEx1.0ST）、人类基因组芯片（human genome U133 Plus 2.0 Array，HGU133）等。

2. 数据计算方法　针对基因芯片表达数据的计算方法如下。①鲁棒多阵列平均值（robust multi array average，RMA）算法：例如，在处理寡核苷酸芯片数据时，RMA 采用完全匹配（perfect match，PM）探针的灰度值来计算基因表达水平。由于 RMA 无法处理基因、剪接异构体及探针之间的多元映射关系，因此只能计算基因的表达水平，无法计算异构体的表达水平，应用范围较窄。目前，RMA 方法整合在 Bioconductor 中的 oligo 软件包中使用。②寡核苷酸信号的多芯片改进伽马模型（multi-chip modified gamma model for oligonucleotide signal，mmgMOSS）：是基于伽马分布并针对多重复芯片的概率模型，用于传统 3′ 基因芯片数据分析，该模型采用了 PM 探针和错误位点匹配（mismatch，MM）探针的灰度值来计算基因的表达水平。目前整合在 Bioconductor 中的 puma 软件包中使用。③外显子阵列的伽马模型（gamma model for exon array，GME）：也是基于伽马分布的概率模型。根据基因、异构体以及探针的映射关系，计算基因和异构体的表达水平和不确定度。GME 的优势在于能够同时计算基因和异构体的表达水平，可以更好地应用于选择性剪切的研究。

（二）转录组测序

转录组测序（transcriptome sequencing）又称全转录物组鸟枪法测序（whole transcriptome shotgun sequencing，WTSS），是基于第二代测序技术的转录组学研究方法。对细胞或组织中全部或部分信使 RNA（mRNA）、小 RNA（small RNA，包括 miRNA、siRNA、snoRNA、piRNA 等）和非编码 RNA（non-codingRNA，包括 lncRNA、circRNA 等）进行测序分析的技术。RNA-Seq 技术特点也是高通量，可以同时对百万条基因组序列进行测序，从而对一个物种的转录组或全基因组范围内基因的表达水平进行检测和差异表达分析，还具有定量研究 RNA 可变剪接的能力。目前，最常见的转录组测序技术包括主流的 Solexa/Hiseq、454 及 SOLiD 测序技术等。这三种技术各有优点，454 技术的测序读长长度可达 400 个碱基对（base pair，bp）；Solexa/Hiseq 测序设备成本低，综合成本仅为 454 测序技术的 1/10；SOLiD 测序技术的准确度是第二代测序技术中最高的，在 15× 覆盖率时的准确率可以达到 99.999%。目前第三代测序技术（单分子测序技术）以 SMART 和纳米孔单分子测序技术为代表，具有更高的测序精度和速度。

1. RNA-Seq 测序的主要流程 与基因芯片分析一样，转录组测序的流程主要包括两部分：①数据的获取，主要包括 RNA 样本的制备、RNA 文库的构建和测序等主要步骤；②数据分析，主要包括原始数据预处理和质量控制、参考序列比对（read 比对）、转录物的组装和重构、转录物定量定性分析、差异表达基因筛选，突变检测和基因功能注释等主要内容。

（1）转录数据的获取：在测序过程中，无论单末端还是双末端测序，所得到的原始测序数据，经测序仪器分析处理后获得读序（read）数据，以文本格式如 FASTA 和 FASTQ 供给用户下载。不同的 RNA 样本需要构建不同的 cDNA 文库，再利用高通量测序平台进行测序。例如，mRNA 测序建库通常建立几百 bp 大小片段的文库；进行 miRNA 测序时，通常建立小片段文库后再进行单向测序；而长链非编码 RNA（long non-coding RNA，lncRNA）存在正向转录和反向转录，所以常采用链特异性建库测序。全转录测序（whole transcriptome sequencing），在建库过程中需分别建立 2 个文库（mRNA+lncRNA+circRNA 文库和 miRNA 文库）或 3 个文库（mRNA+lncRNA 文库、circRNA 文库和 miRNA 文库）。另外，单细胞转录组测序（single cell RNA-Seq，scRNA-Seq），需要采用连续稀释、显微操作分离、荧光激活细胞分选（fluorescence-activated cell sorting，FACS）和微流控分离（microfluidic separation）等技术。

（2）转录数据的处理和分析

1）原始数据的预处理：获得的测序原始数据后，需要对数据读序进行质量评估和质量控制（quality control，QC）。质量控制内容包括读序长度、读序质量得分、数据产出量、GC 含量、rRNA 含量、碱基质量分布、序列复杂分布和重复序列等，低质量的读序和接头序列等将被去除。得到质控后的有效数据（clean data）用于后续分析。

2）与参考基因组比对：将获取的转录组数据读序比对至参考基因组序列上。常用的比对工具有 Bowtie 和 TopHat 等。

3）转录物的组装和重构：组装是根据读序比对的结果来识别样本中所有表达的转录物，通过读序定位信息预测转录物的外显子结构，将测序数据组装成转录物。目前转录组重构的策略可以分为两种，即：①基于参考基因组的转录组装配：又称基因组引导（genome guided），根据转录组比对后的结果和定位信息，可以确定外显子分布和连接，利用基因注释信息进行校正，从而构建出转录物的结构。常用工具包括 Cufflinks 和 Scripture。②从头装配法（*de novo* assembly），针对无参考基因组序列的转录组组装。其原理基于图论的思想，根据读序的比对构建德布莱英图（de Bruijn graph），按照图中的路径和丰度确定转录物结构，相邻的读序被表示为图中的节点和边，采用不同的算法从图中选择最长连续片段，这些连续片段被认为是可能表达的剪接异构体。为了保证组装效果，对于测序数据量的需要较高，拼接时至少需要 30× 以上覆盖度的测序读序。

4）转录物表达定量分析：将读序比对到相应的基因组位置或转录物后，得到每个基因或转录物上的读序数在一定程度上可以反映其表达丰度。但是较长的转录物拥有更多的读序，因此在不同样本之间对于同一个基因或转录物的表达量进行比较时，则需要对样本间的数据进行标准化处理，这样才能保证不同实验表达值之间的可比性。另外，RNA-Seq 还可以用于基因的差异表达分析，通过标准化和统计计算转录物对应的读序数量，可以得到相应的 P 值和差异倍数值（fold change，FC），并采用 FDR 等多重检验校正的方法，筛选得到差异表达的基因。目前常用的工具有 edgeR 和 DESeq 等。

5）转录物预测：很多基因的表达存在可变剪接的可能，会形成多种剪接体进而产生多转录物，可能会编码产生不同的蛋白。对转录物测序数据进行组装后，可能会得到新的转录物序列，需要对新的转录物，特别是非编码 RNA 转录物进行鉴定和注释。例如，通过与同物种或近源物种的 Unigene 和 EST 数据库进行 BLAST 比对分析，以鉴定序列之间的相似度或转录物序列的可靠性。

2. 计算方法　RNA-Seq 数据的表达水平计算的经典算法有 Cufflinks、MMSEQ 等。Cufflinks 方法采用产生式统计模型计算表达水平，并采用位置偏差和序列偏差模拟读序的非均匀分布特性，根据估计出的模型参数 ρ 和每百万读序中比对的含千个碱基的片段数（fragment per kilo bases per million read，FPKM）公式计算基因和异构体的表达水平。多映射序列（multi-mapping sequence，MMSEQ）方法采用泊松分布模拟异构体上的读序数，最后采用每百万条读序中比对到该基因千个碱基的读序数（reads per kilo base per million mapped read，RPKM）公式计算基因和异构体的表达水平。

3. RNA-Seq 技术的优势　①不仅可以检测已知序列的转录物，还可以对未知基因组信息的转录物进行测定；②对于基因表达定量的准确性更高，重复性也更好，需要的 RNA 样本量更少；③检测精度可达单碱基水平，而且背景信号小，测定的动态范围更大，敏感度更好；④可同时检测序列的变异。值得注意的是，低通量的基因表达分析仍然是生物医学研究中的常用分析技术，以 RT-qPCR、核酸杂交技术为代表的低通量分析策略，具有优秀的敏感性和准确性，仍是高通量数据分析及验证的"金标准"。

第二节　基因差异表达分析

差异分析是为了识别不同条件下表达差异显著的基因，即在研究中排除实验干扰、误差等因素后，得到具有统计学意义同时具有生物学意义的基因集合。从统计分析的角度，判断组间差异是否显著大于组内（误差）差异。基因的差异表达分析，是筛选差异表达基因（deferential expression gene，DGE）的基础，是数据挖掘的重要内容。以差异表达分析为基础，筛选出重要的差异表达基因群或关键基因，挖掘潜在的信号通路，是分析健康与疾病状态下，细胞内基因表达模式的异常情况，发现关键致病基因研究的重要策略，对于阐述疾病发生机制，改进疾病的诊断和治疗策略均具有重要意义。

一、差异表达分析的计算方法

目前有多种差异表达基因的算法得到广泛应用，但是针对差异表达的剪接异构体的识别问题仍不成熟，亟待发展优秀的算法和工具。

（一）倍数法

最常用的差异表达基因筛选方法是倍数法（fold change，FC），该方法计算同一基因在两个条件下的表达水平的比值，比值越偏离 1，则差异表达越显著。在芯片分析中通常采用 2 倍作为差异阈值。如果有多次实验重复，则分别计算每次实验中基因表达的比值，取均值后采用 t 检验进行统计显著性检验。在实际应用中常常将 FC 经 $\log_2$ 转换（经对数转换后 FC 符合近正态分布）。对于得到的显著性 P 值，还需要进行多重检验校正，比较常用的是 BH 方法（Benjamini and Hochberg）。倍数法分析简单直观，如参考差异倍数情况，如果 $\log_2$FC ＜ 1 表明表达下调，如 $\log_2$FC ＞ 1 则为上调。但倍数法仅依赖经验阈值，没有明确标准，因此局限较大，特别是表达量低的基因较表达量高的基因更容易产生较大倍数变化，导致 FC 方法偏向于将基础表达量低的基因作为差异基因。

（二）假设检验

分析判断基因在不同条件下的表达差异是否具有显著性，可以采用统计检验进行验证。如果进行假设检验时总体的分布形式已知，则需要对总体的未知参数进行假设检验，称为参数假设检验，主要包括 t 检验、方差分析、卡方检验等；若不清楚总体分布形式，则需要对未知分布函数的形式及其特征进行假设检验，称非参数假设检验，如 SAM 算法等。在使用参数检验方法的时候，我们通常需要考虑数据的两个特征，即数据的总体分布和方差。一般认为芯片数据符合正态分布（连续型），而 RNA-Seq 数据符合泊松分布（离散型）。在实际分析中，还需要考虑 FDR 阈值选择的问题，在转录组分析中常用的 FDR 阈值包括 0.01、0.05、0.1 等，在实践中应根据实际需要灵活选择。例如，对于转录物数量较少的物种（如原核生物），在做转录组分析时，假阳性累积的程度较低，所以可以适当将 FDR 阈值设置得较高一些，这样可以获得较多的差异表达结果，有利于后续的分析。

1. t 检验　Student t 检验是基因差异表达检测常用的统计方法，t 检验主要用于样本量较小（$n < 30$），总体标准差未知的正态分布样本。对于芯片数据，由于芯片实验成本较高，样本量小，总体方差被严重低估，使得 t 值较大，从而产生较高的假发现率，t 检验的检验效能降低。因此，在实际分析中，常使用 0.01 为显著水平。

2. 方差分析（analysis of variance，ANOVA）　对于两组或两组以上的数据比较，常采用方差分析，包括单因素方差分析、多因素方差分析等。方差分析将基因在样本之间的总变异分解为组间变异和组内变异两部分，通过方差分析的假设检验判断组间变异是否存在，如果存在则表明基因在不同条件下的表达有差异。在分析中分别计算总变异、组间变异、组内变异，将变异除以自由度计算均方，消除自由度的影响，最后依据统计量 F 值计算 P 值，判断基因表达是否有差异。

3. 芯片显著性分析（significance analysis of microarrays，SAM）算法　用于芯片基因表达谱数据分析，识别差异基因。SAM 算法与 t 检验相似，但为了使具有较小标准误的基因不会被误判为差异基因，SAM 在 t 统计量的分母中增加了校正值，实际上是通过控制 FDR 值，纠正多重假设检验中的假阳性率，从而提高了 t 检验的稳定性。但是 SAM 依旧偏向于识别在两类样本中表达水平低但倍数变化大的基因为差异基因，因而其分析结果仍存在一定的误差。

二、差异表达数据的分析方法和工具

（一）基因芯片的差异表达数据分析方法

基因芯片差异表达分析是在获得基因的表达水平后，结合相应的差异检测方法识别差异表达的基因，具体方法包括 Limma 方法、惩罚性二项回归（penalized binomial regression，PBR）、正对数比概率法（probability of positive log-ratio，PPLR）等。其中，微阵列数据的线性模型（linear models for microarray data，Limma）是基于经验贝叶斯理论的稳健 t 检验方法，适用于基因芯片和 RNA-Seq 等平台的差异表达分析，其核心思想是采用线性模型拟合每个基因的表达水平。目前可通过 Bioconductor 下载 Limma 软件包。

（二）转录组测序数据的差异表达分析方法

RNA-Seq 差异表达分析方法主要分为两种：一种是基于读序数据（count-based）方法，常采用负二项（negative binomial）分布，如 DESeq、edgeR、sSeq 等，但是这类方法无法解决读序多源映射的问题，因此不适用于异构体差异表达分析。另一种是两步法（two step），能同时识别差异表达的基因和剪接异构体，其具体步骤如下。①计算基因和异构体的表达水平；②用获得的表达水平来进行差异表达分析。其应用范围相较于基于读序数量的方法（如 Cufflinks、Cuffdiff2、

MMSEQ、MMDiff 等）更加广泛。很多用于分析基因芯片数据的方法，也可直接应用于转录组测序数据的差异分析。

三、聚类分析及算法

聚类分析（cluster analysis），是高通量测序数据挖掘领域最重要的研究分支，属于无监督学习方法。聚类分析是根据事物自身的特性对被聚类对象进行类别划分的统计分析方法，它的目的是根据某种相似度度量对数据集进行划分，将没有类别的数据样本划分成若干个不同的子集，这样的一个子集称为簇（cluster），同一个簇中的数据对象彼此相似，不同簇中的数据对象彼此不同。由于目前对基因表达的模式和行为了解不足，没有可参考的先验知识，但同时很多基因的表达模式极为相似，所以可以通过一些聚类算法按照其相似性把一些表达行为相似的基因聚类成团。这也是采用以聚类分析为代表的无监督学习方法进行基因表达研究的初衷。在生命科学领域研究中，聚类分析用于判断差异基因在不同实验条件下的表达模式，将表达模式相同或相近的基因聚集成类，并推测这些同簇基因具有相似的功能，共同参与同一代谢过程或存在于同一信号通路中，进而识别未知基因的功能或已知基因的未知功能。目前常用的聚类算法包括层次聚类、K 均值聚类、自组织映射聚类、一致性聚类、主成分分析等。

1. 层次聚类（hierarchical clustering）　又称系统聚类，是目前应用最多的非监督基因表达谱聚类分析方法之一。层次聚类是将基因表达谱矩阵的每一列或者每一行看作一个向量（高维空间的一个点），根据这些向量之间的距离或者相关性度量进行聚类，并依据相似度创建有层次的嵌套聚类树形图。在聚类树中，不同类别的原始数据点是树的最底层，树的顶层是一个聚类的根节点。层次聚类按照层次的形成方式分为：①凝聚法（agglomerative），亦称合并算法，是一种自下而上合并的聚类方法。其通过计算每一个类别的数据点与所有数据点之间的距离来确定它们之间的相似性，距离越小，相似度越高，并将距离最近的两个数据点或类别进行组合。②分裂法（division），是自上而下的聚类方法，将整个数据对象作为一类，逐渐细分直到仅剩下单点簇为止。层次聚类中采用的距离函数度量包括最小距离、最大距离、平均距离和质心距离等。层次聚类用于分析基因表达谱的优点是结果以树状图的形式表示（图 10-1），容易理解，可以直观地观察基因之间的相互关系，尤其是类与类之间的关系。但是，在构建基因表达谱聚类树时，已被合并的向量不再参与以后的分类，这会导致聚类结果与向量的次序有关，因此被认为仅是一种局部最优解的方法。

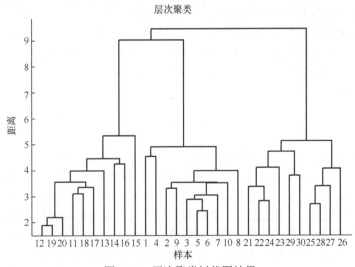

图 10-1　层次聚类树状图结果

2. K 均值聚类（K-means clustering）　基本思想是根据聚类中的均值进行聚类分割算法。首先任意设定 K 个类中心的初始值，然后分别计算每个样本与各个类中心的距离（该算法使待聚类的所有向量到聚类中心的距离的平方和最小），并根据最小距离重新将它划归到距离最近那个类，再计算每类样本点的平均值，并以此取代原来的类中心，依次下去循环计算，直到每个聚类不再变化，得到最终的分类结果。K 均值聚类受初始化影响小，算法简单运算较快。聚类中心的个数 K、初始聚类中心的选择、基因排列的顺序以及基因表达谱数据的分布影响 K 均值聚类的结果。

3. 自组织映射聚类（self organization mapping，SOM） 又称自组织图分析，是人工神经网络技术在聚类分析中的应用，与 K 均值聚类算法相似，属于分割算法。人工神经网络技术能够进行非线性数据处理，在模式识别方面有着独特的优势，可以对模式数据进行自动聚类。SOM 属于竞争学习算法，是一种从 N 维模式空间各点到输出空间少数点的映射。SOM 采用无教师学习，即聚类是以自组织的方式实现的。

4. 一致性聚类（consensus clustering，CC） 是一种协调来自不同算法或不同运行条件下关于同一数据集的聚类信息的方法，可以为确定数据集中可能存在的类型数目和样本提供可视化。该方法利用重采样技术在同一数据集中获取不同的子集，对子集进行聚类得到结果，然后将所有子集聚类结果展示在同一图中，最终的聚类结果能够通过一致性矩阵反映样本与样本之间的紧密程度。CC 聚类算法能够克服不同样本子集多重聚类所带来的随机因素影响，并展示聚类数量、样本关系及类别间的边界关系。它被广泛应用于肿瘤亚型分类研究，如 TCGA 数据库肿瘤样本的研究。

5. 主成分分析（principal component analysis，PCA） 是一种获取数据主要成分的分析。通过正交变换将一组可能存在相关性的变量转换为一组线性不相关的变量，转换后的这组变量称为主成分。计算主成分的目的是将高维数据投影到较低维空间，解析主要影响因素，将复杂问题简化。针对基因表达数据分析时，可以将各个基因作为变量，也可以将实验条件作为变量。将基因作为变量时，通过确定一组"主要基因元素"，能够很好地说明基因的特征，解释实验现象；当将实验条件作为变量时，通过分析一组"主要实验因素"，它们能够很好地描述实验条件的特征，解释基因的行为。

不同的聚类算法各具特点。层次聚类、K 均值聚类算法等均是基于时序基因表达谱相似性的聚类算法，通过相似性系数或者欧式距离计算基因间的相关性，进而把表达行为相似的基因聚类成簇。但这类方法需事先指定聚类模块数量，且假设每个基因不同时间点的基因表达值彼此独立，而实际的基因表达数据中各个时间点的基因表达彼此关联。而基于模型的聚类方法，如 Mclust 算法、GIMM 算法、SplineCluster 算法、BHC 算法、DPGP 算法，不需事先指定聚类模块数量，且不用假设不同时间点的基因表达值彼此独立。例如，GIMM 算法也是一种基于模型的贝叶斯非参数聚类方法，该方法采用马尔可夫链蒙特卡洛（Markov chain Monte Carlo，MCMC）抽样，迭代样本指定模块参数，把基因归类为已有的基因模块，或者创建新的基因模块。另外，基于样本分布密度的 DBSCAN 算法、OPTICS 算法，认为只要样本点的密度大于某阈值，则将该样本添加到最近的簇中，从而可以按照密度分布的相似性把一些表达行为相似的基因聚类成功能团。

四、基因调控网络构建

基因调控网络是生物分子网络的重要组成部分，明确细胞内基因调控网络的组成、运行模式和调控机制，有助于疾病病因的分子机制探讨，也是未来实施精准医疗进行疾病个性化诊断、治疗的分子基础。因此，进行基因调控网络预测或重构成为基因表达分析的新热点和重点领域。目前，高通量测序数据的累积，各类算法、数学模型和工具的支持，可以有效地预测基因之间潜在的调控关系，使重新构建细胞内的基因调控网络成为可能。借助可视化工具软件，能够展示基因调控网络拓扑图，从而可以直观、多维度、系统地探索和解释复杂生物系统，也能够全面地阐述细胞内基因（群）动态时空表达效应。

（一）用于重构基因调控网络的数据

基因芯片和转录组测序数据，可以用于基因调控网络的预测重构。这些基因表达数据按获取的方式不同可分为：①动态性实验数据，是在实验的不同时间点采集的数据，反映了生物体内某一生命现象涉及的特定基因之间的相互作用关系。②干预性实验数据，通过施加某种处理因素，干预细胞内特定基因的功能等策略，来评估在不同实验条件下基因的表达情况。通过分析这些数据，可以预测各种基因调控网络和模型，挖掘基因间潜在的调控规律和机制。

（二）基因调控网络重构算法

基于高通量基因表达数据的研究，相继开发出众多基因调控网络的重构算法和工具。这些重构算法大致可以分为四大类：基于共表达网络分析；基于监督学习的方法；基于模型的方法；基于信息论的方法等。

1. 基因共表达网络分析（gene co-expression network analysis）　基因共表达的分析思路在于，在生物体中存在于同一个通路上的基因，在表达值上会表现出共表达模式（co-expression patterns）。共表达方法的原理基于基因间表达数据的相似性而构建网络图，推测基因间的关联关系，图中的节点代表基因，具有相似表达谱的基因被连接起来形成网络。通过计算基因间的相关系数，根据设定的阈值推断基因间"相关"和"不相关"，重构基因相关网络。共表达分析中常常采用引导基因（guide-genes）和非靶向性（non-targeted）两种策略。引导基因策略是先找到感兴趣基因/通路的共表达基因，进行可视化，然后再加入另外的基因，看两次加入的基因之间存在怎样的关系；而非靶向性策略是从头构建所有表达数据的共表达网络，然后寻找其中的模块，分析模块的功能。

共表达网络分析相关系数的计算多应用皮尔逊相关系数（Pearson correlation coefficient，PCC）法。PCC法可以对一对基因在不同样本中表达值的趋势进行检测、定量，PCC取值范围从−1到1之间，PCC=−1时，表示这两个基因具有完全相反的表达趋势；PCC=1时，表示这两个基因的表达趋势相同。目前，应用较多的工具为加权基因共表达网络分析（weighted correlation network analysis，WGCNA），可以描述样本之间的基因相关模式（correlation patterns），可将基因簇与样本表型进行关联，鉴定潜在的生物标志物或治疗靶点。在得到基因共表达网络，并取得共表达基因后，可以进一步分析，对基因进行注释和可视化，如进行GO、KEGG分析，物种间的共表达网络比较等。基于基因共表达重构基因调控网络，其计算复杂度较低，但是不能识别基因间的直接调控和间接调控关系。

2. 基于监督学习的方法　机器学习是一种通过利用数据，训练出模型，然后使用模型预测的一种方法，在某些领域也可称为模式识别。而机器学习结合数据库知识，就是数据挖掘。而机器学习中的有监督学习是指通过已有的训练样本去训练得到一个最优模型，再利用这个模型将所有的输入映射为相应的输出，对输出进行简单的判断从而实现预测和分类的目的，也就具有了对未知数据进行预测和分类能力的一种重构算法。这种模式识别的能力在基因表达数据分析研究中具有重要借鉴意义，可以利用一些机器学习和模式识别的先验调控知识，在全基因组范围内预测基因调控网络。常用的有监督算法包括线性回归算法、BP神经网络算法、决策树、支持向量机等。基于有监督学习算法常用的基因网络分析工具有SEREND、GENIES、SIRENE等。

3. 基于模型的方法　包括常微分方程（ordinary differential equation，OED）模型方法、多元线性回归模型方法、线性规划（linear programming，LP）模型方法、布尔网络（Boolean network）模型算法和概率图模型方法等。概率图模型包括贝叶斯网络（Bayesian network，BN）模型和高斯图模型（Gaussian graphical model）。其中，在布尔网络模型中只有"开"和"关"两种不同的关系状态表示，开表示基因将要转录，而关表示某个生物基因不会转录，通过了解所有基因节点的布尔关系状态，可以研究输入状态将如何影响调节该基因。

4. 基于信息论的方法　基因调控网络可采用互信息（mutual information，MI）和条件互信息（conditional mutual information，CMI）构建基因调控网络，该类方法能够处理成千上万的基因变量，识别基因间的非线性关系，且不用已知调控先验信息。代表性方法包括 RN、ARACNE、CLR、MINET、PCA-CMI 和 MISS 法等。

目前的基因调控网络构建方法，虽然在网络构建精度和降低算法的复杂度方面取得了一定的进展，但仅能解决中小规模尺度的基因调控网络重构问题。对于大规模尺度基因调控网络（包含几百个，甚至几千个基因节点），一般采用聚类方法降低基因节点数目，挖掘和分析基因间的调控关系。但是这些方法在基因表达谱数据中，总是假设每个时间点的采样值彼此都是独立的，但是实际的转录时间序列生物数据中各个时间点的采样值是彼此关联的。

第三节　基因表达数据库及应用

随着高通量测序技术的普及应用，进行测序数据的储存、加工处理和注释分析的公共数据库也得到了快速发展。目前，有许多数据库可以下载与分析基因表达谱的数据，从而为基因表达分析和基因调控网络构建的研究提供了重要支撑。本节将对国际上重要的基因表达分析的数据库基因表达数据库（GEO）、GEPIA、TCGA 等进行介绍。

一、基因表达数据库应用

基因表达数据库（gene expression omnibus，GEO）是由 NCBI 于 2000 年创建并维护至今的高通量基因表达数据库。GEO 是一个国际公共储存库，收录并整理了全球范围内研究工作者提交的微阵列芯片、第二代测序技术以及其他形式的高通量基因组数据。该数据库具有较好的开放性，用户可以自行提交和检索各类信息，并提供免费下载。

（一）GEO 数据类型

GEO 有 5 种基本类型的数据，平台（platform）、系列（series）、样本（samples）以及数据集（datasets）和基因表达谱（profile）。前 3 个由用户提供，它们每一个均可保存到独立相关的数据库；后 2 个由 GEO 工作人员根据用户提交的数据进行编译和策划而来。并且前 4 种数据都有 GEO 专门分配的唯一编号，指向唯一的数据，编号均以 GEO 缩写"G"＋平台缩写＋流水号组成。

1. Platform　由芯片或测序公司设计提供，包含对芯片或测序平台的描述信息；如果为芯片数据，则还包含芯片的注释信息，编号以"GPL"开头。每个平台内列出了使用该平台的所有样本和系列。

2. Samples　记录单个样本的生物学信息、处理流程以及该样本芯片或测序的原始数据。每个样本分配一个编号，编号以"GSM"开头，每个样本数据仅有一个对应平台。如果是芯片数据，还会给出探针的表达量值，如果是高通量测序数据，会根据数据类型给出不同种类的文件，并且如果原始测序数据上传到 SRA 数据库，也会给出对应的 SRA 编号。

3. Series　将一项研究中相关联的 GSM 数据集合在一起，并包含整个研究的名称、设计、组别和样本等信息，编号以"GSE"开头。提供整个研究的简要概论以及分析的表格，通常情况下也会给出该系列下所有样本的附件文件压缩包，一个系列中的样品是通过某一共同的属性联结在一起的。

4. DataSets　是 GEO 团队把部分上传的 Series 原始数据进行背景校正、均一化等处理后得到的数据，编号以"GDS"开头。GDS 代表了一系列具有生物学和统计学意义的 GEO 样本，构成了 GEO 数据显示和分析工具套件的基础，但并不是所有上传的数据都会被分析整理成 DataSets。

5. Profile　来源于 GDS 数据，直观地以图表展示单个基因在 DataSets 中所有样本的表达水平，分配的是流水号。

（二）GEO 数据存储方式

GEO 数据主要有 4 种存储文件格式：SOFT、MINiML、Series Matrix files 及 Supplementary file，SOFT 与 MINiML 包含了平台、样本以及检测结果等全部信息，因此称为"family"，SOFT 与 MINiML 是内容相同但格式不同的文件。Series Matrix files 是以制表符分隔的包含每个样本具体数值的文本文件、样本位列、探针或基因为行的表达矩阵，若来源不同平台则分割为数个单独的文件。Supplementary file 为补充文件，列出 GSM 原始数据或上传者提供的信息等文件。

（三）GEO 数据下载方式

GEO 数据有两种下载方式：通过 GEO 网站或 GEO 的 FTP（file transfer protocol），文件传输协议进行下载。

1. 通过相应 GEO 数据网站页面内链接点击下载　未确定数据编号的，检索数据后，点击数据编号下载；已知 GSE、GPL、GSM、GDS 编号的，GEO 主页中直接输入编号，进入相应页面，点击页面相应链接下载。

2. 通过 GEO 数据库存储的 FTP 站点下载　GEO 数据存储文件的链接简单规则为，4 种数据类型的子目录 datasets/、platforms/、samples/、series/，将数据编号的最后 3 位替换为 nnn，再紧接数据编号，即可达到文件的 FTP 存储页面。

（四）GEO 数据的分析

有很多方法可以进行 GEO 数据的分析，如 DataSets 页面分析工具及 GEO2R 工具。

1. DataSets 页面分析工具　从网址进入 GEO 页面，点击"DataSets"，输入 GDS 号（以 GDS3233 宫颈癌为例）检索结果页面，可在页面下方看到 4 种分析工具。检索页面参见图 10-2。

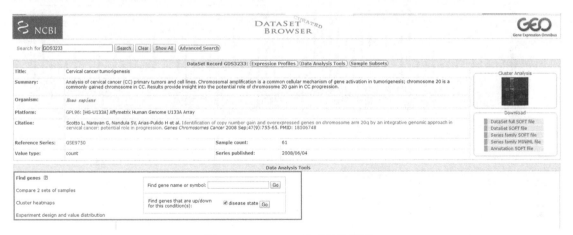

图 10-2　GDS3233 检索结果界面

（1）Find gene 工具：该工具用于直接查找该数据集中该基因的表达谱数据。以 eIF4E 基因为例，输入基因名称，进入新的检索页面。检索页面参见图 10-3。

找到其中一个 eIF4E 表达谱数据集，点击右侧的图标进入详细页面，该页面显示该基因在各个样本中的表达信息，并且也有样本的分组信息。eIF4E 基因表达信息页面参见图 10-4。

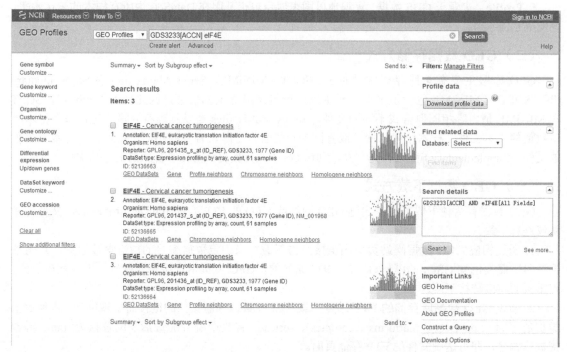

图 10-3　Find gene 工具检索 eIF4E 基因结果界面

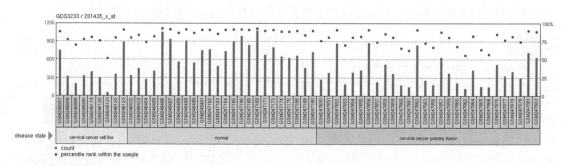

Sample	Title	Value	Rank
GSM246087	Cervical cancer cell line, C4-I	758.8	89
GSM246088	Cervical cancer cell line, CaSki	327.2	78
GSM246089	Cervical cancer cell line, C-33A	205.3	70
GSM246090	Cervical cancer cell line, HT-3	334.5	78
GSM246119	Cervical cancer cell line, SiHa	404.7	81
GSM246120	Cervical cancer cell line, SW756	306.6	76
GSM246121	Cervical cancer cell line, MS751	62.7	52
GSM246122	Cervical cancer cell line, ME-180	366.4	80

图 10-4　eIF4E 基因在宫颈癌相关样本中的表达信息

在 Find genes that are up/down for this condition（s）工具栏中，可以根据选择的实验筛选条件来找到一系列随该筛选条件有较明显表达差异的基因表达谱。假设我们要检索和宫颈癌（GDS3233）分期有关的上调或下调的基因，可以看到检索到了 424 个基因，查询结果界面参见图 10-5。

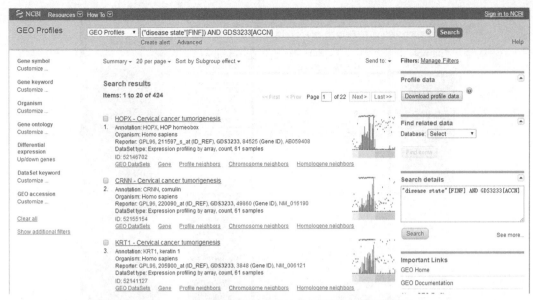

图 10-5　GDS3233 数据集中表达差异基因检索结果界面

　　点击其中一个基因，同样可以看到该基因的详细信息。例如，点击第一条结果 *HOPX* 基因的链接，就会显示如图 10-6 所示的结果。

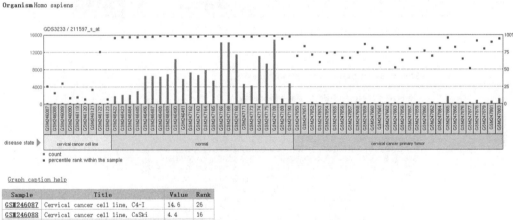

图 10-6　*HOPX* 基因在宫颈癌相关样本中的表达情况

　　（2）Compare 2 sets of samples 工具：该工具用于比较两组样本表达水平的分析。首先选择比较方式以及显著性水平，然后选择 A 和 B 两个样本组，查看 A、B 两个样本组的比较结果，即可给出可供比较的表达谱。点击"Step2：Select which Samples to put in Group A and Group B"会弹出一个窗口，用户可自己进行分组。A 组和 B 组的 GSM 号是一样的，需要将疾病分期所包括的数据分在哪一组就在哪一组点击一下。背景变为深灰色就表示被选中，这里将 GSM246087-GSM246123 定位 A 组，其余定位 B 组，点击 OK 后，Step2 下面会出现分组的样本编号。操作界面参见图 10-7，分组结果见图 10-8。

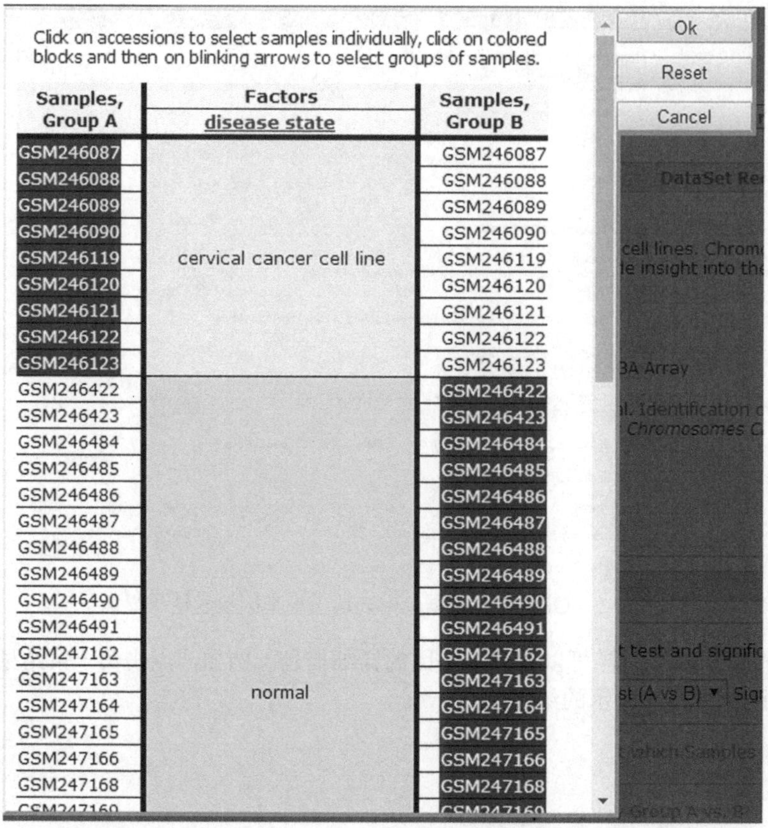

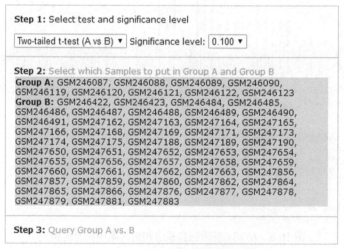

图 10-7　GDS3233 中两组样本比较分析的数据分组界面

图 10-8　GDS3233 数据集数据分组信息

　　点击 Step 3：Query Group A vs. B，获得 12 035 个表达差异的基因。分析结果见图 10-9。

　　（3）Cluster heatmaps 工具：Cluster heatmaps 聚类分析图包含 3 种聚类算法。①层级聚类算法（single-link、complete-link、average-link）。②分散性聚类算法：如 K 均值聚类算法，其特点是聚类中心用各类中所有数据的平均值表示；应用最为广泛；收敛速度快，能扩展以用于大规模的数据集；但倾向于识别凸形分布、大小相近、密度相近的聚类，中心选择和噪声聚类对结果影响大；③按基因处于染色体上的位置来聚类。在 Cluster heatmaps 分析工具界面，点击"Hierarchical"选项下的"Display"，获取一个聚类的热图，鼠标放在热图上会出现一个红色的虚线框，可以通过上下拖动边框调整选择区域的大小。点击"Download"可以下载数据。聚类热图的分析结果见图10-10。

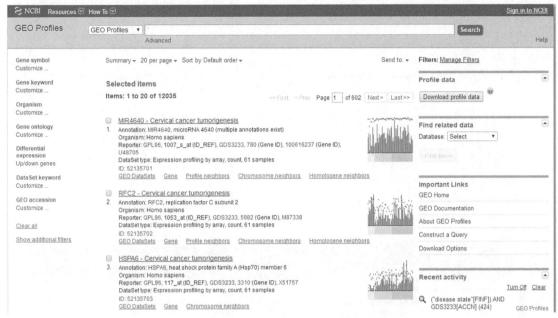

图 10-9　GDS3233 中表达差异基因检索结果界面

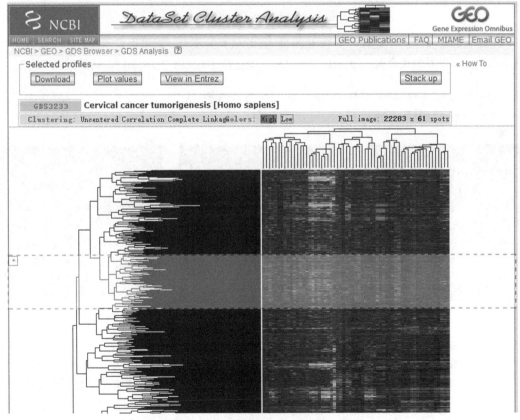

图 10-10　聚类热图及选择基因区域

点击"Stack up"可以将所选择的区域放大，能够看见基因名称。点击"Plot values"可以看见探针在样本中的曲线图，结果见图 10-11。

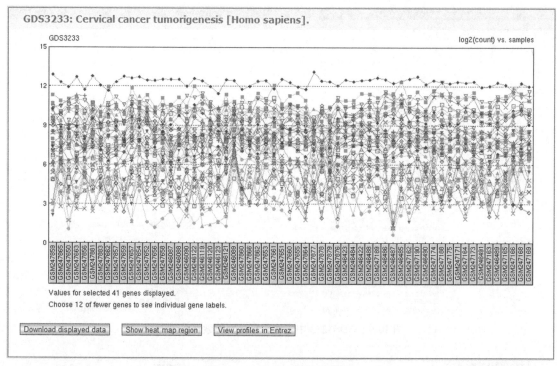

图 10-11　样本中探针曲线图

Cluster heatmaps 工具中还有一个 Partitional（K 均值）的聚类。通过设置不同颜色代表高表达和低表达的聚类，设置聚类个数（cluster，2 ~ 15），如选择 4，点击"Display"，结果见图 10-12。

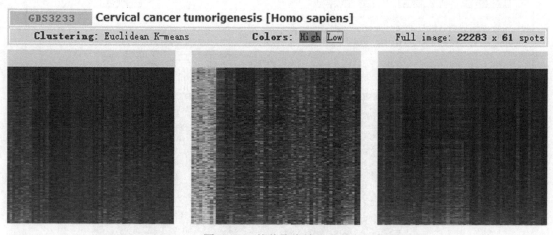

图 10-12　均值聚类结果显示

对于 By location on chromosome，则是将基因定位于染色体上进行分析。

（4）Experiment design and value distribution 工具：这个工具就是通过箱线图展示了样本中基因表达值的分布情况，图 10-13 显示了 GDS3233 数据集中各样本基因表达值归一化后的分布情况。

2. GEO2R 工具　是 GEO 在线分析最常用的工具。GEO2R 是一个交互式的网络工具，可以比较 GEO 系列中的两组或多组样本，以识别在不同实验条件下有差异表达的基因。结果以显著性排序的基因表达形式呈现，并作为图形图的集合，以帮助可视化差异表达基因和评估数据集质量。

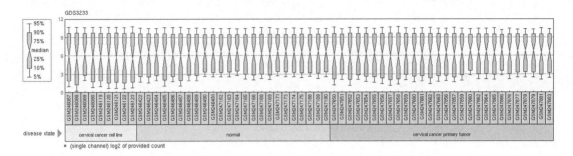

Profile GDS3233
Title Cervical cancer tumorigenesis
Organism Homo sapiens

Graph caption help

Sample	Title
GSM246087	Cervical cancer cell line, C4-I
GSM246088	Cervical cancer cell line, CaSki
GSM246089	Cervical cancer cell line, C-33A
GSM246090	Cervical cancer cell line, HT-3
GSM246119	Cervical cancer cell line, SiHa
GSM246120	Cervical cancer cell line, SW756
GSM246121	Cervical cancer cell line, MS751

图 10-13　GDS3233 数据集样本表达值归一化后的箱线图

　　GEO2R 使用来自 Bioconductor 项目的 GEOquery 和 limma R 包与原始提交者提供的处理过的数据表进行比较。Bioconductor 是一个开源软件项目，基于 R 编程语言，为高通量基因组数据分析提供工具。GEOquery R 包将 GEO 数据解析为 R 数据结构，其他 R 包可以使用这些数据结构。Limma（微阵列分析线性模型）R 包已成为识别差异表达基因使用较广泛的统计测试之一。它处理广泛的实验设计和数据类型，并应用多重测试校正的 P 值，以帮助纠正误报的发生。因此，GEO2R 提供了一个简单的接口，允许用户不需要命令行专业知识就可以执行 R 统计分析。

　　（1）GEO2R 的调用：与 GEO 的其他数据集分析工具不同，GEO2R 不依赖于整理的数据集，而是直接查询原始的 Series Matrix 数据文件，这可以使更大比例的 GEO 数据得到及时的分析。因此，GEO2R 工具可以访问和分析几乎任何 GEO 系列数据。在 GEO 首页的工具栏选项中点击 "Analyze a Study with GEO2R" 进入 GEO2R 工具。图 10-14 显示了 GEO 首页中 GEO2R 的链接入口。图 10-15 显示了 GEO2R 的使用界面。在 GEO 数据库中，有些数据集直接提供了 GEO2R 的应用入口，如在 GSE127265 数据集中，可以看到 GEO2R 的入口，见图 10-16。

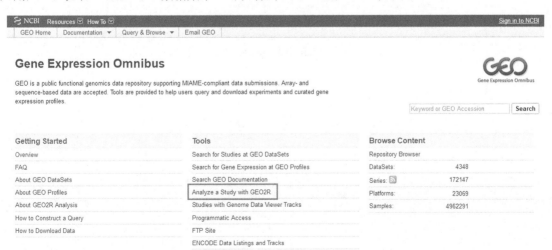

图 10-14　GEO 首页中 GEO2R 的链接入口

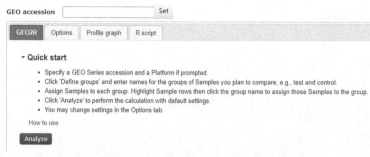

图 10-15　GEO2R 工具使用界面

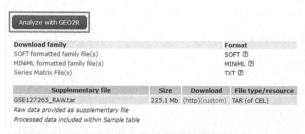

图 10-16　GSE127265 检索结果界面的 GEO2R 工具入口

（2）分组及样本信息查询：点击"Analyze with GEO2R"进入页面可以看见所有样本的信息列表。通过 Define groups 将样本进行分组，输入相应的组名。点击 A 组，选择要归入 A 组的样本，点击相应的样本即可（按住 Crtl 或 Shift 进行多选）。图 10-17 显示了经 GEO2R 显示的 GSE127265 中的样本信息，图 10-18 显示了分组复选框界面和分组结果。

GEO accession	GSE127265	Set	Gene expression profiling in cervical cancer tissue		

▾ Samples — Define groups — Selected 0 out of 10 samples — Columns ▾ Set

Group	Accession	Title	Source name	Stage
-	GSM3633370	cervical cancer squamous tissue 21 (P1)	cervical cancer squamous cell carsinoma tissue	Recurrent case IA
-	GSM3633371	cervical cancer squamous tissue 209 (P7)	cervical cancer squamous cell carsinoma tissue	IB
-	GSM3633372	cervical cancer squamous tissue 102 (P3)	cervical cancer squamous cell carsinoma tissue	IIB
-	GSM3633373	cervical cancer squamous tissue 180 (P5)	cervical cancer squamous cell carsinoma tissue	IIB
-	GSM3633374	cervical cancer squamous tissue 103 (P4)	cervical cancer squamous cell carsinoma tissue	IIIA
-	GSM3633375	cervical cancer squamous tissue 188 (P6)	cervical cancer squamous cell carsinoma tissue	IIIB
-	GSM3633376	cervical cancer squamous tissue 68 (P2)	cervical cancer squamous cell carsinoma tissue	IVA
-	GSM3633377	contol tissue 1 (C1)	normal cervical epithelium	control
-	GSM3633378	contol tissue 4 (C2)	normal cervical epithelium	control
-	GSM3633379	contol tissue 9 (C3)	normal cervical epithelium	control

图 10-17　GEO2R 检索 GSE127265 结果界面

GEO accession	GSE127265	Set	Gene expression profiling in cervical cancer tissue		

▾ Samples — ▾ Define groups — Selected 10 out of 10 samples — Columns ▾ Set

Enter a group name; List
✕ Cancel selection
☐ A (3 samples) ⊗
☑ B (7 samples) ⊗

Group	Accession	Title	Source name	Stage
B	GSM3633372	squamous tissue 102 (P3)	cervical cancer squamous cell carsinoma tissue	IIB
B	GSM3633374	squamous tissue 103 (P4)	cervical cancer squamous cell carsinoma tissue	IIIA
B	GSM3633373	cervical cancer squamous tissue 180 (P5)	cervical cancer squamous cell carsinoma tissue	IIB
B	GSM3633375	cervical cancer squamous tissue 188 (P6)	cervical cancer squamous cell carsinoma tissue	IIIB
B	GSM3633371	cervical cancer squamous tissue 209 (P7)	cervical cancer squamous cell carsinoma tissue	IB
B	GSM3633370	cervical cancer squamous tissue 21 (P1)	cervical cancer squamous cell carsinoma tissue	Recurrent case IA
B	GSM3633376	cervical cancer squamous tissue 68 (P2)	cervical cancer squamous cell carsinoma tissue	IVA
A	GSM3633377	contol tissue 1 (C1)	normal cervical epithelium	control
A	GSM3633378	contol tissue 4 (C2)	normal cervical epithelium	control
A	GSM3633379	contol tissue 9 (C3)	normal cervical epithelium	control

图 10-18　GSE127265 样本分组结果

3. 数据分析及结果展示　点击下方"Analyze"，结果在浏览器中显示为按 *P* 值排列的表格数据，并且展示了可视化图形结果，包括火山图、密度图和韦恩（Venn）图等，如图 10-19 所示，图中由方框圈起来的图形，代表可下载其中的基因。点击"Download full table"可以下载数据，下载的文件以制表符分隔，适合在 Excel 等电子表格应用程序中打开。

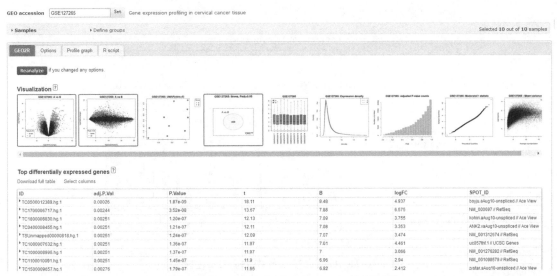

图 10-19　GEO2R 分析 GSE127265 结果界面

（1）火山图：图 10-20 显示了火山图结果。在点击放大图片后发现，图中标注 a 处的散点代表上调超过阈值上限的基因，标注 b 处的散点代表下调超过阈值下限的基因，标注 c 处的散点点代表在阈值范围内的基因，被认为在该阈值下无表达差异。点击图 10-20A 上方"Explore and download"，弹出新的界面，出现新的火山图（图 10-20B），其上每个点都加入了超链接，可以显示该点的信息。点击下方"Download significant genes"可以下载表达差异明显的基因，但容易出现信息不全的情况，因此推荐下载完整数据。

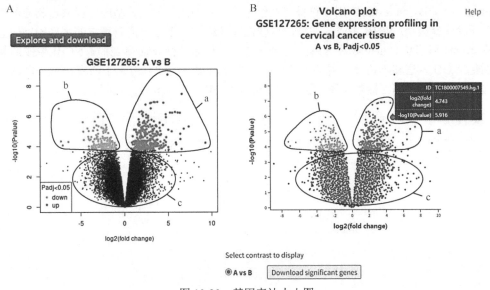

图 10-20　基因表达火山图
A. GSE127265 差异表达基因火山图；B. 下载表达差异明显的基因及表达值

（2）差异表达谱显示：点击"Top differentially expressed genes"中的一个结果，显示该基因的表达图谱。图 10-21 中的每个实心柱状条，表示从原始提交者提供的样本记录中提取的表达值。

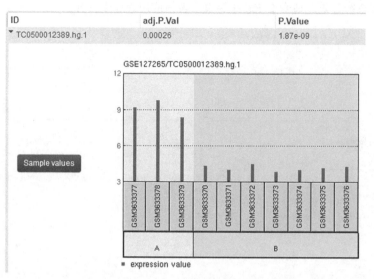

图 10-21　GSE127265 样本中基因表达情况

（3）参数设定：在 Options 选项卡中可编辑、修改和测试参数，然后回到 GEO2R 选项卡并点击"Reanalyze"来应用新的参数进行分析。Options 选项卡中包含 3 个设置选项。① Apply adjustment to the P-values：Limma 包提供了几个 P 值调整选项。这些调整又称多次测试纠正，用以纠正错误阳性结果的发生。默认选择 Benjamini & Hochberg 错误发现率方法，因为它是芯片数据最常用的调整统计参数，在发现统计上重要的基因和限制假阳性之间提供了良好的平衡。② Apply log transformation to the data：GEO 数据库接收各种数据值类型，包括对数转换和未转换的数据。Limma 包需要使用对数数据。为了解决这个问题，GEO2R 有一个自动检测特性，它检查所选样本的值，并自动执行 $\log_2$ 转换，用户也可以选择是否自动转换。③ Category of Platform annotation to display on results：用以选择要在结果上显示的注释类别。基因注释来自相应的平台记录，有两种注释类型：NCBI 生成的注释，这些注释是通过从平台中提取稳定的序列识别信息，定期查询 Entrez 基因和 UniGene 数据库，生成一致的、最新的注释而得到的。NCBI 生成的其他注释类别包括 GO 术语和染色体位置信息等内容。提交者提供的注释可用于所有记录。默认情况还可以选择基因符号和基因标题注释。图 10-22 显示了 GEO2R 参数设定页面。

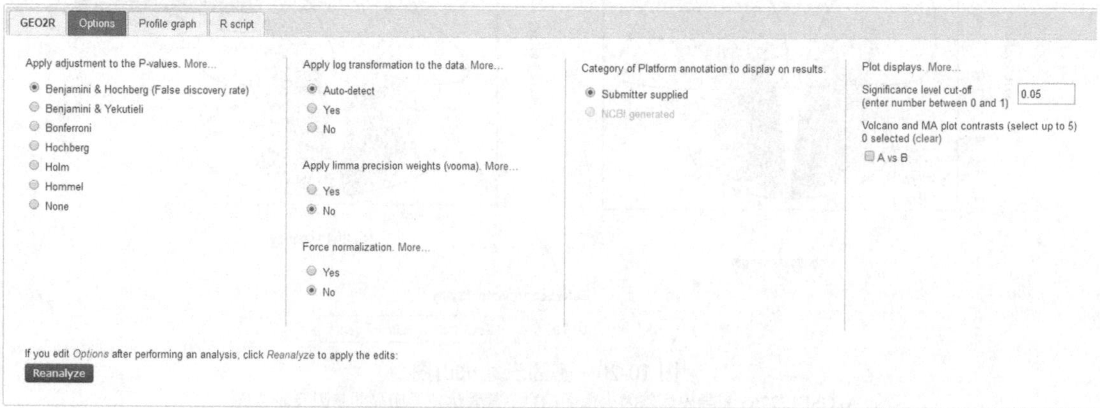

图 10-22　GEO2R 的参数设定界面

（4）Profile graph：GEO2R 还提供了基因表达谱图形展示功能。通过输入相应的标识符来查看特定的基因表达谱图。此功能不执行任何计算，它只是在样本间显示基因的表达值。图 10-23 显示了 Profile graph 选项界面。

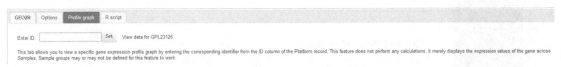

图 10-23　Profile graph 选项界面

（5）R script：此选项卡用于执行 R 脚本的运算，运算信息可以保存下来，作为计算结果的参考。图 10-24 显示了 R 脚本的运算情况。

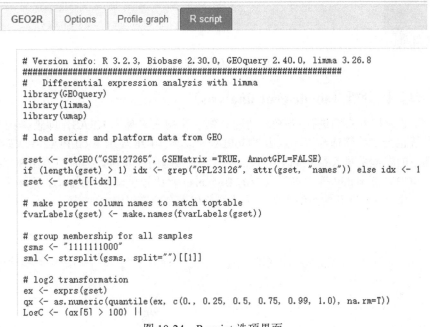

图 10-24　R script 选项界面

二、GEPIA 数据库分析与应用

由于癌症基因组图谱（TCGA）和基因型 - 组织表达关联数据库（GTEx）项目产生了数以万计的癌症和非癌症样本的 RNA-Seq 数据，为包括癌症生物学在内的许多相关领域提供了前所未有的机遇。因此，北京大学唐泽方等于 2017 年创建了基于基因表达水平谱的交互式分析平台（Gene Expression Profile Interactive Analysis，GEPIA）。在 GEPIA 平台中，针对 TCGA 和 GTEx 的数据，整理了每一个可检索的基因在不同肿瘤样本中的表达量，利用这个表达值，可以计算某个基因在某类肿瘤中的表达水平，进而计算其与肿瘤预后的关系，基因之间的共表达水平等。GEPIA 提供快速和可定制的差异表达分析、轮廓绘制、相关性分析、患者生存分析、相似基因检测、基因在不同组织器官的表达分布和 PCA 分析等。2019 年，在最初版 GEPIA 的基础上，新建立了 GEPIA2 工具，增加了生存图（survival map）、异构体表达谱（isoform usage profiling）、上传的表达资料比较分析（uploaded expression data comparison）以及肿瘤亚型分类（cancer-subtype classifier）4 种功能。GEPIA2 主要有 4 个模块：单基因分析、肿瘤类型分析、自定义数据分析和多基因分析。图 10-25 显示了 GEPIA2 的主页面。

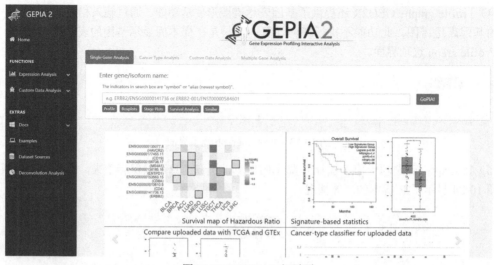

图 10-25　GEPIA2 主页面

（一）单基因分析（single gene analysis）

以 *KRAS* 基因作为实例进行 GEPIA 功能介绍。在搜索栏输入 KRAS，即使基因有别称或其他家族，系统也会自动筛选检索，点击 "GoPIA！"。图 10-26 显示了 GEPIA2 中 *KRAS* 基因分析界面。在图中的左侧是对 *KRAS* 基因的介绍，还包括该基因在其他数据库中的快速链接，右侧是 GeneCard、NCBI、Ensembl 等。右下区域的 Bodymap 则比较生动形象地描述了该基因在人体组织中的表达，绿色代表在正常组织中的表达，红色代表在肿瘤组织中的表达。

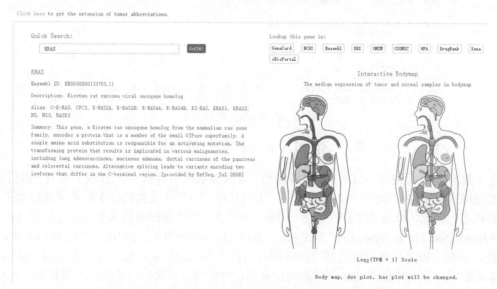

图 10-26　*KRAS* 基因在 GEPIA2 中的检索结果

图 10-27 为 *KRAS* 基因在癌组织及癌旁组织中的表达情况的散点图，图 10-28 为柱状图结果。图 10-27 左侧图颜色较深，代表该基因在该种癌症中明显高表达，右侧图颜色较浅，代表该基因在该种癌症中明显低表达。例如，这里 *KRAS* 基因在胰腺癌和睾丸生殖细胞肿瘤（TGCT）这两种肿瘤中明显高表达。GEPIA 的此项功能特别适用于某个基因的癌前期分析。

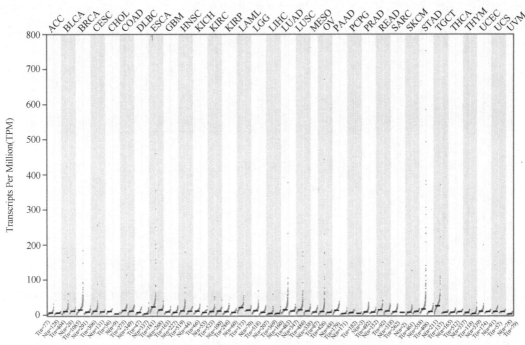

图 10-27 *KRAS* 基因在癌组织及癌旁组织中的表达情况（散点图）
所有肿瘤样本和配对的正常组织的基因表达谱（点图）
每个点代表样本的表达值

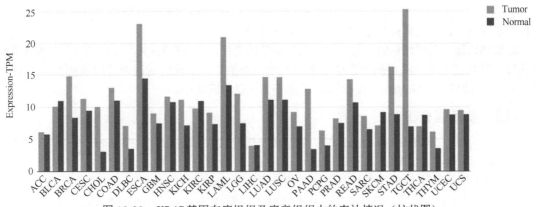

图 10-28 *KRAS* 基因在癌组织及癌旁组织中的表达情况（柱状图）
所有肿瘤样本和配对正常组织的基因表达谱（柱状图）
条的高度表示某种肿瘤或正常组织的中值表达值

（二）肿瘤类型分析

肿瘤类型分析（cancer type analysis）分为差异基因分析（differential gene analysis）和最重要生存基因（most significant survival gene）两类功能。其中差异基因分析可对选定癌症种类的差异基因进行分析汇总，并在每一条染色体上具体表示。例如，图 10-29 显示了肾上腺皮质癌（adrenocortical carcinoma，ACC）中表达差异基因在染色体上的分布情况。最重要生存基因分析能够对特定肿瘤中所有与预后差异显著相关的基因进行汇总。

染色体上过表达基因分布

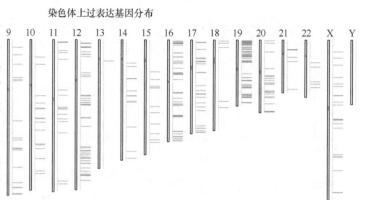

— 过表达基因

所列基因的定位基于NCBI构建人类参考基因联盟38版（补丁2版），共546个基因

图 10-29　肾上腺皮质癌中表达差异基因在染色体上的分布情况

（三）自定义数据分析

自定义数据分析（custom data analysis）提供了两个分析功能：癌症亚型分类器（cancer subtype classifier）和表达比较（expression comparison）。

1. 癌症亚型分类器　该分类器是基于 Python 中的 sklearn 包实现的单纯贝叶斯算法，并进行了一些修改（如特征选择等）。癌症亚型分类器可以利用 RNA-Seq 表达谱数据并进行预测分析。上传的基因表达谱应为具有 Hugo 基因名称的 TPM 值。

2. 表达比较　利用此功能，用户可以上传自己的文件，并选择 GEPIA 提供的一种癌症类型进行比较。默认情况下，将根据所选癌症类型的中位数执行。上传的基因表达谱也应为具有 Hugo 基因名称的 TPM 值。GEPIA 建议经 XENA 途径上传表达谱文件。

（四）多基因分析

多基因分析（multiple gene analysis）包括多基因比较（multiple gene comparison）、相关分析（correlation analysis）和降维（dimensionality reduction）分析三大功能。

1. 多基因比较　是对多个目标基因的表达分析。在 Gene list 中输入一些想要分析的基因，然后在 Dataset 里选择所需的肿瘤类型，点击 "Add" 进行添加，在 Matched Normal data 里可以选择对照样本来源，最后点击 "Plot" 绘图。图 10-30 显示了多基因比较的分析界面。

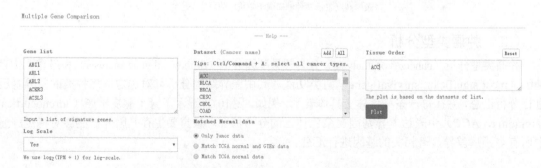

图 10-30　多基因比较设置选项界面

2. 相关分析 适合分析两个基因之间的关联性，在检索框手动输入 Gene A 和 Gene B，选择所希望分析的两个基因相关性的肿瘤组织来源，同样点击"Plot"绘图。图 10-31 显示了肾上腺皮质癌中 *EGFR* 和 *ERBB2* 两个基因的相关分析结果。

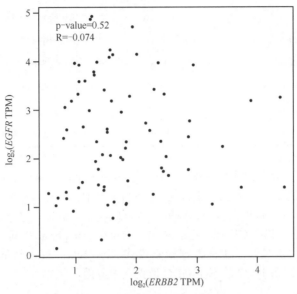

图 10-31 ACC 中两个基因相关性的分析结果

3. 降维分析 使用主成分分析（principal component analysis，PCA）的原理。降维分析使用自定义的 TCGA 和（或）GTEx 表达式数据对给定的基因列表进行主成分分析。首先，GEPIA 绘制前 3 个主成分（PC）的 3D 图，并为每个 PC 解释的方差生成一个条形图。其次，GEPIA 基于用户指定的 PC 绘制 2D 图或 3D 图。最后，GEPIA2 还提供了表达谱分析、箱形图（box plot）、生存分析和相似性分析等。其中箱形图，可以对特定基因的特定肿瘤类型进行正常组织对比肿瘤组织的表达分析，选定癌症的种类后，选定阈值以及纳入组织类型，就可以得到即用的表达箱图，带红星的表示有差异。

三、GDC 数据门户数据库的应用

肿瘤基因组图谱（the cancer genome atlas，TCGA）计划是由美国国家癌症研究院（National Cancer Institute，NCI）和美国国家人类基因组研究所（National Human Genome Research Institute，NHGRI）于 2006 年联合启动的项目，旨在通过基因组学分析技术，将人类全部癌症的基因组变异图谱绘制出来，从而更好地了解癌症发生和发展的机制。目前涵盖了 33 种癌症类型以及超过 11 000 个肿瘤样本的高通量测序的结果，目前该研究计划仍在进行中。

TCGA 计划是利用大规模测序为主的基因组分析技术，从基因组、表观遗传组、转录组、蛋白质组等解析癌症的分子机制，最终完成一套完整的与所有癌症基因组改变相关的图谱，以提高人们对癌症发病分子基础的科学认识及提高癌症诊断、治疗和预防的能力。作为目前最大的癌症基因信息的数据库，TCGA 拥有庞大的肿瘤表达谱数据。TCGA 的数据分为 3 个等级，Level 1 是原始的测序数据，Level 2 是比对好的 bam 文件，Level 3 是经过处理及标准化的数据。TCGA 只对授权的用户开放 Level 1 ～ Level 3 数据访问的权限，而普通用户只能访问 Level 3 的分析结果，因此 TCGA 数据库的普通用户无法用 Level 1 的数据进行个性化的高级分析，同时这些用户也不能有效结合重要的临床信息进行数据的深入挖掘，限制了用户对数据的有效利用。表 10-1 显示了 TCGA 数据库主要的数据类型及释义。

表 10-1　TCGA 数据库主要的数据类型及释义

数据类型	缩写	释义
Biospecimen	Bio	样本生物信息
Clinical	Clinical	临床情况，如诊治、分期、病理、生存等
Raw Sequencing Data	Seq	原始测序数据
Transcriptome Profiling	Exp	转录组图谱
Simple Nucleotide Variation	SNV	单核苷酸变异
Copy Number Variation	CNV	拷贝数变化
DNA Methylation	Meth	由甲基化芯片测得的 DNA 甲基化程度

　　TCGA 数据可以从基因组数据共享数据门户（genomic data commons data portal，GDC）进行检索下载，这是最常用的 TCGA 数据检索方式，GDC 门户网址为 http://gdc.cancer.gov/。除此之外，还可以通过其他软件接口（如 R 语言等）调取；也可以通过其他工具进行分析。有多个网站提供的完善整理 TCGA 数据，其中 GDAC、Cancer Browser 和 cBioportal 是其中整理最为完善和可靠的数据库资源。GDC 主页显示了 3 种数据检索模式（Projects、Exploration、Repository）以及 1 个分析模式（Analysis）。图 10-32 显示了 GDC 数据门户界面。

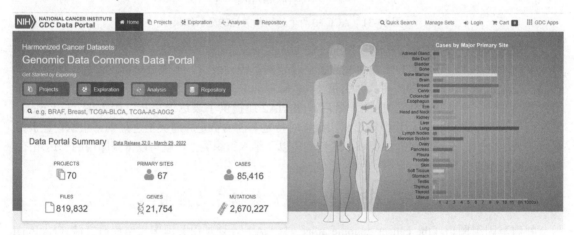

图 10-32　GDC 数据门户界面

（一）Projects

　　通过项目计划的信息（如发病部位、计划名称、疾病类型等）进行检索。点击"Projects"进入项目数据页面，在检索栏中输入肿瘤原发部位关键字进行检索，下方会根据输入的内容在下拉框里显示符合的项目，点击即可显示对应的项目，右侧则显示检索结果。

　　以乳腺癌（breast cancer）为例，可直接在下方选项中选择 breast，点击右上角的"Open Query in Repository"可进行数据下载，柱状图显示了基因在胸部相关疾病中的突变比例，饼图显示各项中包含的样本数量，下方表格中每一行对应一个项目，点击 Project 名称，可查看项目信息，点击其他列的超链接，可进入数据下载页面。图 10-33 显示了乳腺癌的检索结果页面。

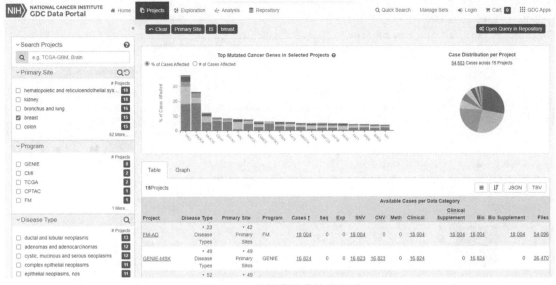

图 10-33 乳腺癌检索结果界面

（二）Exploration

可通过更具体的信息进行检索，如样本编号、基因名称和突变点名称等。点击"Exploration"进入数据页面，检索栏处有包括 Case、Clinical、Genes 及 Mutations 等选项，可根据不同条件进行检索。右侧检索结果栏中，也可选择查看符合条件的样本量、基因数及突变数等。

（三）Repository

可将用户引导至存储库页面，可通过问卷类型或样本特征进行检索并选择所需数据进行下载。Open 表示标记的是不受限的数据，可直接下载；Controlled 表示标记的是受限的数据，需要登录后才能下载。

（四）Analysis

对多个数据集（目前支持最多 3 个）的基本信息进行比较。其包含 3 个分析功能。①集合运算（set operation）：通过韦恩图比较 2 ~ 3 个数据集相同和不同的样本情况，如查看有多少个样本中出现了 3 个基因的同时突变等。②队列比较（cohort comparison）：比较两个数据集的一些基本信息情况，如年龄、性别、种族等，通过柱状图和表格展示；在队列比较中每次只能同时选择 2 个数据集。图 10-34 显示了队列分析的结果，显示了 TP53 和 PIK3CA 两个基因的生存曲线、性别分布、生存状态、诊断年龄分布等情况的比较，并且每个图下方均有一个表格描述图的信息，点击表格右上角的"TSV"，可下载该表格数据。③临床资料分析（clinical data analysis）：显示所选单个数据集的基本统计分析，如年龄、性别、种族等。在临床资料分析中每次只能选择 1 个数据集，分析结果显示了该基因在特定疾病生存曲线、性别分布、生存状态、年龄分布、人种等中的情况，并且每个图下方均有一个表格描述图的信息，点击表格右上角的下载图标可下载该表格数据。图 10-35 显示了 P53 基因临床资料分析结果。

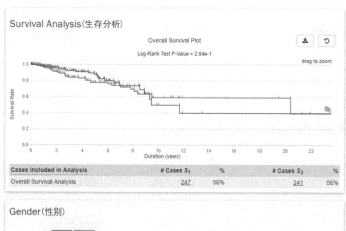

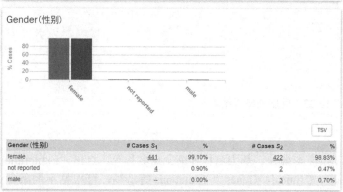

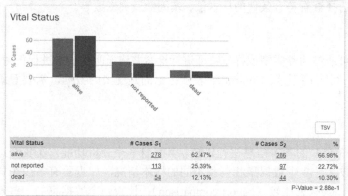

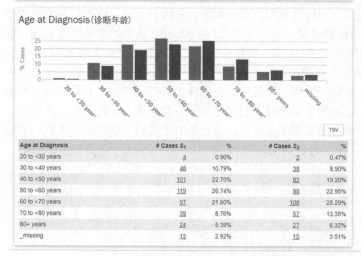

图 10-34　队列比较分析结果

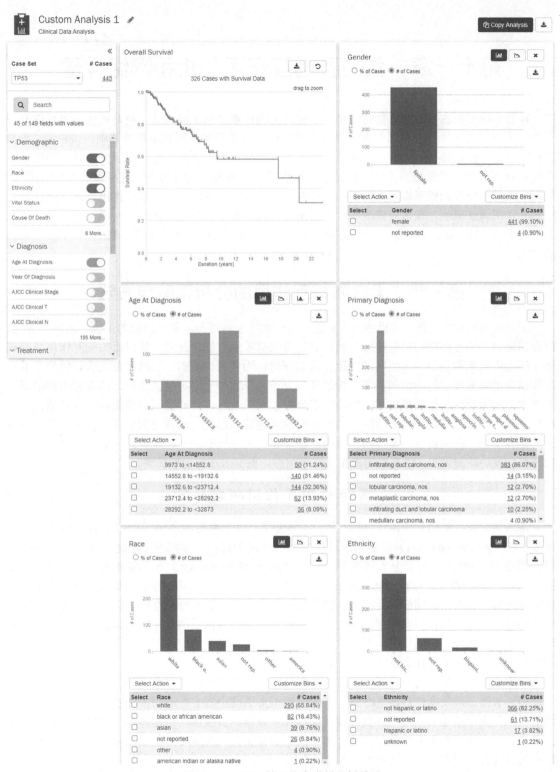

图 10-35 *TP53* 基因临床资料分析结果

（石 芳 邵 华）

第十一章　蛋白质相互作用分析和网络构建

导言　蛋白质占干细胞质量的一半，不仅是生物体重要的组成成分，也是机体各类代谢反应和生理生化功能的执行者和调节者。生物分子的动态合作是细胞所有功能的基础。蛋白质 - 蛋白质相互作用（protein-protein interaction，PPI）在基因型转化为表型的过程中至关重要，而破坏这种相互作用通常会导致疾病。在生物信息学数据库和软件技术的支持下，在酵母、植物、线虫、果蝇和人类中获取的相互作用数据都存储在专用数据库中，预测并构建相互作用网络，阐述蛋白质相互作用调控机制，探讨与健康和疾病之间的内在联系得以实现。本章主要探讨了蛋白质相互作用数据的分析方法、策略和相互作用网络的预测及蛋白质相互作用数据库 STRING 和 Cytoscape 的应用。

第一节　蛋白质相互作用的分析策略与方法

蛋白质的相互作用参与了机体内所有的代谢过程和生命过程，包括细胞的生长、增殖、分化，细胞的通讯、信号转导、物质转运，机体的免疫应答等生理生化反应。蛋白质的相互作用研究有助于细胞内复杂的蛋白质调控网络的运行机制探讨，为代谢性疾病、心脑血管疾病、肿瘤等的诊断和治疗的靶标分子的筛选和鉴定，新型药物分子的开发和应用等提供支持。随着各类组学研究的深入，高通量测序的规模应用，蛋白质组分析技术的改进，目前我们已经获取了大量蛋白质结构和功能方面的信息，各种类型的蛋白质数据库迅速建立起来，已成为蛋白质结构、相互作用研究的主要支撑。在常规蛋白质序列、结构的注释和功能分析基础上，现阶段的研究重点在于对蛋白质结构及功能的预测，以帮助构建相互作用网络，挖掘潜在的功能模块。

一、蛋白质相互作用研究的策略

蛋白质 - 蛋白质相互作用（PPI）是指两个或两个以上的蛋白质分子通过非共价键形成蛋白质复合体（protein complex）在生物学过程中发挥作用的过程。按照蛋白质之间相互作用是否存在直接接触，PPI 主要可以分为物理相互作用（physical interaction）和功能相互作用（functional interaction）两种模式。依据相互作用蛋白质的性质和特点，可以将 PPI 进一步分为很多类型，包括同种或异种蛋白质之间的相互作用、特异性相互作用和非特异性相互作用等。研究蛋白质相互作用的意义在于明确蛋白质在细胞中的功能和地位，厘清蛋白质相互作用网络的结构、调控和功能，为蛋白质相互作用网络的构建提供直接的数据支持，对于功能基因组、蛋白质组、转录组和相互作用组学研究也具有重要的指导意义。

基于蛋白质结构与功能分析，目前认为蛋白质的相互作用包括三个方面：①多亚基蛋白质相互作用形成蛋白质复合体，该复合体分离纯化后可形成两个或多个不同蛋白质。②不同种类和功能的多组分蛋白质相互作用形成复合体，如核孔复合体、剪接体、纺锤体等。③瞬时的蛋白质相互作用，即多种蛋白质通过非共价结合的方式，参与调控一些重要的细胞生命活动。针对不同的蛋白质结构特点和相互作用模式，应该采用不同的研究策略。

（一）通过实验验证相互作用的策略

此研究策略主要是采用各类物理、生物和化学的检测技术和方法，对蛋白质之间的相互作用进行研究。例如，多亚基蛋白质复合体相互作用是一种紧密牢固型相互作用，可以采用亲和层析类的免疫沉淀（CHIP）、牵出试验技术开展研究；而那些具有暂时性结合、结合不稳定性的相互作用，则应采用酵母双杂交系统分析等方法。需要指出的是，所有检验蛋白质相互作用的方法都有其自身的局限性，可能在检测中出现假阳性或假阴性的结果。因此，采用基于不同原理的分析技术和方法相互验证成为必然，既可以获得更为可靠的结果，也可以通过不同技术方法的联用弥补单技术的不足。例如，基于质谱分析的各类蛋白质相互作用分析技术得到了广泛应用，借助质谱的高灵敏度、高通量的优势以获得更完整的信息。这类技术包括传统的亲和纯化 - 质谱（affinity purification-mass spectrometry，AP-MS）、化学交联质谱法（chemical cross-linking mass spectrometry，CX-MS）、生物素鉴定 - 质谱（biotin identification-mass spectrometry，BioID-MS）等，还有氢氘交换质谱法（hydrogen deuterium exchange mass spectrometry，HDX-MS）等，基于质谱联用的检测手段已经成当前蛋白质组研究的主流。

（二）计算机预测

计算机预测（*in silico*）方法主要依托于生物信息学的原理和方法以及数学的算法进行预测研究。例如，可以参考蛋白质的种系发生谱、基因融合等现象预测 PPI，挖掘蛋白质序列中保守特征序列（如 motif、domain 等）来预测 PPI，或者基于基因本体的功能注释，甚至文献挖掘，都可以为蛋白质的相互作用预测提供依据。但是，生物信息预测目前仍存在较大困难，还需要进一步提高蛋白质数据库的数据质量，完善各类数学算法和相关模型的建设研究。

二、蛋白质相互作用的分析方法

本部分内容旨在对 PPI 分析技术（包括二元 PPI 技术和共复合物 PPI 技术等）进行一般性描述。其中二元 PPI 技术需要对诱饵和靶蛋白质进行基因共表达标记，而共复合物技术使用单个基因标记蛋白质或不标记，通过至少一个特定的纯化步骤和质谱（MS）鉴定蛋白质的相互作用。常规用于蛋白质相互作用的技术方法，包括酵母双杂交、免疫沉淀、噬菌体展示技术、亲和层析、核磁共振、荧光偏振等，随着蛋白质组学技术的快速发展，目前已开发出多种研究蛋白质 - 蛋白质相互作用的新技术方法，包括荧光共振能量转移、外表等离子体共振技术、生物膜干涉技术、微量热泳动（microscale thermophoresis，MST）技术、AlphaScreen 技术和蛋白质片段互补分析技术等。以下对主要的几类蛋白质相互作用分析技术做简要介绍。

（一）二元 PPI 技术

1. 标准二元 PPI 技术

（1）酵母双杂交（yeast two-hybrid，Y2H）及其衍生技术：Y2H 是最古老的 PPI 技术之一，也是二元 PPI 技术的概念前身。酵母双杂交系统依靠典型的真核细胞生长转录因子（如 GAL4、GCN4 等）的工作原理设计而成，当靶蛋白和诱饵蛋白特异性结合后，诱饵蛋白结合于报道基因的启动子，启动报道基因在酵母细胞内的表达，如果检测到报道基因的表达产物，则说明两者之间有相互作用，反之则说明两者之间没有相互作用。具体来说，该系统利用了酵母的生长转录因子 GAL4 含有的两个结构域，即 DNA 结合域（DNA binding domain，BD）及转录激活域（transcription activating domain，AD），将已知基因（诱饵基因）和靶基因或含有靶基因的 cDNA 分别构建在含 BD 及 AD 质粒载体上，当这两种质粒共同转化酵母感受态细胞，若 BD 结合的诱饵蛋白（bait）能够与 AD 结合的靶蛋白或文库中某些 cDNA 编码的蛋白相互作用、彼此间结合时，则会导致位于侧翼的 BD 与 AD 在空间上接近，呈现 GAL4 转录因子的完全活性，启动下游的报道基因（如 *His* 及 *LacZ* 等）的表达，从而促使酵母可在特定的缺陷培养基上生长；如果两者无相互作用，那么报道基因就无法表达，酵母细胞就无法在选择的培养基上生存。因此，利用酵母双杂交系统能够筛选与诱饵蛋白相互作用的蛋白，也可以研究已知蛋白质间的相互作用。

Y2H 的各种变体，允许检测交互的替代类型。例如，酵母三杂交（yeast three-hybrid，Y3H）方法可以检测与感兴趣的小分子相互作用的蛋白质。在原来的 Y3H 中，小分子与地塞米松共价连接，而转录因子的 DNA 结合域与地塞米松激素结合域融合。基于标准 Y2H 的相同概念，Y3H 可以通过选择性恢复报道蛋白表达来检测与小分子相互作用的猎物蛋白。一些其他的二元方法也产生了类似标准技术的三杂交变体，许多替代的小分子偶联存在，使得 Y3H 也被用于检测蛋白质和 RNA 之间的三元相互作用。

（2）蛋白质互补分析（protein complementation assay，PCA）：其策略在于将某个功能蛋白质切成两段，分别与两种兴趣蛋白质相连形成两个融合蛋白质，若两个兴趣蛋白质存在相互作用使得两个功能蛋白质片段相互靠近并重建活性。PCA 可以在体内外动态地观察活细胞、器官中蛋白质间的相互作用。PCA 通过使用非转录因子策略，解决了 Y2H 需在细胞核中进行相互作用评估的缺陷。PCA 可细分为四大类：①酶互补法（enzyme complementation assay），使用可分裂的酶，在重组后恢复了将底物转化为可检测分子的能力。②双分子荧光互补法（bimolecular fluorescence complementation，BiFC），使用可分裂的荧光蛋白，重组后恢复荧光。③烟草蚀刻病毒（tobacco etch virus，TEV）拆分法，使用 TEV 分离的 NIa 蛋白酶，该蛋白的重组恢复了其先前沉默荧光或发光报道蛋白的蛋白水解活性。④泛素拆分法（split ubiquitin assay），膜蛋白酵母双杂交（membrane-based yeast two-hybrid，MYTH）是泛素拆分法的典型例子。本法主要用于检测膜蛋白相互作用，而膜蛋白相互作用在大多数 PPI 技术中难以检测。目前开发了两种酵母版本的 MYTH[即传统 MYTH（tMYTH）和整合 MYTH（iMYTH）] 以及哺乳动物版本（称为 MaMTH）。MYTH 和 MaMTH 技术中，野生型 N 端结构域倾向于自发地与其 C 端部分相关联，这些技术通过使用突变的 N 端结构域来避免这种情况。这种突变的 N 端泛素结构域与猎物蛋白融合，而 C 端泛素部分在一侧与诱饵蛋白融合，另一侧与转录因子融合。在与潜在相互作用的蛋白质充分接触后，泛素被重组，从而导致通过切割介导的转录因子从泛素中释放，从而驱动报道蛋白的表达。这两种技术都可以检测全长膜蛋白之间的相互作用，从而使其更具生理相关性。在 PCA 中，BiFC 最适合直接测定蛋白质相互作用的亚细胞定位，而大多数酶互补分析和分裂 TEV 分析可以放大初始信号，因此可能具有更高的敏感性，但空间特异性较低。还可以对几种不同类型的荧光蛋白采用 BiFC，这为在同一细胞中同时观察多个独立的蛋白质相互作用创造了可能。

（3）哺乳动物蛋白质相互作用陷阱（mammalian protein-protein interaction trap，MAPPIT）：与 PCA 有许多相似之处，但它采用的策略不同。它不是在物理上分裂蛋白质，而是在功能上分裂 JAK-STAT 信号转导途径。它使用一种突变的细胞因子受体，这种受体不能再与 STAT 蛋白结合，从而导致其信号转导缺陷。MAPPIT 将这种缺陷受体融合到诱饵的 N 端，而潜在的相互作用蛋白融合到能够与 STAT 结合的 C 端蛋白片段。诱饵与猎物结合后，JAK-STAT 途径的信号转导能力在功能上恢复，在给予配体后诱导报道蛋白的转录。

（4）激酶底物传感器（kinase substrate sensor，KISS）：在功能上分裂 JAK-STAT 信号转导途径，就像 MAPPIT 一样，但方式略有不同。它将诱饵与 TYK2 的激酶结构域融合，但保留了将猎物与受体片段融合的概念。当诱饵和猎物充分接触后，融合的 TYK2 激酶结构域磷酸化受体片段，从而触发 JAK-STAT 通路的其余部分，并最终以与 MAPPIT 类似的方式导致报道蛋白的转录。

2. 体外二元 PPI 技术　在某些情况下，研究人员更喜欢使用体外二元 PPI 技术。体外二元 PPI 技术可以更好地了解相互作用的直接性，或者能够评估某些特殊类型的相互作用。这种二元技术通常结合了蛋白质阵列和 Y2H 的概念。

（1）基于体外转录翻译（based on *in vitro* transcription-translation，IVTT）系统：允许蛋白质直接在反应孔或玻片上原位表达。例如，在多点定位技术（multiple spotting technology，MIST）第一轮检测中，DNA 被定位到载玻片上，然后在第二轮检测中，基于大肠埃希菌的 IVTT 混合物被定位到相同的位置。利用 DNA 阵列到蛋白质阵列（DNA array to protein array，DAPA）方法，可以从一个 DNA 模板阵列中重复打印至少 20 个蛋白质阵列副本。在 DAPA 中，模板 DNA 载玻片通过携带基于大肠埃希菌的 IVTT 无细胞裂解物的渗透膜与蛋白质载玻片分离。IVTT 后，基于 DNA 模板生成的蛋白质可以穿过膜并固定在蛋白质载玻片上。有几种技术试图使 RNA 尽可能长时间地与新生蛋白质保持物理连接，并使用带有斑点核酸的阵列捕获与蛋白质连接的 RNA，从而避免了严格限定蛋白质斑点的需要。RNA 与蛋白质的偶联通常涉及嘌呤霉素引起的核糖体停滞，然后由核糖体捕获。

另外，传统的噬菌体展示技术也是保持核酸与其蛋白质之间耦合的技术示例，通过建立蛋白质（肽）库，将目的基因编码的多肽以融合蛋白的形式展示在噬菌体表面，进行靶蛋白筛选的技术。经过多年的发展和完善，已建立丝状噬菌体、λ 噬菌体、T4 噬菌体和 T7 噬菌体等展示系统，广泛应用于随机肽库、蛋白质库和抗原抗体库的建立，改造并提高蛋白质、酶、抗体的生物学和免疫学属性。

（2）核酸可编程蛋白质阵列（nucleic acid programmable protein array，NAPPA）：是二元 PPI 技术和蛋白质阵列之间的混合方法，可检测到一些其他技术无法检测到的真实相互作用。在 NAPPA 中，诱饵和猎物融合的 cDNA 是生物素化的，因此它们可以固定在亲和素涂层的玻片上。T7 偶联兔网织红细胞裂解物用作 IVTT 系统，诱饵蛋白与谷胱甘肽 S- 转移酶（GST）标签融合，而猎物蛋白与血凝素（HA）标签融合。因此，可以使用 GST 特异性抗体将诱饵蛋白固定在表面上，并且可以通过与辣根过氧化物酶偶联的 HA 特异性抗体检测洗涤步骤后保持结合的相互作用的猎物蛋白。NAPPA 还有一个技术上更先进的版本，称为 wNAPPA，通过增强结合表面，可以使用密度更高、蛋白质含量更高的阵列。

（3）基于亲和力的细胞外相互作用筛查（avidity-based extracellular interaction screen，AVEXIS）：是一种混合方法，其开发目的是以高灵敏度检测细胞外相互作用。这些相互作用可以是分泌蛋白质之间的相互作用，也可以是包含 N 端分泌肽的膜蛋白外域片段之间的相互作用，或者是两者组合之间的相互作用。AVEXIS 依赖哺乳动物细胞中诱饵和猎物蛋白的表达和分泌。而且诱饵和猎物是在不同的细胞中产生的，诱饵蛋白与一种多肽融合，该肽通过分泌形式的大肠埃希菌蛋白质生物素连接酶 BirA 获得生物素化，该酶也由诱饵分泌细胞表达和分泌。靶蛋白融合到一个由两部分组成的标签上。标签的远端是 β- 内酰胺酶，而标签的近端允许猎物融合蛋白的五聚化，以增强局部浓度并提高技术的敏感性。在诱饵和靶蛋白融合构建物生成和浓度标准化后，生物素化诱饵蛋白固定在链霉亲和素涂层表面上，当猎物与诱饵结合后，通过 β- 内酰胺酶读数显示相互作用。

（4）基于发光的哺乳动物相互作用组图谱（luminescence-based mammalian interactome mapping，LUMIER）：与 NAPPA 和 AVEXIS 在概念上有一些相似性，也与免疫共沉淀和共复合物 PPI 技术有相似性。诱饵和靶蛋白在同一细胞中瞬时表达，靶蛋白与 Renilla 萤光素酶融合，诱饵蛋白与标准亲和标签（如 FLAG 标签或 HA 标签）融合。为了能够评估相互作用，细胞被裂解，诱饵被一种针对所用标签的抗体免疫沉淀，如果靶蛋白仍与诱饵相互作用，则通过 Renilla 萤光素酶的存在和活性来观察相互作用。

（5）基于双发光的免疫沉淀分析（dual luminescence-based co-immunoprecipitation assay，DULIP）：遵循另一种策略，使 LUMIER 概念更容易定量化、标准化，并具有更高的通量。它在基因上将诱饵与 Renilla 萤光素酶和蛋白 A 融合，而靶蛋白在基因上与萤光素酶融合，这避免了使用 LUMIER 的第二种诱饵标签特异性抗体。

3. 基于显微镜的二元 PPI 技术和能量转移策略　有一些有效的 PPI 技术可以生成有关相互作用的定位或化学计量的信息。这些技术都具有二元特征，并且与显微镜有着密切的联系。

（1）荧光共定位显微术：是这一领域中的基本方法之一，它给出了两种或更多蛋白质共定位的想法，但并不一定指向直接相互作用。在这种技术中，诱饵和靶都与具有独立发射波长的荧光蛋白融合。如果在同一位置观察到不同波长的荧光，表明不同的蛋白质在彼此靠近，甚至相互作用。荧光交互相关光谱学（fluorescence cross-correlation spectroscopy，FCCS）进一步采用了这一概念。在 FCCS 中，记录了两个潜在相互作用物在观察细胞体内的荧光强度波动，每个相互作用物都用不同的荧光蛋白标签标记，且发射光谱不重叠。波动相关性定量表明了在理想条件下，可以检测体内浓度、迁移率和离解常数的潜在相互作用，甚至是产量指标，然而，很难检测弱相互作用伙伴之间的潜在相互作用，或在浓度差异很大的相互作用伙伴之间的潜在相互作用。此外，在荧光共定位显微镜和流式细胞术中，很难区分近距离与直接相互作用。

（2）荧光共振能量转移（fluorescence resonance energy transfer，FRET）：是距离很近的两个荧光分子间产生的一种能量转移现象，是指荧光供体在受到激发光激发后不发射出光子而将激发的能量转移到荧光受体上的现象。要实现 FRET 需要满足供体发射光谱与受体激发光谱有重叠，荧光供体和受体之间的距离在 10nm 范围内等条件。分子间 FRET 仅在荧光供体和受体相距非常近即形成复合物时发生，因此可用于蛋白质间的相互作用分析。随着绿色荧光蛋白应用技术的发展，FRET 已经成为检测活体中生物大分子纳米级距离和变化的有力工具，在生物大分子相互作用分析、细胞生理研究、免疫分析等方面有着广泛的应用。而且荧光共振能量转移最大的特点就是可以在活体细胞生理条件下对蛋白质间的相互作用进行实时的动态研究，荧光共振能量转移已成为现代蛋白质组学研究的有力工具。

所使用的荧光团（如荧光素和罗丹明）通常是有机化合物，但 FRET 也可以使用荧光蛋白，如一对青色荧光蛋白（CFP）和黄色荧光蛋白（YFP）。使用一对荧光蛋白比使用有机化合物作为荧光团有明显的好处：荧光蛋白在基因上与蛋白质融合，并在很大程度上保留了原始的细胞环境，而有机化合物需要从细胞中纯化蛋白质、化学附着和细胞内注射。FRET 非常擅长检测非常近的局部化甚至直接的相互作用，并且它对分子距离非常敏感。即使相互作用距离中的小扰动也是可以测量的，对扰动的灵敏度最高，通常在 20Å 到 60Å 之间。此外，FRET 还具有很高的时间分辨率。然而，FRET 通常比许多其他 PPI 技术具有更低的灵敏度。

（3）均相时间分辨荧光（homogeneous time resolved fluorescence，HTRF）：是一种 FRET 衍生技术，用铕或铽作为供体荧光团，是比标准 FRET 中荧光半衰期更长的兼容受体荧光团。更长的半衰期使 HTRF 能够在稍后的时间点测量相互作用，这消除了供体荧光团激发时产生的初始短寿命背景。在 HTRF 中，研究人员还通常测量不同检测通道中供体和受体的激发波长，从而使信号正常化。然而，由于受体的半衰期较长，HTRF 的时间分辨率可能低于标准 FRET。此外，HTRF 与基于荧光素等有机化合物的 FRET 技术存在类似的问题：由于需要体外化学连接或使用抗体，细胞被破坏。然而，HTRF 可以通过使用这些抗体消除空间障碍问题，并且化学连接的受体部分每下一代都在变小。

（4）生物发光共振能量转移（bioluminescence resonance energy transfer，BRET）：无须外部照明来激发供体荧光团。它用萤光素酶取代 CFP 供体，但保留了荧光蛋白作为受体。这种方法避免了光漂白和背景荧光，因此比 FRET 具有更高的灵敏度，从而减少了常见的过表达需要。一些 BRET 分析使用内源性水平和许多不同类型的蛋白质，甚至有跨膜蛋白相互作用的报道。此外，有限的倍数和组织尺度活体成像是可能的。

（5）生物发光辅助开关和荧光成像（bioluminescence assisted switching and fluorescence imaging，BASFI）：通过将共振能量转移与成像过程暂时解耦，进一步提高了 BRET 的灵敏度和亚细胞可视化应用。它使用 Renilla 萤光素酶作为供体，光开关荧光蛋白 Dronpa 作为受体。共振能量转移后，Dronpa 从黑暗状态切换到稳定的明亮状态，随后可以用外部激光观察。BASFI 无须细胞破坏，但时间分辨率较低。

4. 酶标二元 PPI 方法 是将诱饵蛋白与一种酶进行基因融合的方法，该酶能够在密切接触时特异性标记特定的靶肽，而潜在相互作用的蛋白质则与该靶肽进行融合。酶标记只需要很短的时间，但是不可逆的。此外，酶与诱饵蛋白的基因融合可能会导致空间障碍问题，因为酶的结构相对较大，因此空间障碍问题较为明显。

（1）邻近生物素化分析（proximity biotinylation assay）：从基因上将诱饵蛋白与大肠埃希菌的生物素连接酶 BirA 融合。BirA 能特异性识别生物素受体肽（BAP）并使其生物素化。因此，当 BAP 与潜在相互作用蛋白质在基因上融合，在细胞中共表达后，在足够紧密的接触下发生生物素化，并且通过基于链霉亲和素的固定细胞染色或细胞裂解物印迹可检测到相互作用。

（2）甲基追踪（methyl tracking，M-track）：从基因上将诱饵蛋白与高度活性的突变甲基转移酶融合，并将可能相互作用的蛋白质与组蛋白的三个或四个重复序列融合，然后再与血凝素（HA）标记融合。在酵母中，甲基转移酶三甲基化组蛋白衍生肽中的赖氨酸，在细胞裂解和基于 HA 的纯化后，这种三甲基化可通过蛋白质印迹法（Western blotting）中的特定抗体检测到。

（二）共复合物技术

1. 亲和纯化质谱（affinity purification-mass spectrometry，AP-MS） 是最古老和最常用的非二元方法之一，也是许多非二元策略的前身。采用亲和纯化可快速鉴定在生理条件下蛋白质的相互作用。其原理与免疫沉淀法非常相似，都是采用诱饵蛋白获得相互作用蛋白质以及纯化相互作用蛋白质等步骤，随后可通过基于 MS 的分析和数据库搜索进行识别。目前，串联亲和纯化质谱（tandem affinity purification-mass spectrometry，TAP-MS）是 AP-MS 的替代方法，TAP-MS 采用两种不同的连续亲和纯化，其目的是消除实验本身水平上的假阳性。

2. 平行亲和捕获 - 质谱法（parallel affinity capture coupled to mass spectrometry，iPAC-MS）也是 TAP-MS 的衍生技术。需要将诱饵蛋白基因融合到由 Flag 标签、Strep Ⅱ 标签和 YFP 组成的三重标签上。然而，与 TAP-MS 不同，iPAC 标签的纯化是并行执行的，而不是串行执行的。并行分析可以更好地从生物信息学角度消除假阳性，同时通过严格的纯化降低 TAP-MS 的假阴性风险，但需要的人力和 MS 时间是标准 TAP-MS 方法的 3 倍，这使得其成本更高，可扩展性较差。

3. 亲和富集质谱（affinity enrichment-mass spectrometry，AE-MS） 其策略与 TAP-MS 完全相反。AE-MS 包括亲和富集绿色荧光蛋白（GFP）标记的蛋白质，然后进行单次 LC-MS/MS 和强度检测。

4. 免疫纯化质谱（immunopurification-mass spectrometry，IP-MS） IP-MS 直接使用针对感兴趣蛋白质的特异性抗体，而不是与之基因融合的标签。这使得 IP-MS 比 AP-MS 更具生理相关性，因为它以更自然的结构和浓度纯化相关蛋白质。然而，IP-MS 完全依赖感兴趣蛋白质的特异性和高度亲和性抗体，并且使用不同诱饵样本的标准化，变得比同一标记的 AP-MS 实验更具挑战性。样本之间背景蛋白的多样性可能会增加后处理的困难。

（三）其他技术

在学科交叉和技术复合的条件下，更多的基于物理、化学和生物的分析技术和方法得到了大力发展，已开发出较多新型的生物检测技术用于蛋白质的相互作用分析。

1. 外表等离子共振技术（surface plasmon resonance，SPR） 是一种基于物质间相互作用所导致芯片表面质量变化而产生的一种光学现象。而基于 SPR 的生物传感器已经广泛用于研究生物分子间的相互作用，可以对蛋白质 - 蛋白质相互作用进行实时、无标记检测，是一种全新的研究蛋白质之间相互作用的技术。SPR 的原理基于 SPR 生物传感器的应用，是利用外表等离子体共振现象和 SPR 谱峰对金属外表上电解质变化敏感的特点，先将一种蛋白质分子通过共价结合或亲和捕获的方式固定在生物芯片表面，再将待测分析物注入并流经芯片表面，蛋白质分子间的结合会引起芯片表面质量增加，从而导致表面折射率按同比例增强，蛋白质分子间反应的变化即被观察到，这种变化用反应单位（reaction unit，RU）来衡量，从而检测受体蛋白与液相中配体蛋白的特异性结合。传感器表面与待研究蛋白质之间的界面是传感器系统的重要组成部分。SPR 的特点：①测量基于折射率的变化，分析物不需要任何标记，能及时获得动力学数据和热力学数据，可实现直接、快速、实时、高灵敏度的检测。②除了应用于检测蛋白质 - 蛋白质外，还可检测蛋白质 - 核酸及其他生物大分子之间的相互作用。因此，在检测生物大分子特异性相互作用上，SPR 比传统的方法更具优势，在医学诊断及治疗等领域都具有十分重要的意义。

2. 生物膜干涉技术（biolayer interferometry，BLI） 是新发展起来的一种通过检测干涉光谱的位移变化来检测传感器表面反应的技术，可用于实时、快速、以非标记方式分析生物分子之间的相互作用。BLI 的原理是当一束可见光从光谱仪射出后，在传感器末端的光学生物膜层的两个界面会形成两束反射光谱，并形成一束干涉光谱。任何由于分子结合或解离而形成的膜层厚度和密度变化，能够通过干涉光谱的位移值而体现，并通过这个位移值做出实时的反应监测图谱。在具体应用中，首先将相互作用的生物分子之一通过氨基偶联、生物素/链霉亲和素等方式固定于光纤制成的生物传感器末端，形成生物膜层。当一束可见光垂直入射生物膜层时，在生物膜层的两个界面反射后形成一束能被光谱仪检测到的干涉光谱，当固定分子与可结合物发生相互作用时，生物膜层厚度发生变化，通过检测干涉现象的相位移动，就能够分析结合到传感器上的分子数量的变化。与传统的免疫沉淀技术相比较，BLI 具有的优点包括：①可实时检测分子间相互作用动力学数据，实现对分子间瞬时相互作用的检测；②通量更高、实验流程更快；③对样品要求不高，应用范围更宽；④结果更精准。

（四）生物信息学分析

虽然上述生物实验中能够直接探测蛋白质复合物，但实验结果存在较严重的假阳性和假阴性。而且实验耗时长、成本高，无法满足功能基因组时代研究的需求。随着高通量实验方法的发展，全基因组蛋白质相互作用数据日益增多，为通过计算方法来预测蛋白质相互作用创造了条件。生物信息学对于蛋白质相互作用的分析，除了前述的各类数据库和软件的支撑外，更关键的在于提供各类相互作用的算法和模型的构建，用于预测和蛋白质相互作用网络的构建。预测蛋白质间相互作用的生物信息学方法主要包括系统发育谱（phylogenetic profile）、基因邻接（gene neighborhood）、基因融合（gene fusion）、镜像树（mirror tree）、突变关联（correlated mutation）、序列信号关联（correlated sequence-signatures）、保守的蛋白质间相互作用（interologs）、同源结构复合体（homologous structural complexes）、进化速率关联（correlated evolutionary-rate）等。可以从以下几个方面开展预测分析。

1. 基于蛋白质序列的 PPI 预测 通过数据库数据，查询蛋白质中各类序列特征标签，以此标签为证据并综合氨基酸的序列和理化特性，寻找那些易于使蛋白质产生相互作用的结合位点信息。序列特征标签可以是蛋白质家族、基序、功能域或任何未知功能的保守区域，为检索提供了相对明确的目标，提高了筛选效率。

2. 基于蛋白质结构特征的预测 此类方法注重蛋白质直接的物理相互作用，通过对相互作用界面（interface）及位点（site）的互补性、结合的特异性和亲和力等进行分析预测。蛋白质相互作用界面指的是两条以非共价键形式结合的多肽之间的共同区域。主要方法包括镜像树、关联突变、同源模建、序列信号关联、多体串线和贝叶斯网络分析等。

3. 基于蛋白质序列的系统发生过程的预测 主要包括镜像树法和关联突变法，通过分别计算 2 种蛋白质的系统发育树的相似性以及 2 个蛋白质中氨基酸位点的系统发生的相关性来预测蛋白质相互作用。

4. 基于基因组信息预测分析 即根据基因组上下文关系，采用系统发生谱法、基因邻接法、基因融合和转录谱的分析进行预测。其依据在于基因在基因组中的排列并不是随机的，而是功能相近相关的基因倾向于靠近排列，以接受相同的转录调控。

5. 基于蛋白质表达的预测 蛋白质之间要发生相互作用，需要具备时间与空间上的同一性条件，而且相互作用的蛋白质的量要符合一定的定量规律。因此，通过研判蛋白质的表达时相、细胞定位、表达水平的相关性，也可以预测蛋白质间相互作用。

6. 基于文献挖掘的方法 文献挖掘虽然不能预测新的 PPI，却能自动归类整理已有的相互作用关系。

综上所述，随着原始蛋白质组数据的不断积累，以及高通量的酵母双杂交技术和蛋白质芯片的应用，运用生物信息学方法进行蛋白质间相互作用研究和网络的构建，将成为蛋白质功能组学研究的重点领域。建立高质量的蛋白质间相互作用数据库，开发新的算法和分析工具，加大数据库之间的信息交流，建立信息交换的标准成为当前生物信息学研究面临的关键问题和挑战。

三、蛋白质相互作用网络预测分析

蛋白质相互作用网络预测分析包括网络分析和网络模型构建两部分。其中网络分析的关键在于网络中蛋白质复合物结构和功能预测、关键蛋白质的识别和网络拓扑特性的描述；而网络模型构建则注重开发构建网络模型的算法，以期模拟和重构真实条件下蛋白质网络的拓扑结构，挖掘关键信号通路和阐述相关生理、生化特性。因此，在前述的蛋白质相互作用的分析预测基础上，采用各种网络拓扑结构算法和分析，进行蛋白质功能性模块的挖掘和网络结构的识别，是构建相互作用网络的关键。在现有的计算方法中，通常用无线网络来表示蛋白质之间的相互作用关系，表示为 G=（V，E），其中 G 表示蛋白质相互作用网络，V 代表蛋白质集合，E 代表蛋白质之间相互作用集合。基于上述特征，大量数学模型和算法，如基于局部密集子图的预测算法、基于核心 - 附属结构的预测算法、基于动态网络的预测算法、基于监督学习的预测算法、从功能到相互作用的预测算法、基于多源数据的预测算法等，应用于蛋白质复合物和功能模块的预测。

（一）蛋白质复合物和功能模块预测算法

基于计算的方法预测蛋白质复合物，主要原理是以网络所包含的拓扑结构和节点所包含的生物属性为特征，采用聚类方法在 PPI 网络上挖掘密集子图，将得到的密集子图作为最终的蛋白质复合物。蛋白质复合物（protein complex）和功能模块（motif）预测算法主要分为两类：静态蛋白质相互作用网络（static proteins interaction network，SPIN）算法和动态蛋白质相互作用网络（dynamic proteins interaction network，DPIN）算法。一般认为，在静态蛋白质相互作用网络中，蛋白质复合物呈现稠密连接的特征，也是网络的基本特征，即蛋白质在行使功能时往往是多个蛋白质形成复合体，共同发挥作用，因此在蛋白质网络中会表现出一定的模块化性质。在同一网络中，不同的网络功能模块间具有一定的独立性，但网络中具有相近的相互作用的蛋白质可能会构成具有相同或相似功能的模块。因此，对蛋白质相互作用网络中蛋白质复合体或功能模块的研究，有助于揭示蛋白质网络形成的内部机制和结构特征，从而可以对蛋白质相互作用网络图中未知功能的蛋白质进行功能预测。随着研究的不断深入，大量涉及蛋白质复合物和功能模块的生物特征和网络拓扑特征，也逐渐融入到静态和动态的蛋白质网络的预测算法中。

1. 静态蛋白质相互作用网络（SPIN）算法 蛋白质复合物和功能模块预测算法所利用的生物特性，包括基因本体（GO）相似性、基因共表达、蛋白质共定位、结构域相互作用、互斥相互作用等。这些生物学的数据对于蛋白质复合物的预测具有极为重要的作用。基于此类生物特征的算法较多，如基于核心 - 附属结构的预测算法认为每个蛋白质复合物由两部分组成，即存在大量相互作用的蛋白质集合构成的核心结构以及与核心结构相连接且相对稀疏的蛋白质构成附属结构，但是此类算法只能计算部分蛋白质，泛化功能不足。另外，基于监督学习的预测方法，则利用已知复合物信息作为先验知识，选取生物及拓扑结构作为特征，使用概率贝叶斯模型对从 PPI 网络中随机生成的子图进行分类，判断其是否为蛋白质复合物和功能模块。在功能到相互作用的预测算法中，相互作用蛋白质间基于 GO 功能注释的相似性和共邻数，在 OIIP 算法中被用于加权蛋白质相互作用网络，通过使用谱聚类算法从中获取功能相似的蛋白质聚簇，最后预测得到蛋白质复合物，此算法具有较高的精确度。在比较了多种基于 GO 功能注释相似性加权的蛋白质相互作用网络预测算法后，表明 GO 相似性加权有助于大多数算法较准确地预测蛋白质复合物。另外，SMILE 算法利用蛋白质亚细胞定位数据构建亚细胞蛋白质相互作用子网，在分析蛋白质功能模块和蛋白质复合物方面，相较于 ClusterONE 算法和 MCL 算法，具有更好的敏感度（Sn）、阳性预测值（PPV）及精度（Acc）。

2. 动态蛋白质相互作用网络（DPIN）算法 动态相较于静态的相互作用数据，能更好地反映细胞真实条件下的蛋白质表达和执行功能的时空效应。因此，如何引入时间因素，将基因表达的时序数据与蛋白质相互作用网络拟合，或者将蛋白质亚细胞定位数据与蛋白质相互作用网络组合，引入空间因素等的算法研究成为动态算法的关键。例如，在集成蛋白质的表达信息时，通常使用阈值方法判断蛋白质在各个时刻的基因表达活跃性。常用的阈值方法包括固定阈值法和动态阈值法，而固定阈值法由于使用单一阈值，很可能导致整体表达水平较低的蛋白质被过滤掉，致使与之相关的相互作用信息不被利用而丢失。3Sigma 动态阈值算法就是针对这一问题，根据蛋白质自身的基因表达水平曲线，为每个蛋白质设置一个活性阈值，从而提高了所构建 PPI 网络的质量。目前，虽有众多的算法用于动态的蛋白质复合物、功能模块的预测和网络构建，但是进展仍较为有限。

（二）蛋白质相互作用网络中的拓扑特征

蛋白质相互作用网络中，蛋白质复合物和功能模块的拓扑特征主要表现为稠密连接和核心 - 附件结构。由此提出了小世界和自由尺度标度等网络拓扑属性和动力学模型。该模型认为蛋白质相互作用形成了一个小世界（small world），具有规模无关（scale free）的性质。小世界网络体现为，网络中连接任意两点所需要步数远小于随机网络，在细胞内蛋白质网络的这一特征有利于信号的传递和整合；而规模无关的性质又称自由尺度标度，决定了网络中存在枢纽节点，即所谓的关键节点（hub）。hub 的存在，表明相互作用蛋白质在相互作用网络中不是平均分布的，有些蛋白质具有更高的"度"，可以与很多其他蛋白质相互作用，而另外一些蛋白质只有很少的蛋白质作用。自由尺度标度实际上表明蛋白质相互作用网络中节点的度分布呈幂函数分布。hub 蛋白质的存在，也体现了这种蛋白质在网络中可能具有重要的功能和地位。已有多种算法用于拟合网络的这种性质，模拟出网络的客观拓扑结构，并鉴别出各类作用关系。例如，前述的基于局部密集子图的预测算法，就是目前应用最广泛的算法之一，该算法认为网络中的蛋白质复合物对应于 PPI 中联系紧密的若干个节点，即局部密集子图，因此从网络拓扑结构的角度来看，可以通过挖掘 PPI 网络中的模块结构（即密集子图或子网）来预测蛋白质复合物。基于局部密集子图的预测算法中最具代表性的是利用网络中的种子节点，按照一定规则向外扩展的算法。例如，基于非加权网络的预测算法（MCODE），通过计算节点的 $k\text{-}core$ 值和局部子图密度的乘积得到节点的局部邻居密度；然后将密度值较大的节点选为种子节点，并从种子节点开始拓展到邻居节点，将满足相应阈值的节点依次加入当前子图中，直到子图不再扩展即得到初期的蛋白质复合物，然后循环往复进行计算。为了进一步提高网络构建的置信度，新的算法将 PPI 网络的拓扑结构、基因表达数据、蛋白质功能等信息对节点之间的边进行加权，从而提出了基于加权网络的复合物预测算法。

综上所述，尽管蛋白质相互作用网络的预测分析与构建已经取得了较大发展，但各类算法均有不足之处，而且从高通量实验获得的蛋白质相互作用信息本身可靠度较低，存在大量的假阳性、假阴性结果。因此，需要进一步提高蛋白质相互作用数据的收集和积累，不断完善算法。

第二节 STRING 数据库的使用介绍

邻近基因再现实例搜索工具（search tool for recurring instances of neighbouring genes，STRING）数据库于 2000 年由欧洲分子生物实验室（EMBL）开发建立，通过计算预测蛋白质 - 蛋白质相互作用的数据库，相互作用基于基因间的功能关联性分析，包括直接（物理）和间接（功能）关联。

STRING 数据库的数据主要来源于基因组预测、高通量实验室实验、（保守）共表达、自动化数据挖掘和数据库知识的积累。截至 2021 年 8 月 12 日，STRING 数据库已经更新到最新的第 11.5 版，存储了 14 094 个物种，67 592 464 种蛋白质，共 20 052 394 041 个相互作用的信息。在进行蛋白质相互作用分析时，用户可以输入单个蛋白质名称、多个名称或氨基酸序列（任何格式），并通过物种筛选选项选择感兴趣的物种。另外，也可以通过搜索 COGs（同源群簇），进行蛋白质家族而不是单一蛋白质的检索分析。图 11-1 显示了 STRING 数据库的主页面和功能分区。

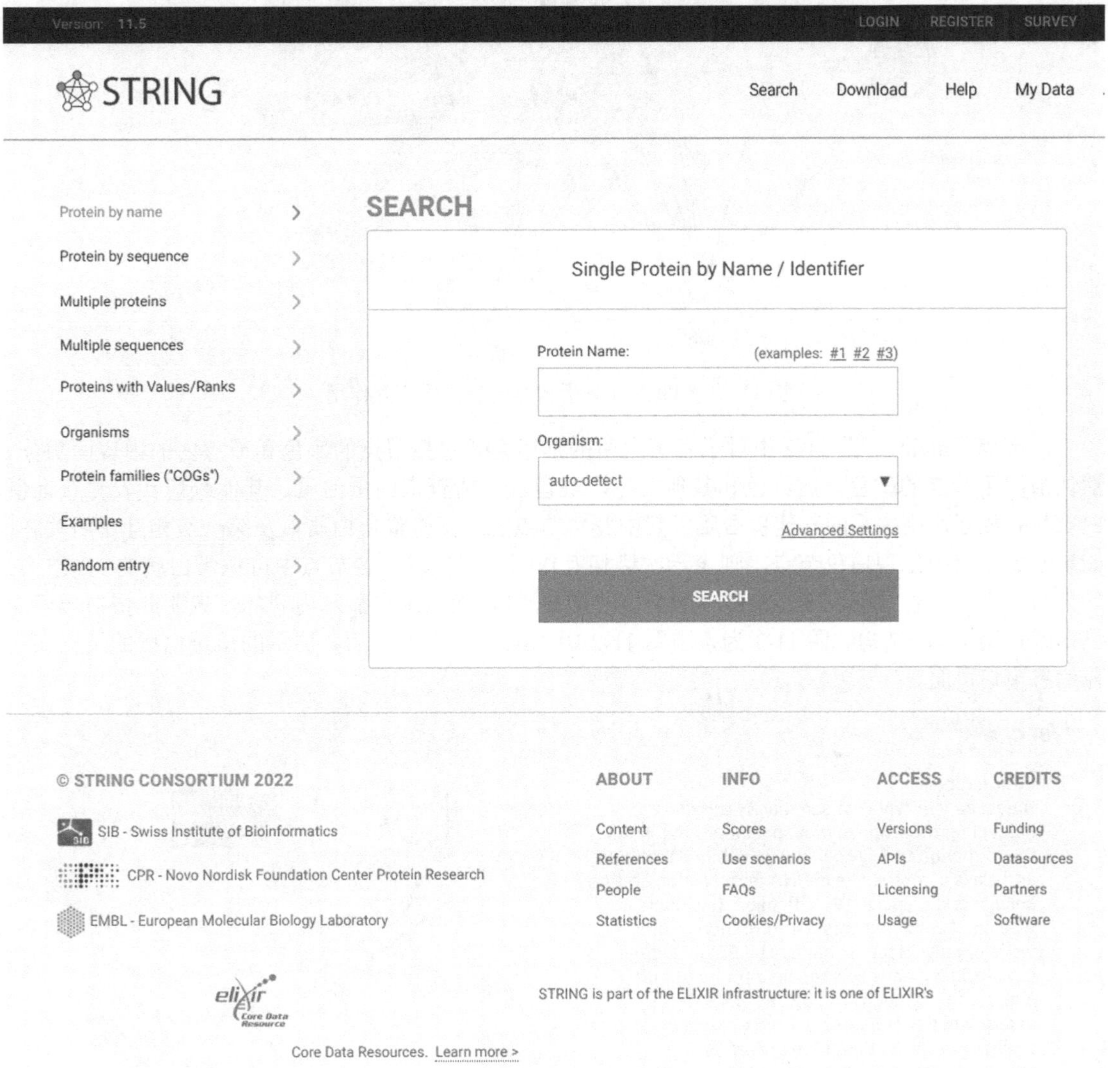

图 11-1　STRING 数据库的主页面和功能分区

一、STRING 鉴定蛋白质相互作用的证据和算法

STRING 数据库中描述蛋白质相互作用的部分，均以图形化方式进行展示，判定和分析相互作用关系主要包括七类依据和算法。在一组特定蛋白质构成的预测关联网络图中，网络节点是蛋白质，边表示预测的函数关联。分析中按照预设定的参数，绘制节点与边的关系。图 11-2 为网络图中相互作用关系的示例。图中的各节点代表了蛋白质，而相互作用的证据可以用 7 条不同颜色的线来表示。

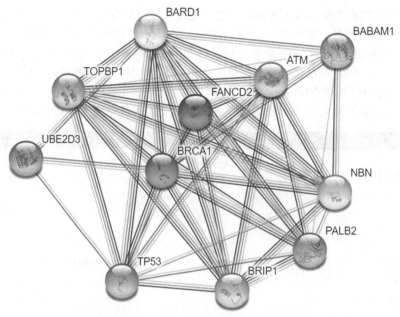

图 11-2　STRING 分析构建的蛋白质相互作用

1. 节点（node） 图 11-2 中对于各蛋白质的描述主要包括节点的颜色和节点内的内容两部分。默认情况下节点的颜色分成红色和其他颜色，红色代表所查询的蛋白质，其他颜色代表与查询蛋白质具有相互作用关系的其他蛋白质。其中彩色节点显示了查询蛋白质以及第一级相互作用关联；如果检索结果中出现白色节点，则表示次级相互作用关联。以上各节点中可见蛋白质的 3D 结构。如果节点内无内容，则表明是未知 3D 结构的蛋白质，，而点中有显示内容的，表明此蛋白质可能已知或预测了 3D 结构。图 11-3 为点击图 11-2 中"BRCA1"节点后，展示的该蛋白质的结构和注释信息窗口页面。

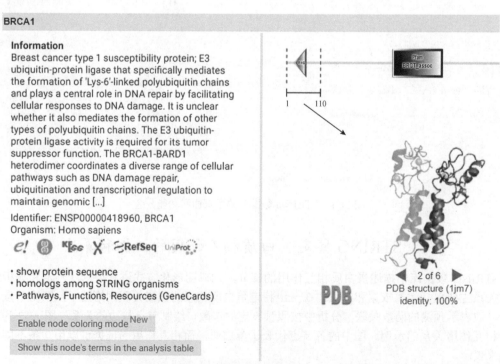

图 11-3　STRING 构建网络图中"BRCA1"节点的注释内容

2. 边（edge） 代表了蛋白质与蛋白质之间的关联。关联意味着是特定的且有意义的，即蛋白质之间共同参与了某个功能，但并不一定意味着它们在物理上相互结合。STRING 数据库按照相互作用的性质，采用不同颜色的线条来注释边，图 11-4 展示了边的颜色与关联的关系。

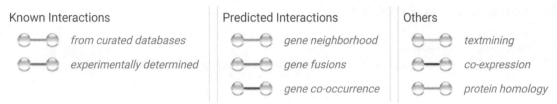

图 11-4　STRING 网络图中边的颜色与关联的关系

（1）邻接（neighborhood）：邻接视图体现了在原核生物基因组中基因反复出现在附近的运行模式。相邻基因定位在一起时用一条黑线相连（最大允许的基因间距离是 300 个碱基对）。图 11-4 中的绿线表示邻接证据。

　　彩图 11-4

（2）共发生（co-occurrence）：共发生视图体现了跨物种关联蛋白的存在或缺失。通过构建的带有物种名称的系统发育树，将关联的蛋白质列在系统发育树的网格中，一个物种中蛋白质的存在用红色方块标记，缺失用空白标记。红方块颜色的强度反映了物种中同源蛋白的保守性。图 11-4 中蓝线表示了存在共发生证据。

（3）融合（fusions）：融合视图显示了每个物种的单个基因融合事件。发生融合的物种列在左边。基因根据页面底部的表进行着色。白色基因是指那些在选定的置信水平上发生融合但无直接关联的基因。图 11-4 中的红线表示存在融合的证据。

（4）共表达（co-expression）：共表达视图显示了在同一物种或其他物种（通过同源性转移）中共表达的基因。共表达用红色方块表示，方块的颜色越强烈，表示表达数据的关联得分越高。图 11-4 中的黑色线表示存在共表达数据。

（5）实验（experiments）：实验视图显示了一系列重要的蛋白质相互作用数据库中的数据。数据库的名称出现在表的灰色标题中，用户可以点击"信息"链接，获得更多信息。图 11-4 中紫色线表示存在实验证据。

（6）数据库（databases）：这个视图显示了一系列从相关数据库获取的重要蛋白质的相互作用数据。点击它们各自的基因名称旁边的气泡，可以得到单个蛋白质的信息。图 11-4 中的浅蓝色线表示存在数据库证据。

（7）文本挖掘（textmining）：文本挖掘视图显示了从科学文献摘要中提取的蛋白质相互作用的信息。该出版物的标题和摘要通过指向该出版物的链接一起显示。图 11-4 中的黄色线表示存在文本挖掘的证据。

另外，在网络图的置信模式（confidence）下，边的宽度表示了相互作用的置信预测程度；而在激活模式（action）下显示关于预测的其他信息，如结合、激活等。

二、STRING 数据库的使用

（一）数据的提交

用户可以直接将单个或多个蛋白质的名称、氨基酸序列（任何格式）、生物体、蛋白质 COGs（同源群簇）等字符串，输入到检索框。同时系统还提供了示例，随机选择至少 4 个预测链接的蛋白质，通过使用输入生成器输入检索数据。还可以输入一个生物体条目，判断所感兴趣的物种数据是否可用。需要指出的是，STRING 对于输入的分析数据有限定，即不能大于 2000 个节点（node），意味着一次分析的基因数量不能超过 2000 个。

（二）分析参数的设定

在 STRING 数据库的帮助文件中，对于数据库的使用、参数设定以及相互作用参考的依据等进行了详细说明。进行相互作用分析时，可以对数据输出参数进行设置，包括基本设置和高级设置两个方面，图 11-5 显示了参数设置页面。

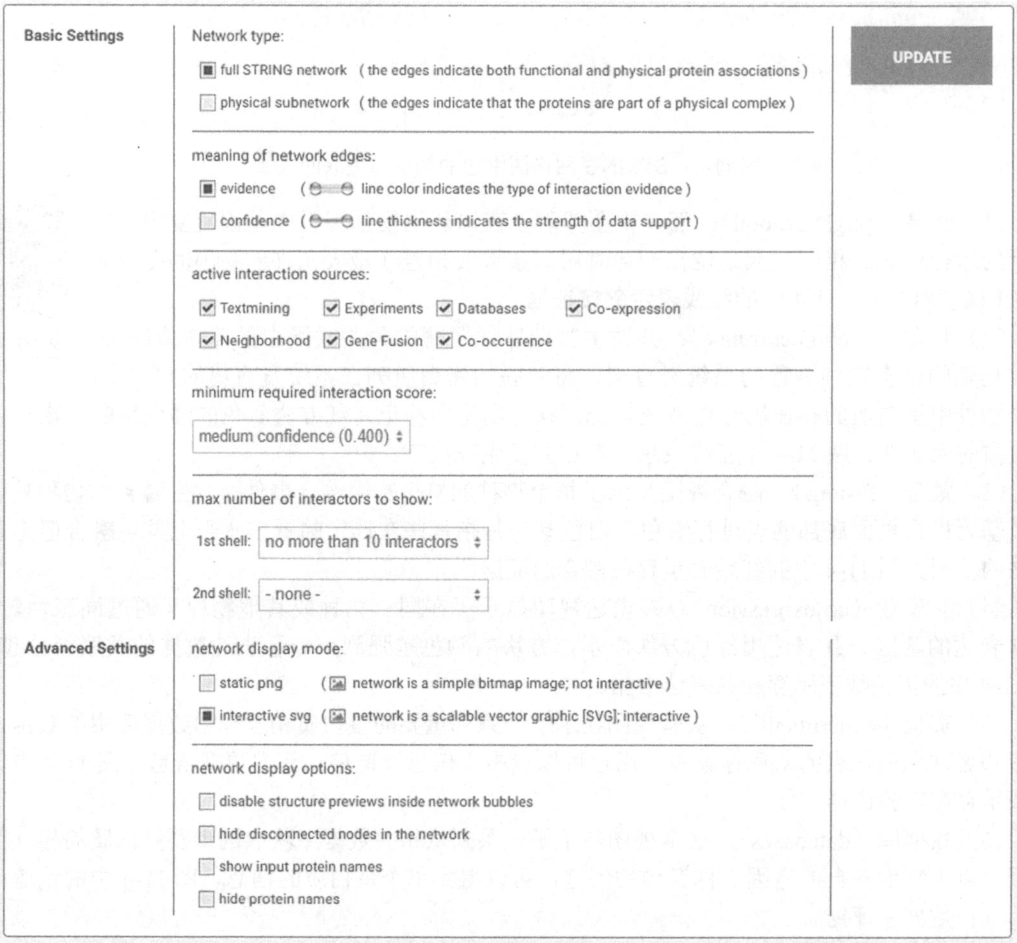

图 11-5　STRING 分析的参数设置页面

1. 基本设置（Basic Settings）　主要包括网络类型、边的定义（包括证据和置信度两种模式）、相互作用证据来源和最低要求交互分数（minimum required interaction score）、相互作用子最大数值（max number of interactors）。其中最低要求交互分数为置信分数设置了一个阈值，其置信度取值如下：低可信度（0.15），中可信度（0.4），高可信度（0.7），最高可信度（0.9）。只有超过设定阈值的交互作用才包含在预测的网络中，分值越低意味着纳入了更多的相互作用，但也有更多的假阳性。例如，置信度评分可以看成 KEGG 数据库中同一代谢图中两种酶之间存在预测联系的近似概率。

2. 高级设置（Advanced Settings）　主要包括网络展示模式和选项。其中网络展示模式分为两种：①网络展示为简单的非交互式的位图图像（BMP）；②网络显示为交互式的可伸缩的向量图形（SVG）。

（三）STRING 分析和结果

STRING 分析的页面会显示各类结构的统计资料，包括节点数、边数、平均局部聚类系数

（avg. local clustering coefficient）、PPI 富集 P 值（PPI enrichment P-value）等以及功能富集分析的结果，包括 GO 注释、KEGG 通路注释、反应组学注释等各类蛋白质数据库及其相互关系的注释及统计处理结果。图 11-6 显示了 BRCA1 蛋白质与其他蛋白质相互作用分析的结果。

Network Stats

number of nodes:	11	expected number of edges:	16
number of edges:	45	PPI enrichment p-value:	2.15e-09
average node degree:	8.18	*your network has significantly more interactions*	
avg. local clustering coefficient:	0.914	*than expected (what does that mean?)*	

Functional enrichments in your network

Note: some enrichments may be expected here (why?)

explain columns

> **Biological Process (Gene Ontology)**

GO-term	description	count in network	▼ strength	false discovery rate
GO:1990918	Double-strand break repair involved in meiotic recombination	2 of 5	2.85	0.0010
GO:0072425	Signal transduction involved in g2 dna damage checkpoint	3 of 12	2.65	1.97e-05
GO:1904354	Negative regulation of telomere capping	2 of 8	2.65	0.0020
GO:0085020	Protein k6-linked ubiquitination	2 of 8	2.65	0.0020
GO:0000729	DNA double-strand break processing	5 of 23	2.59	2.69e-09

(more ...)

> **Cellular Component (Gene Ontology)**

GO-term	description	count in network	▼ strength	false discovery rate
GO:0031436	BRCA1-BARD1 complex	2 of 2	3.25	0.00058
GO:0070531	BRCA1-A complex	3 of 7	2.88	2.68e-05
GO:0016605	PML body	3 of 101	1.72	0.0042
GO:0000793	Condensed chromosome	3 of 216	1.39	0.0329
GO:0016604	Nuclear body	7 of 789	1.2	2.90e-05

(more ...)

> **Reference publications (PubMed)**

publication	(year) title	count in network	▼ strength	false discovery rate
PMID:34572800	(2021) Genomic Determinants of Homologous Recombinati...	4 of 4	3.25	2.94e-08
PMID:34911781	(2021) Coiled-Coil Domain: Uncoiling Tumor Suppression A...	3 of 3	3.25	5.83e-06
PMID:34584144	(2021) Pathogenic genetic variants from highly connected c...	3 of 3	3.25	5.83e-06
PMID:33882393	(2021) DNA damage response and repair in pancreatic can...	3 of 3	3.25	5.83e-06
PMID:32992648	(2020) Cannabidiol and Oxygen-Ozone Combination Induce ...	3 of 3	3.25	5.83e-06

(more ...)

图 11-6 STRING 分析结果数据统计页面

除了上述以统计分析数据展示的表格式的结果外，STRING 还可以将特定蛋白质之间的预测关联信息及相互作用网络通过视图形式展示，或者以各类相互作用文档（储存了相互作用的各类信息）输出结果，并提供下载。在视图模式中，网络中的节点就是蛋白质，而节点之间的边表示预测的功能性关联。边（即关联性）的颜色用以体现预测关联的 7 种证据类型。其中，红线表示存在基因融合的证据，绿线为邻接证据，蓝线为共发生证据，紫线为实验证据，黄线表示文本挖掘证据，浅蓝色的线为数据库的证据，黑线为共表达的证据。另外，在置信模式下，线的宽度表示相互作用的置信预测程度。在动作模式显示关于预测的其他信息，如结合、激活等。按照不同的分析目的和要求，用户可以对输出的结构在格式和内容上进行设定。主要的输出结果格式包括以下几种。

1. 各类图像 包括以 PNG（便携式网络图）文件格式输出的网络相互作用位图图像，或者以 PNG 格式高分辨率（分辨率为 400dpi）输出的位图图像，或者以 SVG（可伸缩的矢量图形）格式存储的矢量图像，可以在 Illustrator、CorelDraw 和 Dia 等软件中打开和编辑。

2. 简单的表格文本输出。交互作用网络的数据作为分隔符分隔的 TSV 格式文件，可以用 Excel 打开；同时该文件也可以为 Cytoscape 软件所识别，为后续运用 Cytoscape 进行蛋白质相互作用的图形化、可视化分析。

3. 根据"PSI-MI"数据标准，采用结构化 XML 数据格式的 XML 交互数据。

4. 网络坐标，一种描述网络中节点的坐标和颜色的文本文件格式。

5. 蛋白质序列，多为 fasta 格式（MFA），包含互作网络中的氨基酸序列。

6. 蛋白质注释，一个以制表符分隔的文件，描述网络蛋白质的名称、域和注释功能。

第三节　Cytoscape 数据库的使用介绍

Cytoscape 是一个强大的开源软件分析平台，用于分子相互作用网络和生物途径可视化分析，特别是 PPI 分析和网络构建，并将这些网络与注释、基因表达谱和其他数据集成在一起。虽然 Cytoscape 最初是为生物学研究而设计的，但现在已成为一个进行复杂网络分析和可视化的通用平台。Cytoscape 是模块化架构，其内核提供了一组基本的功能特性用于数据的集成、分析和可视化，其他功能也可以作为外部应用程序（插件）使用。APP 应用程序可用于网络和分子表达谱分析、其他的文件格式支持、脚本编写和与其他数据库的链接。任何使用基于 Java ™技术的 Cytoscape 开放应用程序接口（API）都可以开发 APP。而且大多数的应用程序都可以从 Cytoscape 应用程序店（Cytoscape App Store）免费下载获得。

一、Cytoscape 的资源

目前 Cytoscape 平台已经广泛应用于生命科学和医学研究的众多领域，从 2000 年至今，应用 Cytoscape 进行数据分析的文献逐年快速增加。在 Cytoscape 系统中最具特色和应用价值的是其提供的大量应用程序（Applications，APP）。图 11-7 显示了 Cytoscape APP Store 的应用界面。图

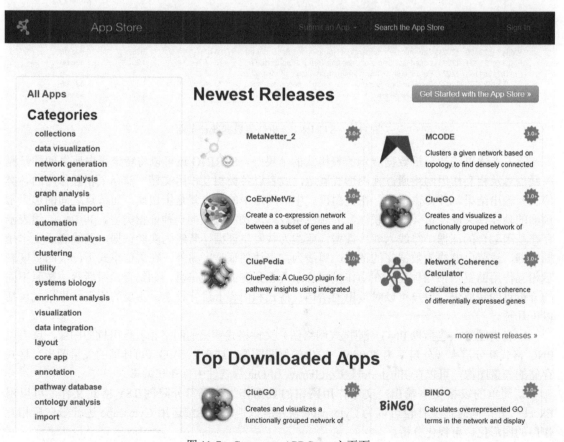

图 11-7　Cytoscape APP Store 主页面

中左边栏是应用程序的分类，包括数据的收集、资料可视化、网络生成、注释等各类 APP。目前 Cytoscape 系统拥有近百种应用程序类别，包含各种工具数以百计。一些常用的生物信息学分析工具，如 GO 注释、KEGG 分析、基因表达分析、STRING 相互作用分析等，均可以作为 Cytoscape 插件提供下载和使用。

二、Cytoscape 的使用

Cytoscape 可以网络运行，也可以下载后本地安装运行。通常采用本地安装模式，需要根据用户的电脑操作系统下载对应的 Cytoscape 版本。目前，Cytoscape 3 是 Cytoscape 的主流版本，最新版本是 Cytoscape 3.9.1 版。用户在进入下载页面后，Cytoscape 系统会自动判断电脑的系统信息，从而提供适合的下载版本。下载后需要进行主程序的安装，同时系统会自动下载安装 Java11 程序以保证 Cytoscape 运行，有些条件下还需要下载一些第三方软件安装包。安装完成后即可以运行主程序，开始数据的分析和网络的构建。在 Cytoscape 提供的操作手册中，对系统的使用有详细的说明，用户在使用时可以先学习，然后逐步开展研究工作。以下介绍运用 Cytoscape 的几个基本步骤。

（一）进入启动面板

用户通过启动面板访问 Cytoscape 的基本功能。启动面板的设计是为了让用户访问一组文件集示例以及一些使用教程和新闻，以便快速访问。文件集显示了各类参考网络，以显示交互类型、可视化风格和生物应用程序风格。

（二）创建网络

在 Cytoscape 中有 4 种方式创建网络：①导入已存在的、固定格式的网络文件。②导入已存在的、未格式化的文本或 Excel 文件。③从公共数据库中导入数据。④ 创建一个空的网络，并手动添加节点和边。其中导入已存在的不同格式的网络文件是主要的应用方式。网络文件可以是"支持的网络格式"部分中描述的任何格式指定网络文件。例如，可以导入通过 STRING 分析获得的蛋白质相互作用信息制备的表格文件，经 Cytoscape 处理后构建蛋白质相互作用网络。

1. 网络文件的导入　这里所指的网络文件是指包含有相互作用信息的网络文件在 Cytoscape 中，可以通过"File → Import"命令导入文件。导入的网络文件可以是本地计算机上的（如前述通过 STRING 获得的 TSV 格式文件等），也可以通过远程计算机上传导入（在这种情况下，它将使用 URL 信息定位）。

（1）导入固定格式的网络文件：用户可以选择"File → Import → Network from File"或点击工具栏上的对应按钮导入。在文件选择器对话框中选择正确的文件，然后点击"Open"。选择一个网络文件后，将弹出另一个对话框。在这里可以选择为新网络创建一个新的网络集合，或者将新的网络加载到一个现有的网络集合中。当选择后者时，需要确保选择正确的映射列，以将新的网络映射到现有的网络集合。

（2）从未格式化的表文件中导入网络：Cytoscape 导入功能支持带分隔符的文本文件和微软 Excel 工作簿文件。对于具有多个表的 Excel 工作簿，可以一次选择一个表进行导入。执行 "File → Import → Network from File"命令。交互式 GUI 允许用户为指定的文件指定解析选项。Cytoscape 界面提供预览显示了根据当前配置如何解析文件。随着配置的更改，预览版将自动更新。除了指定如何解析文件之外，用户还必须选择代表源节点和目标节点的列以及一个可选的边交互类型。相互作用参数的确定，可通过指定包含源相互作用（source interaction）、目标相互作用（target interaction）和交互类型（interaction type）的资料的列项来定义交互参数。点击任何列标题右侧的箭头，将会显示出各选项的界面。

2. 导入数据表文件 数据表文件中含有网络中各基因或蛋白质的注释文件。此类文件应包含一个主键列和至少一个数据列。数据列的数量无限制。数据表文件的导入通过"File → Import → Table from File"完成。Cytoscape 允许用户将任意节点、边和网络信息作为节点 / 边 / 网络数据列添加到数据表文件,如一个基因的注释数据或蛋白质 - 蛋白质相互作用的置信值。然后,通过设置从列到网络属性(颜色、形状等)的映射,可以以用户定义的方式可视化这些列数据。默认情况下,第一列被指定为主键,由"钥匙符"图标标注。确保指定为"钥匙符"的列与网络中的关键列相匹配。如果要将另一列设置为"钥匙符",可以点击列标题旁边的箭头并选择键符号。类似地,若要更改列的数据类型,如从整数更改为字符串,点击列标题旁边的箭头,然后选择正确的数据类型。

3. 节点和边的样式设置 Cytoscape 在网络可视化方面的优势之一是能够允许用户根据属性(如颜色、节点的大小、边的颜色和粗细、透明度或字体类型)对任何数据表文件数据(名称、类型、程度、权重、表达数据等)进行编码。这些编码或映射的表文件数据集称为样式,可以在控制面板的"样式"(style)面板中创建或编辑。图 11-8 显示了对节点和边进行样式调整的效果。

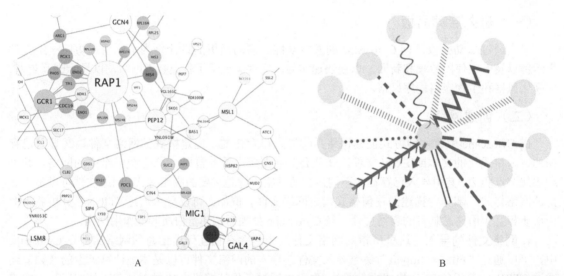

A

B

图 11-8　Cytoscape 对节点和边进行样式调整的效果
A. 节点的不同颜色和形状效果;B. 边的形状和透明度的权重调节

彩图 11-8

(三)APP 的管理和应用

Cytoscape 通过大量的 APP 来拓展其功能。一个应用程序可以从在线数据库中导入数据,另一个应用程序可以提供一种分析网络的新方法。用户可以通过 App Store 安装各类应用程序,也可以通过 Cytoscape 自带的 App Manager 来安装,即通过菜单条→ App → App Manager,进入 App Manager 后就可以选择所需的 APP 安装了。目前常用的 APP 包括以下 3 种。

1. 分子复合体检测插件(molecular complex detection,MCODE) 是采用 K 均值聚类分析应用程序,用于发现 PPI 网络中紧密联系的区域,这些区域预示着潜在的蛋白质亚群或者分子复合体。MCODE 通过 App Manager 下载安装后,选择系统中已经输入的网络文件所构建的蛋白质相互作用网络,点击运行。MCODE 可以对庞大的网络数据进行分析,从感兴趣的网络高密度区域提取聚类区域并可视化,这点相较于 STRING 具有优势(STRING 分析不能大于 2000 个节点)。

2. CytoHubba 插件 CytoHubba 是用于发现关键节点基因，挖掘有意义的子网络的应用程序。在算法上，CytoHubba 根据节点在网络中的属性进行排名，选取最优解。CytoHubba 采用了 11 种拓扑分析方法，包括度（degree）、边过滤成分（edge percolated component）、最大邻接成分（maximum neighborhood component）、最大邻接长城分密度（density of maximum neighborhood component）、最大集团中心（maximal clique centrality）和六种中心算法（botteleneck、ecCentricity、closeness、radiality、betweenness、stress）。这些算法基于最短路径原则，如一个蛋白质的分值（degree）越高，说明它和其他蛋白质相互作用越紧密，进而提示了其重要性，换句话说，具有高 degree 的蛋白质更可能是关键蛋白。

3. BiNGO 插件 该插件可用于富集分析，并以网络图形的形式展示结果。运行 BiNGO 时，需要先准备足够数量的基因，并准备 GO 注释文件和 GO 分类文件（可以从 GO 官网下载或者利用 BiNGO 自带的注释和分类文件）。通过粘贴的方式将待分析的基因群提交到 BiNGO 的分析框中。设置好路径、参数后，运行"start BiNGO"。分析结果包括 GO 富集分析结果（".bgo"结尾的文件中）和 GO 富集分析的层级图。

（四）输出结果

完成网络分析以及各类插件应用分析之后，可以将结果以不同格式输出。同时，要在外部应用程序中使用来自 Cytoscape 的数据，也必须按照格式要求导出数据。由于 Cytoscape 网络由许多不同类型的数据组成，因此 Cytoscape 中每种可输出的数据类型都有相应的选项（网络、表格、样式），可以在"文件→导出"子菜单中找到，参见图 11-9。

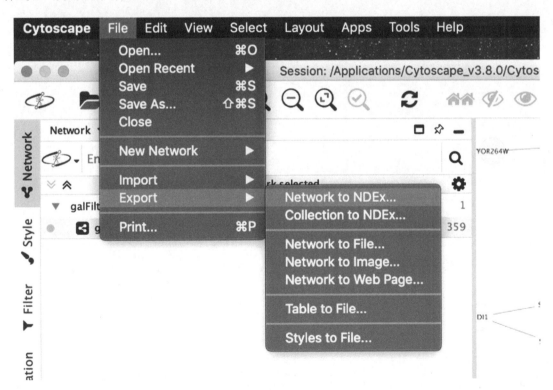

图 11-9 Cytoscape 中结果输出界面

另外，Cytoscape 可以从网络视图中生成出版质量的图像。通过选择"文件→导出为图像……"，用户可以导出当前网络视图，其图形格式为 JPG、PNG、PS、SVG 和 PDF。图像导出对话框根据所选的文件格式有一些选项，其中文件类型和文件名总是可选的。PNG 和 JPEG 有缩放选项，而其他格式只有一个选项。Cytoscape 推荐在出版物中使用 PDF 格式，因为它是一种标准的矢量图形格式，并且它很容易在其他应用程序（如 Adobe Illustrator）中进行编辑。作为一个功能强大并拥有大量插件（应用程序）的网络数据分析平台，Cytoscape 的特点还包括可视化应用，在运行过程中可以根据用户的需求，直观简便地设定各类参数、指定参考数据库等操作。Cytoscape 的应用将在本书第十三章实验六中进一步介绍。

（武军驻　李　柯　杨国华）

第十二章　生物信息学与临床数据整合案例分析

导言　通过前十一章的学习，读者已经对医学生物信息学的基本概念、相关软件及分析方法有了系统性的了解。在此基础上，本章尝试通过以癌症、心血管疾病等具有代表性的复杂性疾病为具体对象，设计若干个以生物大数据为"原料"，以生物信息学分析为工具的综合分析案例，特别针对临床常见复杂性疾病的研究策略、生物信息学分析的思路等应用方面进行探讨，帮助读者尽快掌握相关的应用。

第一节　生物信息学分析在肿瘤疾病中的应用研究

肿瘤疾病是发生在机体单个或多个器官甚至系统的一种复杂的疾病，其中恶性肿瘤仍是目前造成人类死亡的最常见原因。迄今为止，已有数百个癌症遗传信息及相关药物筛选数据库，为我们从 DNA、RNA、蛋白质到细胞器及细胞层面全面研究肿瘤发生的遗传学机制提供了强有力的数据支持。生物信息学算法的更新和相关分析软件的开发使得基础医学及临床医学的研究者只需要掌握一定的统计分析方法和机器语言后，即可对自己感兴趣的科学问题进行数据挖掘及分析。因此，本节将在简单介绍肿瘤相关数据库的基础上，通过对数个具体案例的分析，帮助读者学会利用已有数据库数据，选择合适的分析方法进行生物信息学分析，发现肿瘤相关基因和分子标志物，挖掘肿瘤相关信号通路，为肿瘤疾病的机制、诊断和治疗提供理论依据。

一、肿瘤疾病相关数据库简介

Database Commons 是一个旨在为用户提供全面生物数据库的集合网站，截至 2021 年 12 月已经收录共计 5437 个公共可用数据库。我们利用该集合网站，将肿瘤相关数据库进行总结，表 12-1 分别对常用肿瘤数据库进行了分类和简介。为方便读者阅读和学习，表 12-1 汇总的是收集和分析肿瘤相关遗传信息的数据库，还有一些如 Gene Expression Omnibus（GEO）、UCSC、DAVID 等包含肿瘤在内的多表型综合数据库未在此进行介绍。对表 12-1 中所列出的数据库，读者可以根据数据库收集的数据类型和简介选择自己感兴趣或课题需要的数据库进行进一步学习。

表 12-1　常用肿瘤学遗传信息分析数据库介绍

数据库名称	网址	数据类型	内容简介
ArrayMap	https://arraymap.progenetix.org/	DNA	ArrayMap 是一个参考数据库，针对人类癌症的拷贝数分析的资源。为高分辨率肿瘤基因组 CNA 数据的 Meta 分析和系统数据集成提供了切入点
BioMuta	https://hive.biochemistry.gwu.edu/biomuta/norecord	DNA	BioMuta 是一个单核苷酸变异（SNV）和疾病关联数据库，其中变异被映射到基因组和 RefSeq 数据库中核酸条目，通过 UniProtKB/Swiss-Prot 数据位置坐标进行标准化
BioPortal	https://www.cbioportal.org/	DNA，RNA，蛋白质	癌症基因组学门户网站是一个开放资源，用于互动探索多维癌症基因组学数据集，目前提供了来自 20 项癌症研究的 5000 多个肿瘤样本的数据

数据库名称	网址	数据类型	内容简介
CGC	https://cancer.sanger.ac.uk/census/	DNA	癌症基因普查（cancer gene census，CGC）旨在对那些包含与癌症有因果关系的突变基因进行分类，并解释这些基因的功能障碍如何导致癌症
CGAP（cancer genome anatomy project）	http://cgap.nci.nih.gov	DNA	该网站包括人类和小鼠的基因组数据，包括转录物序列、基因表达模式、单核苷酸多态性、克隆资源和细胞遗传学信息。CGAP网站的最新功能之一是提供了 Mitelman 癌症染色体畸变数据库的电子版本
CGWB	https://www.g6g-softwaredirectory.com/bio/genomics/genetic-analysis/20773-CGWB.php	DNA，RNA，蛋白质	癌症基因组工作台（cancer genome workbench，CGWB）是一个基于网络的工具，集成和显示了由许多研究项目产生的全基因组体细胞突变、拷贝数改变、基因表达和甲基化数据
Cancer Hotspots	https://www.cancerhotspots.org/#/home	DNA	通过文献中描述的算法，在 24 592 个肿瘤样本中识别出单个残基和结构内插入缺失突变热点
CRN（cancer RNA-Seq nexus）	http://syslab4.nchu.edu.tw/	RNA	CRN 是旨在促进癌症研究和个体化医疗的开放数据资源，提供编码 - 转录物 /lncRNA 表达谱，以支持研究人员在癌症研究和个体化医学中产生新的假设
Cancer3D	http://www.cancer3d.org/search	蛋白质	Cancer3D 是一个联合了来自癌基因组图谱（TCGA）和肿瘤细胞系百科全书（CCLE）的体细胞错义突变信息的数据库，允许用户同时探索两种不同的癌症相关问题：药物敏感性 / 生物标志物的识别和癌症促发因素的预测
CancerDR	http://crdd.osdd.net/raghava/cancerdr	DNA	CancerDR 汇集了从体细胞突变目录（COSMIC）和 CCLE 中获得的突变数据和药物资料
CancerPPD	http://crdd.osdd.net/raghava/cancerppd/	蛋白质	作为一种独特的资源，CancerPPD 提供了有关实验验证的抗癌肽（ACP）和蛋白质相关的详细信息
CancerResource	http://bioinf-data.charite.de/cancerresource/	蛋白质	CancerResource 是一个由实验知识支持的癌症相关蛋白和化合物相互作用的综合数据库
CanEvolve	http://www.canevolve.org/	DNA，RNA，蛋白质	整合性癌基因组学门户网站
CanGEM	http://www.cangem.org/	DNA	CanGEM 是一个公共的、基于网络的用于存储定量微阵列数据，以及测量和样本元数据的数据库
CanProVar	http://bioinfo.vanderbilt.edu/canprovar	DNA，蛋白质	CanProVar 包含有 2921 种蛋白质中的 8570 个 crVARs，这些蛋白质来自现有的基因组变异数据库和最近发表的大规模癌症基因组重测序研究
CanSAR	https://cansarblack.icr.ac.uk/	DNA，蛋白质	CanSAR 是一个以癌症为重点的公共整合知识库，旨在支持癌症转化研究和药物发现

续表

数据库名称	网址	数据类型	内容简介
CCLE	https://portals.broadinstitute.org/ccle	细胞系	肿瘤细胞系是研究癌症生物学、验证癌症靶点和鉴定药物疗效的常用的模型。以前细胞系的研究仅限于少数常用的细胞系或 NCI60 谱系中的 60 个细胞系
CGHub	https://cghub.ucsc.edu/	DNA，RNA，蛋白质	癌症基因组学中心（CGHub）是一个存储、编目和访问来自 TCGA 联盟和相关项目的癌基因组序列、比对和突变信息的数据库
CIViC	https://civicdb.org/home	论坛	CIViC 是一个论坛，用于讨论和解释有关癌症变异（或生物标志物改变）的临床相关性的同行评议出版物
COSMIC	https://cancer.sanger.ac.uk/cosmic/	DNA	COSMIC 主要探讨人类癌症中体细胞突变的知识
CPTAC	https://proteomics.cancer.gov/programs/cptac	蛋白质	美国国家癌症研究所的临床蛋白质组学肿瘤分析联盟（CPTAC）通过应用大规模的蛋白质组学和基因组分析，来促进癌症分子基础的认识
Ctdatabase	http://www.cta.lncc.br/	蛋白质	CTdatabase 是一个关于癌症 - 睾丸抗原的高通量数据的知识库
CTRP	http://portals.broadinstitute.org/ctrp/	DNA，RNA，蛋白质	CTRP 可以挖掘小分子作用机制和新的治疗假说，支持未来基于预测性生物标志物的药物研发
dbDEPC	https://www.scbit.org/dbdepc3/index.php	蛋白质，药物	dbDEPC 收集精选的癌症蛋白质组学数据，提供蛋白质水平表达变化的信息资源，并探索不同癌症之间的蛋白质谱的差异
DriverDB	http://driverdb.tms.cmu.edu.tw/	DNA	DriverDB 包含了大量的外显子组 -Seq 数据、注释数据（如 dbSNP、1000 基因组和 Cosmic 数据），以及已发表的专门用于驱动基因 / 突变识别的生物信息学算法
GDSC	https://www.cancerrxgene.org/	DNA，药物	GDSC 是一个学术研究项目，旨在识别肿瘤的分子特征，预测抗癌药物的反应
IARC TP53 Database	https://p53.iarc.fr/	DNA	IARC TP53 数据库汇编了关于与肿瘤相关的人类 *TP53* 基因变异的各类数据和信息。数据来自同行评审的文献和多个数据库
ICGC（international cancer genome consortium）	https://dcc.icgc.org/	DNA	ICGC 收录来自亚洲、澳大利亚、欧洲、北美和南美的 88 个项目团队所研究的超过 25 000 个癌基因组
IntOGen	https://www.intogen.org/search	DNA	IntOGen 是一个基于患者测序肿瘤样本突变数据的自动和综合性知识库。该框架识别癌基因，并描述它们在不同肿瘤类型中的假定作用机制
MENT	http://mgrc.kribb.re.kr:8080/MENT/	DNA 甲基化	正常组织和肿瘤组织中的甲基化和表达数据库
MethHC	http://methhc.mbc.nctu.edu.tw	DNA 甲基化 基因表达	人类泛癌症甲基化数据库（MethHC）专注于人类疾病的 DNA 甲基化。整合了来自 TCGA 的 DNA 甲基化、基因表达、微RNA 甲基化、微 RNA 表达，以及癌基因组图谱中甲基化与基因表达的相关数据

续表

数据库名称	网址	数据类型	内容简介
MethSurv	https://biit.cs.ut.ee/methsurv/	DNA 甲基化，生存分析	MethSurv 是一个交互式门户网站，基于 TCGA 数据，提供 DNA 甲基化生物标志物的单变量和多变量生存分析
MethyCancer	http://methycancer.psych.ac.cn/	DNA 甲基化	MethyCancer 是一个人类 DNA 甲基化和癌症的数据库
MEXPRESS	https://mexpress.be/	DNA 甲基化和临床数据	MEXPRESS 是一个数据可视化工具，用于 TCGA 表达、DNA 甲基化和临床数据的可视化
miRCancer	http://mircancer.ecu.edu/	微 RNA	miRCancer 利用文本挖掘技术，收集了各种人类肿瘤中 miRNA 表达谱数据，这些数据从 PubMed 上发表的文献中自动提取，并经手动修订
Mitelman Database	https://mitelmandatabase.isb-cgc.org/	DNA	Mitelman 癌症染色体畸变和基因融合数据库收集细胞遗传学变化及其基因组后果信息，特别是基于个别病例或关联的基因融合、肿瘤特征信息
MOKCa（mutations，oncogenes，knowledge & cancer）	http://strubiol.icr.ac.uk/extra/mokca/	DNA，蛋白质	MOKCa（突变、癌基因、知识和癌症）数据库用于结构和功能注释，预测癌症相关突变的表型后果
NCG（network of cancer genes）	http://ncg.kcl.ac.uk/	DNA，蛋白质	分析癌基因的可重复同源性和网络特性的网络资源
OncoKB	https://www.oncokb.org/	DNA	OncoKB 是一个包含特定癌基因改变的影响和治疗意义的肿瘤学知识库
Oncomine	https://www.oncomine.org/	DNA，RNA	Oncomine 整合了来自 GEO、TCGA 和已发表文献的 RNA 和 DNA-Seq 数据
OncomiRDB	http://www.oncomir.org/	微 RNA	OncomiRDB 数据库旨在注释文献中经过实验验证的致癌型和肿瘤抑制型 miRNA
PED	http://www.pancreasexpression.org	胰腺表达	胰腺表达数据库旨在解决各种癌症研究问题，从标本来源、类型，癌症发展阶段到表达模式。科学家能够根据各种标准化，包括癌症组织和类型、序列类型、候选基因筛选和疾病相关的 SNP，以及跨物种分析，完善生物资料的检索
PubMeth	http://www.pubmeth.org/	DNA 甲基化	PubMeth 是一个癌症甲基化数据库，包括已报道在各种癌症类型中被甲基化的基因
SomamiR	http://compbio.uthsc.edu/SomamiR/	微 RNA	用于研究体细胞和种系突变对癌症中 miRNA 功能影响的综合资源
osteosarcoma Database	http://osteosarcoma-db.uni-muenster.de/	骨肉瘤	关于骨肉瘤的数据库
SurvivalMeth	http://bio-bigdata.hrbmu.edu.cn/survivalmeth	DNA 甲基化	一个研究 DNA 甲基化相关功能元件对预后影响的网络服务
TCGA（the cancer genome atlas）	https://portal.gdc.cancer.gov/	DNA，RNA，蛋白质	肿瘤基因组图谱
UALCAN	http://ualcan.path.uab.edu/index.html	DNA，RNA	UALCAN 用于分析癌症转录组数据
UCSC Cancer Genomics Browser	https://genome-cancer.ucsc.edu/	DNA，RNA，蛋白质	UCSC 癌症基因组浏览器集成了相关数据、分析和可视化应用，允许用户发现和分享研究观察结果

二、肿瘤疾病的生物信息学分析案例

利用肿瘤公共数据库信息和生物信息学分析方法，最主要的目的就是发现与肿瘤的发生、诊断、进展及预后相关的遗传信息（基因、功能性非编码 RNA、表观修饰、信号通路等），再通过进一步的实验验证或临床研究，对所发现的遗传信息和机制加以验证，最终为肿瘤疾病的临床诊断与治疗提供理论基础。因此，笔者将通过一项已发表的研究为例，详细分析研究设计和分析方法，以期为读者进行肿瘤疾病的生物信息学分析提供一个范本。案例：33 种肿瘤类型中 m6A 调控因子的分子特征和临床相关性（Published on Mol Cancer；IF 2020：27.401）[Li Y S, Xiao J, Bai J, et al. Molecular characterization and clinical relevance of m6A regulators across 33 cancer types. Mol Cancer, 2019, 18(1): 137.]

（一）研究背景

RNA 修饰是真核生物重要的生物学行为，其中 5′ 帽和 3′ poly(A) 尾修饰调控信使 RNA（mRNA）的转录，而 mRNA 内部修饰则维持 mRNA 的稳定性。其中，N^6 腺苷酸甲基化（methylation of N6 adenosine，m6A）是 mRNA 最常见的内部修饰之一，且已被证实在肿瘤的发生和发展中发挥关键作用。m6A 过程由多种蛋白参与，主要包括甲基转移酶、RNA 结合蛋白和脱甲基酶 3 种类型，他们统称为 m6A 调控因子（m6A regulator）。本研究利用多个大型肿瘤公共数据库和生物信息学分析方法，系统性地探讨了 33 种肿瘤类型中 m6A 调控因子的遗传学特征与差异、分子机制及临床应用价值。我们选择这个案例进行分析的原因在于：①这项研究的切入点和研究设计整体逻辑性强，思路清晰，研究兼顾深度与广度，值得读者学习。具体来说，研究者以 m6A 调控因子作为切入点来探讨 m6A 的生物学过程，在研究广度上涉及 33 种肿瘤类型，在研究深度上，既对 m6A 调控因子自身的遗传学特征进行了分析，又进一步对其生物学功能，即其对肿瘤信号通路活性的调控进行了分析，最终，该研究还对已发现的 m6A 调控因子遗传学改变对临床预后作用进行了分析，通过以上的工作，研究者层层深入地对研究对象的生物学机制和临床价值进行了综合全面的分析。②这项研究对多个肿瘤主要数据库进行数据挖掘，囊括了肿瘤信息学分析主要的分析策略和方法，该研究可以作为肿瘤数据库挖掘和信息学分析学习的一个范本。

（二）研究设计与方案

为便于读者直观地学习和理解本研究的设计思路和主要研究方法，笔者通过表 12-2 梳理出本研究的设计思路和其中运用到的数据库、生物信息学分析方法和分析软件，并在下文对其中每一环节进行具体讨论。

表 12-2　《33 种肿瘤类型中 m6A 调控因子的分子特征和临床相关性》研究设计思路与方法

研究目的	步骤	所用数据库 / 文献	所用分析方法 / 软件
多种类型肿瘤中 m6A 调控因子自身的遗传学特征	步骤 1：确定要研究的具体基因	文献综述	手工管理
	步骤 2：获取并处理各类型肿瘤中所研究基因的遗传学信息（突变和拷贝数变异）	1）TCGA 2）CCLE 3）GDSC	1）Synapse 下载 TCGA 数据 2）Broad GDAC Firehose 下载 TCGA 数据 3）GISTIC 算法进行拷贝数变异分析 R 包"TCGAbiolinks"获取 TCGA 中 RNA-4 Seq 数据和样本临床信息

研究目的	步骤	所用数据库 / 文献	所用分析方法 / 软件
m6A 调控因子遗传学改变的生物学功能	步骤 3：获取并处理各类型肿瘤中所研究基因的表达谱数据	GEO	R 进行差异性分析及作图
	步骤 4：确定 m6A 调控因子遗传学改变对肿瘤特征相关通路活性的影响	GEO	R 进行差异性和相关性分析，作图
	步骤 5：分析 m6A 调控因子间的相互作用	GEO	1）R 进行相关性分析及作图 2）STRING 进行基因相互作用分析 3）Cytoscape 进行基因互作分析
m6A 调控因子遗传学改变的临床相关性	步骤 6：分析 m6A 调控因子表达与肿瘤预后的相关性	1）GEO 2）文献综述	1）R 进行生存分析及作图 2）PROGgeneV2 对数据进行生存分析 3）LCE 对数据进行生存分析

（三）数据库挖掘生物信息学分析

本部分我们将对表 12-2 中所列出的数据库和生物信息学分析软件及方法进行一一阐述，但对于涉及的统计学方法部分，我们将不在此处展开讨论。

1. TCGA（the cancer genome atlas，肿瘤基因组图谱） 是目前肿瘤领域进行生物信息学综合分析时常用的肿瘤综合数据库之一。在本案例中，作者通过文献综述筛选出 20 个 m6A 调控基因后，首先在 TCGA 上选择了 33 种癌症类型的数据集，并从 TCGA MAF 文件中获取了这些数据集中样本的体细胞突变（somatic mutation）数据。目前，有多种途径可以下载 TCGA 的数据。本案例中，笔者是通过 Synapse 进行数据下载的。Synapse 上存放了一系列整理好的 TCGA 数据，下载非常方便，但是需要研究者先进行免费注册后使用，除此之外，研究者也可以通过 TCGA 的官方下载工具 GDC 或者 R 语言包进行数据下载。对于前者，我们在进入 GDC 主页面后，可以选择页面上方的 "Repository" 查看并选择感兴趣的数据集，选择好后点击 "Manifest" 下载相应的原始文件。此外，R 语言作为处理和分析生物高通量数据的重要语言工具，也开发了诸如 TCGAbiolink、RTCGAT、RTCGAToolbox 等语言包，方便有一定 R 语言基础的研究者进行 TCGA 相关数据的下载。但 R 语言的使用需要具有一定的编程基础，所以需要时间投入，自学者可以通过订购一定的专业课程进行学习。由于 R 语言在高通量数据处理、分析和结果可视化方面都具有优势，所以笔者鼓励生物信息学课程的研究生学习掌握一定的 R 语言编程技术和培养利用 R 语言进行数据处理的能力。此外，本案例中的研究者还通过 Broad GDAC Firehose（https：//gdac.broadinstitute.org/）下载了 33 种癌症数据集中的拷贝数变异（copy number variation，CNV）数据。Broad GDAC Firehose 作为一个 TCGA 数据分析中心，可对 TCGA 的数据结果进行查看和下载，操作界面友好，便于研究者进行操作。下载 CNV 数据后，研究者利用 GISTIC2.0 软件可对数据中 CNV 区域进行分析和可视化。GISTIC（genomic identification of significant targets in cancer）是一种旨在鉴定促进癌症发展中重要的驱动事件（driver events）的算法，由克雷格·默默尔（Craig Memel）等于 2011 年提出并发表于 *Genome Biology*（Mermel CH，Schumacher SE，Hill B，et al. GISTIC2.0 facilitates sensitive and confident localization of the targets of focal somatic copy-number alteration in human cancers. Genome Biol，2011，12（4）：R41.）。该软件需要下载并安装后使用，也需要具有一定的编程基础，结合相应的代码完成分析，分析结果可以实现可视化。

本案例中的研究者通过 TCGA 除了获取以上的 DNA 信息之外，还下载并分析了 RNA 测序（RNA-Seq）数据。在这里，研究者即是运用了上文提到的 R 语言包 TCGAbiolink 进行数据下载。此包是专门为 GDC 数据的综合分析而开发的。此外，同样利用 TCGAbiolink R 包，研究者还下载了这些样本的临床信息，用以对以上遗传学变异相关的临床学指标（如生存状态、生存时间和其他预后情况）进行综合分析。

2. CCLE 肿瘤细胞系百科全书（the broad institute cancer cell line encyclopedia，CCLE）是由英国剑桥的布罗德（Broad）研究所牵头建立的一项肿瘤研究项目，其中包含了 1072 种肿瘤类型的细胞系遗传特征数据，涉及 DNA 变异、RNA 剪切、表观修饰（如 DNA 甲基化、组蛋白 H3 修饰、miRNA 表达和调控）及反向蛋白阵列数据等，并将这些数据与功能特征（如药物敏感性、短发夹 RNA 敲除、CRISPR-Cas9 敲除数据等）进行整合，旨在揭示肿瘤药物和相关生物标志物的潜在靶点。CCLE 在一定程度上来说，是对以人类样本为基础的 TCGA 数据库信息的一个补充。而在本案例中，研究者将 CCLE 中涉及的细胞系归类至 23 种肿瘤类型中，下载了体细胞突变和拷贝数变异的相关数据并进行综合分析。CCLE 数据的处理和可视化过程一般也是通过 R 语言相关 R 包实现的。本书不对 R 语言的学习和如何利用 R 语言进行数据处理展开叙述。

3. GDSC 抗肿瘤药物敏感性基因组学（genomics of drug sensitivity in cancer，GDSC）旨在收集肿瘤细胞对药物的敏感度和反应的数据并免费公开。该类数据对于发现肿瘤潜在治疗靶点、评估药物有效性及耐药性具有重要的临床指导意义。

本案例中，研究者下载并研究了所涉及癌种的基因组突变信息，包括体细胞突变和 CNV。GDSC 中的癌基因组突变信息主要来自 COSMIC 数据库，由 GDSC1 和 GDSC2 两个数据集组成，这些数据主要包括癌基因点突变、基因扩增与丢失、组织类型以及表达谱等，并按照化合物（compound）、肿瘤特性（cancer feature）和细胞系（cell line）3 种分类模式对所收录的数据进行了整理，既可以进行在线查询并读取可视化结果，又可以对数据进行下载后处理分析。总体来说，GDSC 的数据下载主要分为 ANOVA results、Drug Data、Genetic Features 和 Bulk data download 4 个下载模块。其中，在 Bulk data download 下载模块中，可以下载包括 Mutation、Copy Number、Methylation 和 Expression 在内的 4 类信息，但原始数据的下载需要通过网页提供的联系方式进行访问，获取权限后方可进行下载。下载之后的数据主要还是通过 R 语言相关 R 包进行处理和结果可视化呈现，在此不做进一步说明。

4. GEO 是一个储存芯片、第二代测序技术以及其他高通量测序数据的数据库，支持符合 MIAME 标准的数据提交，接受基于数组和序列的数据。GEO 数据库不同于以上介绍的 TCGA、CCLE、GDSC 等仅存储肿瘤相关数据的数据库，GEO 是一个集合多物种、多疾病或表型、多实验模型在内的综合数据库。

GEO 的操作界面比较友好，可以以疾病名称作为关键词或同时输入多个关键词进行初筛后，再通过网页左侧 Entry type、Organism、Study type、Author、Attribute name、Publication dates 等模块进行进一步筛选。在本案例中，笔者为了分析 20 个 m6A 调控因子在不同癌症类型中的表达情况，从 GEO 数据库中下载了代表 11 种癌症类型的约 7400 个样本的基因表达数据。笔者为了尽量减少不同测序平台数据所带来的差异，仅选取了利用 Affymetrix Human Genome U133 Plus 2.0 Array 芯片获得的数据集进行分析，这个小技巧值得读者借鉴。虽然进行了初筛，在具体分析之前，还是应该对每个数据集进行 RMA 归一化预处理、合并处理，并采用 Combat 方法进行批量效应校正之后，才可以进行进一步的数据分析。简单来说，GEO 作为最常用的表达数据库，研究者主要利用数据库中的数据集进行组间差异性表达基因的筛选，研究者可以利用不同的矫正方法 [如 Benjamini-Hochberg（BH）、Bonferroni 等]。在此案例中，笔者采用的是 BH 法进行矫正。这里需要强调的是，一般利用高通量数据进行组间分析时，需要通过矫正后观察矫正 P 值，筛选差异基因，而非直接采用非矫正 P 值作为筛选标准。此外，如果读者只需要对 GEO 中某一个数据集进行简单分析，还可以使用 GEO 自带的 GEO2R 在线分析软件进行分析。GEO2R 在线软件操作相对简单，仅需选择分组后即可以进行分析。

5. STRING 在筛选出差异表达基因后，往往会获得一个包含了多个基因的基因集，可以在基因集中寻找自己感兴趣的候选基因进行进一步的研究，也可以对整个基因集的特征进行进一步的分析，其中最常见的有进行 GO、KEGG 和 PPI 网络。STRING 是一款用于 PPI 网络分析的经典在线软件，其可视化的界面对于初学者来说比较友好。在实际应用中，STRING 常与下面提到的另一款软件 Cytoscape 联用，用于分析并制作可用于正式文章发表的 PPI 网络图。目前，STRING 数据库收录了超过 14 000 个物种、超过 6 千万种蛋白、大于 200 亿个相互作用的信息。打开在线软件后，可通过点击界面右上角的 "Search" 按钮进入搜索界面，然后通过 "Protein by name""Protein by sequence""Multiple Proteins""Multiple sequences""Proteins with Values/Ranks""Organisms""Protein families（'COGs'）""Examples""Random entry" 等搜索方案进行搜索。其中，在本案例中，笔者需要对整个差异基因集进行 PPI 网络分析，即可以选择 "Multiple Proteins" 后，输入多个基因名称和所研究物种后，点击 "Search" 按钮进行分析。STRING 网站对多基因输入的基因数目限制条件是不超过 2000 个基因。STRING 在进行分析后会生成一张初始的 PPI 网络图，笔者可以根据初始图下方的 "Legend" 和 "Setting" 菜单对网络图的展示方案进行进一步的设置，如通过线条的粗细反映蛋白质之间相互作用的强弱，通过设置基因间的相互关系类型调整网络图中基因间的联系程度，去除与其他基因没有关系或相关度很低的基因显示，再进一步通过 "Analysis" 和 "Clusters" 菜单查看基因间具体的相互作用关系并对网络进行聚类，最终获得用以展示的 PPI 网络图。但鉴于 STRING 所展示的网络图在个性化和美观程度上有一点的缺陷，因此，研究者常常联合 Cytoscape 使用。Cytoscape 软件是在直接导入 STRING 中的分析结果后对 PPI 网络图进行进一步的调整。

6. Cytoscape　是一款用于开源数据分析与可视化的软件，其核心功能主要包括 STRING 数据网络的图形美化和子网提取。简单来说，Cytoscape 通过简单节点（node）和边（edge）来绘制出基因 - 基因相互作用的网络。其中，每个点可以代表基因、miNRA 或蛋白质等，而节点与节点之间的连线则表示两端节点之间的相互作用，包括蛋白质与蛋白质相互作用及 DNA 与蛋白相互作用等。Cytoscape 需要安装后才可以使用，而且必须在 Java 环境下工作，因此在安装 Cytoscape 前需要先确认是否已安装 Java。下面以导入 STRING 数据后进行网络美化为例阐述 Cytoscape 的操作流程。

当通过 STRING 已初步筛选出需要展示的 PPI 网络图后，可以在 STRING 展示界面中的 "Exports" 选项中下载 TSV 格式的文件保存，因为 TSV 格式文件是可以直接导入 Cytoscape 并进行进一步分析的。打开 Cytoscape 后，点击工作界面左上方 "File-Import-Network-file" 导入之前保存的 TSV 格式文件。导入成功后，可以在 Cytoscape 的主窗口看到未做处理的 PPI 网络图，然后通过点击 "Tools-Network Analyzer-Network Analysis-Generate style from statistics" 修改 PPI 网络图中节点和边的颜色和粗细程度，最后点击 "Apply" 进行确认，如果对出图效果不满意，也可以做多次调整。此外，还可以做一些个性化的图形美化，如以某一候选基因为核心基因，调整整个 PPI 网络图的效果：点击 PPI 网络图中具体的基因名称及与其有直接关联的基因后，点击 "File-New-Network-From selected nodes，all edges"，即可单独生成一张以该核心基因为中心的局部 PPI 网络图。

总的来说，Cytoscape 软件是对 STRING 分析和图形展示的一个补充，可以使 PPI 网络图符合成果发表的最终要求。Cytoscape 还有很多细节功能可对 PPI 网络图进行优化，感兴趣的读者可以下载 Cytoscape 的指导说明书进行进一步学习，这里不再做深入阐述。

上面的案例是一个综合运用多个公共数据库和开源分析软件进行肿瘤生物信息学分析的范本，通过上述案例的学习，读者可以基本了解肿瘤生物信息学的课题设计思路和具体分析方法。当然，基于高通量数据进行肿瘤相关课题设计的思路和方向很多，因为肿瘤的发生和转移涉及免疫、病毒、遗传等方面，应结合自身专业背景进行深入学习后，设计出兼具创新性和可行性的课题，合理利用公共数据资源得出可靠结论。

第二节　生物信息学分析在常见复杂性疾病中的应用研究

肿瘤疾病是医学领域研究的热点问题之一，除此之外，重大复杂性疾病（如心血管疾病、代谢性疾病、精神疾病等）也始终是医学研究者长期关注的热点问题。不同于单基因遗传病，大多数复杂性疾病是由遗传因素和环境因素共同导致的，且具有显著的遗传异质性和临床表型的复杂性。全基因组关联分析（genome wide association study，GWAS）的引入，为复杂性疾病遗传学基础的研究开辟了前所未有的新天地。2005 年，《科学》（*Science*）杂志报道了第一篇利用 GWAS 方法的研究，发现了年龄相关性黄斑变性疾病的易感基因。此后，GWAS 研究在心血管疾病（如冠心病、心律失常、心力衰竭等）、代谢性疾病（如肥胖、糖尿病、脂质代谢异常等）以及精神疾病（如孤独症、精神分裂症等）领域百花齐放，发现了一系列复杂疾病的易感基因。随后不久，第二代测序技术、第三代测序技术以及单细胞测序等技术的飞速发展，进一步提高了全基因组范围内的深度测序能力，其对 GWAS 数据进一步补充，使得研究者全面揭示复杂性疾病的遗传机制成为可能。因此，利用 GWAS 和高通量测序数据发现复杂性疾病的易感基因，为临床疾病的诊断与治疗提供了有价值的线索和依据，是目前生物信息学在复杂性疾病研究中的主要作用。同样地，本节中，笔者将以两项已发表的研究为例，从不同角度分析研究设计和两样本研究方法，以期为读者进行复杂性疾病的生物信息学分析提供一些思路。

一、案例分析 1

孟德尔随机化法在复杂性疾病因果关系推断中的应用——基因预测血压对心房颤动的影响（Published on Hypertension；IF 2020：10.190）[Hyman MC, Levin MG, Gill D, et al, 2021. Genetically Predicted Blood Pressure and Risk of Atrial Fibrillation. Hypertension, 77(2): 376-382.]

（一）研究背景

心血管疾病作为一类影响人类健康的重大复杂性疾病，长期以来都是医学临床和科研工作者研究的重点和热点之一。研究者通过流行病学研究，已经了解了众多与心血管疾病发生相关的危险因素，通过 GWAS 研究，也发现了众多与心血管疾病发生相关的易感基因和遗传位点，这些结果为深入了解心血管疾病发生的遗传机制提供了一定的证据支持。然而，需要明确的一点是，无论是 GWAS 研究还是流行病学观察性研究，均只能提供与心血管疾病发生"相关的"风险因子，却无法明确两者之间的"因果性"。这是因为以上研究均无法完全避免选择偏倚和混杂因素所带来的影响。而药物的开发和疾病预防的前提必须是明确疾病发生的"因"，通过对"因"的预防和治疗，才能避免"果"对人类健康造成的影响。因此，临床研究中对因果问题检验的"黄金标准"是随机对照研究（randomized controlled test，RCT），可以说 RCT 是目前临床研究中避免选择偏倚和混杂因素的唯一已知的方法。然而，RCT 的实施实际上是非常困难的：一是因为 RCT 费用相当昂贵，大型的试验花费可能达到上亿美元；二是随机对照试验并不适用于所有研究设想，如要明确某种有害物质对疾病发生的影响，则无法设计 RCT 将受试者故意暴露于该危险因素中，因为这样的做法有悖于伦理。此外，RCT 虽然可以保证研究的内部真实性，但由于其是通过严格的排除标准纳入少量合格受试者参与研究，因此其外部真实性非常有限。

遗传流行病学的兴起为复杂性疾病的病因研究提供了一种可能。与传统流行病学不同的是，遗传流行病学主要是研究遗传因素在人群健康和疾病中的作用。近年来，孟德尔随机化（Mendelian randomization，MR）首先通过引入计量经济学中工具变量（instrumental variable，IV）的概念，将基因变异作为 IV，应用于复杂性疾病因果关系推断的研究中。MR 的思想由肯达（Katan）于 1986 年首次提出，即由于胚子形成时遵循"亲代等位基因随机分配给子代"等孟德尔遗传定律，而基因型决定表型，因此基因型可以作为 IV 来推断表型与疾病之间的关系。而基因型不会受众多混杂因素的干扰，因此具有因果时序性，是作为 IV 的理想工具。正因如此，MR 研究已经成为近年来复杂性疾病因果推断研究的重要方法。本文也因此选择了一篇基于 MR 研究确定血压与心房颤动因果关系的研究来进行分析，以期读者通过这篇文章了解 MR 研究的实验设计和分析方法。

（二）研究设计与方案

已经有大量的研究观察到高血压与心房颤动的发生有显著的相关性，对心房颤动患者进行积极的血压控制可以降低各种类型的心律失常的发生率。但是高血压的病因是否是心房颤动目前仍没有得到证明。为了解决这一问题，本案例的作者利用两样本（two-sample）MR 的研究方法，目的在确定以下情况：①血压是否是引起心房颤动的病因；②降血压药物的使用是否影响心房颤动的发生。这里需要简单介绍一下 MR 法研究的设计原理与评价方法，以便读者更容易理解如何利用 MR 法和 GWAS 数据库信息进行课题设计。

1. MR 法研究设计原理　MR 的设计原理是选择合适的遗传变异作为 IV，然后通过分别测量这些遗传变异与暴露因素，以及遗传变异与疾病结局之间的关联，最终推断出暴露因素与疾病结局之间的因果关系。使用的 IV 因为是遗传变异，不受混杂因素的干扰，所以最大限度地接近RCT 研究。目前，最常用作 IV 的遗传变异包括 SNP 和拷贝数变异（copy number variant，CNV）。其实任何一种变异类型均可以作为 IV，但考虑到 GWAS 等公共数据库包含的丰富 SNP 和 CNV 信息可提供给研究者直接用于 MR 研究，因此 SNP 和 CNV 是已发表研究成果中最常见的遗传工具变量。本案例中，作者即是利用 GWAS 数据库获得 SNP 作为 IV 来进行研究。目前，全球 GWAS研究目录显示（http://www.ebi.ac.uk/gwas/）在超过 1 万条具有潜在功能学意义的 SNP 中有 4000个以上的 SNP 与相应表型有唯一关联，可作为工具变量使用。

目前，MR 的研究策略主要包括一阶段 MR（one-stage MR）、独立样本 MR（one-sampleMR）、两样本 MR（two-sample MR）、双向 MR（bidirectional MR）、双阶段 MR（two-step MR）、基因 - 暴露交互作用 MR（gene-exposure interactions MR）等。每种方法有各自的特征，研究者应根据自身研究的设计需求，选择不同的方法。在本案例中作者采用的是 two-sample MR。目前，two-sample MR 因 GWAS 公共数据库的开源性而成为多数研究中经常采用的一种研究策略，研究者只需要基于已有的 GWAS 数据即可以进行分析研究，经济高效。

2. MR 法的评价指标　MR 研究通常需要对研究结果进行异质性检验（heterogeneity test）、多效性检验（pleiotropy test）、敏感度分析（sensitivity analysis）等来评价研究的可靠性。其中，异质性检验需要从分析结果去判断 IV 间是否存在很强的异质性，对于异质性很强的 SNP，则需要剔除后重新进行分析，或者直接使用随机效应模型来估计 MR 效应量；多效性检验主要通过 MR-Egger 回归分析来评价基因多效性带来的偏倚，MR-Egger 回归直线的斜率可以估计定向多效性（directional pleiotropy）的大小；敏感度分析是用于确定 IV 中出现非特异性的 SNP 时会对分析结果造成多大影响。通常我们可以利用逐个剔除检验（leave-one-out sensitivity test），通过逐个剔除IV 后计算剩下 IV 的 MR 结果，如果剔除某个 IV 后其他 IV 估计出来的 MR 结果和总结果差异很大，说明 MR 结果对该 IV 是敏感的，反之如果所有 IV 在逐个剔除之后均不影响 MR 的结果，那就是说这个 MR 结果实际是稳健的。以下详细分析本案例中的数据库挖掘和 MR 分析过程。

（1）数据库挖掘与 two-sample MR

1）暴露（exposures）因素人群的选择：本案例中，血压为暴露因素，其数据来源的人群选择的是 2018 年 Evangelou 等国际血压联盟和英国 UK Biobank 的 GWAS-Meta 分析人群，总共包括 757 601 名参与者。收集的具体数据包括个体的收缩压（SBP）、舒张压（DBP）和脉压（PP），这些数据均来源并下载于公共数据库（national heart，lung，and blood institute genome-wide repository of associations between SNP and phenotype catalog），网址来源为 https://grasp.nhlbi.nih. gov/FullResults.aspx。

2）结局（outcome）人群的选择：本案例中，心房颤动为疾病结局，其数据来源的人群选择的是 2018 年罗塞利（Roselli）等的心房颤动 GWAS-Meta 分析人群，主要来自 AFGen（atrial fibrillation genetics，心房颤动遗传学）联盟，总共包括 65 446 例心房颤动患者和 522 744 例对照组。收集的心房颤动类型主要包括心房扑动、阵发性心房颤动和持续性心房颤动，心房颤动的确诊具有研究特异性，包括诊断代码、电子健康记录信息和自我报告。心房颤动的汇总统计数据由 AFGen 联盟提供。同样地，所有的数据均可以公开获得，并可从网站 Variant to Function Knowledge Portal 下载，网址来源为 http://www.kp4cd.org/datasets/v2f。

（2）MR 过程与统计分析：在本案例中，研究者使用的 two-sample MR 策略，使用反方差加权模型（inverse-variance weighted model）推断血压对心房颤动风险影响的因果关系。文章中采用了前面提到的 MR-Egger 偏倚截距检验来鉴别定向多效性是否存在偏倚。而敏感性分析采用加权中位 MR（weighted median MR）和 Egger 截距检验（Egger intercept test）两种方法进行评估。

对于每个血压性状，P 值小于 5×10^{-8} 的 SNP 被认定为可以作为识别与 SBP、DBP 和 PP 相关的 IV。此外，设置距离阈值为 10 000kb，$r^2 < 0.001$ 来去除含有连锁不平衡的 SNP。具体的分析过程均可以通过 R 语言开发的 Two-sample MR 专用软件包进行分析。

上面的案例是一个综合运用多个 GWAS 公共数据库和 R 语言专用软件包进行孟德尔随机化分析，来探究复杂性疾病因果关系的一个典型例子。通过上述案例的学习，读者可以基本了解孟德尔随机化法在复杂性疾病因果关系推断研究中应用的设计思路和具体分析方法。该案例需要对遗传学基础和 R 语言有一定的知识储备。生物信息学的发展日新月异，需要研究者笔耕不辍地学习新的知识和方法，才能顺利完成课题的设计与研究。

二、案例分析 2

基于多基因风险评分在复杂性疾病中的应用——多基因风险评分：67.6 万个体的跨生物库分析发现人类寿命的遗传机制（Published on Nature Medicine；IF 2020：53.44）[Sakaue S, Kanai M, Karjalainen J, et al, 2020. Trans-biobank analysis with 676 000 individuals elucidates the association of polygenic risk scores of complex traits with human lifespan. Nat Med, 26(4): 542-548.]

（一）研究背景

传统的 GWAS 研究单个 SNP 位点与表型之间的关联性，再通过 Bonferroni 矫正的方法筛选出统计学意义上有显著差异的 SNP，但这种方法筛选出的单个位点对复杂性疾病表型的解释度很低，这是因为复杂性疾病的发生往往受多个基因的多个位点调控而显示出综合临床表现。因此，除了具有重大功能学影响的变异之外，绝大多数的单个变异（SNP，CNV 等）给疾病带来的影响或效应多是比较微弱的。因此，为了准确预测变异对疾病发生的影响，需要综合考虑多个变异或基因多个位点的信息。多基因风险评分（polygenic risk score，PRS）就是一种综合量化多个基因或位点的累积效应，通过一定的算法将数百上千的变异信息量化成具体的分值，进而提高风险预测的效果，实现复杂性疾病的精准预防，推动遗传学真正应用于临床实践。

实际上，PRS 是遗传风险评分（genetic risk score，GRS）的一种方法，也被称为多基因遗传风险评分（a polygenic genetic risk score，PG-GRS）。GRS 方法主要包括 5 种，除了 PRS 之外，还包括简单相加遗传风险评分（a simple count genetic risk score，SC-GRS）、以 OR 值为权重的遗传风险评分（an odds ratio weighted genetic risk score，OR-GRS）、直接基于 logistic 回归的遗传风险评分（a direct logistic regression genetic risk score，DL-GRS）以及可释方差遗传风险评分（explained variance weighted genetic risk score，EV-GRS）。简单来说，SC-GRS 是最简单的 GRS 方法，算法即为所有的 SNP 风险等位基因数量的和，而 OR-GRS 和 DL-GRS 则是将 SNP 的 OR 值纳入权重考量，EV-GRS 则是纳入考虑了 SNP 效应和最小等位基因频率（MAF），而本案例中应用的 PRS 方法则是以哑变量的形式考虑每个 SNP 的效应。由于篇幅限制，在此只对本案例中利用 PRS 和公共数据库研究人类寿命的遗传学机制的设计思路和具体方法进行介绍。

（二）研究设计与方案

本案例研究设计的最大亮点在于纳入的研究包括三大 GWAS 研究公共数据库共计超过 67 万份样本（BioBank Japan 数据库 179 066 份样本、UK BioBank 数据库 361 194 份样本以及 FinnGen 数据库 135 638 份样本），其中 BioBank Japan 数据库样本来自日本，UK BioBank 数据库样本来自英国，FinnGen 数据库样本来自芬兰。本案例中具体的研究对象是这三个数据库中的死亡人员，具体包括 BioBank Japan 数据库中的 31 403 份标本，UK BioBank 数据库中的 10 483 份标本，以及 FinnGen 数据库中的 11 058 份标本。

设计主要分为 4 个步骤：①对 BioBank Japan 和 UK BioBank 数据库的有死亡信息的样本的临床生物学标志物（clinical biomarkers）与样本寿命（即样本死亡时的年龄）进行关联分析；②对第一步中筛选出来的有统计学上显著性差异的生物学标志物，研究者进一步利用 BioBank Japan 中筛选出的有死亡信息的标本，对这些差异性生物学标志物进行 PRS 分析，目的是发现这些生物学标志物中影响寿命的驱动因素（driver）；③在 UK BioBank 和 FinnGen 两个数据库里对第二步骤中的驱动影响因素进行重复验证；④再利用上一个案例中提到的孟德尔随机化分析方法，对发现的驱动因素进行验证。下面的内容将详细分析本案例中的 PRS 分析过程。对本案例中的 GWAS 分析，因为篇幅有限，不做详细展开。而对本案例中进行的孟德尔随机化分析的过程，因为已在上一个案例中详细说明，故在此不再做赘述。

（三）数据库挖掘与 PRS 分析

1. 数据库挖掘

（1）BioBank Japan 数据库数据获取与处理：该数据库是一个由日本 12 个医疗机构合作收集的前瞻性生物样本库，集中保存 DNA 和血清标本。本案例中，首先，研究者通过这个数据库收集了所需患者的临床信息。其次，研究者获得了经过 PCA 分析合格后患者（共计 179 066）的 DNA 并利用 Illumina HumanOmniExpressExome 微珠芯片或者 Illumina HumanOmniExpress 与 HumanExome 联合微珠芯片对其进行了基因分型。最终，研究者排除了 Rsq < 0.7 或小等位基因频率（MAF）< 1% 的变异。

（2）UK BioBank 数据库数据获取与处理：该数据库是一个基于人口的前瞻性队列样本库，收集了 2006 ～ 2010 年从英国各地招募的年龄为 40 ～ 69 岁的大约 50 万人的随访队伍。基因分型使用的是 BiLEVE Axiom 微阵列芯片或 Applied Biosystems UKB Axiom 微阵列芯片。本案例中，首先，研究者通过这个数据库收集了所需患者的临床信息。其次，研究者获得了经过 PCA 分析合格后的患者（共计 361 194 位）的基因型，研究者对变异的排除标准包括 INFO 得分 ≤ 0.8、MAF ≤ 0.0001 以及哈代 - 温伯格平衡（Hardy-Weinberg equilibrium）P 值 ≤ 1×10^{-10}。

（3）FinnGen 数据库数据获取与处理：该数据库是一个包括芬兰生物库的基因型数据和芬兰健康登记处的数字健康记录数据在内的公共 - 私募合作的数据库，共涉及 6 个区域性和 3 个全国性的芬兰生物库，还利用了以前确定的基于人口和疾病队列的数据。在本案例中，研究者使用了 FinnGen release 3 中包含的数据，获得了经过 PCA 分析合格的 135 638 名参与者的基因型和表型数据。基因分型使用的是 FinnGen1 ThermoFisher 微阵列芯片。研究者对变异的排除标准为 INFO 得分 < 0.8 或 MAF < 1%。

2. PRS 分析
标准化的 PRS 分析和可视化需要通过 PLINK 软件和 R 包实现。在此简单阐述一下整个流程，其中涉及的具体代码还需要读者通过进一步学习后熟练掌握。

（1）输入文件准备与质控：PRS 分析需要准备两个输入数据集，即 base data 和 target data。其中 base data 来自 GWAS 结果，包含全基因组范围内遗传变异的基因型 - 表型关联的 P 值和 beta 值等。而 target base 指的是目标样本中个体的基因型与表型。PRS 分析就是基于 base data 中得到的 SNP 效应值计算 target data 样本的 PRS。本案例中，研究者的 target data 包括两个：一是

BioBank Japan 数据，二是 UKB 和 FinnGen 数据。其 base data 来自 9 个 GWAS 研究荟萃分析结果的效应大小和 P 值。在做 PRS 分析之前，需要对数据集的数据进行指控。base data 的质控内容一般包括检查遗传度、明确效应等位基因、检查 GWAS 结果文件的完整性。确定 base data 和 target data 使用的是同一参考基因组，对 GWAS 结果进行质控（建议移除 MAF < 1% 和 INFO < 0.8 的 SNP，本案例中应用的也是此标准），将 base data 和 target data 中位点不匹配的 SNP 通过"链翻转"进行匹配，删除重复出现的 SNP 和一些可能产生歧义的 SNP，检查样本性别，去除 base data 和 target data 中重复的样本及有亲缘关系的样本。对于 target data 的质控内容一般包括样本量（一般建议 > 100）和基因型数据的质控。以上分析通过 PLINK 和 R 包完成。

（2）计算和分析 PRS：计算 PRS 的过程主要通过 PLINK 完成。在 PRS 分析前，一般会先对 GWAS 结果进行聚类（clumping），即识别并选择每个 LD block 中 P 值最显著的 SNP 进行进一步的分析。在计算 PRS 时一般需要 3 个文件，即 base data 文件、一个包含 SNP ID 号及其对应的 P 值的文件以及一个包含不同 P 值阈值的文件。准备好文件后就可以用 PLINK 进行计算了。跟 R 语言类似，PLINK 的计算也涉及代码及编程，因此在本书中不作展开叙述，有需要的读者可以在论坛下载相关代码进行学习。

（3）PRS 结果可视化：PRS 的可视化可以通过 R 语言中的 ggplot2 包实现，可以绘制柱状图或散点图对 PRS 结果进行可视化。

上面的案例是一个综合运用三大 GWAS 研究公共数据库共计超过 67 万份样本的基因分型数据，利用 PRS 的方法对复杂性疾病的遗传机制进行深入探索的一个经典的案例。通过上述案例的学习，读者可以了解 RPS 的基本原理和应用场景，以及如何开展 PRS 的课题设计。同之前案例一样，该案例需要对遗传学基础和 R 语言以及 PLINK 等软件有一定的知识储备，因此还是希望研究者笔耕不辍地学习新的知识和方法，才能顺利完成课题的设计与研究。

第三节 单基因遗传病的基因突变分析与致病性预测

在本章的第一、二节中，我们较为详细地介绍了如何利用公共数据库和生物信息学分析方法在肿瘤、心血管疾病等复杂性疾病等研究方向设计研究课题，发现并阐明复杂性疾病的遗传学基础。在这一节中，我们将重点阐述单基因遗传病的基因突变分析和候选基因的致病性预测。单基因遗传病（monogenic disease）通常是指受一对等位基因控制的遗传病。按照致病基因的定位和遗传方式的不同，单基因遗传病通常分为 5 种类型，具体包括常染色体显性遗传病、常染色体隐性遗传病、X 连锁显性遗传病、X 连锁隐性遗传病和 Y 连锁遗传病。OMIM（Online Mendelian Inheritance in Man，网址：https://omim.org/）于 2022 年 1 月 7 日更新的数据显示，目前已知的单基因病致病位点已达到 26 228 个之多，并且每年以 10～50 种的速度递增。在过去的 10 年里，用于鉴定单基因遗传病致病基因的方法发生了巨大的变化。在第二代测序技术成熟之前，遗传学家主要利用多态微卫星标记或单核苷酸变异对患者及其家系成员进行全基因组扫描，然后利用连锁分析进行遗传作图。这种方法耗时费力，需要投入的成本很大。在第二代测序技术成熟之后，单基因遗传病致病基因的研究得到了飞速的发展，研究策略从以往的单个家系研究发展成为遗传队列研究的模式。因此，在本节中，笔者将通过一项已发表的遗传病队列研究成果为例，简单阐述如何结合外显子组 / 基因组测序和数据库分析揭示单基因遗传病的新致病基因，以期为读者进行肿瘤疾病的生物信息学分析提供一个范本。案例：结合外显子组 / 基因组测序和数据库分析揭示各类单基因遗传疾病的新致病基因（Published on *genetics in medicine*；IF 2020：8.822）[Bertoli-Avella AM, Kandasway KK, Khan S, et al, 2021. Combining exome/genome sequencing with data repository analysis reveals novel gene-disease associations for a wide range of genetic disorders. Genet Med, 23(8): 1551-1568.]

一、研究背景

在本案例的研究中，研究者主要的研究对象是经过外显子组／基因组测序（ES/GS）之后仍没有明确遗传学诊断的遗传病患者，研究者的研究目的就是发现这些患者真正与疾病相关的致病基因。

二、研究设计与方案

在本案例中，研究者分析了 55 782 个个体外显子组／基因组数据，利用 Human Phenotype Ontology（HPO）对照分析患者的临床表型，最终研究者报道了 6 个与疾病相关的新基因，对诊断、患者及其家属的遗传咨询提供了实质性的帮助。图 12-1 是案例中研究者确定新的致病基因的流程图，下面我们将简述本案例中所涉及的主要生物信息学预测软件的作用与用途。

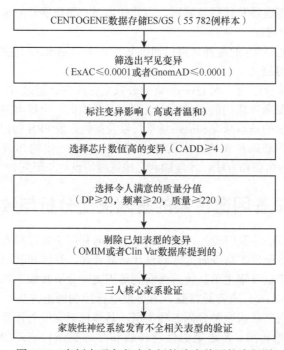

图 12-1　案例中研究者确定新的致病基因的流程图

三、数据库挖掘生物信息学分析

（一）CENTOGENE

CENTOGENE 数据库为全球专有的罕见病平台，拥有来自上百个国家的 450 000 多名患者的遗传位点信息、临床表型，以及这些患者的血样样本生物库。本案例中，研究者正是首先对 CENTOGENE 数据库中 55 782 名患者进行 ES/GS 的测序，获得这些患者的胚系突变信息，再进行下一步的生物信息学预测，以筛选可能具有功能性的变异位点。

（二）HPO

HPO 数据库是一个旨在收录人类表型的数据库。数据库整合了 SNOMEDCT、MeSH、OMIM、UMLS 等表型数据库的信息，然后将其分类，类似于 GO 数据库对基因的收录和解读，网站提供 obo 格式的资料可供研究者下载。HPO 为每一种已知疾病或相关表型都提供了一个标准化词汇，而每个术语在 HPO 中描述了一种表型异常，以便研究者统一命名和开展研究。在本案例中，研究者即是对照 HPO 中对异常表型的描述，来定义本研究中研究对象所患疾病。

（三）ExAC

ExAC 数据库的全称是外显子组整合（exome aggregation consortium）数据库，该数据库的主要作用是汇总各种高通量测序项目的外显子组测序数据，所有数据均以 GRCh37/hg19 作为参考基因组。ExAC 数据库可以用来过滤潜在的致病性突变，为避免遗传误诊、发现更多遗传病的致病因素及根源提供有力的工具。实际上，除了 ExAC 数据库之外，1000 Genomes 和 ESP 两个数据库也具有类似的功能，这三个数据库各有特色：首先，ESP 和 ExAC 收集的均是外显子组测序数据，但是 1000 Genomes 收集的是全基因组测序数据；其次，1000 Genomes 和 ESP 收录的个体数量均是千级，而 ExAC 收录的个体数量是万级；再次，三者收集的人群有差异，因此读者在数据库的选择上，需要有所辨别。另一种简单的策略就是对候选的变异，可以在三个数据库均进行分析，根据结果再进行进一步推断。回归到本案例，研究者利用 ExAC 数据库，对发现的候选变异在人群中的频率进行分析，将 ExAC 数据库中频率低于 0.0001（即低于万分之一）的变异类型定义为罕见突变，以此依据对所发现的变异进行初步筛选。

（四）GnomAD

GnomAD 数据库是由多国研究者联合发起和建立的基因组突变频率数据库（genome aggregation database），其目的与 ExAC 类似，也是汇总众多大规模测序计划所得到的外显子组和全基因组测序的数据，从而确定每个已经报道的遗传学变异的突变频率。如同上述提到的 ESP、ExAC 和 1000 Genomes 3 个数据一样，这些数据库的用户界面都非常友好，可以根据具体的变异类型，或者其所在的染色体的位置等信息查找并展示变异的基本信息，如有需要还可以对信息进行下载。在本案例中，研究者在利用 ExAC 数据库筛选的同时，也利用 GnomAD 数据库，对发现的候选变异在人群中的频率进行分析，将 ExAC 数据库中频率低于 0.0001 或 GnomAD 数据库中频率低于 0.0001（即低于万分之一）的变异类型定义为罕见突变，以此为依据对所发现的变异进行初步筛选。

（五）ClinVar

ClinVar 是一个用于储存遗传变异位点与临床表型关系的注释数据库，该数据库主要整合了多个数据库的四部分信息：①遗传变异信息（variation，整合的数据库有 dbSNP、dbVar、Gene 和 CTR）；②表型信息（phenotype，整合的数据库有 MedGen、HPO 和 OMIN）；③注释（interpretation，整合的数据库有 ACMG 和 Sequence Ontology）；④临床学证据（evidence，整合的数据库有 PubMed 和 GTR）。实际上，ClinVar 是一个开放数据库，除了查阅和下载数据之外，研究者和研究机构也可以向 ClinVar 提交数据。而对于机构提交的数据，会经过专家评审后进行定级（定级 1 ~ 4 级），分值越高，则注释的可信度越高。该数据库的用户界面也十分友好，可以通过 gene symbols、HGVS expressions、protein change、rs number、disease、submitters 和 location on a chromosome 7 种检索方式对感兴趣的遗传变异进行检索。在本案例中，研究者根据 ClinVar 和 OMIM 数据库来筛除已有明确临床表型的突变类型，对剩下未知的遗传变异再进行核心家系（trio families）的验证。

总体来说，单基因遗传病的研究策略首先是通过收集多个家系或遗传队列并对其进行全外显子组 / 全基因组测序，进一步通过上述提到的多个数据库对遗传变异的致病性和功能性进行预测，但最终还需要通过核心家系验证或功能验证确定该变异与表型直接相关，才能将"候选基因 / 变异"最终定义为"致病基因 / 变异"。

本章中，我们通过多个已发表文章作为实际案例，向大家介绍了生物信息学分析在肿瘤疾病、其他复杂性疾病以及单基因遗传病中的应用范围和相关课题设计，也向大家介绍了近年来一些遗传研究的新策略，如孟德尔随机化研究、多基因风险评分、单基因疾病的遗传队列研究等。此外，我们还提到了需要读者自学掌握的 R、PLINK 等编程基础，以便对高通量测序数据进行有效分析并实现结果的可视化。利用生物信息学分析对已有高通量数据进行分析，并结合一定的实验验证，可以高效、相对低成本地回答一些科学问题。因此，希望通过本章的学习，读者可以了解生物信息学在以上疾病研究中的作用，结合自身的专业方向，设计出合理的实验方案并顺利完成课题。

（赵圆圆　涂　欣）

第十三章 常用生物信息数据分析实验指导

生物信息数据的分析、处理依赖数据库的使用和工具软件的应用。本章主要介绍常用生物信息数据分析的方法和软件使用，主要包括数据库的使用、核酸序列分析、基因注释、蛋白质相互作用、非编码 RNA 功能分析等。这些实验的选择和设置主要是为了初步掌握生物信息研究的手段，开展医学生物信息数据分析处理的基础方法。

实验一 常用数据库及数据库查询

一、实验目的

1. 学习文献检索方法。
2. 了解生物信息学常用数据库的结构。
3. 掌握 Entrez 数据库搜索系统的使用。
4. 熟悉 GenBank 数据库序列格式及其主要字段的含义。

二、实验原理

国际上已经建立起许多分子公共数据库，包括基因组图谱数据库、核酸序列数据库、蛋白质序列数据库及生物大分子结构数据库等。这些数据库由专门的机构建立和维护，他们负责收集、组织、管理和发布生物分子数据，并提供数据检索和分析工具，向生物学研究人员提供大量有用的信息，为他们的研究服务。本实验通过登录 GenBank 核酸序列数据库，了解数据库的结构，基因信息的分析、获取和注释等。美国生物技术信息中心（NCBI）的 GenBank 数据库相关内容详见第八章。另外，GenBank 数据库也提供操作指南。本实验学习过程中需要掌握与序列检索相关的检索操作：①序列查询，最简单的查询就是通过序列的登录号（如 NM_138554.5）或基因名称（如 *TLR4*）直接查询。②核酸同源性搜索：3W 服务器支持用户使用 BLAST 程序进行核酸同源搜索。图 13-1 显示了 NCBI 的检索页面。页面中提供了数据提交、下载、分析和研究等应用工具入口。在页面的左侧栏列举了数据库资源的链接，右侧栏则提供了主要应用工具的链接，方便使用，如 PubMed、BLAST、SNP、Gene 等链接入口。

NCBI 中的各类数据库数量庞大，数据信息权威丰富，收录了核酸和蛋白质序列数据、蛋白质结构数据、基因组图谱数据、种群研究数据集以及全基因组组装数据。图 13-2 显示了 Entrez 的使用界面。Entrez 是基于 Web 界面的全局查询跨数据库搜索系统，是一个综合性的生物信息数据库联合检索引擎。目前，Entrez 可以搜索 NCBI 中常用的 39 个子数据库，包括 PubMed、Gene、Genome、OMIM 等数据库，利用 Entrez 系统，通过简单的网页搜索就可以进行访问。例如，在利用 PubMed 获得 Medline 的科学文献时，由于 Entrez 系统的开发基于特殊的数据模型 NCBI ANS.1（abstract syntax notation）。在查询文献数据库摘要得到结果后，可以通过点击 "Related Articles" 继续查找相关文献。另外，Entrez 的另一个特点是可以把数据库和应用程序结合在一起。例如，通过 "Related sequence" 工具，可以直接找到与查询所得蛋白质序列同源的其他蛋白质。

按照本实验的原理，熟悉其他综合性数据库的查询使用基本步骤，如欧洲分子生物学实验室的 EMBL-Bank 及日本遗传研究所的 DDBJ、GDB 基因组数据库、人类基因组数据库（Ensembl）、表达序列标记数据库（dbEST）、序列标记位点数据库（dbSTS），以及 PIR、Swiss-Prot、TrEMBL

蛋白质序列数据库、蛋白质数据仓库（UniProt）、生物大分子数据库（PDB）等。

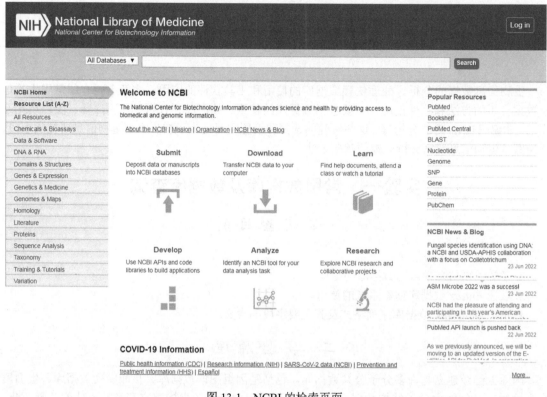

图 13-1　NCBI 的检索页面

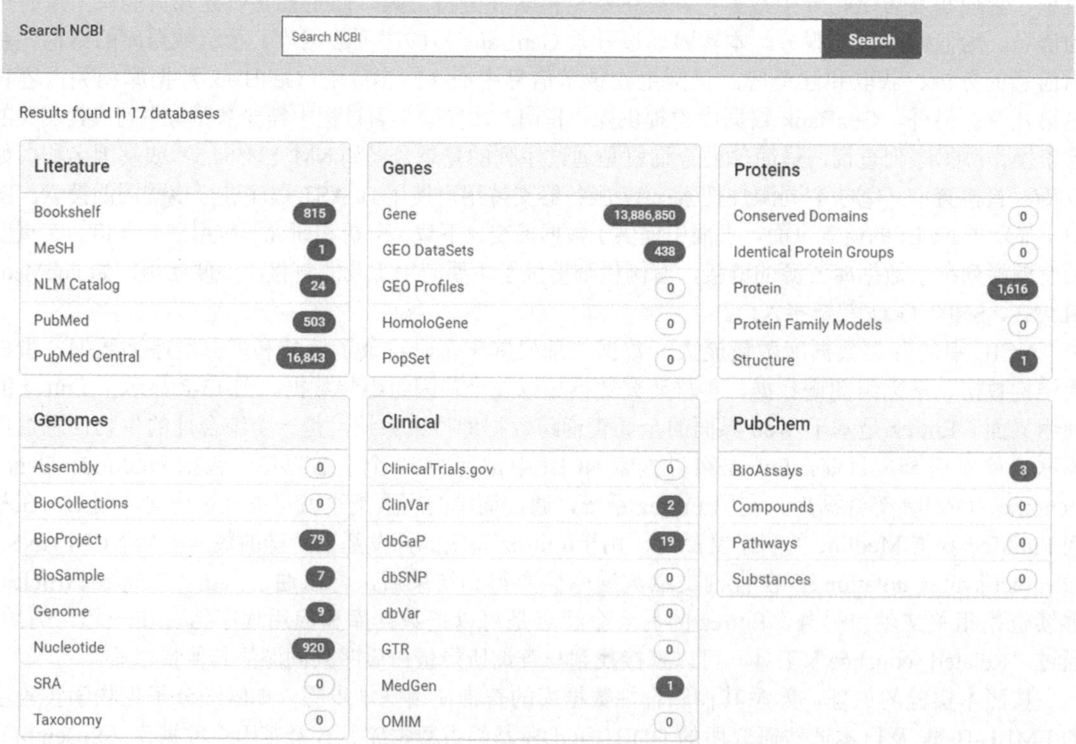

图 13-2　Entrez 的使用界面

三、实验内容

1. 学习网络文献检索的一些基本方法。

2. 利用 NCBI 中的 GenBank 数据库和 Entrez 信息查询系统，检索选定基因的信息，提取基因序列，查询基因的注释、不同序列格式的意义，收集基因和蛋白质结构功能的相关基因信息。

3. 课后练习 EMBL-EBI 数据库、UniProt 数据库和国家基因组科学数据中心的使用。

四、实验方法

（一）利用网络资源检索查询文献

使用 Entrez 信息查询系统检索与人乳头瘤病毒（human papilloma virus，HPV）相关的文献。可以使用中文期刊网和 PubMed 信息查询系统检索与人乳头瘤病毒相关的文献，并阅读感兴趣文献的摘要或全文。

1. 调用 **Internet** 浏览器并在其地址栏输入 **Entrez** 网址（https://www.ncbi.nlm.nih.gov/search/all/?term=entrez） 进入 Entrez Home 页面，在 search across database 栏内输入关键词"HPV"，点击"go"查询。统计查询结果可见 PubMed 中所有记录，可依次点开，并阅读感兴趣文献的摘要或全文。当然，还可以直接进入 NCBI 主页（http://www.ncbi.nlm.nih.gov/），在"Search"栏中选择"PubMed"，在"for"栏中填写关键词"human papilloma virus"，最后点击"go"开始运行查询。

2. 练习使用"AND""OR""BUT"逻辑词来限定关键词，如"human papilloma virus AND human diseases"等查询人感染乳头瘤病毒的相关记录，比较查询结果，输出检索结果。

3. 学习使用 Limits 等限制字段查询方式，检索与人乳头瘤病毒相关的文献，并统计检索结果。比较不同检索方式的查询效率。直接进入 NCBI 主页，选择 PubMed 文献数据库，点击"Search"栏下方的"Limits"，进入与 Pubmed 有关的限制字段设置，如选择"Title"等不同字段及限制期刊类型、作者、日期等进行查询，输出检索结果。

4. 学习使用搜索界面和摘要浏览界面。其中，搜索界面中的"Advanced Search"选项（这实际上是"Limits"和"Preview/Index"功能的整合），并且增加了一个新的窗口，用户可以在此窗口下通过"论文作者名""论文所属期刊名称""论文出版日期"等限定条件进行搜索，并设有文本框自动填充功能。在 PubMed 数据库中进行文本搜索时，还可以通过两个"内容传感器"（content sensors）进行分析。一个"内容传感器"是根据作者姓名、所属期刊名称或期刊名缩写、出版日期、卷号或刊号等信息进行分析，然后将符合条件的搜索结果排列到结果列表的顶端。另一个"内容传感器"是根据文章是否与用户给出的条件（如是否与某种药物）相关，在 NCBI 的新增数据库 PubMed Clinical Q&A 中进行搜索，然后给出搜索结果。

（二）浏览 GenBank 数据库网站

进入核酸序列数据库 GenBank（包括其中的一些子数据库，如 dbEST、dbSTS）；点击其上的一些按钮，了解这些数据库的结构。

（三）GenBank 数据库序列格式的 FASTA 序列格式显示与保存

以步骤（二）所获得的感兴趣核酸序列结果页面为例，在显示模式"Display"的下拉菜单中选择一个需要的序列格式（如 FASTA 序列格式），然后点击"Display"按钮，结果就出现该序列的 FASTA 格式。如果需要保存该条序列信息，可以直接通过点击浏览器 IE 的"文件"菜单中的"另存为"命令将序列保存到本地计算机；也可以利用 Entrez 系统自身的保存功能，即点击"Send to"，选择"File"，就会出现保存文件相应的窗口，然后按指示操作即可。

（四）利用 Entrez 信息查询系统检索核酸序列和相关信息

进入 NCBI 主页，进入 Entrez Home 页面，在"Search"后的输入栏中输入关键词（任意基因名称或 ID），点击 "go" 查询，再选择 Nucleotide 数据库。阅读查询结果，选择一条感兴趣的核酸序列，点击该序列与数据库的超链接，阅读序列格式的解释，理解其含义。

（赵　旻）

实验二　核酸序列分析

一、实　验　目　的

1. 掌握已知或未知核酸序列检索的基本步骤。

2. 熟悉 BLAST 序列比对的基本原理，掌握在 NCBI 网页上进行 BLAST 比对、查询技能。

二、实　验　原　理

针对核酸序列的分析就是在核酸序列中寻找基因，找出基因的位置和功能位点的位置，以及标记已知的序列模式等过程。分析核酸序列是了解生物体结构、功能、发育和进化的出发点。国际上权威的核酸序列数据库有 3 个，分别是 NCBI 的 GenBank、EMBL-EBI 及 DDBJ。这 3 个数据库中的数据基本一致，仅在数据格式上有所差别。数据库对每个序列，均包括序列名称、序列、位点、关键字、来源、生物种类、参考文献、注释、序列中具有的重要生物学意义等。GenBank 提供了一些与序列相关的检索操作（基于 3W 服务器）进行序列查询，通过序列的登录号（如 JN686490.1）或序列名称直接查询。

序列的比对是一种关于序列相似性的定性描述，发现序列之间的相似性，找出序列之间共同的区域，辨别序列之间的差异。研究序列相似性的目的之一就是，通过相似的序列得到相似的结构或相似的功能。另一个目的是通过序列的相似性，判断序列之间的同源性，推测序列之间的进化关系。基本局部比对搜索工具（basic local alignment search tool，BLAST）是由 NCBI 提供的一套序列查询比对工具，主要通过与靶标数据库之间的通运比对分析，发现序列之间的局部相似区域。该程序将核苷酸或蛋白质序列与序列数据库进行比较，并计算匹配的统计学意义。BLAST 主要的应用价值在于用来推断序列之间的功能和进化关系，以及帮助识别基因家族的成员；还可作为鉴别基因和遗传特点的手段。BLAST 能够在小于 15 秒的时间内对整个 DNA 数据库执行序列搜索。

目前 BLAST 分为 5 种查询功能页面，包括 blastn、blastp、blastx、tblastn 和 tblastx，分别执行特定序列的分析。BLAST 分析采用的数据库资源非常丰富，如分析核酸序列通常包括 GenBank、EMBL、DDBJ 和 PDB 序列数据，但不包括 PAT（GenBank 的专利数据）、EST、STS、GSS、WGS（全基因组鸟枪测序组装数据）、TSA（转录组鸟枪和 RNA-Seq SRA 组装数据）和 HTGS（未完成的高通量基因组）序列数据。大多数情况下，不同的 BLAST 工具可以根据用户生成的自定义页面，调用靶标生物的最佳可用基因组数据集。目前，除了上述常用 BLAST 工具外，NCBI 还开发出为特定任务设计的不同类型的 BLAST 工具，如用以发现特异性聚合酶链反应（polymerase chain reaction，PCR）引物的 Primer-BLAST 程序，该工具基于 Primer3 和 BLAST 设计序列模板的 PCR 引物，然后通过针对用户指定数据库的 BLAST 搜索自动分析潜在扩增产物，以检查扩增目标的特异性。

三、实　验　内　容

1. 利用 Entrez 信息查询系统，查询感兴趣的基因信息。归纳对目的基因的核酸序列分析的结果，列出主要的分析结果，包括 mRNA、基因组 DNA、外显子和 5′ 调控区（control region）等核酸序列，提取该序列内容，阅读序列格式的解释，理解其含义；对该基因的 DNA、RNA 和蛋白质进行全面的分析。

2. 以给定的一段序列，掌握 BLAST 核酸序列分析的基本步骤，相互对比结果，指出应注意的事项。

3. 掌握 blastp、blastx、tblastn 和 tblastx 的使用。

四、实 验 方 法

（一）Entrez 的使用

调用 Internet 浏览器，并在其地址栏输入 Entrez 网址：https://www.ncbi.nlm.nih.gov/search/all/?term=entrez；在"Search"后的选择栏中选择"nucleotide"；在输入栏中输入 JN686490.1。通过 Entrez 查找显示序列的详细信息，其外显子序列、5′ 调控区序列、启动字序列等；将各种序列转为 FASTA 格式保存。

（二）BLAST 使用

1. 直接进入 NCBI 主页（http://www.ncbi.nlm.nih.gov/），点击"BLAST"按钮，进入了 BLAST 主界面。图 13-3 显示了 BLAST 主界面。

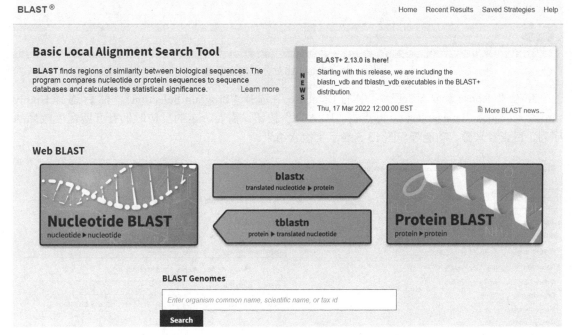

图 13-3　BLAST 主界面

2. 选择"NUCLEONIDE BLAST"按钮，在"Enter Query Sequence"处输入 FASTA 格式的未知序列，图 13-4 显示了 Blastn 比对分析的主界面。

未知序列如下：

5′-GAAATAATTTTGATAGTTTAAATGTAATGAAAACTTGTATTCAAGGTCTGGCTGGTTTAG
AAGTCCATCGTTTGGTTCTGGGAGAATTTAGAAATGAAGGAAACTTGGAAAAGTTTGACAAAT
CTGCTCTAGAGGGCCTGTGCAATTTGACCATTGAAGAATTCCGATTAGCATACTTAGACTACTAC
CTCGATGATATTATTGACTTATTTAATTGTTTGACAAATGTTTCTTCATTTTCCCTGGTGAGTGTG
ACTATTGAAAGGGTAAAAGACTTTTCTTATAATTTCGGATGGCAACATTTAGAATTAGTTAACTG
TAAATTTGGACAGTTTCCCACATTGAAACTCAAATCTCTCAAAAGGCTTACTTTCACTTCCAAC
AAAGGTGGGAATGCTTTTTCAGAAGTTGATCTACCAAGCCTTGAGTTTCT AGATCTCAGTAGA

AATGGCTTGAGTTTCAAAGGTTGCTGTTCTCAAAGTGATTTTGGGACAACCAGCCTAAAGTAT
TTAGATCTGAGCTTCAATGGTGTTATTACCATGAGTTCAAACTTCTTGGGCTTAGAACAACTAG
AACATCTGGATTTCCAGCATTCCAATTTGAAACAAATGAGTGAGTTTTCAGTATTCCTATCACT
CAGAAACCTCATTTACCTTGACATTTCTCATAC-3′

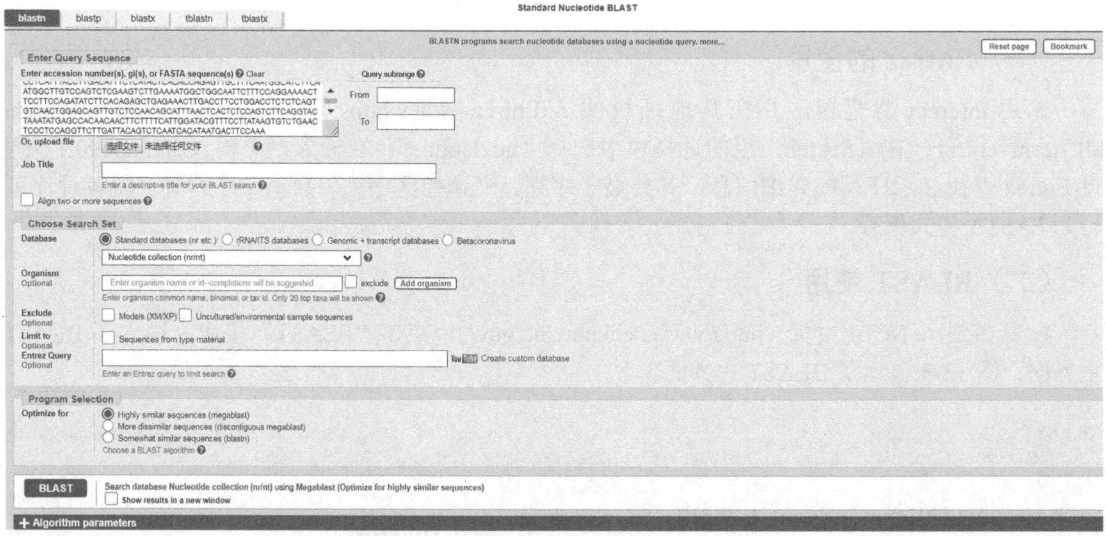

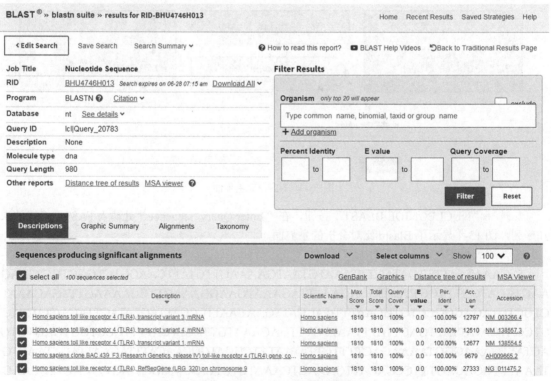

图 13-4　Blastn 比对分析的主界面

3. 在"Choose Search Set"栏中的 Database 中选择"Program Selection"，然后选择 Highly similar sequences（megablast），再点击"BLAST"按钮，需要一定的反应时间打开匹配度较高的序列，可查看来源、功能等。图 13-5 显示了检索结果。

图 13-5　Blastn 比对分析的结果

4. 结果分析　如图 13-5 所示，Blastn 比对分析的结果按照 E 值的大小由低到高排列，并列举了其他信息，包括检索到的基因名称、得分分值、GenBank ID 号等信息。所有的结果可以保存。

5. 尝试采用其他的搜索策略，如基因名称、登录号等，练习使用不同的 BLAST 程序，查询各类比对分析的结果和信息，并保存结果。

（邵　华）

实验三　GO 和 KEGG 数据库分析

一、实　验　目　的

1. 掌握 GO 和 KEGG 数据库分析基本步骤；能系统分析基因的 BP、MF 和 CC term 注释。
2. 掌握 KEGG 数据库的使用，理解和分析各类 KEGG 信号通路图。

二、实　验　原　理

（一）GO 数据库

基因本体（gene ontology，GO）数据库，是 GO 联盟组织（Gene Ontology Consortium）构建的一个结构化的标准生物学模型。GO 术语可在大多数生物信息数据库中使用，促进了各类数据库对基因描述的一致性。

1. GO 的注释体系　GO 是一个有向无环图（directed acyclic graphs）。GO 的结构允许在各种水平添加对此基因产物特性的认识，这种定义语言具有多重结构，因此在各种程度上都能进行查询。注释系统中每个节点都是基因或蛋白质的一种描述，节点之间保持严格的"父子"关系。GO 提供了一系列的语义用来描述基因、基因产物的特性。这些语义分为 3 种。

（1）细胞组分（cellular component，CC）：在细胞中的位置，指基因产物位于何种细胞器或基因产物组（如粗面内质网、核糖体、蛋白酶体等）。

（2）分子功能（molecular function，MF）：描述在个体分子生物学上的活性，如催化活性或结合活性。定义功能的义项包括催化活性、转运活性、结合活性等。

（3）生物学途径（biological process，BP）：是由分子功能有序组成的，具有多个步骤的一个过程。一个生物学途径并不是完全和一条生物学通路相等。因此，GO 并不涉及通路中复杂的机制和所依赖的因素。

2. GO 体系之间的逻辑关系　术语（term）是 GO 里面的基本描述单元。GO 的结构可以用一个图来描述，术语作为图的节点，术语之间的关系为图中的边。因此，GO 结构中主要可以归纳为以下 4 种逻辑关系。

（1）"is a"：该关系构成了 GO 体系的基本结构，即如果"A is a B"，意味着节点 A 是节点 B 的一个亚类，如可以说"有丝分裂细胞周期是一种细胞周期"。

（2）"part of"，代表了部分与整体的关系，即如果 B 必然是 A 的一部分，无论 B 存在与否，它都是 A 的一部分，而 B 的存在意味着 A 的存在。但是，既定 A 的存在并不能确定 B 的存在。

（3）"has part"，该关系是对"part of"的补充，即从父节点的角度来看部分与整体的关系。"has part"只在 A 总是有 B 作为部分的情况下使用。如果 A 存在，B 就总是存在；然而，如果 B 存在，并不能确定 A 的存在。即所有的 A 都有 B 部分，而部分 B 有 A。

（4）"regulates"，描述了一个过程直接影响另一个过程或质量的情况，即前者调节后者，可以是阴性调节（negatively regulates）或阳性调节（positively regulates）。

（二）KEGG

京都基因和基因组数据库（KEGG）是研究生物代谢分析和构建代谢网络研究的强有力的工具。KEGG 主要由 16 个数据库组成，这些信息通过网页的颜色编码来区分，包括 KEGG PATHWAY、KEGG BRITE 等。

KEGG 的一个显著特点就是具有强大的图形功能，它利用图形而不是繁缛的文字来介绍众多的代谢途径以及各途径之间的关系。在 KEGG PATHWAY 数据库中，KEGG PATHWAY 提供的每个路径图由 2 ～ 4 个字母的前缀代码和 5 位数字组合而成，如 map01524 是顺铂耐药的信号通路，而 H00027 表示人类疾病卵巢癌。各前缀含义如下。① map：手工绘制参考路径，图中点表示一个基因，这个基因编码的酶或这个酶参加的反应；② ko：重要 KOs 的参考途径，ko 通路中的点表示直系同源基因；③ ec：关键 EC 编号的参考代谢途径，ec 通路中的点表示相关的酶；④ rn：重要反应参考代谢途径，化学反应通路中的点只表示该点参与的某个反应、反应物及反应类型；⑤ org：通过将 KOs 转化为基因标识符而生成的生物体特异性通路，其中同源基因转换为特异物种中所对应的基因。数字的含义：011 表示链接到 KOs 的全图；012 表示链接到 KOs 的概述图；010 表示化学结构图；07 表示药物结构图；等等。另外，如果 KEGG PATHWAY、MODULE 和 NETWORK 数据库整合形成图，则分别标注 M（module）、R（reaction module）和 N（network）。根据上述各类图的名称规则，很容易在系统中区分各类代谢图的意义。各类图之间也有一些突出的特点。例如，参考代谢通路图（reference pathway）是根据已有的知识绘制的具有一般参考意义的代谢图，这种图上不会有绿色的小框，而都是无色的，所有的框都可以点击查看更详细的信息；还有的是特定物种的代谢图（species-specific pathway），会用绿色来标出这个物种特有的基因或酶，只有点击这些绿色的框以后才会给出更详细的信息。reference pathway 在 KEGG 中的名字是以 map 开头的，比如 map00010，就是糖酵解途径的参考图，而特定物种的代谢通路图开头 3 个字符不是 map 而是种属英文单词的缩写（应该就是 1 个属的首字母 +2 个种的首字母），如酵母的糖酵解通路图，就是 sce00010。

三、实验内容和方法

（一）GO 数据库的使用

1. 登录 GO 数据库搜索引擎 AmiGO2 的网址：http://amigo.geneontology.org/amigo/landing。

2. 以检索人血管表皮生长因子 A（VEGF）的检索为例，选择"Advanced Search"模块，有三种注释模式可以选择，即"Annotations""Ontology"和"Genes and gene products"。其中，检索到 Ontology 术语共 57 个，Genes and gene products 术语共 146 条，Annotations 术语共 2967 条。分别点击各术语链接，即可转入新的页面，如图 13-6 所示。

3. 本例分析中，首先点击"Ontology"条目，进入 GO 详细的注释页面，如图 13-7 所示。图 13-7 对 *VEGF* 基因的功能定义、本体注释分类（CC、MF 和 BP）等进行了注释。选择第二个"VEGF-activated neuropilin signaling pathway"信息，即可进入新的注释页面，如图 13-7 所示。

4. 图 13-7 所示界面，展示了对涉及 VEGF 信号通路的功能和定位注释。在页面的左侧栏，是功能选项，可以对物种、数据库来源、GO 分类、PANTHER family 等进行限定。在实际操作时请尝试点击所有活动链接，以检索各类注释信息。另外，在检索结果页面还可以看到一些可选项，以分别采用"Associations""Graph Views""Inferred TreeView"和"Mappings"等格式展现详细结果。点击图 13-7 的"Graphical View"，便得到该关系的图形显示结果，可以选择 Graphical view（PNG）的格式输出该通路的 GO 图形化注释结果，如图 13-8 所示。

5. 尝试点击 AmiGO2 对 VEGF 搜索结果页面中的 Ontology、Genes and gene products 和 Annotations，具体查询和分析其中注释信息。

（二）KEGG 数据库的使用

1. 进入 KEGG 数据库的主页面，其页面的顶部是搜索框，可以输入各类关键词。页面的中部是各种子数据库的入口，点击后即可进入各子数据库的页面。在本实验中，选择 KEGG PATHWAY 子数据库进行分析。

2. 点击进入 KEGG PATHWAY 子数据库。图 13-9 显示了该数据库的界面，上部是检索框，可以选择物种，并填入关键词进行通路的查询；下部主要是对通路进行注释的各类信息以及不同图的命名规则。在本实验中，输入关键词"cervical cancer"（宫颈癌），检索结果见图 13-10。结果共发现两条通路，即 map05203 和 map05165。

3. 点击 map05165 的链接，进入 KEGG 对该通路（human papillomavirus infection）的注释界面。同时该界面显示了 map05165 的图形结果，点击放大后显示为图 13-11。图 13-11 显示了一个细胞结构模型。图中的方块代表了基因，点击任意方块即可转入对该基因的 KEGG ORTHOLOGY 注释分析；箭头代表了代谢过程或调节反应方向。

4. 上述结果界面还有众多的链接入口，包括相关的通路（如 map04064、map04110 等）以及大量的参考文献信息。

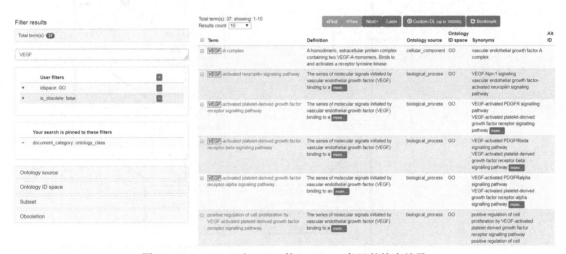

图 13-6 AmiGO2 对 *VEGF* 的 Ontology 条目的检索结果

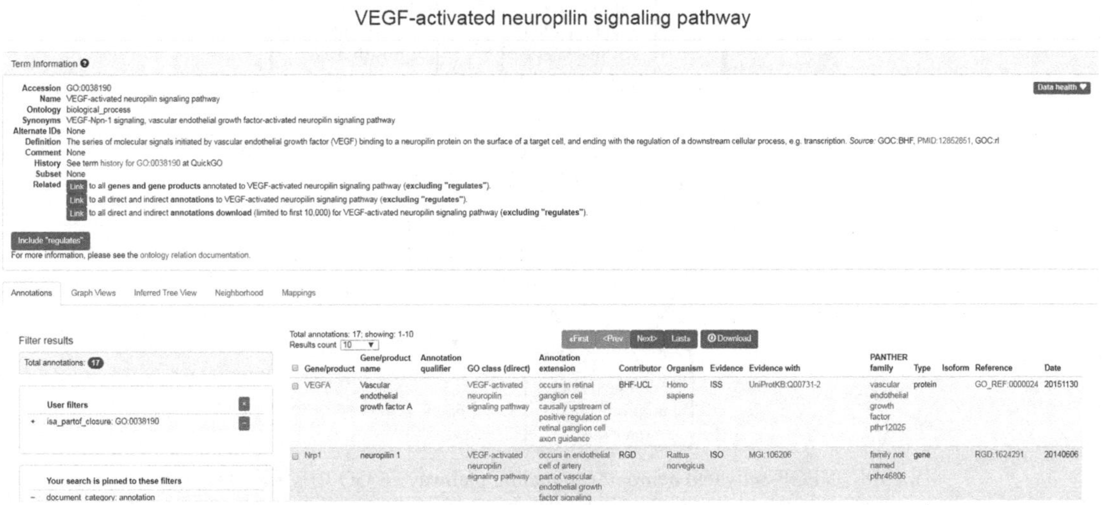

图 13-7 VEGF-activated neuropilin signaling pathway 的注释信息

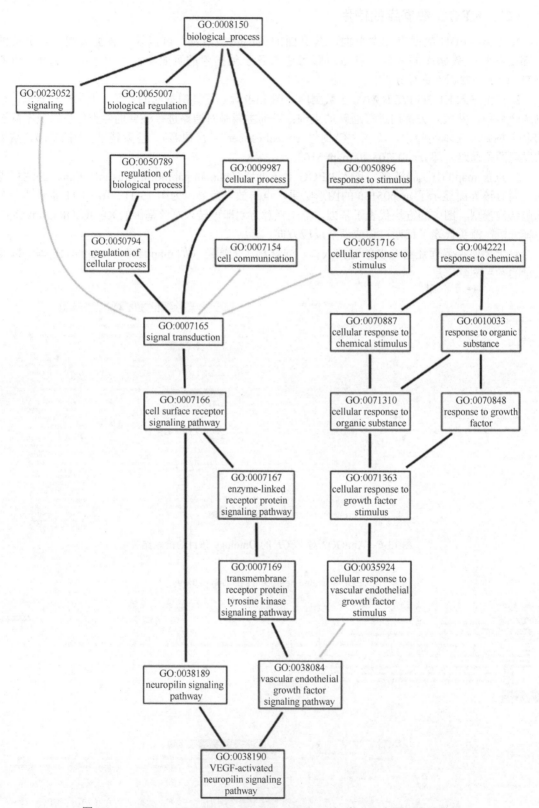

图 13-8 VEGF-activated neuropilin signaling pathway 在 GO 中图形注释结果

KEGG PATHWAY Database

Wiring diagrams of molecular interactions, reactions and relations

| KEGG2 | PATHWAY | BRITE | MODULE | KO | GENES | COMPOUND | DISEASE | DRUG |

Select prefix
map　Organism

Enter keywords
[   ]　Go　Help

[New pathway maps | Update history]

Pathway Maps

KEGG PATHWAY is a collection of manually drawn pathway maps representing our knowledge of the molecular interaction, reaction and relation networks for:

1. **Metabolism**
   Global/overview　Carbohydrate　Energy　Lipid　Nucleotide　Amino acid　Other amino　Glycan
   Cofactor/vitamin　Terpenoid/PK　Other secondary metabolite　Xenobiotics　Chemical structure
2. **Genetic Information Processing**
3. **Environmental Information Processing**
4. **Cellular Processes**
5. **Organismal Systems**
6. **Human Diseases**
7. **Drug Development**

KEGG PATHWAY is the reference database for pathway mapping in **KEGG Mapper**.

Pathway Identifiers

Each pathway map is identified by the combination of 2-4 letter prefix code and 5 digit number (see KEGG Identifier). The prefix has the following meaning:

map	manually drawn reference pathway
ko	reference pathway highlighting KOs
ec	reference metabolic pathway highlighting EC numbers
rn	reference metabolic pathway highlighting reactions
<org>	organism-specific pathway generated by converting KOs to gene identifiers

and the numbers starting with the following:

011	global map (lines linked to KOs)
012	overview map (lines linked to KOs)
010	chemical structure map (no KO expansion)
07	drug structure map (no KO expansion)
other	regular map (boxes linked to KOs)

图 13-9　KEGG PATHWAY 子数据库界面

Pathway Text Search

Number of entries in a page 20 ▼　Hide thumbnail

Items : 1 - 2 of 2

Entry	Thumbnail Image	Name	Description	Object	Legend
map05203		Viral carcinogenesis	...rcoma virus (KSHV) contribute to 10-15% of the cancers worldwide. Via expression of many potent onco...	K19461 (EBNA1) K19457 (EBNA2) K21855 (EBNA3) K19459 (LMP1) K19460 (LMP2A) K21807 (E6) K21809 (E7) K2...	...splantation lymphoma Nasopharyngeal carcinoma Cervical cancer Anal cancer Penile cancer Head and nec...
map05165		Human papillomavirus infection	...n several types of pathologies, most notably, cervical cancer. All types of HPV share a common genom...	C05981 (Phosphatidylinositol-3,4,5-trisphosphate) C00575 (3',5'-Cyclic AMP) C00584 (Prostaglandin E2...	PIP 4EBPs S6K1/2 mTOR Rheb TSC2 TSC1 AKT PI3K p53 signaling pathway HUMAN PAPILLOMAVIRUS INFECTION...

Items : 1 - 2 of 2

图 13-10　关键词 "cervical cancer" 检索结果

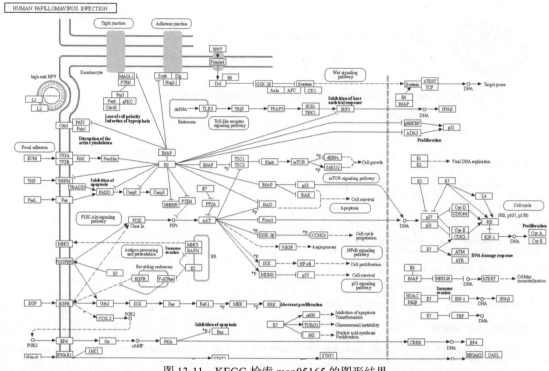

图 13-11　KEGG 检索 map05165 的图形结果

（徐战战）

实验四　GEO 数据库及 GEO2R 的应用

一、实验目的

1. 掌握 GEO 数据库的基本结构，查询和分析资料基本步骤。

2. 掌握在线 GEO2R 的应用，并用 GEO2R 进行差异表达基因的筛选和鉴定。

3. 熟悉 GEO 数据库分析结果的格式转换和保存。

二、实验原理

GEO 数据库是一个储存芯片、第二代测序技术以及其他高通量测序数据的一个数据库，也是一个集合多物种、多疾病或表型、多实验模型在内的综合数据库。支持符合 MIAME 标准的数据提交，接受基于数组和序列的数据。此外，GEO 数据库还提供 GEO2R 等工具，以帮助用户查询、分析和下载相关数据。研究者可以自由地把实验室里产生的芯片、定量 PCR 数据上传到这里供全球科研工作者共享。

三、实验内容

1. 完成 GSE33482 数据库的分析，筛选出 A2780 细胞顺铂耐药相关的差异表达基因，结果用 Excel 表格保存。

2. 任选一个基因或者疾病的名称作为关键词，通过 GEO 数据库选取 GSE、GDS 或表达谱数据进行分析。

四、实　验　方　法

GEO2R 是 GEO 数据库在线分析最常用的工具。GEO2R 是一个交互式的网络工具，可以比较 GEO 系列中的两组或多组样本，以识别在不同实验条件下有差异表达的基因。结果以显著性排序的基因表形式呈现，并作为图形图的集合，以帮助提高可视化差异表达基因和评估数据集质量。例如，在图形化结果中常采用火山图，图中显示的红色点代表上调超过阈值上限的基因，蓝色点代表下调超过阈值下限的基因，黑色点代表在阈值范围内的基因，被认为在该阈值下无表达差异。

（一）登录数据库

登录 GEO 数据库，网址为 https：//www.ncbi.nlm.nih.gov/geo/。在检索栏输入 GSE33482，进入 GSE33482 实验数据集。实验过程中也可以输入其他关键词（基因、疾病名称等），查找相关的芯片结果数据库。了解这个数据集的基本情况，包括 Status、Title、Organism、Experiment Type、Platforms 等。页面的详细信息参见图 13-12。

（二）使用 GEO2R 分析差异表达基因

1. 点击页面中"Analyze with GEO2R"按键（图 13-12 中箭头所指之处），即可转入到 GEO accession 页面。

2. 可在 GEO accession 栏直接输入 GSE33482，也可以输入任意 GSE 编号，点击"Set"后可以自动载入该数据。后面就是这个获得数据的实验名称，见图 13-13。图中显示了 12 份临床样本的 GSM 编号和临床资料信息。

3. 对样本名称、数量和分组进行定义。点击"Samples"可以展开或收拢样本的信息。点击"Define group"可以对样本自定义分组，如将所有样本分为两组，则先输入 con 作为对照组名称回车，obs 作为实验组名称回车。然后勾选不同样本，再点击 con 或 obs 组，将所选样本分别装入不同的分组中，完成实验分组。操作及结果见图 13-14。

4. 点击 GEO2R 中的"Analyze"，开始分析运算。结果显示见图 13-15，结果分为两部分：①可视化的图形部分，主要包括火山图、UMAP 图、Venn 图、箱图、表达密度图及各类统计分析图结果；②数据表。表中列出了所有差异表达基因的名称以及芯片中的探针 ID 号等信息，并按照 P 值和调整 P 值（adj.P. Val）由低到高排序。同时还列出了每个基因表达值经统计分析后的 t 值、B 值、logFC（表达倍数值的对数转换值）等。实验中通常将 adj.P. Val ＜ 0.05，│ logFC │＞ 1 作为差异表达基因的筛选阈值。

（三）结果分析

1. 第 1 列是 ID，表示芯片中的探针 ID 号，是基因的标识符；第 7、8 列则是对应的基因名称和全称。

2. 第 2、3、4 列是统计分析结果。所有结果按照 P 值的升序排列，最显著的在最顶部。

3. logFC 列是基因差异表达的倍数值，一般采用 $\log_2$ 的对数值计算差异表达情况，该值有正负的现象。

4. 点击"Download full table"则可以将所有结果全部存为表格文件。此文件可用 Excel 文件编辑保存，用于其他分析。

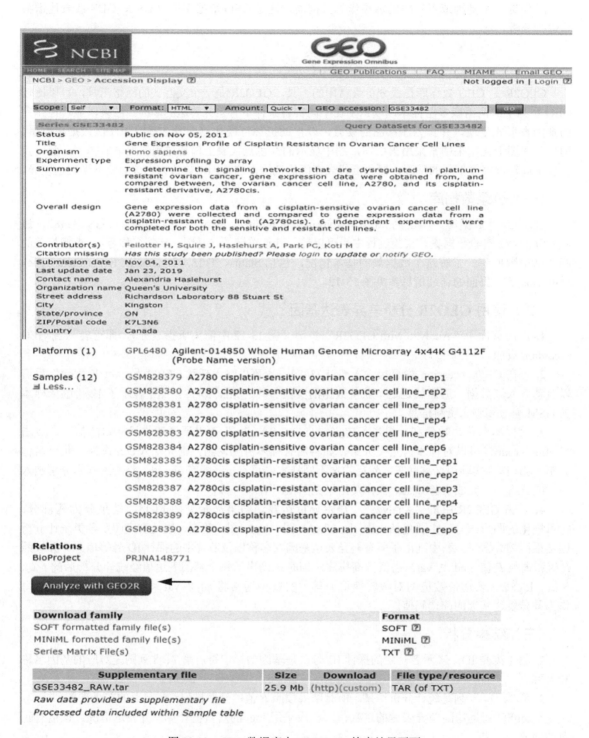

图 13-12 GEO 数据库中 GSE33482 检索结果页面

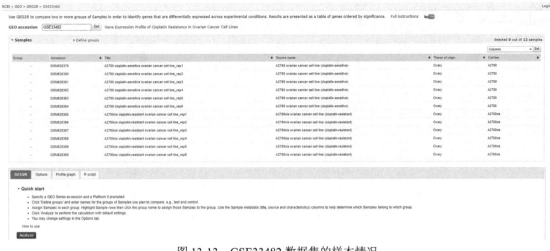

图 13-13　GSE33482 数据集的样本情况

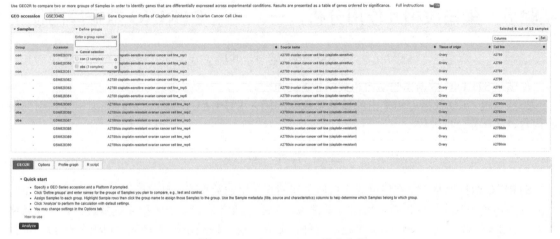

图 13-14　对 GSE33482 样本分组

5. 其他功能参数设定区的意义 "Options"选项卡中包含 3 个设置选项。① Apply adjustment to the P-values：Limma 包提供了几个 P 值调整选项。这些调整又称多次测试纠正，用以纠正错误阳性结果的发生。默认选择"Benjamini & Hochberg"错误发现率方法，因为它是芯片数据最常用的调整统计参数，在发现统计上重要的基因和限制假阳性之间提供了良好的平衡。② Apply log transformation to the data：GEO 数据库接收各种数据值类型，包括对数转换和未转换的数据。Limma 包需要使用对数数据。为了解决这个问题，GEO2R 有自动检测特性，它检查所选样本的值，并自动执行 $\log_2$ 转换，用户也可以选择是否自动转换。③ Category of Platform annotation to display on results：用以选择要在结果上显示的注释类别。基因注释来自相应的平台记录，有两种注释类型：NCBI 生成的注释，这些注释是通过从平台中提取稳定的序列识别信息，定期查询 Entrez 基因和 UniGene 数据库，生成一致的、最新的注释而得到的。NCBI 生成的注释的其他类别包括 GO 术语和染色体位置信息等内容。提交者提供的注释可用于所有记录。默认情况还可以选择基因符号和基因标题注释。另外，Options 提供了一些参数设定，如 P 值校正的几种方法，信号值有无经过 $\log_2$ 处理等，都可以用默认值。"Profile graph"中输入一个 ID 可以看这个 ID 代表的基因的信号值分布图。"R script"就是整个运行过程的 R 代码，可以 copy 下来进行研究或修改参数，对 R 语言分析很有用。

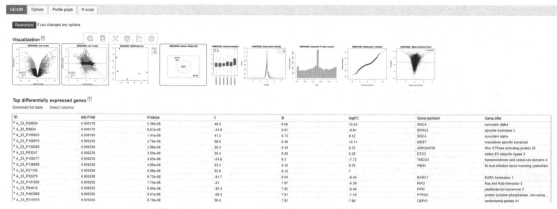

图 13-15　GSE33482 差异表达基因筛选结果页面

（石　芳）

实验五　蛋白质相互作用分析（一）——STRING 数据库的使用

一、实 验 目 的

1. 掌握 STRING 数据库的结构和数据分析的原理。

2. 将通过 GEO 数据库筛选出的差异表达基因输入 STRING 数据库，进行基因相互作用网络的构建、注释等分析过程。

二、实 验 原 理

STRING 数据库是一个在线搜寻蛋白质之间相互作用的数据库，目前已经更新到 Version 11.5。在进行蛋白质相互作用分析时，用户可以输入单个蛋白质名称、多个名称或氨基酸序列（任何格式），并通过物种筛选选项选择感兴趣的物种。另外，也可以采用搜索 COGs（同源群簇），进行蛋白质家族而不是单一蛋白质的检索分析。其网址为 https：//cn.string-db.org/。

STRING 数据库中描述蛋白质相互作用的部分，均以图形化方式进行展示，判定和分析相互作用关系主要包括七类依据和算法。在一组特定蛋白质构成的预测关联网络图中，网络节点是蛋白质，边表示预测的函数关联。分析中按照预设定的参数，绘制节点（node）与边（edge）的关系，网络图中的各节点代表了蛋白质，而相互作用及其证据可以用 7 条不同颜色的线来表示，具体包括：邻接（neighborhood）、共发生（co-occurrence）、融合（fusions）、共表达（co-expression）、实验（experiments）、数据库（databases）和文本挖掘（textmining）。

三、实 验 方 法

打开 STRING 官网，进入其搜索主界面（图 11-1）。可以通过网站提供的 Search 功能，快速检索该数据库。STRING 数据库可以输入单个或多个蛋白的名称或序列进行检索。输入单个蛋白的名称或序列时，数据库会输出与该蛋白质相互作用的所有蛋白质构成的网络；一次输入多个蛋白质的名称或序列时，只会给出输入蛋白质之间的相互作用网络。

1. 选择示例蛋白 #1 作为示范，点击"Search"进行检索。检索完成后，会得到 trpA 的蛋白质相互作用网络图，如图 13-16 所示。STRING 数据库会初步选定 10 个与 trpA 蛋白存在相互作用的蛋白质构成有 11 个点的网络。在图 13-16 的下部还有不同应用工具的入口，包括 Viewers、

Legend、Settings、Analysis、Exports、Clusters 等。

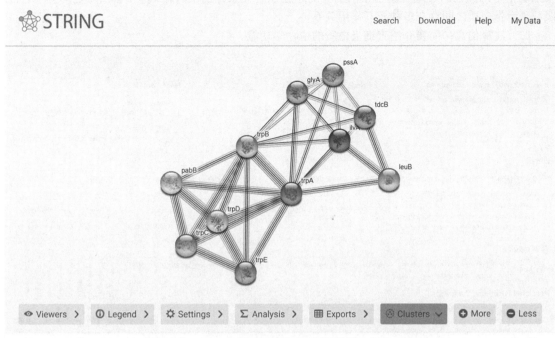

图 13-16　trpA 的蛋白质相互作用网络图及应用工具

2. 通过相互作用网络图下方的应用工具选项，可更进一步地了解蛋白质相互作用的信息及修改图中的各项参数。在 Viewers 选项中，STRING 数据库展示了数据来源。其数据来源于实验、数据库、文本挖掘、相邻基因、基因融合、共存、共表达。点击相应的数据来源，网站会给出对应的互作关系。图 13-17 显示了数据库资源的获取界面。

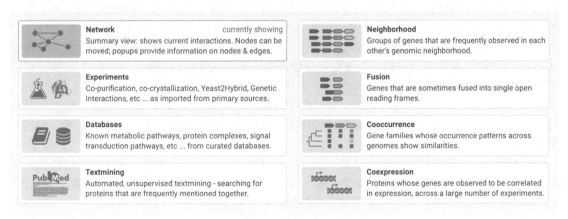

图 13-17　STRING 数据库的数据来源

3. 在图 13-18 中的 Legend 选项，主要显示了节点、边的注释信息，以及靶蛋白质的相互作用预测情况等信息。

（1）节点：图 13-18 中每个节点代表一个蛋白质。默认情况下，彩色节点代表所查询的蛋白质，白色节点代表与查询蛋白质有相互作用的蛋白质。STRING 数据库会根据与相互作用的 score 值对颜色进行映射。在"Predicted Functional Partners"中，可以看到每个蛋白质的颜色和对应的 score 值，节点中的螺旋代表该蛋白质的空间结构已知，而空的节点代表该蛋白质结构未知。

（2）边：节点之间的连线表示蛋白质之间存在的相互作用关系。在"实验原理"部分已经详细描述了不同颜色的连线表示了不同种类的相互作用关系。图 13-18 中两个蛋白质之间有多种连线，表示蛋白质之间存在多种相互作用关系。

（3）注释信息：简要介绍查询蛋白质的生物学功能。

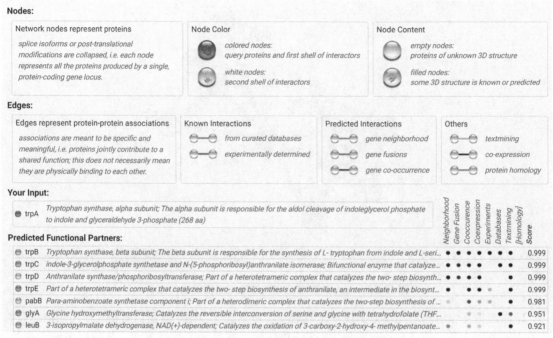

图 13-18　STRING 数据库点与边的注释信息

4. 在 Settings 选项中，可以对构建网络图进行参数和选项设置，最终只展示所需的相互作用关系，包括各类阈值、统计计算方法等的设定。可以根据实际需要选择连线的类型，展示数据的来源，可信度分数阈值，显示相互作用蛋白质数量阈值等。设置完成后，需点击"UPDATE"进行更新，如图 11-5 所示。设定的参数主要包括网络类型、边的定义（包括证据和置信度两种模式）、相互作用证据的来源和最低要求交互分数（minimum required interaction score）和相互作用子的最大数值（max number of interactors）。其中最低要求交互分数为置信分数设置了一个阈值，其置信度取值如下：低可信度为 0.15，中可信度为 0.4，高可信度为 0.7，最高可信度为 0.9。只有超过设定阈值的相互作用才包含在预测的网络中，分值越低意味着纳入的相互作用更多，但也有更多的假阳性。

5. Analysis 选项中对网络图进行进一步分析。STRING 分析的页面会显示各类结构的统计资料，包括节点数、边数、平均局部聚类系数（avg. local clustering coefficient）、PPI 富集 P 值（PPI enrichment P-value）等，以及功能富集分析的结果，包括 GO 注释、KEGG 通路注释、反应组学注释等各类蛋白质数据库及其相互关系的注释及统计处理结果。可以点击链接查看详情并进行下载。

6. 结果输出 Exports 选项。可以将所有的分析结果下载进行保存与导出。例如，可以将网络图及其相互作用数据导出为图片或表格等格式。也可以通过"Send network to Cytoscape"选项，使用 Cytoscape 软件进行进一步研究。本次实验选择 TSV 格式，点击"Download"进行保存，文件自动命名为"string_interactions.tsv"。该文件可使用 Excel 打开。图 13-19 显示了结果输出界面。

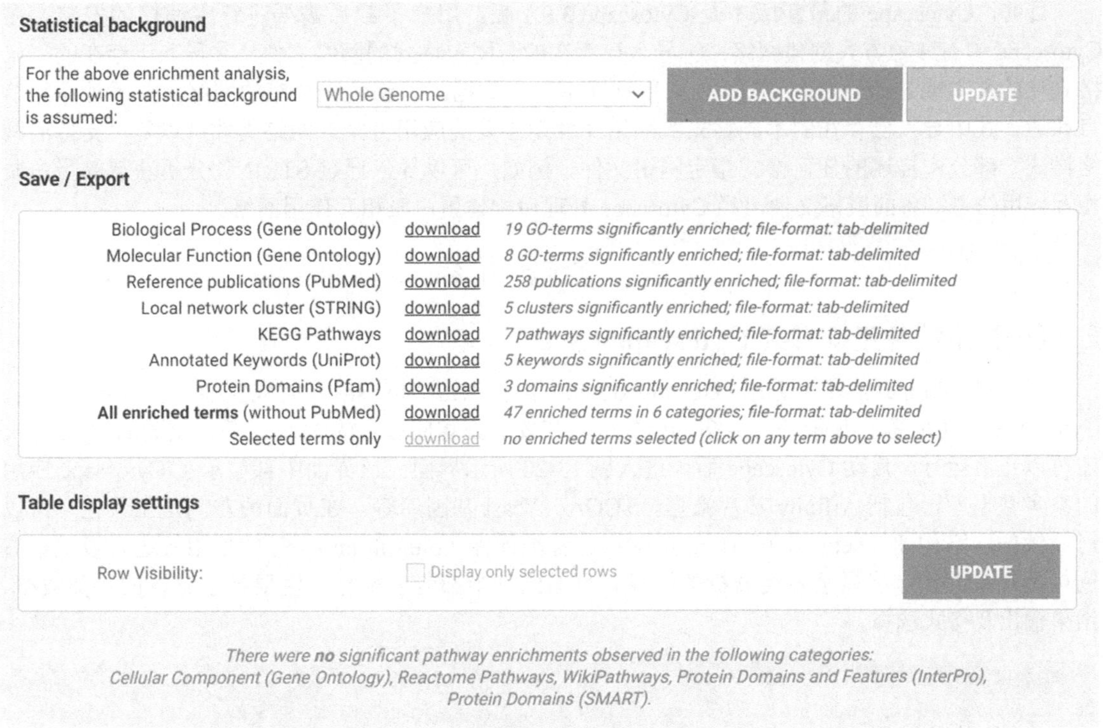

图 13-19　STRING 分析结果的输出页面

7. 对于包含许多节点的蛋白质相互网络，还可以通过图 13-16 中的 Cluster 选项来挖掘其中的子网，其本质上是对基因进行聚类。选择聚类方式后，点击"APPLY"更新页面。聚类结束后，可进行结果的导出。此外，图 13-16 中的 More 或 Less 选项可增加或减少网络图中的节点。

（刘金芳）

实验六　蛋白质相互作用分析（二）——Cytoscape 的使用

一、实 验 目 的

1. 掌握 Cytoscape 软件的安装、基本结构、分析和资料导入的基本步骤。

2. 掌握 Cytoscape 软件的使用基本步骤，进行差异表达基因的相互作用分析和构图。

3. 掌握 Cytoscape 软件各种主要插件的应用（Cytohubba、MCODE 等使用）。

二、实 验 原 理

Cytoscape 是一个开源的软件平台，是基于 Java 的生物信息学分析软件，用于图形化显示蛋白质相互作用网络数据并进行分析和编辑，主要适用于整合模块化网络和生物科学联系网络图的绘制，支持多种文件格式，导入后就可以直接进行编辑或者分析等操作。它支持多种网络描述格式，也可以用以 Tab 制表符分隔的文本文档或 Microsoft Excel 文件作为输入，或者利用软件本身的编辑器模块直接构建网络。它还能够为网络添加丰富的注释信息，并且可以利用自身以及第三方开发的大量功能插件，针对网络问题进行深入分析。目前 Cytoscape 系统拥有近百种应用程序类别，包含工具数以百计。一些常用的生物信息学分析工具，如 GO 注释、KEGG 分析、基因表达分析、STRING 相互作用分析等，均可以作为 Cytoscape 插件供下载和使用。

目前，Cytoscape 的最新版本是 Cytoscape 3.9.1 版。用户下载后需要进行主程序的安装，在 Cytoscape 中有 4 种方式创建网络：①导入已存在的、固定格式的网络文件。②导入已存在的、未格式化的文本或 Excel 文件。③从公共数据库中导入数据。④创建一个空的网络，并手动添加节点和边。其中导入已存在的不同格式的网络文件是主要的应用方式。网络文件可以是"支持的网络格式"部分中描述的任何格式指定网络文件。例如，可以导入通过 STRING 分析获得的蛋白质相互作用信息制备的表格文件，经 Cytoscape 处理后构建蛋白质相互作用网络。

三、实 验 内 容

（一）下载并正确安装 Cytoscape 3.9.1

打开 Cytoscape 官网，点击"Download 3.9.1"，再点击"Finish"，完成安装。值得注意的是，Cytoscape 软件是基于 Java 的一款多功能软件，在安装好相应版本的 Java 之后，安装的 Cytoscape 才可以正常运行。启动 Cytoscape 后，进入图 13-20 所示界面。该界面中部显示了 Cytoscape 应用的参考数据库，包括 Affinity 芯片数据、TCGA、Yeast 基因库等。在页面的左侧是工具栏，可以对后续的网络构建（network）、样式（style）、各类插件（plug-in unit）等的使用等进行设置。右侧栏是结果面板，将显示各类分析的结果。页面的下半部为表格栏，主要显示分析的各类数据、结果输出及格式选择。

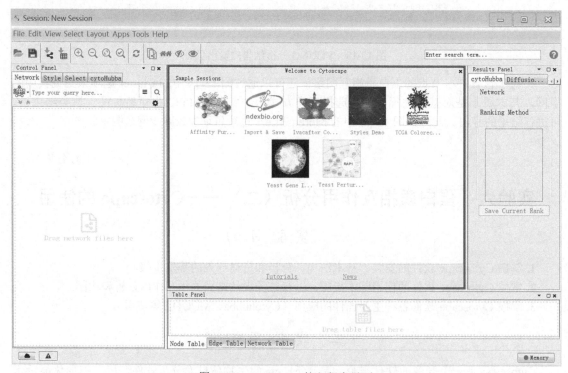

图 13-20 Cytoscape 的主程序界面

（二）创建蛋白质相互作用网络

1. 导入文件 依次点击"file"→"import"→"network"→"file"，如选择用 STRING 分析获得的 string_interactions.tsv 文档。然后进一步导入节点赋值文件（即基因注释文件），依次点击"file"→"import"→"table"→"file"（用 GEO 分析获得差异表达基因数据表文档，该差异表达基因提交到 STRING 中即构建了网络文件，如上一步提交的 .tsv 文档）。本实验中，采用 GEO 数据库中一个冠状动脉粥样硬化病的芯片数据集，GSE41571 经过差异表达基因的筛选分析，以及经 STRING 相互作用分析后的结果，导入 Cytoscape 中构建基因表达调控网络，并筛选关键基因和子网络分析。图 13-21 显示了导入 GSE41571 的网络相互作用文件后的页面，显示了各基因节点的相互作用数值。点击 "OK" 后，转入图 13-22 所示界面，已经可以看到网络图形初步形成。

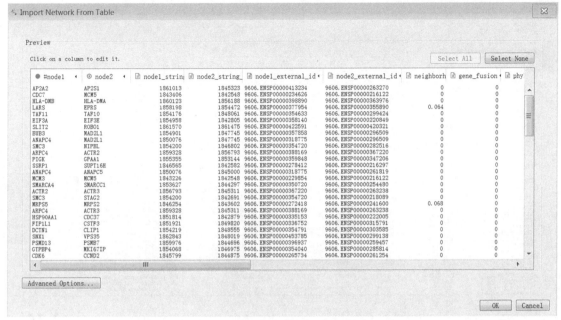

图 13-21　网络相互作用文件的导入

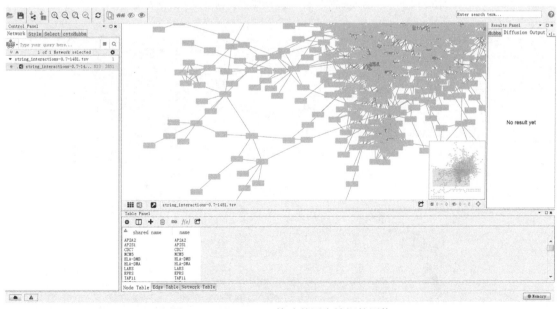

图 13-22　Cytoscape 构建基因表达调控网络

2. 基因节点文件的导入　该文件导入后，将对网络中的每个基因节点进行基因 ID 关联和表达值赋值。如图 13-23 所示，Cytoscape 允许用户将任意节点、边和网络信息作为节点 / 边 / 网络数据列添加到数据表文件，如一个基因的注释数据或蛋白质 - 蛋白质相互作用的置信值。然后，通过设置从列到网络属性（颜色、形状等）的映射，可以以用户定义的方式可视化这些列数据。默认情况下，第 1 列被指定为主键，由 "钥匙符" 图标标注。确保指定为 "钥匙符" 的列与网络中的关键列相匹配，通常需要将基因的名称栏（Gene symbol）设置为"钥匙符"标注，这时网络将自动更新，然后可以看到具体的基因信息了。确认后网络图 13-22 将会自动更新，形成图 13-24 所示的网络图。

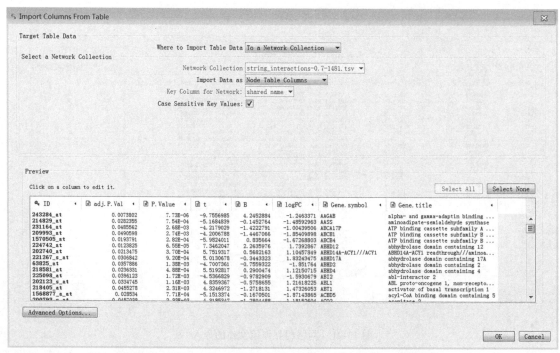

图 13-23　Cytoscape 对节点 / 边 / 网络数据列添加到数据表文件

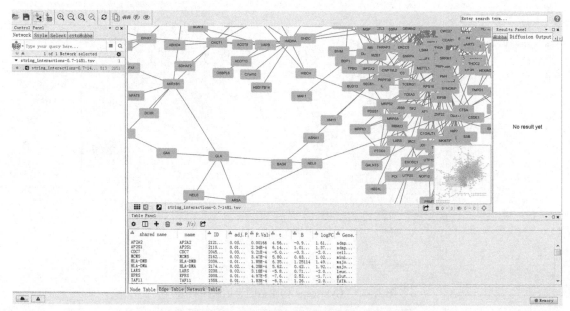

图 13-24　Cytoscape 构建含有注释信息的基因网络

3. 通过图 13-20 左侧栏的 Style 选项，可以对网络图中的节点和边进行赋值、形状、颜色等的调整，并应用保存，如图 13-25 所示。

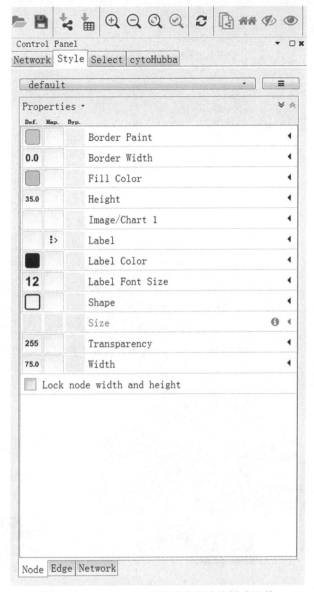

图 13-25　Cytoscape 中对节点和边的样式调整

4. 从主程序菜单栏的 App 中，下载 Cytohubba、MCODE 和 BiNGO 等插件，对导入的数据进行分析，并保存结果。

（1）通过 App Manager 下载安装 CytoHubba 插件。CytoHubba 是用于发现关键节点基因、挖掘有意义的子网络的应用程序。CytoHubba 采用了 11 种拓扑分析方法，包括度（degree）、边过滤成分（edge Percolated component）、最大邻接成分（maximum neighborhood component）、最大邻接长城分密度（density of maximum neighborhood component）、最大集团中心（maximal clique centrality）和 6 种中心算法（botteleneck、eccentricity、closeness、radiality、betweenness、stress）等。这些算法基于最短路径原则。例如，一个蛋白质的 degree 分值越高，说明它和其他蛋白质相互作用越紧密，进而提示了其重要性，即具有高 degree 分值的蛋白质更可能是关键蛋白。CytoHubba 参数设定界面见图 13-26。通过参数设定，可以选择具体调用的算法，如 MCC、degree 等，并选择显示排名前十的基因结果。提交后，分析结果参见图 13-27。在页面图形的下方，还显示了各基因的表达和相互作用数值等信息，同时提供了结果的输出和下载的入口。

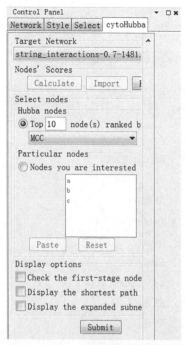

图 13-26　CytoHubba 参数设定界面

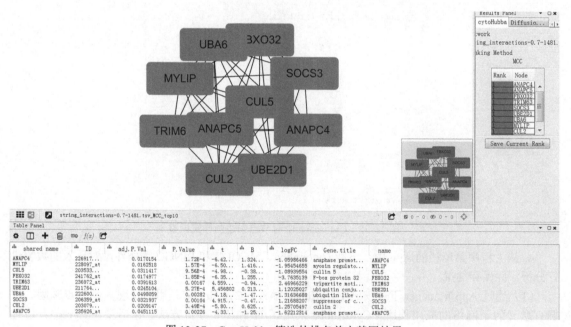

图 13-27　CytoHubba 筛选的排名前十基因结果

（2）通过 App Manager 下载安装分子复合体检测插件（molecular complex detection，MCODE）插件。MCODE 是采用 K 均值聚类分析应用程序，用于发现 PPI 网络中紧密联系的区域，这些区域预示着潜在的蛋白质亚群或者分子复合体。如图 13-28 所示，进入 MCODE 的参数设定界面，可以设定 K-Core = 2，Max.Depth=100 等参数，然后提交分析。结果参见图 13-29。从结果中可以看到，在页面的右侧显示，所有子网络信息，包括节点和边的组成数，以及聚类分析的得分数等，并按照得分的大小由高到低排列，并通过中间栏显示了子网络的具体基因组成。

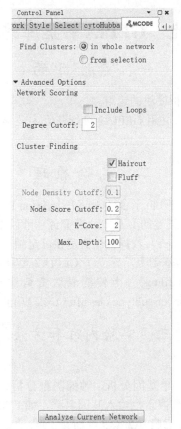

图 13-28 MCODE 的参数设定界面

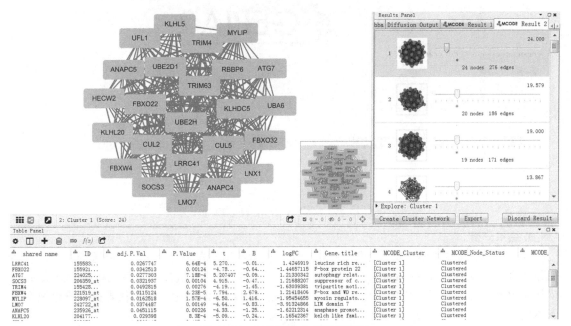

图 13-29 MCODE 分析结果页面

（万　静）

实验七　GEPIA 数据库的使用

一、实验目的

1. 掌握 GEPIA 数据库主要分析模块的运用。

2. 掌握在线 GEPIA2 的应用，并用 GEPIA2 进行基因的差异表达分析。完成特定基因在肿瘤中表达情况的分析。

二、实验原理

基于基因表达水平谱的交互式分析平台（Gene Expression Profile Interactive Analysis，GEPIA），是由北京大学唐泽方等于 2017 年创建的交互式分析平台，可以根据癌症基因组图谱（TCGA）和基因型 - 组织表达关联数据库（GTEx）数据提供快速和可定制的分析功能。

2019 年，在最初版 GEPIA 的基础上，建立了 GEPIA2 工具，增加了生存图（survival map）、异构体表达谱（isoform usage profiling）、上传的表达资料比较分析（uploaded expression data comparison）及肿瘤亚型分类（cancer-subtype classifier）4 种功能。

三、实验内容和方法

1. 进入 GEPIA2 数据库。

2. GEPIA2 主要有四个模块：单基因分析、肿瘤类型分析、自定义数据分析和多基因分析。使用 GEPIA2 进行单基因分析，在搜索栏输入基因名称，如 PTEN，进入检索结果页面，显示该基因的表达情况。图 13-30 显示了 GEPIA2 检索界面搜索框。

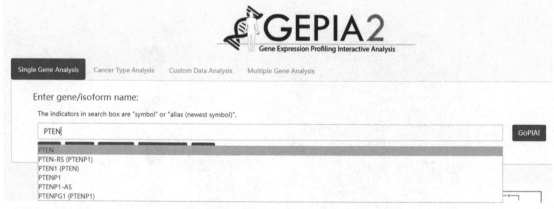

图 13-30　GEPIA2 检索界面搜索框

3. 结果分析

（1）基因的差异表达分析：如图 13-31 所示，检索的结果左侧是对 *PTEN* 基因的介绍，右侧是该基因在其他数据库（GeneCard、NCBI、Ensembl 等）的快速链接。右下区域的 Bodymap 则描述了该基因在人体组织中的表达，绿色代表在正常组织中的表达，红色代表在肿瘤组织中的表达。

Quick Search:

PTEN   GoPIA!

Lookup this gene in: [GeneCard] [NCBI] [Ensembl] [EBI] [OMIM] [COSMIC] [HPA] [DrugBank] [Xena] [cBioPortal]

PTEN

Ensembl ID: ENSG00000171862.9

Description: phosphatase and tensin homolog

Alias: 10q23del, BZS, CWS1, DEC, GLM2, MHAM, MMAC1, PTEN1, TEP1

Summary: This gene was identified as a tumor suppressor that is mutated in a large number of cancers at high frequency. The protein encoded by this gene is a phosphatidylinositol-3,4,5-trisphosphate 3-phosphatase. It contains a tensin like domain as well as a catalytic domain similar to that of the dual specificity protein tyrosine phosphatases. Unlike most of the protein tyrosine phosphatases, this protein preferentially dephosphorylates phosphoinositide substrates. It negatively regulates intracellular levels of phosphatidylinositol-3,4,5-trisphosphate in cells and functions as a tumor suppressor by negatively regulating AKT/PKB signaling pathway. The use of a non-canonical (CUG) upstream initiation site produces a longer isoform that initiates translation with a leucine, and is thought to be preferentially associated with the mitochondrial inner membrane. This longer isoform may help regulate energy metabolism in the mitochondria. A pseudogene of this gene is found on chromosome 9. Alternative splicing and the use of multiple translation start codons results in multiple transcript variants encoding different isoforms. [provided by RefSeq, Feb 2015]

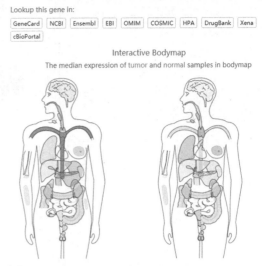

Interactive Bodymap

The median expression of tumor and normal samples in bodymap

Log₂(TPM + 1) Scale

Body map, dot plot, bar plot will be changed.

图 13-31　*PTEN* 基因检索结果界面

（2）图 13-32 为散点图，显示了 *PTEN* 基因在不同的肿瘤组织和正常对照组织或癌旁组织中的表达情况。红色代表该基因在该种癌症中明显高表达，绿色代表该基因在该种癌症中明显低表达。例如，这里 *PTEN* 基因在急性髓细胞性白血病（AML）和胰腺癌（PC）中明显高表达，在睾丸生殖细胞肿瘤（TGCT）中明显低表达。

彩图 13-31

（3）箱图（box plot）分析，可以对特定基因的特定肿瘤类型进行正常组织对比肿瘤组织的表达分析，选定癌症的种类后，选定阈值及纳入组织类型，就可以得到即用的表达箱图，带红星的表示有差异。图 13-33 显示了在胰腺癌中 *PTEN* 基因在正常组织和肿瘤组织中的表达分析，左边的代表肿瘤组织，右边的代表正常组织。

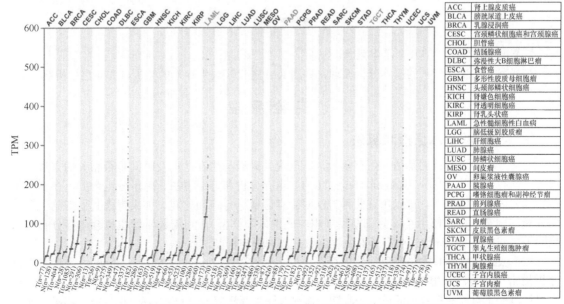

图 13-32　*PTEN* 基因在不同的肿瘤组织和正常对照组或癌旁组织中的表达情况（散点图）

TPM：每千个碱基的转录每百万映射读序的转录物数

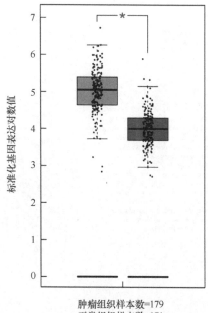

肿瘤组织样本数=179
正常组织样本数=171

图 13-33 胰腺癌中 *PTEN* 基因的表达情况

（4）利用 GEPIA2 进行生存分析和相似性分析。在生存分析（survival analysis）中，首先输入所研究的基因，然后在 "Datasets Selection" 处选定要分析的癌种，点击 "Plot" 就可以生成生存曲线图并自动生成 Logrank 和 HR 值。在参数设定选项中，可以选定 Overall Survival、Group Cutoff（Median）、Hazards Ratio（HR）、5% Confidence Interval 等参数值。

（李 枫）

实验八 Kaplan-Meier Plotter（KM）数据库分析

一、实 验 目 的

1. 掌握生存分析中的几个基本概念。

2. 掌握 KM 生存分析的基本分析原理，并用 KM 进行疾病生存率的分析，并导出分析结果。

二、实 验 原 理

生存分析的基本原理和算法

生存分析的主要目的是估计生存函数，是研究某因素与生存结局及时间是否相关的方法。常用的方法有卡普兰 - 梅尔（Kaplan-Meier，KM）生存分析和寿命表法。对于分组数据，在不考虑其他混杂因素的情况下，可以用这两种方法对生存函数进行组间比较。如果考虑其他影响生存时间分布的因素，可以使用 Cox 回归模型（也叫比例风险模型），利用数学模型拟合生存分布与影响因子之间的关系，评价影响因子对生存函数分布的影响程度。

KM 法直接用概率乘法定理估计生存率，故称乘积限法（product-limit method），是现在生存分析最常用的方法，由 Kaplan 和 Meier 于 1958 年提出。KM 法是这样估计生存曲线的：首先计算出活过一定时期的患者再活过下一时期的概率（即生存概率），然后将逐个生存概率相乘，即为相应时段的生存率。生存率的计算分析中需要明确以下几个概念。

1. 观察终点 / 评价指标 生存分析并不一定是要对所有观察对象一直保持终身关注，但因观察时间太长，难以实现，所以往往会人为设置观察终点。可能是以时间为条件，如 5 年生存期；也可能以事件为条件，如疾病复发等。

2. 结局事件　结局事件在观察试验开始前是需要明确给出定义的，当然也取决于观察终点。举例来说，5 年生存期作为观察终点的结局事件是"死亡"，对应的没有发生结局事件的状态为"生存"。疾病复发作为观察终点的解决事件是"复发"，对应的没有发生的状态为"未复发"。

3. 删失　现实中不是所有数据都能够被记录到，总是有患者在观察终点前失去了联系，可能换了联系方式，或者退出了试验，那么这些参与了观察，但是"半途而废"的数据，将被标注为"删失"。一方面确实产生了有效的观察记录，另一方面要声明这个患者的数据观察周期是不完整的。

4. 观察 / 对照组　生存分析往往是为了证明 / 反驳生存和某个观察变量条件的相关性，如是否有暴露史、检测指标高低等。基于观察变量形成两个队列分组，这两个队列的结果往往要分开作图，查看是否形成区分度。

本实验将利用 Kaplan-Meier Plotter（KM）数据库进行特定基因的生存分析，帮助针对临床肿瘤样本的生存分析，并发现潜在的诊断治疗靶点和标志物的筛选。KM 数据库储存有来自 21 种肿瘤超过 25 000 个样本的 30 000 多个基因（mRNA、miRNA、蛋白质）的表达与生存之间的相关性的数据和信息。这些数据来源于 GEO、EGA 和 TCGA 数据库。该工具主要是基于 Meta 分析，用以发现和验证生存标志物的研究。另外，统计软件 SPSS 也可以进行 KM 生存率分析。

三、实 验 方 法

1. 输入网址 http://kmplot.com/analysis/，进入 KM 分析的主页面，如图 13-34 所示。KM 数据库

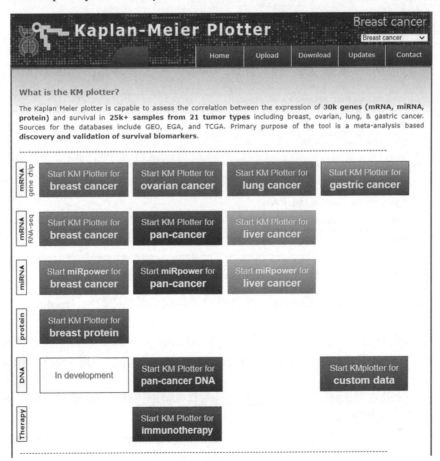

图 13-34　KM 数据库主页面

目前可用于基因表达数据（源于基因芯片和 RNA-Seq）分析、miRNA 分析、蛋白质分析（仅有乳腺癌样本可用）、DNA 分析（泛癌研究）等。在本实验中，采用乳腺癌的 RNA-Seq 数据进行分析。

2. 点击图 13-34 中的 mRNA 数据的 breast cancer 入口，开始下一步分析。如图 13-35 所示乳腺癌（breast cancer）样本的分析界面，在查询框中输入基因名称，这里输入 BRCA1。点击 "Draw Kaplan Meier plot" 开始分析作图。另外，分析前各参数的设定如下。

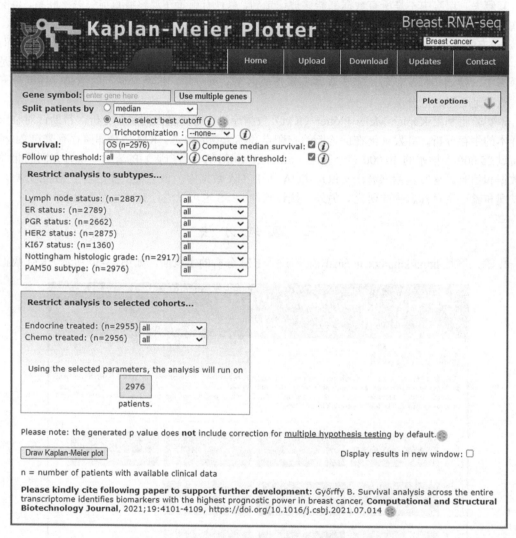

图 13-35　KM 数据库 breast cancer 样本的分析界面

（1）患者分组：在 "split patients by" 选择框中通常默认采用中位值（median），也可以采用自动阈值分组或三分位值（trichotomization）。

（2）生存期指标的选用：默认采用总生存期（overall survival，OS），也可以选用其他的指标，如无进展生存期（progression free survival，PFS）、无病生存期（disease-free survival，DFS）等。

（3）临床样本的亚型选择：可以对所选用的肿瘤样本的淋巴转移、各类标志分析的表达与否、组织病理状态等资料进行限定。

（4）治疗情况：通常可以对样本是否有内分泌治疗（endocrine treated）、化疗（chemo treated）等进行限定。

3. 分析结果　图 13-36 所示为 *BRCA1* 基因在乳腺癌中的 OS 分析结果。图 13-36 中的上部主要描述了 KM 分析的一般资料。在结果部分，展示了生存曲线，并显示了 *BRCA1* 基因高表达样本和低表达样本的数量、统计分析的结果和假阳错误率（FDR）。在本利分析中可知，*BRCA1* 基因高表达组的 OS 显著低于低表达组（$P = 0.000\ 03$），FDR=5%。另外，在该页面中还提供了结果的 PDF 格式文件的下载功能。

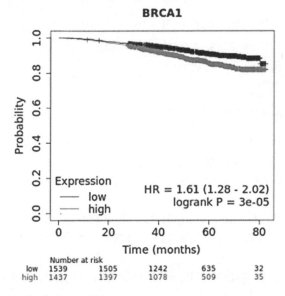

图 13-36　*BRCA1* 基因在乳腺癌中的 OS 分析结果

（魏　蕾）

实验九　TargetScan 预测 miRNA 的靶基因

一、实验目的

1. 掌握利用 TargetScan 数据平台分析筛选 miRNA 的靶基因和结合位点。

2. 了解 miRNA 靶基因的预测原理；了解 miRNA 靶基因和结合位点的筛选标准和 Context++ score 的分值计算方法。

二、实验原理

（一）miRNA 靶基因的预测原理

1. 序列互补性　位于 miRNA 5′ 端所谓种子序列（第 2 ～ 7nt）与靶基因 3′-UTR 可形成互补配对是所有 miRNA 靶基因预测的最重要因素。配对包括如下几种形式：多数情况下为 7nt 匹配；第 2 ～ 7nt 与靶基因呈互补配对，外加在靶基因对应 miRNA 第一位核苷酸处为 A（7mer-A1 site），或是 miRNA 第 2 ～ 8nt 与靶基因完全配对（7mer-m8 site）；而对于 miRNA 第 2 ～ 8nt 与靶基因完全配对，且外加靶基因对应 miRNA 第一位核苷酸处为 A（8mer site）这种类型，其特异性更高；对于仅 miRNA 第 2 ～ 7nt 与靶基因完全配对（6mer site）这种方式，其用于搜索靶基因的敏感性更高，特异性相应下降。另外，还有种子序列外的 3′supplementary site 和 3′complementary site 两种形式。图 13-37 为 miRNA- 靶基因结合的示意图。

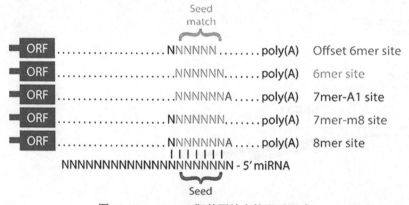

图 13-37　miRNA- 靶基因结合的配对形式

2. 序列保守性及其他因素　除了序列互补性外，靶基因预测较关注的还包括序列保守性、热动力学因素、位点的可结合性（accessibility）和 UTR 碱基分布等因素。

（1）序列保守性：miRNA 结合位点在多个物种之间如果具有保守性，则该位点更可能为 miRNA 的靶位点。

（2）热动力学因素：miRNA：target 配对形成自由能，自由能越低，其可能性越大。

（3）位点的可结合性（accessibility）：mRNA 的二级结构影响与 miRNA 的结合形成双链结构的能力。

（4）UTR 碱基分布：miRNA 结合位点在 UTR 的位置和相应位置的碱基分布同样影响 miRNA 与靶基因位点的结合和 RISC 的效率。

（二）TargetScan

TargetScan 是一款预测 miRNA 结合位点的软件，对于哺乳动物中 miRNA 结合位点预测的效果非常好。在预测 miRNA 靶基因之前，首先需要确定转录物的 3′-UTR，TargetScan 数据库通过一种名为 3P-Seq 的测序技术，确定转录物对应的 3′-UTR（哺乳动物中的 miRNA 通过结合转录物序列的 3′-UTR，从而发挥转录后的调控作用），并且结合该技术分析结果和 NCBI 中已有的 3′-UTR 注释，提供一个综合的 3′-UTR 序列。TargetScan 进一步根据结合区域的特定序列和 miRNA 的多序列比对结果，划分成不同的 miRNA family，包括 broadly、poorly、conserved 等。

三、实 验 内 容

（一）进入 TargetScan 主页

输入网址 https://www.targetscan.org/vert_71/，进入 TargetScan7.1 版的主页。图 13-38 显示了其主页及功能区的分布。

目前，TargetScan7.1 提供五种模式生物的 miRNA 靶基因分析，包括人（TargetScanHuman）、小鼠（TargetScanMouse）、果蝇（TargetScanFly）、线虫（TargetScanWorm）和斑马鱼（TargetScanFish），在具体使用时可以选择相对应的物种进入其检索页面。本实验以人的 miRNA 靶基因分析为主，采用其最新的 7.2 版平台。

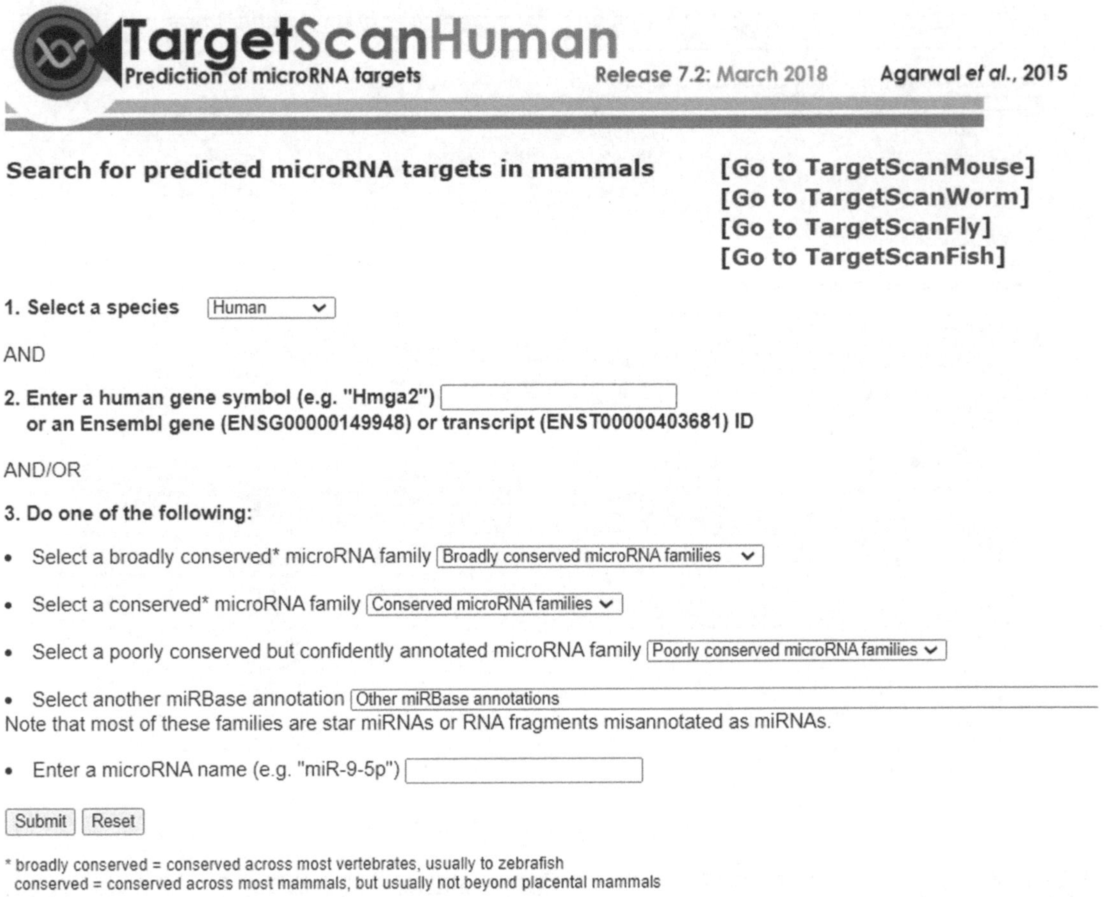

图 13-38 TargetScan7.1 版的主页

（二）TargetScan 搜索功能的使用

1. 在查询框中输入需要预测的基因名（human gene symbol）或者输入 ENST 编号（Ensembl gene ID），本实验以 Hmga2 为例，输入"Hmga2"。点击"Submit"即可。结果页面将显示该基因所有预测的 miRNA 结合位点和靶基因名称。

2. 预测结果分为两个部分。

（1）图 13-39 展示了结果的图形化部分。图 13-39 中有颜色的点，标注了预测靶点。TargetScan7 使用 3′-UTR 配置文件。上面 3′-UTR 图谱是使用 3P-Seq 标签（在 y 轴上标记了 3′-UTR 的标签数量）构建的，表明了 mRNA 切割和聚腺苷酸化位点的位置和用法。将来自多个细胞系或组织的 3P-Seq 标签相互标准化（以说明可变的测序深度），然后汇总到一组共有计数中。将归一化的 3P-Seq 标签分配给每个终止密码子的代表性 3′-UTR，并将其相加（如配置文件的左侧所示），以量化该终止密码子的用法。这个还包括在 Gencode 注释的远端添加的 5 个伪计数。每个具有代表性 3′-UTR 的注释均以最长的 Gencode 3′-UTR 开始，有时会使用 3P-Seq 或其他注释来源的信息进行扩展。3′-UTR 配置文件（红线）随每组群集的 3P-Seq 标签一起下降，指示包含 3′-UTR 片段的转录物比例。每个 TargetScan 3′-UTR 配置文件还显示 Gencode 注释（带有 Ensembl 笔录 ID 的蓝色垂直线）最远端的位置。每一个预测结果都可以点击（每个小颜色方块），点击后，下方区域信息会更新。

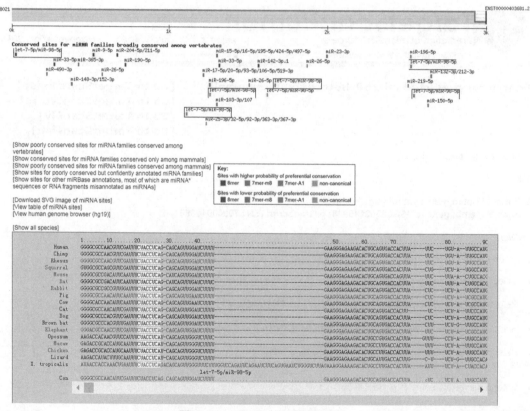

图 13-39　TargetScan7 预测结果

彩图 13-39

　　　　图 13-39 的底部灰色部分显示的是选中 miRNA 的靶点侧翼序列，左边显示的是其他物种中相应位点的情况。miRNA 种子序列在 UTR 中的位置也会显现出来，保守的种子序列区会以白色高亮显示。这就是该位点详细的信息，包括 miRNA 种子区在该区域的位点、位点中间的序列、位点的种类及位点评分信息。

（2）数据表文档部分如图 13-40 所示。这一部分的结果主要对 miRNA 结合位点的保守性进行了评估。Conserved 这一部分会显示位置与 Predicted consequential pairing of target region（top）and miRNA（bottom）预测的目标区域（顶部）和 miRNA（底部）的配对情况、类型、上下文 ++ 得分及其百分比等内容。Context++score 得分越低，位点是靶点的概率越大，此外，"percentile" 就是 "score" 的换算，数值越接近 100，位点是真正靶点的概率越大。

1）点击图 13-40 中的 "Site type"，会对结果中各类匹配信息进行解释和标注，如图 13-37 所示。例如，7mer-m8 表明与成熟 miRNA 的 2～8 位（种子 + 8 位）完全匹配；7mer-A1 表明与成熟 miRNA（种子）的 2～7 位完全匹配，后跟 "A"。

[Download table]

Conserved

Predicted consequential pairing of target region (top) and miRNA (bottom)		Site type	Context++ score	Context++ score percentile	Weighted context++ score	Conserved branch length	P_CT
Position 21-28 of HMGA2 3' UTR	5' ...GCCAACGUUCGAUUUCUACCUCA...						
hsa-let-7i-5p	3' UUGUCGUGUUGGAUGAUGGAGU	8mer	-0.63	99	-0.63	4.512	0.94
Position 21-28 of HMGA2 3' UTR	5' ...GCCAACGUUCGAUUUCUACCUCA...						
hsa-let-7d-5p	3' UUGAUACGUUGGAUGAUGGAGA	8mer	-0.64	99	-0.64	4.512	0.94
Position 21-28 of HMGA2 3' UTR	5' ...GCCAACGUUCGAUUUCUACCUCA...						
hsa-let-7c-5p	3' UUGGUAUGUUGGAUGAUGGAGU	8mer	-0.63	99	-0.63	4.512	0.94
Position 21-28 of HMGA2 3' UTR	5' ...GCCAACGUUCGAUUUCUACCUCA...						
hsa-let-7b-5p	3' UUGGUGUGUUGGAUGAUGGAGU	8mer	-0.63	99	-0.63	4.512	0.94
Position 21-28 of HMGA2 3' UTR	5' ...GCCAACGUUCGAUUUCUACCUCA...						
hsa-let-7a-5p	3' UUGAUAUGUUGGAUGAUGGAGU	8mer	-0.63	99	-0.63	4.512	0.94
Position 21-28 of HMGA2 3' UTR	5' ...GCCAACGUUCGAUUUCUACCUCA...						
hsa-let-7g-5p	3' UUGACACGUUUGAUGAUGGAGU	8mer	-0.63	99	-0.63	4.512	0.94
Position 21-28 of HMGA2 3' UTR	5' ...GCCAACGUUCGAUUUCUACCUCA...						
hsa-let-7f-5p	3' UUGAUAUGUUAGAUGAUGGAGU	8mer	-0.63	99	-0.63	4.512	0.94
Position 21-28 of HMGA2 3' UTR	5' ...GCCAACGUUCGAUUUCUACCUCA...						
hsa-let-7e-5p	3' UUGAUAUGUUGGAGGAUGGAGU	8mer	-0.63	99	-0.63	4.512	0.94
Position 21-28 of HMGA2 3' UTR	5' ...GCCAACGUUCGAUUUCUACCUCA...						
hsa-miR-98-5p	3' UUGUUAUGUUGAAUGAUGGAGU	8mer	-0.63	99	-0.63	4.512	0.94
Position 21-28 of HMGA2 3' UTR	5' ...GCCAACGUUCGAUUUCUACCUCA...		8mer	-0.63	99		4.512	0.94

图 13-40　miRNA 结合位点的保守性评估

2）点击 "Context++score"（CS）会出现 14 个打分功能特征，参见图 13-41。一般认为 Context++score 代表所有的 miRNA 评分的和，值越小则表明 miRNA 以这个蛋白质为靶点的概率越高。

- site type
- supplementary pairing
- local AU
- minimum distance
- sRNA1A*
- sRNA1C*
- sRNA1G*
- sRNA8A*
- sRNA8C*
- sRNA8G*
- site8A*
- site8C*
- site8G*
- 3' UTR length*
- SA*
- ORF length*
- ORF 8mer count*
- 3' UTR offset 6mer count*
- TA (target site abundance)
- SPS (seed-pairing stability)
- P_CT (probability of conserved targeting)*

*new for TargetScanHuman 7 and TargetScanMouse 7

图 13-41　Context++ score 计算参数设定

（三）通过 miRNA 搜寻靶基因的操作步骤

在 TargetScan 中也可以输入 miRNA 名称，预测靶基因。如图 13-38 所示的 "Enter a

microRNA name"搜索框，在其中按照示例输入 miRNA 名称，如 miR-214-3p 等，点击"Submit"开始预测分析。如图 13-42 所示，表中列举了预测靶基因和其代表性转录物的名称和链接，并给出了结合位点的总数（包括 8mer、7mer-m8 等合计数）。靶基因按照 Context++ score 的分值，由小到大排列。根据同样的原则，Context++score 值越小则表明 miRNA 以这个蛋白质为靶点的概率越高。

Human | miR-214-3p/3619-5p

5948 transcripts with sites, containing a total of 8962 sites.
Please note that these predicted targets include false positives. [Read more]
Table sorted by cumulative weighted context++ score
The table shows at most one transcript per gene, selected for being the most prevalent, based on 3P-seq tags (or the one with the longest 3' UTR, in case of a tie). [Download table]

Target gene	Representative transcript	Gene name	Number of 3P-seq tags supporting UTR + 5	Link to sites in UTRs	Site counts total	8mer	7mer-m8	7mer-A1	6mer sites	Representative miRNA	Cumulative weighted context++ score	Total context++ score	Aggregate P_CT
TUBGCP6	ENST00000439308.2	tubulin, gamma complex associated protein 6	1062	Sites in UTR	3	2	1	0	1	hsa-miR-214-3p	-1.36	-1.36	N/A
SLC6A13	ENST00000436453.1	solute carrier family 6 (neurotransmitter transporter), member 13	5	Sites in UTR	7	0	0	7	0	hsa-miR-214-3p	-1.12	-1.35	N/A
RBM34	ENST00000408888.3	RNA binding motif protein 34	409	Sites in UTR	2	1	0	0	1	hsa-miR-214-3p	-1.03	-1.04	N/A
MAP3K9	ENST00000554752.2	mitogen-activated protein kinase kinase kinase 9	44	Sites in UTR	1*	0	0	0	5	hsa-miR-214-3p	-1.00	0	N/A
NRG2	ENST00000394770.1	neuregulin 2	9	Sites in UTR	1*	0	0	0	5	hsa-miR-3619-5p	-1.00	0	N/A
RCAN3	ENST00000374395.4	RCAN family member 3	395	Sites in UTR	1*	0	0	0	3	hsa-miR-214-3p	-1.00	0	N/A
PTPN18	ENST00000175756.5	protein tyrosine phosphatase, non-receptor type 18 (brain-derived)	438	Sites in UTR	4	1	1	2	1	hsa-miR-214-3p	-1.00	-1.07	N/A
KSR1	ENST00000398868.3	kinase suppressor of ras 1	256	Sites in UTR	7	2	2	3	2	hsa-miR-3619-5p	-0.96	-0.98	N/A
HMGN4	ENST00000377575.2	high mobility group nucleosomal binding domain 4	399	Sites in UTR	2	1	1	0	0	hsa-miR-214-3p	-0.92	-0.92	N/A
C1orf226	ENST00000458626.2	chromosome 1 open reading frame 226	369	Sites in UTR	5	1	4	0	1	hsa-miR-214-3p	-0.87	-0.88	N/A
C17orf49	ENST00000439424.2	chromosome 17 open reading frame 49	2093	Sites in UTR	2	1	0	1	1	hsa-miR-214-3p	-0.85	-0.85	N/A
XXbac-BPG32I3.20	ENST00000461287.1		1251	Sites in UTR	3	1	1	0	1	hsa-miR-214-3p	-0.84	-0.84	N/A
PNPLA7	ENST00000371457.1	patatin-like phospholipase domain containing 7	6	Sites in UTR	4	0	4	0	0	hsa-miR-214-3p	-0.84	-0.84	N/A
CENPM	ENST00000404067.1	centromere protein M	68	Sites in UTR	3	1	0	2	0	hsa-miR-214-3p	-0.83	-0.91	N/A
PNPLA2	ENST00000336615.4	patatin-like phospholipase domain containing 2	6586	Sites in UTR	1	1	0	0	0	hsa-miR-214-3p	-0.81	-0.81	N/A
PGF	ENST00000555567.1	placental growth factor	1745	Sites in UTR	3	1	2	0	0	hsa-miR-214-3p	-0.81	-0.81	N/A
KRTAP4-4	ENST00000390661.3	keratin associated protein 4-4	5	Sites in UTR	4	0	3	1	1	hsa-miR-3619-5p	-0.80	-0.80	N/A

图 13-42　miR-214-3p 靶基因预测结果

（郑　义）

实验十　分子进化分析软件 PHYLIP 的使用

PHYLIP 软件是一个用于推断系统发育的程序包，由华盛顿大学遗传学系 Joseph Felsenstein 编写，1980 年首次开放，目前的版本是 3.69 版本。它可以在互联网上免费获得，并且可以在尽可能多的不同类型的计算机系统上工作，下文会介绍在 Windows 系统上使用 PHYLIP 的方法。PHYLIP 软件包构建进化树的方法包括最大简约法、最近邻法和最大似然法。

一、实验目的

通过对同一家族的多条序列进行系统发育树的构建，掌握 ClustalW 和 PHYLIP 两种软件基本方法的使用。

二、实验原理

系统发育树的构建不仅是系统发育分析中重要的一部分，也是生物信息学领域中一个复杂而又重要的问题。系统发育树或进化树可以洞察不同物种的进化。构建系统发育树的方法是去刻画一个模型来模拟真正的进化过程，然后将序列带入到假设的进化模型中，最后认为通过模型找到的序列差异就是模拟进化的结果，而这个模型就是对进化的假设。因此，刻画一个正确的系统发育模型和选择一个正确的进化假设模型是同等重要的。

三、材料和数据

Windows 系统计算机，ClustalW for windows，PHYLIP for windows，禽流感家族全基因组核酸序列"Avian_Flu.fasta"，其中序列号为 CY073797.1、CY014792.1、KT777865.1、KX351525.1、CY004971.1、AY950284.1、EU655694.1、KJ568014.1、CY076099.1（需要把 9 条序列放在"Avian_Flu.fasta"文件中）。

四、实验方法

（一）使用 ClustalW 进行多序列比对

1. 下载 ClustalW 的 Windows 版本　在浏览器中打开网址"http://www.clustal.org"，进入到 ClustalW 主页（图 13-43）。点击右边的"ClustalW/ClustalX"，然后在"Download Clustal W/X"模块中点击"available for download here"进入 ClustalW 下载页面（图 13-44）。点击"clustalW-2.1-win.msi"，下载 ClustalW 的 Windows 版本。双击"clustalw-2.1-win.msi"进行安装。

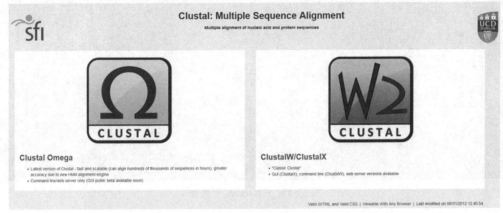

图 13-43　ClustalW 主页

Index of /download/current

Name	Last modified	Size	Description
Parent Directory		-	
CHANGELOG	2010-11-17 11:59	9.0K	
COPYING	2010-11-17 11:59	34K	
COPYING.LESSER	2010-11-17 11:59	7.5K	
Readme	2010-11-17 11:59	2.0K	
clustalw-2.1-linux-x86_64-libcppstatic.tar.gz	2010-11-17 11:59	2.4M	
clustalw-2.1-macosx.dmg	2010-11-17 11:59	6.5M	
clustalw-2.1-win.msi	2010-11-17 11:59	1.9M	
clustalw-2.1.tar.gz	2010-12-10 07:40	343K	
clustalx-2.1-linux-i686-libcppstatic.tar.gz	2010-11-17 11:59	4.7M	
clustalx-2.1-macosx.dmg	2010-11-17 11:59	12M	
clustalx-2.1-win.msi	2011-01-13 09:36	4.7M	
clustalx-2.1.tar.gz	2010-12-10 07:40	334K	

Apache/2.4.7 (Ubuntu) Server at www.clustal.org Port 80

图 13-44　ClustalW 下载页面

2. 输入多序列文件　打开 ClustalW 软件，可以看到 ClustalW 的主界面（图 13-45）。主界面的命令和功能内容如表 13-1 所示。先输入序列，输入"1"命令，之后按回车键，然后再输入需要进行多序列比对的序列文件名称，包括序列文件的路径，按回车键确认。

3. 进行多序列比对　需要进行多序列比对，输入"2"命令，按回车键，进入多序列比对的参数设置界面（图 13-46），一共有 10 个参数设置，需要修改输出的文件格式，因为后续需要通过PHYLIP 进行系统发育树的构建，所以需要得到的输出文件格式是"phy"格式，输入命令"9"，进入输出文件格式选择页面，有 7 种可以选择的格式，在这里只需要 PHYLIP 的格式，每个格式后面是"ON",就代表选择了这个格式,输入命令"4",选择 PHILIP 的输出文件格式,按回车键退出。设置输出格式后,输入命令"1",按回车键,进行多序列比对。之后会要求对输出文件进行命名,这里可以直接按回车键默认命名。完成多序列比对以后,ClustalW 会在输入文件的文件夹中生成结果文件"Avian_Flu.phy",此文件是后续 PHYLIP 分析的多序列比对文件。

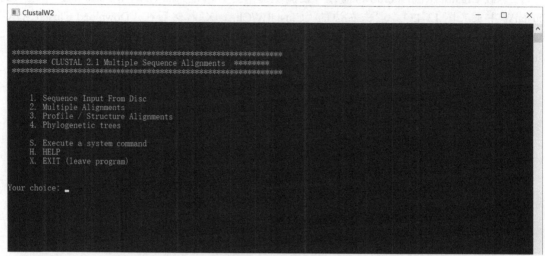

图 13-45　ClustalW 主界面

表 13-1　ClustalW 主功能命令菜单

需输入命令字符	命令	功能
1	Sequence Input From Disc	从电脑中输入序列数据
2	Multiple Alignments	进行多序列比对
3	Profile/Structure Alignments	模式 / 结构比对
4	Phylogenetic trees	系统发育树分析
S	Execute a system command	执行系统命令
H	HELP	查看帮助文档
X	EXIT（leave program）	退出软件

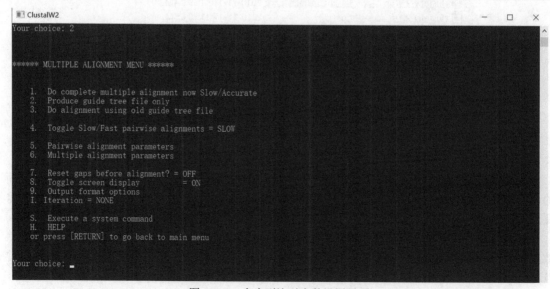

图 13-46　多序列比对参数设置界面

（二）使用 PHYLIP 构建系统发育树

1. 下载 PHYLIP Windows 版本软件包　首先打开浏览器，打开网址"https://evolution. genetics.washington.edu/phylip.html"，进入 PHYLIP 的主页（图 13-47）。点击"Get me PHYLIP"选项，在 Windows 模块中，根据电脑的类型选择 64 位或者 32 位的压缩包，点击对应的压缩包链接，下载 PHYLIP 软件包的压缩包。下载完成解压缩即可获得 PHYLIP 软件包，打开 PHYLIP 软件包文件夹，可以得到"doc"exe"src"3 个文件夹和"phylip.html"网址，PHYLIP 的软件在"exe"文件夹中。

图 13-47　PHYLIP 主页

2. 使用"seqboot"进行样本重抽样　通过得到的序列比对文件"Avian_Flu.phy"构建系统发育树。PHYLIP 构建系统发育树的具体流程见图 13-48。打开"exe"文件夹，打开"seqboot"软件，输入 ClustalW 比对完成的"phy"格式的比对数据文件名称，包括文件的路径，按回车键，得到"seqboot"程序的菜单界面（图 13-49）。其中"D"表示输入文件的格式，通常使用默认的"Molecular sequences"；"J"表示重抽样的方法，通常使用"Bootstrap"；"R"表示重抽样的次数，一般设置为"1000"；其他的参数根据实际情况需要进行设置，通常使用默认值。需要修改哪个参数，就输入相应的命令进行修改，按回车键确定。参数设置完成后，输入命令"Y"，按回车键，输入随机种子数，一般为"5"，按回车键确认，"seqboot"开始进行重抽样。运行结束后，软件会在"exe"文件夹中生成一个文件，为了方便后续使用，将结果文件"outfile"重命名为"outfile. seqboot"。

3. 使用"dnadist"进行距离矩阵的构建　如果构建"Distance tree"，就先通过"dnadist/ protdist"软件进行距离矩阵的构建，再根据"fitch"（没有分子时钟的 fitch-margoliash 树）、"kitsch"（有分子时钟的 fitch-margoliash 树）和"neighbor"（neighbor-joining 树）3 种不同的建树方法构建系统发育树；如果构建"Maximum likelihood tree"，就可以使用"dnaml"和"dnamlk"或"proml"和"promlk"程序；如果构建"Maximum parsimony tree"，就可以使用"dnapars"或"protpars"程序。以构建"Distance tree"为例，首先使用"dnadist"进行构建距离矩阵，打开"dnadist"软件，输入"outfile.seqboot"，按回车键确认。获取"dnadist"的菜单界面（图 13-50）。输入命令"M"，按回车键，修改分析数据集参数，然后输入"D"，按回车键确认，重复数输入为"1000"，按回车键确认，输入"Y"，按回车键确认，软件开始运行。结束后会生成结果文件"outfile"，为了方便使用，将文件名修改为"outfile.dnadist"。

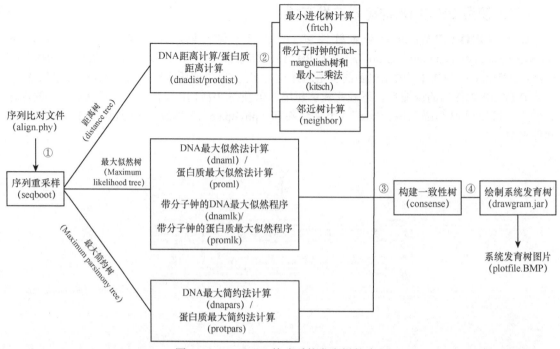

图 13-48　PHYLIP 构建系统发育树的流程

①输入 "phy" 格式的多序列比对数据；②可以使用 3 种方法构建系统发育树；③构建一致性树；④绘制系统发育树

```
C:\Users\25219\Desktop\phylip-3.698\exe\seqboot.exe                              —    □    ×

Bootstrapping algorithm, version 3.698

Settings for this run:
  D      Sequence, Morph, Rest., Gene Freqs?  Molecular sequences
  J   Bootstrap, Jackknife, Permute, Rewrite?  Bootstrap
  %      Regular or altered sampling fraction?  regular
  B      Block size for block-bootstrapping?  1 (regular bootstrap)
  R                   How many replicates?  100
  W           Read weights of characters?  No
  C            Read categories of sites?  No
  S     Write out data sets or just weights?  Data sets
  I        Input sequences interleaved?  Yes
  0    Terminal type (IBM PC, ANSI, none)?  IBM PC
  1      Print out the data at start of run  No
  2    Print indications of progress of run  Yes

  Y to accept these or type the letter for one to change
```

图 13-49　seqboot 程序菜单界面

```
C:\Users\25219\Desktop\phylip-3.698\exe\dnadist.exe                              —    □    ×

Nucleic acid sequence Distance Matrix program, version 3.698

Settings for this run:
  D  Distance (F84, Kimura, Jukes-Cantor, LogDet)?  F84
  G      Gamma distributed rates across sites?  No
  T           Transition/transversion ratio?  2.0
  C      One category of substitution rates?  Yes
  W               Use weights for sites?  No
  F        Use empirical base frequencies?  Yes
  L             Form of distance matrix?  Square
  M          Analyze multiple data sets?  No
  I        Input sequences interleaved?  Yes
  0    Terminal type (IBM PC, ANSI, none)?  IBM PC
  1      Print out the data at start of run  No
  2    Print indications of progress of run  Yes

  Y to accept these or type the letter for one to change
```

图 13-50　dnadist 程序菜单界面

4. 使用"neighbor"将距离矩阵转换为系统发育树 打开"neighbor"软件，输入文件名"outfile.dnadist"，按回车键确认。获得"neighbor"设置参数的界面（图13-51），"N"表示构建系统发育树的方法，使用默认的方法"Neighbor-joining"；输入"M"，按回车键确认，设置分析数据集，输入"1000"，按回车键，设置种子数，输入"5"，按回车键确定，其他的参数使用默认值，不进行修改，输入"Y"，按回车键确定，程序开始运行。运行完成后可以生成两个文件"outfile"和"outtree"。为了方便使用，分别重命名为"outfile.neighbor"和"outtree.neighbor"。

5. 使用"consense"构建一致性树 打开"consense"软件，输入"outtree.neighbor"，按回车键确认，获得"consense"参数设置主界面（图13-52）。参数全为默认值，不进行修改，输入"Y"，按回车键进行确认，程序开始运行，运行结束后可以生成两个文件"outfile"和"outtree"。

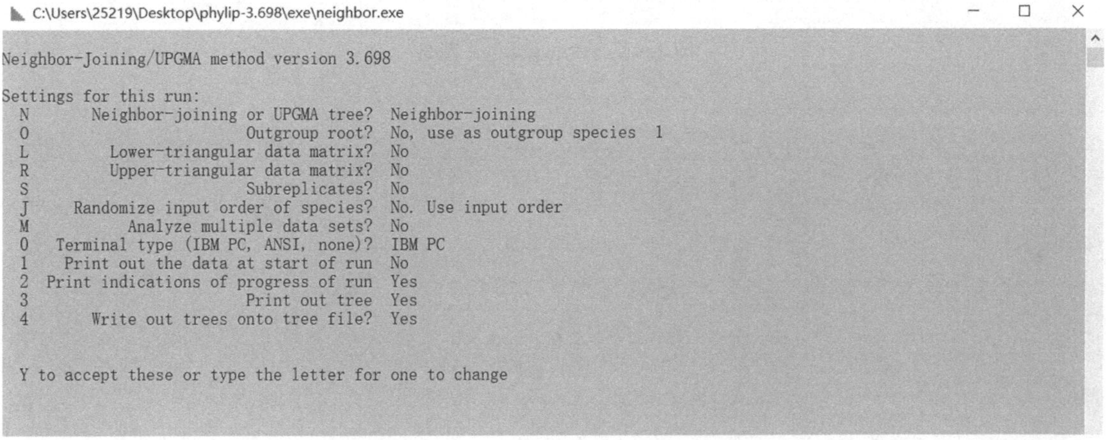

```
C:\Users\25219\Desktop\phylip-3.698\exe\neighbor.exe                          —  □  ×

Neighbor-Joining/UPGMA method version 3.698

Settings for this run:
  N         Neighbor-joining or UPGMA tree?   Neighbor-joining
  O                        Outgroup root?     No, use as outgroup species  1
  L           Lower-triangular data matrix?   No
  R           Upper-triangular data matrix?   No
  S                        Subreplicates?     No
  J    Randomize input order of species?      No. Use input order
  M          Analyze multiple data sets?      No
  0    Terminal type (IBM PC, ANSI, none)?    IBM PC
  1      Print out the data at start of run   No
  2    Print indications of progress of run   Yes
  3                        Print out tree     Yes
  4      Write out trees onto tree file?      Yes


  Y to accept these or type the letter for one to change
```

图 13-51 neighbor 程序菜单界面

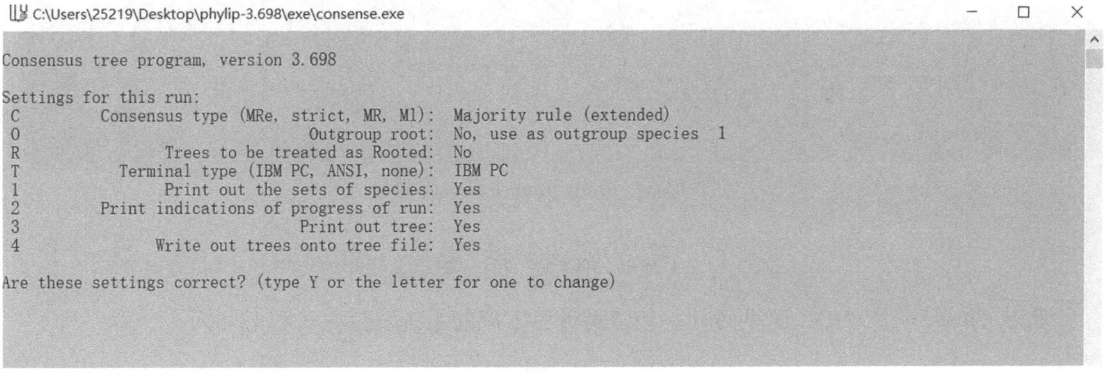

```
C:\Users\25219\Desktop\phylip-3.698\exe\consense.exe                          —  □  ×

Consensus tree program, version 3.698

Settings for this run:
  C      Consensus type (MRe, strict, MR, Ml):  Majority rule (extended)
  O                          Outgroup root:     No, use as outgroup species  1
  R             Trees to be treated as Rooted:  No
  T       Terminal type (IBM PC, ANSI, none):   IBM PC
  1            Print out the sets of species:   Yes
  2      Print indications of progress of run:  Yes
  3                          Print out tree:    Yes
  4          Write out trees onto tree file:    Yes

Are these settings correct? (type Y or the letter for one to change)
```

图 13-52 consense 程序菜单界面

6. 使用"drawgram"绘制系统发育树 打开"drawgram"软件，进入"drawgram"的主界面（图13-53）。在这里有一点需要注意，PHYLIP在绘制树时，提供了六种字体，都在"exe"文件夹中，分别是"font1""font2"、"font3"、"font4"、"font5"、"font6"6种字体，选择其中一种字体文件，如选择"font1"，将"font1"文件名改为"fontfile"。之后在"drawgram"界面中输入上一步中获取的树文件"outtree"，按回车键，进入"drawgram"的主菜单界面（图13-54）。进入主菜单界面后，输入"P"，修改输出文件的格式，按回车键，进入选择输出格式的界面后，输入"W"，按回车键，进入设置分辨率，分辨率中X分辨率输入"1000"，按回车键，Y分辨率输入"1000"，按回车键，之后输入"Y"，按回车键，会得到"plotfile"文件，将其重命名为"plotfile.BMP"，双击打开就可以得到禽流感家族的系统发育树（图13-55）。

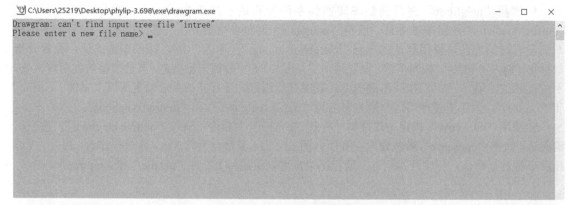

图 13-53　drawgram 主界面

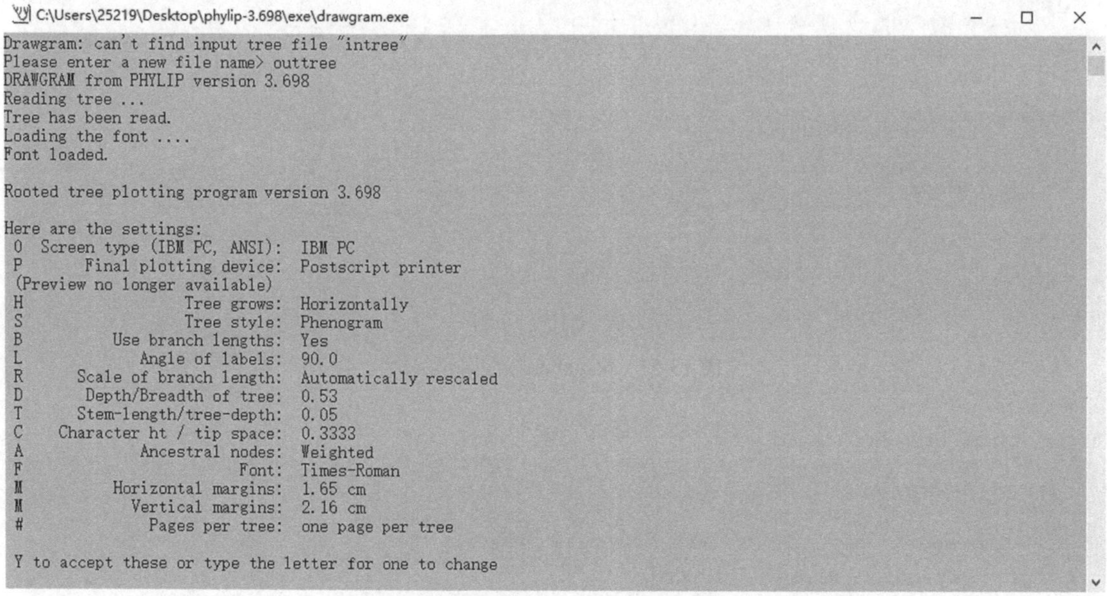

图 13-54　drawgram 主菜单界面

五、实验结果

通过 ClustalW 和 PHYLIP 两种软件构建禽流感家族的系统发育树（图 13-55）。

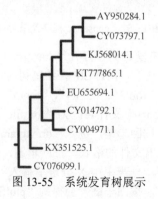

图 13-55　系统发育树展示

（金　卉）

参 考 文 献

广东省药学会, 2020. 基于药物基因组学的抗血小板药物个体化药学服务指引 (2020 年版). 今日药学, 30(9): 584-591.

卢俊南, 褚鑫, 潘燕平, 等, 2018. 基因编辑技术: 进展与挑战. 中国科学院院刊, 33(11): 1184-1192.

Akiyama M, 2021. Multi-omics study for interpretation of genome-wide association study. Journal of human genetics, 66(1): 3-10.

Anastasia A. A, Elena Y. L, Yuriy L. O, 2021. Recent trends in cancer genomics and bioinformatics tools development. International Journal of Molecular Sciences, 22(22): 12146.

Bao XR, Pan Y, Lee CM, et al, 2021. Tools for experimental and computational analyses of off-target editing by programmable nucleases. Nature Protocols, 16(1): 10-26.

Berrar D, Dubitzky W, 2021. Deep learning in bioinformatics and biomedicine. Briefings in bioinformatics , 22(2): 1513-1514.

Bertoli-Avella AM, Kandaswamy KK, Khan S, et al, 2021. Combining exome/genome sequencing with data repository analysis reveals novel gene-disease associations for a wide range of genetic disorders. Genetics in medicine : official journal of the American College of Medical Genetics, 23(8): 1551-1568.

Blake JA, Baldarelli R, Kadin J A, et al, 2021. Mouse genome database (MGD): knowledgebase for mouse-human comparative biology. Nucleic acids research, 49(D1): D981-D987.

Branco I, Choupina A, 2021. Bioinformatics: new tools and applications in life science and personalized medicine. Applied Microbiology and Biotechnology, 105(3): 937-951.

Dhumieres C, Salmona M, Dellière S, et al, 2021. The potential role of clinical metagenomics in infectious diseases: therapeutic perspectives. Drugs, 81(13): 1453-1466.

Escandón M, Lamelas L, Roces V, et al, 2020. Protein interaction networks: functional and statistical approaches. Methods in molecular biology, 2139: 21-56.

Li CW, Tang ZF, Zhang WJ, et al, 2021. GEPIA2021: integrating multiple deconvolution-based analysis into GEPIA . Nucleic acids research, 49(W1): W242-W246.

Li YS, Xiao J, Bai J, 2019. Molecular characterization and clinical relevance of m6A regulators across 33 cancer types . Molecular cancer , 18(1): 137.

National Genomics Data Center Members and Partners, 2022. Database resources of the national genomics data center, China national center for bioinformation in 2022. Nucleic acids research, 50(D1): D27-D38.

Pettini F, Visibelli A, Cicaloni V, et al, 2021. Multi-omics model applied to cancer genetics. International journal of molecular sciences, 22(11): 5751.

Ritchie MD, Moore JH, Kim JH, 2020. Translational bioinformatics: biobanks in the precision medicine era. Pacific Symposium on Biocomputing, 25: 743-747.

Sakaue S, Kanai M, Karjalainen J, et al, 2020. Trans-biobank analysis with 676, 000 individuals elucidates the association of polygenic risk scores of complex traits with human lifespan. Nature medicine, 26(4): 542-548.

Stranneheim H, Lagerstedt-Robinson K, Magnusson M, 2021. Integration of whole genome sequencing into a healthcare setting: high diagnostic rates across multiple clinical entities in 3219 rare disease patients. Genome medicine, 13(1): 40.

Somayah A, Maha T, Asim A, et al, 2021. Machine learning and deep learning methods that use omics data for metastasis prediction. Computational and structural biotechnology journal, 19: 5008-5018.

Szklarczyk D, Gable AL, Nastou KC, 2021. The STRING database in 2021: customizable protein-protein networks, and functional characterization of user-uploaded gene/measurement sets. Nucleic acids research, 49(D1): D605-D612.

Tiwary BK, 2020. Computational medicine: quantitative modeling of complex diseases. Briefings in bioinformatics, 21(2): 429-440.

UniProt Consortium, 2021. UniProt: the universal protein knowledgebase in 2021. Nucleic acids research, 49(D1): D480-D489.

Wang DF, Lliu BL, Zhang ZM, 2023. Accelerating the understanding of cancer biology through the lens of genomics. Cell, 186(8): 1755-1771.

Wu WT, Li YJ, Feng AZ, 2021. Data mining in clinical big data: the frequently used databases, steps, and methodological models. Military Medical Research, 8(4): 552-563.

ZhongYM, Xu F, Wu JH, et al, 2021. Application of next generation sequencing in laboratory medicine. Annals of laboratory medicine, 41(1): 25-43.

Zhou WY, Cai ZR, Liu J, et al, 2020. Circular RNA: metabolism, functions and interactions with proteins. Molecular cancer , 19(1): 172.

附录一 名词解释与术语

1. 16S rDNA 是指编码核糖体上 16S rRNA 亚基的基因。

2. _E_ 值 衡量序列之间相似性是否显著的期望值。E 值的大小说明了可以找到与查询序列（query）相匹配的随机或无关序列的概率，E 值越接近 0，越不可能找到其他匹配序列，意味着序列的相似性偶然发生的机会越小，也即越能反映真实的生物学意义。

3. N50 N50 是基因组拼接之后的一个评价指标，将拼接得到的所有序列，根据序列大小从大到小进行排序，然后逐步开始累加，当加和长度超过总长一半时，加入的序列长度即为 N50 长度。N50 越长，拼接得到的更长的序列越多，类似的还有 N90 等。

4. RNA 测序（RNA sequencing，RNA-Seq） 又称转录组测序，是通过高通量测序对细胞转录组进行分析的方法，已成为全转录组差异基因表达和 mRNA 差异剪接分析的不可或缺的工具。

5. 癌基因（oncogene） 能导致细胞恶性转化的基因，在致瘤病毒、人体和动物肿瘤中均有发现。癌基因能促进细胞的生长和增殖，促进肿瘤发生。

6. 癌症基因组图谱（cancer genome atlas，TCGA）**计划** 由美国国家癌症研究所（National Cancer Institute，NCI）和美国国家人类基因组研究所（National Human Genome Research Institute，NHGRI）于 2006 年联合启动的项目。TCGA 利用大规模以测序为主的基因组分析技术，总计收录了 36 种癌症类型及临床病理资料。其目的是得到一个全面的、多维的，针对多种癌症基因组的图谱，并进行系统分析，了解癌症发生、发展的机制，提高人们对癌症发病分子基础的科学认识及提高诊断、治疗和预防癌症的能力。

7. 保守序列（conserved sequence） 一个 DNA 或蛋白质序列中的在进化过程中保持相对不变的那部分序列。这种序列由于处在选择压力之下，因而保持不变。

8. 贝叶斯推断（Bayesian inference，BI）**法** 是一种通过贝叶斯定理对参数的概率分布进行统计推断的方法。BI 法将进行多序列比对后的序列作为先验概率（prior probability），用以推断系统发育树的后验概率（posterior probability），且具有最大后验概率的系统发育树被认为是对真实进化树的最优估计。

9. 比较基因组学（comparative genomics） 基于基因组学技术，对已知的基因特征和基因组结构进行比较，从而了解基因的功能、表达机制和不同物种亲缘关系的研究方法。

10. 闭合型泛基因组（closed pan-genome） 随着测序的基因组数目增加，物种的泛基因组大小增加到一定的程度后收敛于某一值。

11. 边合成边测序（sequencing by synthesis，SBS） 在 DNA 聚合酶的帮助下，通过荧光基团或离子浓度的变化转变成信号，从而识别出核苷酸掺入合成链的顺序信息。

12. 表达图谱（expression profile） 来自特定细胞或组织类型的多个基因的表达水平和持续时间，通常通过高通量的方法（如样品测序、连续分析和芯片检测）获得。

13. 表达序列标签（expressed sequence tag，EST） 是源自随机的 cDNA 克隆进行的 5′ 和 3′ 端单次测序获得的短 cDNA 序列，通常是一个完整基因的部分序列，反映了特定条件下细胞中总 cDNA 文库的表达情况，从而体现了组织中总体基因的表达情况。

14. 表观遗传 指基因的核苷酸序列不发生变化，但基因表达却发生了可遗传的改变。已知的表观遗传现象包括 DNA 甲基化（DNA methylation）、基因组印记（genomic imprinting）、母体效应（maternal effect）、基因沉默（gene silencing）、核仁显性、休眠转座子激活和 RNA 编辑（RNA editing）等。

15. 布尔运算符（Boolean operators） 用来连接两个或者更多的布尔表达式，以生成一个完整的布尔表达式，对两个相同大小的参数的每个元素执行按位逻辑运算，得到相同大小的结果。例如，数值类型可使用的布尔操作符包括 NOT、AND、OR、NAND、NOR、XOR、XNOR。几乎所有的搜索引擎都将布尔逻辑操作符作为最基本的语法规则。

16. 长散在重复序列（long interspersed repeated sequence） 又称长散在核原件（long interspersed nuclear element，LINE）、散在分布的长细胞核因子，是散在分布于哺乳动物基因组中的一类重复，这种重复序列比较长，平均长度大于 1000bp，平均间隔 3500～5000bp，如 rRNA、tRNA 基因，形成基因家族。LINE 是可以自主转座的一类逆转录转座子，来源于 RNA 聚合酶Ⅱ的转录产物。

17. 串联重复序列（tadem repeat sequence） 在染色体上一段序列的多次重复，称为串联重复序列。常用来作为物理图谱中的标记。

18. 错误发现率（false discovery rate，FDR） 是错误拒绝（拒绝真的假设）的个数占所有被拒绝的原假设个数比例的期望值。常用于多重检验中的校正。

19. 错义突变（missense mutation） 编码某种氨基酸的密码子经碱基替换以后变成编码另一种氨基酸的密码子，从而使多肽链的氨基酸种类和序列发生改变。错义突变的结果通常能使多肽链丧失原有功能。

20. 代谢性疾病 主要是指机体的物质代谢或能量代谢异常而表现出的代谢性紊乱，通常是全身多系统异常的一类疾病。

21. 单分子实时测序技术（single-molecule real time，SMRT） 当 DNA 模板被聚合酶捕获后，4 种不同荧光标记的 dNTP 通过布朗运动随机进入检测区域并与聚合酶结合，与模板匹配的碱基生成化学键的时间远远长于其他碱基停留的时间。因此，统计荧光信号存在时间的长短，可区分匹配的碱基与游离碱基。通过统计 4 种荧光信号与时间的关系图即可测定 DNA 模板序列。

22. 单核苷酸多态性（single nucleotide polymorphism，SNP） 主要是指在基因组水平上由单个核苷酸的转换或颠换变异所引起的 DNA 序列多态性，也可由碱基的插入或缺失所致。SNP 是人类可遗传变异中最常见的一种，占所有已知多态性的 90% 以上，平均每 300 个碱基对中就有 1个 SNP，总数可达 300 万个甚至更多。SNP 是一种二态的标记，SNP 既可能在基因序列内，也可能在基因以外的非编码序列上。

23. 单核苷酸添加（single-nucleotide addition，SNA）**检测法** 在每一次循环中只使用某一种类型的未标记核苷酸，在反应结束后检测识别此次循环所结合上去的碱基，又被称为合成后检测法。

24. 单基因遗传病（monogenic disease） 通常是指受一对等位基因控制的遗传病。按照致病基因的定位和遗传方式的不同，单基因遗传病通常分为 5 种类型，具体包括常染色体显性遗传病、常染色体隐性遗传病、X 连锁显性遗传病、X 连锁隐性遗传病和 Y 连锁遗传病。

25. 蛋白质 - 蛋白质相互作用（protein-protein interaction，PPI） 是指两个或两个以上的蛋白质分子通过非共价键形成蛋白质复合体（protein complex）的过程。其主要可以分为物理相互作用和功能相互作用两种模式。

26. 蛋白质组学（proteomics） 以基因组编码的所有蛋白质为研究对象，从细胞水平及整体水平上研究蛋白质的组成及其变化规律，从而深入认识有机体的各种生理和病理过程。

27. 点突变（point mutation） 指的是由于细菌基因组中一个核苷酸被另一个所取代，或者单个核苷酸的插入或缺失而造成的 DNA 序列的变异。点突变可以发生在某个基因的功能域，或者由多个基因组成的功能系统中，引起基因修饰、失活、转录表达的差异调控等。

28. 读序（read） 高通量测序平台产生的短序列就称为 read。read 可以是单独一条，称为single end read（SE read），也可以是两条具有物理关系的一对 read，根据 read 的方向，可以分为pair-end read 和 mate-pair read，前者简称为 PE read。

29. 重叠群（contig） 高通量测序分析时拼接软件基于 read 之间的重叠关系，连接成为更长的序列为 contig，contig 序列之间不再具有 overlap 关系，也不包含 N 碱基。

30. 短散在重复序列（short interspersed repeated sequence）　又称短散在核原件（short interspersed nuclear element，SINE），是非自主转座的逆转录转座子，来源于 RNA 聚合酶Ⅲ的转录物，它的平均长度约为 300bp，平均间隔为 1000bp，如 Alu 家族、Hinf 家族序列。

31. 队列研究（cohort study）　是流行病学分析性研究方法之一，也称为追踪研究（follow-up study）或群组研究。人群队列研究通过对一定人群进行追踪和纵向观察，评估暴露和终点的关系，能比较明确地提出暴露与疾病的时间关系，并通过计算暴露组发病率或死亡率与非暴露组发病率或死亡率之比，计算相对危险度（relative ratio）或危险比（hazard ratio），从而反映病因学关联性大小。

32. 多序列比对（multiple sequence alignment）　是两个以上的核酸或蛋白质序列的比对。在生物系统进化分析中，多序列比对可以用来发现多个序列中的保守和非保守区段，并根据序列的替换、插入和缺失等信息推断序列变化的进化趋势。

33. 泛基因组（pan-genome）　指某一物种全部基因的总称，根据基因在该物种中的分布，将其分为以下 3 种类型：①核心基因组，存在于该物种的所有个体中；②非必须基因组，该类基因存在于 2 个或 2 个以上的菌株中；③菌株特有基因，即仅在某一个菌株中存在的基因。

34. 非编码 RNA（non-coding RNA）　指不编码蛋白质的 RNA，包括 rRNA、tRNA、snRNA、snoRNA 和 miRNA 等 RNA。这些 RNA 的共同特点是它们都能从基因组上转录而来，但是不翻译成蛋白质，在 RNA 水平上行使各自的生物学功能。

35. 分枝图（cladogram）　仅显示进化树的拓扑结构，图中各分枝的长短并无特殊意义。

36. 分子进化（molecular evolution）　是指生物进化过程中生物大分子的演变现象，研究分子进化的目的是从物种的一些分子特性出发，去了解物种之间的生物系统发生的关系。分子进化主要包括核酸分子的演变、蛋白质分子的演变以及遗传密码的演变。

37. 分子钟（molecular clock）**假说**　该假说认为，DNA 或蛋白质序列的进化速率随时间或进化谱系保持恒定。

38. 分子钟置根（molecular-clock rooting）　对于非常近缘的物种，若在所有时间内进化速率恒定，即假定存在分子钟，可利用距离矩阵法和最大似然法确定树根产生有根树。

39. 根（root）　根部的现存分类单元（一般是外群）与内群之间的节点。

40. 功能基因组学（functional genomics）　是对基因组的所有基因及其产物进行生物学功能研究的科学，它通过基因组间比较基因功能进行评估，要确定新鉴定基因的功能，可向基因引入突变，并检测突变体表型的变异情况。

41. 共线性（colinearity）　基因序列的部分或全部在不同生物之间保守。

42. 宏转录组（metatranscriptomics）　是指微生物群落在自然环境下基因的完整表达。

43. 回文序列（palindrome）　具有反向重复的 DNA 序列。通常是 DNA 结合蛋白的识别部位，也是限制性核酸内切酶识别位点的序列特征。

44. 基序（motif）　一个蛋白质序列的保守区域，通常和某一特定功能有关。结构域由个多蛋白质序列产生，可以和一个功能和结构都已知的区域结合。它足够保守，所以能够预测有这样结构和功能区域的任何新蛋白质序列。

45. 基因靶向（gene targeting）　是一种定向改变细胞或生物个体遗传信息的实验手段，利用特定的基因转移方法将外源基因导入细胞，然后通过同源重组将外源基因定点整合到靶细胞的基因组上，并进而培育基因敲除或敲入（gene knockout or knockin）动物。

46. 基因表达（gene expression）　基因中的编码信息通过转录和翻译过程被转换成行使特定功能的蛋白质的过程。

47. 基因表达谱（gene expression profile）　指构建处于某一特定状态下的细胞或组织的 cDNA 文库，通过大规模的 cDNA 测序，收集 cDNA 序列片段，定性、定量分析其 mRNA 群体组成，从而描绘该特定细胞或组织在特定状态下的基因表达种类和丰度信息，这样编制成的数据表就称为基因表达谱。

48. 基因流动（gene flow） 又称基因移徙，是基因从一个种群到另一个种群的转移。基因流动是一个可以用来在不同种群中传递基因多样性的重要机制。种群个体的迁出或迁入都可能会导致基因频率的变化，改变种群内的基因多样性。

49. 基因芯片（gene chip） 也叫基因微阵列（gene microarray），是指在硅片或尼龙膜、玻璃片支持物表面合成成千上万个代表不同基因的寡核苷酸"探针"，这些"探针"与通过一定方法标记的待测样品 DNA 或 cDNA 互补顺序相结合，通过仪器扫描，计算机对杂交结果进行处理、分析，从而获得基因的表达、类型或与基因功能有关的信息。

50. 基因预测的从头（*de novo*）**分析** 综合利用基因的特征，如剪接位点、内含子与外显子边界、调控区，预测基因组序列中包含的基因的过程。

51. 基因重配（reassortment） 是指对物种的遗传信息进行混合，在物种的不同个体中形成新的组合的现象，包括染色体重组、染色体互换等。

52. 基因重组（gene recombination） 在遗传学上是指 DNA 片段断裂并且转移位置的过程，会导致基因间或基因内新的连锁关系的形成。

53. 基因富集分析（gene enrichment analysis，GEA） 是指分析一组基因在某个功能节点上是否相比于随机水平产生过出现（over-presentation）现象。

54. 基因注释（gene annotation） 是指采用生物信息学的方法获得已组装好的基因组中基因的位置、结构等信息，其实质是进行基因预测。基因注释一般包括从头预测（*de novo* prediction）、同源预测（homology based prediction）以及基于转录组或蛋白质组的预测（transcriptome based prediction）3 种策略。

55. 基因组（genome） 生物有机体的单倍体细胞内或病毒颗粒内的一整套遗传物质（DNA 或 RNA）。

56. 基因组注释（genome annotation） 是利用生物信息学方法和工具，对基因组所有基因的生物学功能进行高通量注释。基因组注释主要包括基因结构注释、基因功能注释、重复序列分析和非编码 RNA 注释四个方面。

57. 基于多位点序列分型 多位点序列分型（multilocus sequence typing，MLST）最初于 1998 年被提出。基于 MLST 的系统发育分析是一种应用广泛的系统发育方法，临床上常用于分析描述病原体的种群结构、疫苗研究、追踪流行毒株的传播以及鉴定与疾病相关的物种。

58. 甲基化（methylation） 在 DNA 特定位点引入甲基的过程。DNA 甲基化通常发生在组成 DNA 的胞嘧啶上，DNA 甲基化作用和相关修饰作用会导致基因表达的变化。

59. 焦磷酸测序法（sequenced by detecting pyrophosphate release） 其主要技术原理是酶促级联化学发光反应，通过测量生成的焦磷酸盐分子来获取序列；在 DNA 聚合酶的催化下，dNTP 与 DNA 的 3′ 端结合时释放出一分子焦磷酸，而这个焦磷酸与腺苷 -5′- 磷酸硫酸（APS）结合成 ATP，ATP 促进氧化荧光素合成，氧化荧光素又在萤光素酶的作用下裂解，发出荧光；荧光经过仪器检测由软件转化为相应的信息数据。

60. 酵母双杂交系统（yeast two-hybrid system） 是将待研究的两种蛋白质分别克隆（融合）到酵母表达质粒的转录激活因子（如 GAL4 等）的 DNA 结合结构域（DNA-BD）和转录激活域（AD）上，构建成融合表达载体，利用表达产物分析两种蛋白质相互作用的系统。

61. 经典的反向疫苗学（reversed vaccinology，RV） 是指通过使用基因组数据和预设的生物信息学技术进行筛选、鉴定病原体的表面保护抗原，随后将这些基因重组表达并对动物进行免疫，以确定候选抗原疫苗的保护水平。

62. 精准医疗（precision medicine） 是依据患者内在生物学信息以及临床症状和体征，对患者实施关于健康医疗和临床决策的量身定制。其旨在利用人类基因组及相关系列技术对疾病分子生物学基础的研究数据，整合个体或全部患者临床电子医疗病例，目标是基于药物效果的个人和种族差异，实现药物治疗的个性化。

63. 聚合酶链反应（polymerase chain reaction，PCR）　是一种体外用来扩增复制核酸序列的技术。其原理是将寡核苷酸引物结合到侧翼序列上，*Taq*DNA 聚合酶按照碱基互补配对原则复制 DNA 序列。经过多个循环的加热变性、低温复性（引物结合到单核苷酸链上），重新用室温使 *Taq*DNA 聚合酶合成两个引物之间的序列，结果每个循环产生一次 DNA 的倍增。经过 30 次循环扩增后，理论上的靶 DNA 被扩增至 2^{30} 数量级。

64. 聚类分析（cluster analysis）　从一大群相互联系的事物中将最相似的事物聚集在一起的方法。事物间的关系是基于某种相似或差异的标准。对序列而言，可用相似或距离计分或对这些计分进行统计评估。

65. 嵌合体（chimera）　是源自多个转录物或亲本序列的单个 DNA 序列，去除嵌合体是微生物组分析中必不可少的步骤。

66. 抗原漂变（antigenic drift）　是病毒突变的一类形式，主要是通过持续的突变产生的小幅度、连续变异，并且通过一段时间的量变可能会导致新亚型的出现与流行。

67. 抗原转变（antigenic shift）　指的是某种病毒不同毒株之间或不同病毒之间互相融合形成新的病毒亚型的过程，会导致大片段的改变，变异幅度大，并可能导致新的亚型出现。

68. 拷贝数变异（copy number variation，CNV）　是由基因组发生重排而导致的变异，一般指长度为 1kb 以上的基因组大片段的拷贝数增加或者减少，主要表现为亚显微水平的缺失和重复。

69. 可变剪接（alternative splicing）　也叫选择性剪接，是指从一个 mRNA 前体中通过不同的剪接方式（选择不同的剪接位点组合）产生不同的 mRNA 剪接异构体的过程，使得最终的蛋白质产物会表现出不同或者是相互拮抗的功能和结构特性。

70. 可视化（visualization）　是将抽象的科学数据转换成图像，以辅助数据理解的过程。

71. 框架（scaffold）　基因组从头（*de novo*）测序中，通过读序拼接获得重叠群后，往往还需要构建 454 Paired-end 库或 Illumina Mate-pair 库，以获得一定大小片段（如 3kb、6kb、10kb、20kb）两端的序列。基于这些序列，可以确定一些重叠群之间的顺序关系，这些先后顺序已知的重叠群组成 Scaffold。基因组拼接得到重叠群序列之后，通过读序之间的 Paird-end 或者 Mate-pair 关系，连接成更长的片段，称为框架。

72. 连接测序法（sequencing by ligation，SBL）　带有荧光标记的探针片段与 DNA 片段杂交，并与邻近的寡核苷酸相连，进而采集成像，荧光基团所带的荧光表示与探针内特定位置互补的碱基信息。

73. 连锁图谱（linkage map）　它是以具有遗传多态性（一个遗传位点上具有一个以上的等位基因，在群体中的出现频率皆高于 1%）的遗传标记为"路标"，以遗传学距离（在减数分裂事件中两个位点之间进行交换、重组的百分率，1% 的重组率称为 1cM）为图距的基因组图。

74. 邻接法（neighbor-joining method，NJ 法）　距离法中对树进行比较所用的一个标准是以树的枝长总和来度量进化总量。枝长总和最小的树称为最小进化树（minimum evolution tree）。NJ 法是基于最小进化标准的一种分划聚类算法。NJ 法从一个星状树开始，通过重复选择每次新加节点后分枝长度总和最小的拓扑结构，从而解析出完整的进化树。

75. 临床宏基因组学（clinical metagenomics，CMg）　是对临床样本提取核酸并进行测序以获得临床相关信息的过程，可以鉴定微生物和监测微生物耐药性。

76. 马尔可夫性质（Markovian property）　链上核苷酸置换的概率依赖于当前的状态，而与当前状态从何而来无关。

77. 密码子偏好性（codon bias）　氨基酸的同义密码子的使用频率与相应的同工 tRNA 的水平相一致，大多数高效表达的基因仅使用那些含量高的同工 tRNA 所对应的密码子，这种效应称为密码子偏好性。

78. 免疫共沉淀（co-immunoprecipitation） 是以抗体和抗原之间的专一性作用为基础的用于研究蛋白质相互作用的方法。当细胞在非变性条件下被裂解时，完整细胞内存在的许多蛋白质-蛋白质相互作用被保留了下来。当用预先固化在 agarose beads 上的蛋白质 A 的抗体免疫沉淀 A 蛋白，那么与 A 蛋白在体内结合的 B 蛋白也能一起沉淀下来。再通过蛋白质变性分离对 B 蛋白进行检测，进而证明两者间的相互作用。

79. 模式生物（model organism） 是为研究生命活动的普遍规律（或某大类生命体的普遍规律）而选用的生物对象，包括模式微生物、模式植物、模式动物。

80. 纳米孔测序技术（oxford nanopore technologies，ONT） 是一种基于电信号直接检测单链 DNA 分子组成的技术。在测序过程中，DNA 分子穿过蛋白质孔时会发生电流强度变化，传感器测量结果用"曲线图"的形式表示出来，最后利用 minKNOW 软件进行数据处理，对数据进行采集和分析。

81. 内部节点（internal node） 分子进化树内的分枝点。

82. 旁系同源（paralogs） 指同一个物种中具有共同祖先，在同一物种中通过基因重复产生的一组基因，这些基因在功能上可能发生了改变，但与原基因功能相关。

83. 权重矩阵（weight matrix） 在基因或序列中，结合位点的密度可被用于获得一个感兴趣模型中每个组成部分的密度比。采集所有组成部分的密度比，构建评分方案，即一个权重矩阵。用此方案可预测已选模式和检测区分典型和非典型序列的规则系统能力。

84. 全基因组测序（whole genome sequencing，WGS） 是对生物体整个基因组序列进行测序，获得完整的基因组信息，从而揭示基因组所包含的信息。

85. 全基因组关联分析（genome wide association study，GWAS） 是指通过全基因组鸟枪测序技术，在人类全基因组范围内找出存在的序列变异，包括单核苷酸多态性（SNP）或 DNA 拷贝数变异（CNV）等，从中筛选出与疾病相关的 SNP 或 CNV，用于寻找复杂性遗传疾病的关联基因。

86. 染色体免疫沉淀测序（chromatin immunoprecipitation followed by sequencing，ChIP-Seq） 是染色质免疫沉淀与高通量测序的结合技术，ChIP-Seq 通过特异性抗体分离蛋白质和 DNA 交联（crosslinking）的目的蛋白，使用高通量测序鉴定与目的蛋白结合的 DNA，具有高灵敏度、低假阳性、基因信息覆盖全面等优点。

87. 染色体重排（chromosome rearrangement） 是指染色体中 DNA 区段排列结构的变异，可造成所载基因的位置、功能及相互关系发生变化。染色体重排主要有倒位、易位、缺失和重复 4 种类型。

88. 人类基因组计划（Human Genome Project，HGP） 是一项跨国跨学科的科学探索工程。其宗旨在于测定组成人类染色体（指单倍体）中所包含的 30 亿个碱基对组成的核苷酸序列，从而绘制人类基因组图谱，并且辨识其载有的基因及其序列，达到破译人类遗传信息的最终目的。

89. 人类疾病动物模型（animal model of human disease） 是指医学研究中建立的具有人类疾病模拟表现的动物实验对象和相关材料。

90. 生物信息学（bioinformatics） 是一个新兴的交叉学科领域，是在数学、计算机科学和生命科学研究的基础上，使用计算机数据库和计算机算法进行生物大分子结构和功能分析的学科。

91. 数据库（database） 是将数据按一定的格式进行存储，并开展分析的综合性平台。

92. 水平基因转移（horizontal gene transfer，HGT） 是细菌分子进化的另一种重要机制，水平基因转移又称横向基因转移，它能跨越物种间隔离，在亲缘关系或远或近的生物有机体间进行遗传信息的转移。

93. 算法（algorithm） 是一系列的步骤定义一个程序或公式，用来解决一个问题，可被编码成程序设计语言并执行。生物信息学算法主要用于处理、储存、分析、显示以及预言生物学数据，编写计算程序和软件等。

94. 随机遗传漂变（random genetic drift） 简称遗传漂变或漂变，指群体的不同世代间基因频率的随机波动现象，是影响进化的因素中的唯一随机因素。

95. 同义突变（synonymous mutation） 由于遗传密码子存在兼并现象，碱基被替换之后产生了新密码子，但新旧密码子是同义密码子，所编码的氨基酸种类保持不变，因此同义突变并不产生突变效应。

96. 同源重组（homologous recombination） 指含有同源序列的 DNA 分子之间或分子内部的重新组合。它是细菌分子进化的一个重要机制，对维持细菌种群的遗传多样性具有重要意义。

97. 同源性（homology） 是指从某一共同祖先经趋异进化而形成的不同序列。例如，两个蛋白质在进化关系上具有共同的祖先时，才可称它们为同源的，仅属于定性判断。

98. 突变（mutation） 基因水平上的突变包括替换、缺失、插入和倒位，染色体水平的突变包括重复、融合、断裂、异位、倒位及异染色质增加等。突变和随机遗传漂变是分子进化的决定性因素。

99. 外群置根法（outgroup rooting） 在树的重建过程中加入远缘物种（称为外类群，outgroup），将树根置于连接外类群的枝，使得内类群（ingroup）的子树有根。

100. 全外显子组测序（whole exon sequencing, WES） 是指利用序列捕获技术将全基因组外显子区域 DNA 捕捉并富集后进行高通量测序的基因组分析方法。

101. 微生物（microorganism） 泛指肉眼无法直接观察到的一大类生物群体，主要包括细菌、病毒、真菌、放线菌、立克次体、支原体、衣原体、螺旋体，以及一些小型的原生生物。

102. 微生物宏基因组（metagenome） 指一个环境中的微生物群落所构成的基因库，也被称为"环境基因组""群落基因组""生态基因组"和"元基因组"。

103. 无创产前检测（non-invasive prenatal testing, NIPT） 通过大规模平行测序检测出游离 DHA 的序列，然后利用生物信息学分析技术将这些碱基序列定位到人类基因组参考图谱上，通过计算游离 DHA 片段的数量改变，在全基因组范围内筛查到游离 DNA 来源的染色体片段拷贝数变异，从而对异常染色体进行统计诊断。无创产前检测又称无创 DNA 产前检测、无创胎儿染色体非整倍体检测等，是产前筛查及诊断中应用最广泛的技术。

104. 无义突变（nonsense mutation） 是指由于某个碱基的改变使代表某种氨基酸的密码子突变为终止密码子，从而使肽链合成提前终止。

105. 系统发生图（phylogram） 带有对应分枝长度的比例尺，即分枝长度可表示物种的进化时间或物种之间的差异程度。

106. 系统生物学（systematic biology） 是研究一个生物系统内所有组成成分的构成，以及在特定条件下这些成分相互关系的学科。

107. 系统发生树（phylogenetic tree） 又称系统发育树、进化树（evolutionary tree），是描述基因、个体、物种或族群间谱系关系的树状图。

108. 细胞凋亡（apoptosis） 是指为维持内环境稳定，由基因控制的细胞自主、有序地死亡。

109. 相似性（similarity） 是指序列比对过程中用来描述检测序列和目标序列之间相同或相似碱基或氨基酸残基占全部比对碱基或氨基酸残基的比例。

110. 锌指（zinc fingers） 通过重复半胱氨酸和组氨酸残基与锌离子相互作用而形成的一种蛋白结构域，重复区的间隔分布导致与 DNA 相互作用的蛋白祥形成指样排列。该结构常见于转录因子中。

111. 锌指核酸酶（zinc finger nuclease, ZFN） 是一个经过人工修饰的核酸酶，它通过将一个锌指 DNA 结合结构域与核酸酶的一个 DNA 切割结构域融合而产生。通过设计锌指结构域就可以实现对目的基因的特定 DNA 序列的靶向切割。

112. 信号通路（signaling pathway） 细胞内外各种物质通过相互作用传递信号调节细胞的生理活动，由这些物质及其相互作用组成的系统称为信号通路。

113. 序列标记位点（sequence tagged site，STS）　在人类基因组中只出现一次的位置和序列已知的长 200 ～ 500bp 的短 DNA 序列片段。STS 用于基因图谱中测序数据的定位和定向分析，在人类基因组的物理图谱中具有界标的作用。

114. 序列比对（sequence alignment）　为确定两个或多个序列之间的相似性以至于同源性，而将它们按照一定的规律排列分析的过程。序列对比通常包括双序列、多序列和全局比对等。

115. 序列装配（assembly）：将测序后的 DNA 片段有序地还原到染色体的正确位置上的过程。

116. 药物靶标（drug target）　是指任何药物进入人体后都是通过作用于特定组织细胞内的特定分子而生效的，这种药物作用的特定分子称为药物靶标，主要包括酶、受体、核酸、离子通道、激素和细胞因子等。

117. 药物基因组学（pharmacogenomics，PGx）　是 20 世纪 90 年代末发展起来的基于功能基因组学与分子药理学的一门新科学。它主要研究基因变异所导致的机体对药物的不同反应（毒性和有效性）的个体差异问题，并在此基础上研制出新药或新的用药方法。

118. 药物设计（drug design）　是针对研究所揭示的酶、受体、离子通道等潜在的药物设计靶点，并参考其他类源性配体或天然产物底物的化学结构设计出合理的药物分子，以发现作用于特定靶点的新药。

119. 移码突变（frameshift mutation）　在正常的 DNA 分子中，碱基缺失或增加非 3 个碱基倍数，造成这一位置之后的一系列编码发生移位错误的改变，这种现象称移码突变。

120. 隐马尔可夫模型（hidden Markov model，HMM）　该模型是双重随机过程，即一个随机过程不能被观察到（隐藏的），但是这个随机过程可以控制另一个随机过程，后者是可以被观察到的。该模型应用于基因预测时，相应的隐藏过程对应着基因的真实结构（如外显子、内含子、受体/供体位点、起始密码子、终止子、启动子等基因元件），而可观察到的过程对应于基因（组）序列。

121. 有向无环图（directed acyclic graph，DAG）　如果一个有向图无法从任意顶点出发经过若干条边回到该点，则这个图就是有向无环图。DAG 是由一些顶点和一些有向边组成，将数据结构中的每个顶点连接起来，每条边都有一个方向，即有序性。有向无环图常用于描述数据结构。

122. 直系同源（orthologs）　是指来自不同物种的由垂直家系（物种形成）进化而来的基因，并且典型地保留与原始基因相同的功能，即来自一个共同祖先的不同物种中的同源序列，具有相似或不同的功能。

123. 中性突变学说（neutral-mutation theory）　分子水平上的大多数突变是中性或近中性的，自然选择在此过程中并不发挥作用，这些突变依赖一代又一代的随机漂变而被保存或趋于消失，从而形成分子水平上的进化性变化或种内变异。

124. 转录激活因子样效应物核酸酶（transcription activator-like effector nucleases，TALEN）是经过基因工程改造后的可以切割特定 DNA 序列的限制酶。TALEN 是通过将一个 TAL 效应子（一种由植物细菌分泌的天然蛋白）的 DNA 结合结构域与核酸酶的一个 DNA 切割结构域融合而获得的。TAL 效应子可被设计识别和结合所有的目的 DNA 序列。TALEN 可以被设计成与几乎任何所需的 DNA 序列结合，并在特异位点对 DNA 链进行切割，从而导入新的遗传物质。

125. 转录图谱（transcription map）　是在识别基因组所包含的蛋白质编码序列的基础上绘制的结合有关基因序列、位置及表达模式等信息的图谱。

126. 转录组测序（transcriptome sequencing）　又称全转录物组鸟枪法测序（whole transcriptome shotgun sequencing，WTSS），是基于第二代测序技术的转录组学研究方法，利用高通量测序技术将细胞或组织中全部或部分信使 RNA（mRNA）、小 RNA（small RNA，包括 miRNA、siRNA、snoRNA、piRNA 等）和非编码 RNA（non-coding RNA，包括 lncRNA、circRNA 等）进行测序分析的技术。

127. 转录组学（transcriptomics）　是研究特定细胞在某一功能状态下所能转录出来的所有

RNA（包括 mRNA 和非编码 RNA）的类型与拷贝数。

128. 自然选择（natural selection）　其概念由达尔文和华莱士分别提出。他们认为，自然选择通过制造遗传变异的繁殖差异驱动进化的发生。一般情况下，自然选择是在个体水平上通过影响差别繁殖和生存发挥作用，但有时也可以直接作用于基因水平。

129. 最大简约法（maximum parsimony method，MP 法）　是系统发育树构建中一种广泛使用的方法，也被称为最大共有原则法（maximum parsimony principle）。最大简约法的核心思想是选择一个进化树，使得所需要假设的进化事件数量最小。在构建系统发育树时，MP 法会选择一棵具有最少进化事件的树作为最优树。MP 通常分为搜索和评估两个步骤。在搜索步骤中，需要枚举所有可能的树拓扑结构，并计算每个拓扑结构的最小变化数。在评估步骤中，需要选择拓扑结构中具有最小变化数的树作为最优树。

130. 最大可信分枝（maximum clade credibility，MCC）**树**　是基于先验模型、物种出现时间（在病毒中使用采样时间替代）及序列信息，通过贝叶斯推断及马尔可夫链蒙特卡罗算法估计的后验树。在计算中会不断生成具有不同分数的后验树，最后选取分数最高的后验树或者将生成的所有后验树合并作为最大可信分枝树。

131. 最大似然法（maximum likehood method，ML 法）　是一种常用的参数估计方法，它通过寻找能够最大化观测数据的概率值的参数值，来估计未知的参数。在系统发育学中，ML 法通常用于构建系统发育树和估算进化参数。对于系统发育树构建问题，ML 法需要定义一种模型来描述进化过程，并估算每个分枝上的分子进化距离或核苷酸替换率等参数。然后，通过将观测数据的似然函数最大化来确定最佳的系统发育树。对于进化参数的估计问题，ML 法通常需要先根据样本数据计算出相应的概率模型，然后通过最大化似然函数来估算模型的参数值。

132. 最小二乘法（least squares method，LS 法）　将成对距离矩阵作为给定数据，通过给定的和预测的距离差平方和的最小值来估计相应枝长。具有最小距离差平方和（S）的树称为 LS 树，它是真实系统发育关系的 LS 估计。

（金　卉　邵　华　杨国华）

附录二 常用数据库和软件工具网址

一、常用综合性数据库

序号	数据库名称	网址
1	中国国家基因数据库（CNGB）	https://db.cngb.org/
2	EMBL-EBI 数据库	https://www.ebi.ac.uk/
3	日本 DNA 数据库（DDBJ）	https://www.ddbj.nig.ac.jp/index-e.html
4	GenBank 数据库	https://www.ncbi.nlm.nih.gov/
5	Ensembl 基因组浏览器	http://ensembl.org/
6	UCSC 基因组浏览器	http://genome.ucsc.edu/
7	美国国家生物技术信息中心（NCBI）	https://www.ncbi.nlm.nih.gov/
8	GEO 数据库	https://www.ncbi.nlm.nih.gov/geo
9	基因组资源联盟（AGR）	https://www.alliancegenome.org
10	癌症基因图谱计划（TCGA）	https://cancergenome.nih.gov/
11	欧洲核苷酸数据库（ENA）	https://www.ebi.ac.uk/ena/browser/home
12	反应组数据库（Reactome）	https://reactome.org/
13	HUGO 基因命名委员会	https://www.genenames.org/
14	GO 数据库	http://geneontology.org/
15	KEGG 数据库	www.kegg.jp/kegg/
16	GEPIA 数据库	http://gepia.cancer-pku.cn/
17	cBioportal	https://cbioportal.org/
18	*Nucleic Acids Research* 杂志数据库	https://www.oxfordjournals.org/nar/database/c/
19	*Development* 杂志数据库	https://thenode.biologists.com/resources-for-researchers/

二、常用蛋白质及相互作用数据库

序号	数据库名称	网址
1	通用蛋白质资源数据库（UniProt）	https://www.uniprot.org/
2	人类蛋白质图谱（HPA）	http://www.proteinatlas.org/
3	蛋白质数据库（PDB）	https://www.rcsb.org/
4	同源基因簇数据库（COG）	https://www.ncbi.nlm.nih.gov/research/cog/api/cog
5	蛋白质结构分类数据库（SCOP）	https://scop2.mrc-lmb.cam.ac.uk/
6	分类架构拓扑 - 同源数据库（CATH）	https://www.cathdb.info/
7	简单模块化架构研究工具（SMART）	http://smart.embl-heidelberg.de/
8	分子相互作用数据库（MINT）	https://mint.bio.uniroma2.it/
9	STRING 数据库	https://string-db.org/
10	SWISS-MODEL	http://swissmodel.expasy.org
11	MODELLER	http://salilab.org/modeller
12	BioGRID 数据库	https://thebiogrid.org/

三、常用非编码 RNA 数据库

序号	数据库名称	网址
1	miRBase 数据库	www.mirbase.org
2	miRWalk 数据库	http://mirwalk.umm.uni-heidelberg.de/
3	miRTarBase 数据库	http://miRTarBase.cuhk.edu.cn
4	TarBase 数据库	http://www.microrna.gr/tarbase
5	LNCipedia 数据库	https://lncipedia.org/
6	LncRNADiease v2.0 数据库	http://www.rnanut.net/lncrnadisease/
7	circBase 数据库	http://www.circbase.org/
8	Circ2Traits 数据库	http://gyanxet-beta.com/circdb/
9	CircInteractome 数据库	https://circinteractome.irp.nia.nih.gov/
10	circBank 数据库	http://www.circbank.cn/
11	starBase2.0 数据库	http://starbase.sysu.edu.cn

四、模式生物资源数据库

序号	数据库名称	网址
1	秀丽隐杆线虫数据库（WormBase）	http://www.wormbase.org
2	果蝇数据库（FlyBase）	http://flybase.org/
3	爪蟾数据库（Xenbase）	http://www.xenbase.org
4	大鼠数据库（RGD）	http://rgd.mcw.edu/
5	小鼠数据库（MGI）	http://www.informatics.jax.org
6	国际小鼠表型分析联盟（IMPC）	http://www.mousephenotype.org
7	斑马鱼数据库（ZFIN）	http://zfin.org/
8	国际斑马鱼资源中心（ZIRC）	http://zebrafish.org/home/guide.php
9	中国斑马鱼资源中心（CZRC）	http://www.zfish.cn
10	欧洲斑马鱼资源中心（EZRC）	http://www.ezrc.kit.edu
11	人类口腔微生物组数据库（HOMD）	http://www.homd.org

五、基因编辑靶点设计数据库及网址

序号	数据库名称	网址
1	CHOPCHOP	https://chopchop.cbu.uib.no/
2	CRISPRscan	https://www.crisprscan.org/
3	CRISPOR	http://crispor.tefor.net/
4	E-CRISP	http://www.e-crisp.org/E-CRISP/
5	CROP-IT	http://www.adlilab.org/CROP-IT/
6	CasFinder	https://arep.med.harvard.edu/CasFinder/
7	CRISPR-GE	http://skl.scau.edu.cn/

六、常用生物信息工具软件及平台网址

序号	软件名称	网址
1	BLAST	https://ftp.ncbi.nlm.nih.gov/blast/
2	CDTree	https://www.ncbi.nlm.nih.gov/Structure/cdtree/cdtree.shtml
3	dbSNP 分析工具	https://www.ncbi.nlm.nih.gov/snp/
4	欧洲分子生物学开放软件集（EMBOSS）	http://emboss.open-bio.org/
5	注释、可视化和整合发现数据库（DAVID）	https://david.ncifcrf.gov/home.jsp
6	Cytoscape	https://cytoscape.org/
7	Kaplan-Meier Plotter	http://kmplot.com/analysis/
8	分子对接分析软件	http://dock.compbio.ucsf.edu
9	中药系统药理学数据库与分析平台	https://tcmsp-e.com/tcmsp.php
10	中医药整合药理学研究平台（TCMIP）	http://www.tcmip.cn
11	药物遗传学和药物基因组学知识库	https://www.pharmgkb.org
12	复旦大学乳腺癌临床测序数据库	http://data.3steps.cn/cdataportal/study/summary?id=FUSCC_BRCA_panel_1000
13	复旦大学乳腺癌精准医疗知识库	http://public-data.3steps.cn
14	Limma 软件包	http://www.bioconductor.org/packages/limma
15	RMA	http://www.bioconductor.org/packages/oligo.html
16	GME	http://bioconductor.org/packages/devel/bioc/html/GEM.html
17	mmgMOS	http://bioconductor.org/packages/1.9/bioc/html/mmgmos.html
18	Cufflinks	http://cole-trapnell-lab.github.io/cufflinks/
19	MMDiff	https://github.com/eturro/mmseq
20	DESeq	http://www.bioconductor.org/packages/DESeq
21	FastQC	www.bioinformatics.babraham.ac.uk/projects/fastqc/Raw
22	FASTX	http://hannonlab.cshl.edu/fastx_toolkit/Raw